PATHOLOGIE GÉNÉRALE ET EXPÉRIMENTALE

LES PROCESSUS GÉNÉRAUX

I

HISTOIRE NATURELLE DE LA MALADIE
HÉRÉDITÉ — ATROPHIES — DÉGÉNÉRESCENCES
CONCRÉTIONS — GANGRÈNES

PAR MM.

A. CHANTEMESSE & W. W. PODWYSSOTSKY

Professeur de Pathologie expérimentale et comparée à la Faculté de médecine de l'Université de Paris, Médecin des Hôpitaux.

Doyen de la Faculté Impériale de médecine d'Odessa, Professeur de Pathologie générale à la même Faculté.

Avec 162 figures en noir et en couleurs

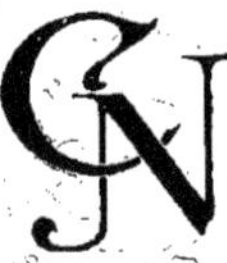

PARIS
ANC^{ne} LIBRAIRIE G. CARRÉ ET C. NAUD
C. NAUD, ÉDITEUR
3, RUE RACINE, 3
1901

LES

PROCESSUS GÉNÉRAUX

PATHOLOGIE GÉNÉRALE ET EXPÉRIMENTALE

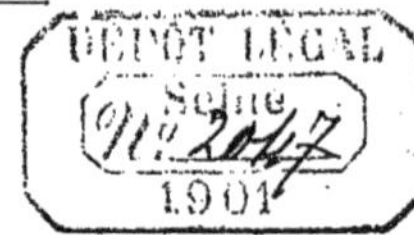

LES PROCESSUS GÉNÉRAUX

I

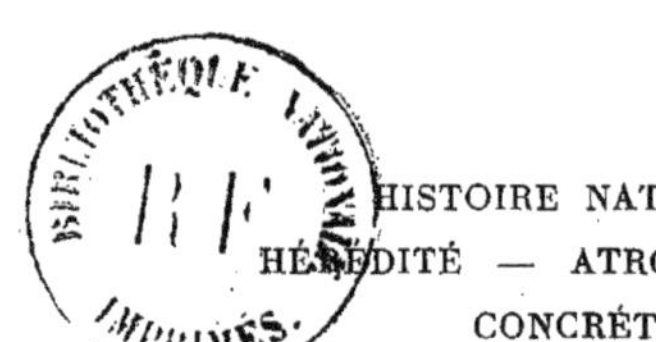

HISTOIRE NATURELLE DE LA MALADIE
HÉRÉDITÉ — ATROPHIES — DÉGÉNÉRESCENCES
CONCRÉTIONS — GANGRÈNES

PAR MM.

A. CHANTEMESSE & **W. W. PODWYSSOTSKY**

Professeur de Pathologie expérimentale et comparée à la Faculté de médecine de l'Université de Paris, Médecin des Hôpitaux.

Doyen de la Faculté Impériale de médecine d'Odessa, Professeur de Pathologie générale à la même Faculté.

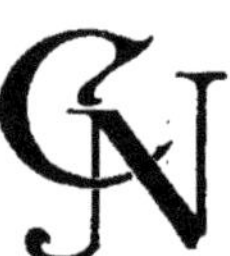

PARIS
ANC^ne LIBRAIRIE G. CARRÉ ET C. NAUD
C. NAUD, ÉDITEUR
3, RUE RACINE, 3

1901

PRÉFACE

Avec l'homme est née la pathologie. Victime ou témoin de la souffrance, l'homme s'est toujours efforcé d'observer les maladies qui le frappaient et de leur trouver des remèdes, fussent-ils empiriques. Les multiples manifestations, par lesquelles se traduisent les états morbides, présentent dans leur marche et dans leur origine un certain nombre de traits communs. Capable d'analyse et d'abstraction, l'esprit humain ne pouvait manquer de les apercevoir.

La description des symptômes, les raisons qu'on a invoquées pour leur développement ont varié suivant les époques, depuis les explications de la pure métaphysique, jusqu'à celles du matérialisme le plus grossier. Pour imparfaites que fussent les premières conceptions médicales, leur mise au jour traça l'orientation dans le dédale des notions accumulées par l'observation clinique. Ce fait, qu'un ensemble de phénomènes caractérisé par la douleur, la rougeur, la tuméfaction, la chaleur, faisait suite à beaucoup de lésions ou de blessures, quel que fut leur siège, ne pouvait passer longtemps inaperçu.

La connaissance des troubles communs à diverses espèces de maladies constitua les éléments d'une science nouvelle : la pathologie générale. A son aurore, celle-ci ne pouvait vivre que d'explications plus ou moins ingénieuses touchant la nature et la cause des maladies. La découverte de la cellule et de ses altérations pathologiques vint lui fournir le matériel pondérable où se trouvaient gravées les inscriptions d'une foule de désordres de la santé. Libérée des doctrines métaphysiques de l'humorisme ancien, la pathologie générale prit pied sur un terrain solide où elle s'avança rapidement. Bientôt son domaine déborda dans celui des autres sciences de la vie ; elle glana dans toutes les branches de la biologie et de la pathologie spéciale les matériaux qui pouvaient lui permettre de pénétrer la nature et de fixer les causes des états morbides; elle chercha dans l'expérimentation sur les animaux la reproduction des altérations pathologiques analogues à celles de l'homme. Son but devint la découverte des lois naturelles qui président aux déviations de l'état normal et la mise en lumière des types des processus généraux morbides.

Dans l'étude des modifications de cet équilibre plus ou moins instable qu'on nomme la santé, la pathologie générale n'envisage ni la description, ni l'examen des particularités morbides, ni encore leur symptomatologie ou leur étiologie propres; ceux-ci ressortissent au domaine de la pathologie spéciale.

Prenant pour point de départ les fonctions de chaque organe ou de chaque système organique, elle se préoccupe des déviations des processus de la vie, des perturbations fonctionnelles des tissus et des organes dans chaque état morbide. Dans son enquête sur l'organisme malade, elle applique les procédés d'étude qu'utilise le physiologiste à l'égard de l'organisme sain. C'est pourquoi les troubles vitaux des cellules et des tissus, ceux des grandes fonctions de circulation, de digestion, de respiration, de sécrétion et d'excrétion n'éveillent sa curiosité qu'en ce qui regarde leurs caractères généraux et non point leurs particularités, lesquelles résultent de combinaisons déterminées de symptômes, spécifiant telle ou telle forme morbide.

Entre la santé et la maladie n'existe pas une haute barrière. Normale ou pathologique, la Vie présente des manifestations du même ordre et les sciences qui les étudient sont intimement liées les unes aux autres. La pathologie générale n'est que la physiologie de l'organisme malade ou physiologie pathologique, et son étude vient se placer naturellement entre celle de la physiologie normale et celle des pathologies spéciales. La science que nous trouvons au seuil de l'étude des diverses espèces morbides, ne peut donc séparer son domaine de celui de l'anatomie pathologique et de la sémiologie. Sa fondation fut lente, avons-nous dit, et précédée pendant fort longtemps par les acquisitions des pathologies médicale et chirurgicale qui lui servirent de tutrices. Sœur cadette de ces dernières, elle doit aujourd'hui prendre le premier pas dans l'enseignement de la médecine.

Quelle perte de temps pour l'étudiant qui pénètre dans un service de clinique, armé seulement des connaissances d'anatomie et de physiologie normales, ignorant presque complètement les déviations possibles du fonctionnement des divers systèmes organiques, et incapable de discerner les troubles fonctionnels, provocateurs des symptômes autour desquels gravite l'état général du patient!

Si nombreuses sont les espèces morbides, si complexes leur manifestations, qu'il devient impossible d'étudier vite, d'assimiler et de conserver dans sa mémoire les connaissances qui constituent l'objet des pathologies spéciales, si l'on ne possède déjà des renseignements précis sur les conditions générales et les principes qui président à l'évolution des altérations fonctionnelles.

Le nombre des processus fondamentaux de la pathologie est restreint, mais leur enchevêtrement, leurs diverses localisations, l'intensité variable de leurs manifestations aboutissent à la création de formes et d'espèces morbides d'une incroyable multiplicité. Quels que soient l'organe ou la région atteints par l'inflammation, la gangrène, la dégénérescence amyloïde ou graisseuse, la trombose, l'embolie, l'intoxication putride ou l'infection pyémique, etc., l'essence même du phénomène pathologique ne varie pas. Les différences symptomatiques ne découlent que des particularités de structure ou de fonctions que les notions d'anatomie et de physiologie laissent comprendre. Une fois acquise la connaissance des processus pathologiques typiques et des altérations anatomiques, physiologiques et biologiques qui en découlent, une fois connues les causes qui président à leur développement, l'élève possède le guide précieux pour se diriger, conscient et attentif, dans l'étude des innombrables manifestations pathologiques. La nature d'une perturbation fonctionnelle, le résultat d'une altération d'organe, la réaction suscitée dans l'être vivant, ne peuvent lui échapper.

On s'est convaincu depuis longtemps que les descriptions schématiques des livres de pathologie interne ou externe ne suffisaient pas pour apprendre à l'étudiant la médecine pratique, c'est-à-dire l'art d'être utile au patient. Tout malade pose un problème de diagnostic où, parmi divers éléments, se détache un symptôme plus ou moins saillant. Comment, sans une instruction de physiologie pathologique, établir un rapport exact entre ce symptôme et les phénomènes qui l'accompagnent, entre les fonctions de l'organe malade et celle des autres parties du corps ? comment saisir le coefficient individuel de la morbidité et juger la résultante, c'est-à-dire l'état général du patient ? La réponse à une telle question n'est pas douteuse, et ce n'est plus aujourd'hui émettre un paradoxe que de dire : la valeur pratique d'un médecin, d'une part, et la qualité de ses connaissances en pathologie générale, d'autre part, représentent les deux termes d'une équation d'égalité.

Dans l'esprit du médecin, l'appréciation d'un symptôme ne peut se détacher de la vision intérieure d'une lésion d'organes ou de cellules et des troubles fonctionnels qui en découlent naturellement. Il y a eu sans doute des praticiens utiles, aux époques où la pathologie générale n'existait pas en tant que science, et n'était représentée que par des conceptions métaphysiques plus ou moins erronées. C'est que, par la longue expérience, par l'observation attentive de beaucoup de malades, les médecins dont nous parlons avaient acquis une foule de connaissances en physiologie pathologique. Par l'analyse minutieuse des phénomènes isolés de la maladie, ils arrivaient à combler les lacunes de leur instruction médicale, à apprécier, au moins en partie, les traits généraux, c'est-à-dire l'état physiologique du malade. Mais combien peu de médecins parvenaient à cette maîtrise, d'élaborer par soi-même, en vertu de la seule expérience clinique, un ensemble de lois générales présidant à l'évolution de chaque maladie, lois générales, fruits d'hypothèses entachées souvent de métaphysique, souvent en opposition avec la réalité des faits, mais exactes dans un bon nombre de cas !

Dans le succès des praticiens « célèbres » de l'antiquité, comment refuser la part principale à la finesse d'observation de ces hommes et à la profondeur de leur esprit, sources véritables de leur popularité ? De telles qualités cérébrales ne sont pas un apanage commun, et faible était le nombre des médecins qui traitaient rationnellement les patients. La plupart, dépourvus de notions générales, ne s'attachaient qu'à la suppression des symptômes et, dans le résultat final des interventions, l'échec tenait plus de place que le succès. Les railleries de Molière furent-elles autre chose que l'expression géniale de la rancune du public ?

A l'étudiant en médecine de l'époque actuelle, la science livre des connaissances de physiologie pathologique nombreuses, coordonnées, contrôlées par l'expérimentation. Ces connaissances lui fournissent la méthode et les éléments d'analyse clinique; elles lui font saisir les manifestations morbides et l'inspirent dans un traitement rationnel. L'expérience du bon praticien, dépourvu d'instruction en pathologie générale, s'achetait autrefois par vingt ou trente années de labeur; elle est aujourd'hui à la portée de tout étudiant consciencieux et laborieux qui n'a abordé l'étude de la clinique qu'après s'être pénétré des éléments essentiels de la pathologie générale, de l'anatomie pathologique et de la séméiologie. Les progrès de l'art médical sont le fruit de l'enseignement du diagnostic, de la pharmacologie, de la thérapeutique, mais plus encore du perfectionnement de la physiologie pathologique.

Science de la vie dans ses manifestations morbides, la pathologie générale est intimement liée à une autre science qui étudie les altérations trouvées sur le cadavre. Les rapports qui unissent l'anatomie et la physiologie normales rattachent non moins étroitement la pathologie générale à l'anatomie pathologique. C'est en effet dans la constatation des lésions matérielles que celle-là va chercher la base des conceptions et des inductions qu'elle formule, touchant la nature et les causes des troubles fonctionnels observés du vivant du malade; et c'est à l'anatomie pathologique qu'elle demande la preuve du bien-fondé de ses explications. Constantes sont les incursions de ces deux sciences dans leurs domaines respectifs. Elles gardent cependant leur autonomie, grâce à la diversité de leur but et de leurs moyens d'action.

Étudiant les altérations laissées par la maladie, l'anatomie pathologique s'occupe d'un processus déjà terminé, tandis que la pathologie générale envisage les processus en voie d'évolution et ne recherche sur le cadavre que des moyens de contrôle. L'une n'a besoin ni de l'expérimentation ni de la reproduction artificielle des lésions; et l'autre trouve dans l'expérimentation une de ses méthodes fondamentales de recherche.

Puisqu'il n'est pas permis, pour établir les rapports de cause à effet, d'étudier chez l'homme, à la fois, et les diverses phases d'une maladie et les lésions anatomiques qui leur correspondent étroitement, la physiologie pathologique a recours, sur des organismes de structure élémentaire, à la reproduction artificielle de processus morbides correspondant à ceux de l'homme. Elle peut, en modifiant la marche des phénomènes suivant les besoins, dégager ce qui restait insaisissable tant que le champ d'observation se cantonnait dans l'être humain.

L'analyse des causes et des éléments essentiels des altérations de la santé conduit tout droit à la prophylaxie des maladies. Si bien connaître est tout d'abord connaître les causes, la pathologie générale étudie les causes et dégage les rapports entre les phénomènes morbides et les facteurs qui les ont provoqués. Sa méthode d'investigation ne diffère pas de celle qu'utilisent l'anatomie, la physiologie, l'anatomie pathologique et la pathologie médicale ou chirurgicale ; elle s'en distingue cependant par des modifications qui visent une adaptation à un but déterminé. Un des moyens d'action les plus puissants de ses progrès réside dans l'étude expérimentale des actes pathologiques de la vie, observés chez les organismes de structure élémentaire. La puissance de ce levier d'étude est si grande, que privé de lui, le développement de la pathologie générale serait aussi précaire que les progrès de la chimie et de la physique réduites à se passer d'expériences, ou ceux de l'anatomie pathologique sans le secours de la dissection.

Sources vives des préoccupations de la pathologie générale, les problèmes que soulève l'étude des mutations nutritives, des troubles circulatoires, de la fièvre, des maladies infectieuses n'ont pris droit de cité dans la science qu'avec les découvertes expérimentales de Magendie, de Claude Bernard, de Pasteur, de Vulpian, de Traube, de Virchov, de Cohnheim, de Stricker, de Ziegler, etc. Les acquisitions réalisées dans ce domaine découlent presque toutes de la large pratique de l'expérimentation, appuyée sur le contrôle microscopique. Pathologie générale et pathologie expérimentale se confondent dans le temps contemporain.

Sans perdre de vue l'objet de leur visée principale, la biologie humaine, ces sciences sont allées demander aux êtres inférieurs le secret des processus morbides. Depuis longtemps sans doute, quelques éclaircissements précieux avaient été tirés de recherches expérimentales sur la grenouille; mais ces premières incursions médicales dans le domaine de la pathologie comparée avaient manqué d'étendue. C'est au-dessous des vertébrés et des batraciens que siègent, dans l'échelle animale, les organismes assez élémentaires pour permettre d'observer dans leur essence et comme dans leur nudité les processus biologiques complexes, les phénomènes de l'hérédité, de l'inflammation, les anomalies d'accroissement des tissus, etc. Aux chimistes, aux zoologues, aux botanistes, la médecine contemporaine doit une large part de ses acquisitions.

Mieux que de longs développements, les exemples suivants permettent d'apprécier le rôle de la pathologie comparée dans les progrès de la médecine. Que savait-on sur l'hérédité des maladies infectieuses en 1866? La contagion et l'hérédité étaient confondues. On déclarait la syphilis héréditaire, la tuberculose et la scrofule aussi, et cependant la statistique montrait que la scrofule dépendait à peu près exclusivement des conditions hygiéniques où vivaient les enfants? On parlait aussi beaucoup de diathèse, de prédisposition, d'idiosyncrasie; mais que cachaient ces mots, sinon un mélange d'observations cliniques et de considérations philosophiques? Au fond, sous le cliquetis des mots, il n'y avait que la vieille formule d'Hippocrate : la semence vient faible des parties faibles et forte des parties fortes. La pathologie des insectes allait éclairer le problème. Voici une maladie, la pébrine des vers à soie, qui est contagieuse comme la variole, épidémique comme la peste, inoculable comme le charbon, héréditaire comme la syphilis, visible presque à l'œil nu; quels éclaircissements en a tiré Pasteur? D'autres avant lui ont vu les corpuscules de la pébrine. Cornaglia en a même fait un élément de diagnostic, sans comprendre toute leur signification.

Pasteur soumit le problème à une investigation méthodique. Il vit ce corpuscule, ce germe dans le ver; il le vit passer dans la chrysalide, puis dans le papillon pondeur et enfin dans l'œuf lui-même. Il constata que de cette graine infectée naissait un ver infecté, voué à la mort. Les étapes de la transmission héréditaire furent suivies pas à pas. Un papillon sain, mis à l'abri de la contagion, ne donna jamais de graines infectées. Voilà pour la transmission héréditaire du virus. Mais les vers à soie sont encore décimés par une autre maladie aiguë et contagieuse, la flacherie. Celle-ci n'est pas, comme la précédente, le type de la maladie virulente des hommes; elle se rapproche plutôt des maladies que les médecins nommaient infectieuses : le choléra, la fièvre typhoïde, la dysenterie, car elle se gagne par le tube digestif. Les individus atteints donnent naissance à des êtres chétifs ayant des voies digestives peu résistantes aux causes des infections. Une alimentation un peu altérée, qui sera dévorée sans inconvénients par des vers sains et forts, provoquera chez ces vers fragiles le développement d'une infection intestinale à laquelle ils succomberont. Quel exemple peut-on trouver, plus frappant, plus concret, plus limité, de la réalité de cette prédisposition organique que la médecine désigne par les mots de diathèse, d'idiosyncrasie? Deux maladies d'insectes ont donc suffi pour soulever le voile derrière lequel se cachait depuis des siècles le mystérieux problème de l'hérédité : hérédité du germe, hérédité de la fragilité fonctionnelle.

Dans un autre ordre d'idées, la pathologie comparée est venue apporter à la médecine un concours inattendu. Il n'y a pas dans la pathologie de manifestation plus fréquente que l'inflammation. Cliniquement, elle se traduit quelquefois par la douleur, la chaleur, la tuméfaction; anatomiquement, la tumeur inflammatoire est constituée par un exsudat de cellules blanches qu'on avait reconnu être identiques aux globules blancs. Lorsque Cohnheim eut découvert que les globules blancs sortaient des vaisseaux à travers les parois par le phénomène de la diapédèse, il donna de l'inflammation l'explication suivante : l'inflammation est la plus répandue des maladies; elle est caractérisée par une altération des vaisseaux dont les parois, devenues poreuses, se laissent traverser par les globules blancs. Tout le mal est donc dans la diapédèse; c'est elle qu'il faut empêcher pour lutter contre l'inflammation. Peu de temps après, Binz découvrit que la quinine était un poison du protoplasma des globules blancs et les immobilisait. Helmholtz en tira la conclusion logique : le remède par excellence de l'inflammation est la quinine, qui apporte des obstacles aux mouvements et, par conséquent, au passage des globules blancs à travers les vaisseaux. De la découverte de Cohnheim et de l'interprétation qu'il en donna découla la thérapeutique, et l'on sait si la déduction d'Helmholtz a fait fortune! Cependant Virchov soutenait que, dans l'inflammation, il n'y avait pas seulement une diapédèse, mais encore plus, une suractivité nutritive des cellules de l'endroit enflammé, et, en 1878, M. Cornil montrait que dans la tunique interne des vaisseaux des méninges, le tubercule, inflammation chronique, se formait aux dépens des cellules endothéliales. On ne pouvait donc formuler une définition qui donnât satisfaction aux observations réelles et positives de tous les anatomo-pathologistes.

C'est que chez l'homme et chez les animaux supérieurs l'inflammation se présente avec des caractères de complexité qui rendent le problème insoluble. Pour le résoudre, il faut éliminer les facteurs de complication, supprimer l'influence du système nerveux, celle des vaisseaux, et chercher, dans la pathologie comparée des êtres inférieurs, la clef de cette énigme. C'est ce qu'a fait M. Metchnikoff. Il a pris un petit crustacé, la daphnie, dont le corps transparent, de petit volume, se laisse traverser entièrement par le regard à travers l'objectif microscopique. Le petit animal a, lui aussi, des maladies infectieuses; si on l'examine lorsqu'il est attaqué par une cause d'inflammation, par exemple la pénétration d'un certain parasite, on voit qu'autour du microbe envahisseur viennent se rassembler des cellules mobiles, des globules blancs qui l'entourent, qui le rongent et parfois le digèrent. Si le parasite résiste à l'attaque des cellules de l'organisme, il pullule et la daphnie meurt. Cette observation est facile à répéter et d'une simplicité parfaite. Elle se résume ainsi : la réaction de l'organisme d'un crustacé contre une cause d'inflammation est une amenée au point irrité de cellules mobiles capables d'absorber et de digérer. Ces cellules sont des phagocytes. Renouvelée sur un petit invertébré muni d'un système vasculaire incomplètement clos, la même expérience fait reconnaître quel rôle joue dans l'inflammation la présence de vaisseaux; on voit ici, comme précédemment, que l'irritation provoque une réaction phagocytaire, une accumulation de globules blancs, une ébauche de tuméfaction inflammatoire sans que le système vasculaire y participe en quoi que ce soit. Répétée sur des invertébrés pourvus d'un système vasculaire entièrement clos, l'expérience laisse observer le même phénomène; seulement la réaction est plus rapide et plus intense, parce que la canalisation vasculaire facilite singulièrement l'arrivée des globules blancs. Quand on opère sur des animaux supérieurs et sur l'homme, et qu'on les soumet à une cause d'inflammation, on assiste au même spectacle, à l'intervention d'un phénomène primordial et essentiel, la réaction des phagocytes, et l'on est amené à cette conclusion :

l'inflammation n'est pas une maladie, comme l'ont dit les pathologistes; c'est le contraire, c'est une réaction bienfaisante contre la cause d'une maladie. Ce n'est pas elle qu'il faut combattre; il faut au contraire la favoriser. A l'égard de beaucoup de causes d'infection, l'inflammation préventive apparaît comme le salut.

Tels, au milieu de tant d'autres, ont été les éclaircissements apportés par les études de pathologie comparée.

Non moins que ces dernières, les recherches histologiques ont été fertiles en résultats. Les perfectionnements de la technique ont permis de rattacher de plus en plus étroitement les troubles fonctionnels aux altérations morphologiques des cellules. Moins d'un demi-siècle s'est écoulé depuis que Virchov a jeté les bases de la pathologie cellulaire et loin de faiblir, la doctrine qu'il a enfantée n'a fait qu'acquérir force et grandeur. Sans le secours du microscope, qu'auraient donné les recherches sur les dégénérescences et les régénérations, sur l'inflammation et sur l'immunité ? Quel problème de pathologie générale peut se passer aujourd'hui de l'analyse microscopique et chimique venant au secours des autres méthodes d'investigations physiologiques ?

Depuis une vingtaine d'années, la technique histologique s'est singulièrement perfectionnée ; les objectifs puissants, les colorants microchimiques, complexes, sont les aides de plus en plus nécessaires au pathologiste, mais la source supérieure de renseignements, celle qui a donné naissance à l'embryon de la pathologie générale, qui l'anime encore chaque jour et lui ouvre des horizons nouveaux, c'est l'observation au lit du malade. A cette observation clinique appartient le contrôle des résultats auxquels aboutissent les constatations anatomiques et les recherches sur les animaux; à elle seule nous devons presque tous les progrès de la pathologie mentale et ceux de tant de maladies qui se sont dérobées jusqu'ici à l'expérimentation; à elle encore tant de notions acquises sur les perversions des mutations nutritives, sur la fièvre, l'hypothermie, etc.

Réunir et mettre en parallèle les données expérimentales et les acquisitions de la clinique, est encore la tâche de la pathologie générale.

Le lecteur pourra s'étonner que dans un livre de pathologie générale écrit en français, un chapitre particulier ne soit pas consacré à l'étude des troubles des mutations nutritives, et que les notions qui visent ces perversions soient enregistrées en divers points, sous une classification purement anatomique. Certes, l'existence des diathèses ou des tempéraments morbides n'est plus à démontrer. A travers les oscillations des théories et des systèmes, en dépit des critiques et des railleries, la doctrine des anciens médecins de Montpellier, au moins dans ses grandes lignes, n'a pas sombré. Sous l'impulsion d'un livre de M. Bouchard sur les maladies par ralentissement de la nutrition, nous l'avons vue se réveiller, rajeunie et assez puissante pour tracer l'orientation à beaucoup de chercheurs. Cependant les notions cliniques et expérimentales nous amènent de plus en plus à considérer les tempéraments morbides comme le résultat direct d'un conflit du protoplasme cellulaire avec des éléments toxiques; et la diathèse nous apparaît comme une dyscrasie spécifique chronique à manifestations multiples, variées, parfois aiguës, engendrée par des produits de la vie cellulaire, sous le coup d'une incitation d'agents extérieurs pathogène par sa qualité propre ou par la fragilité héréditaire du patient. Il y a donc beaucoup de diathèses et pour aucune d'elles la chimie n'est en mesure aujourd'hui de nous livrer le corps du délit. Mais serait-il entre nos mains à l'état de pureté, son étude quitterait le domaine de la pathologie générale pour entrer dans celui de la pathologie spéciale ou de la toxicologie. Aussi la classification anatomique des perversions nutritives observées dans les lithiases, la goutte, l'obésité, le diabète, etc., toute superficielle et provisoire qu'elle soit, nous a paru convenir encore à la période d'attente où nous vivons.

Les *processus généraux*, dont le premier volume paraît aujourd'hui, ne sont pas la traduction d'un livre publié déjà par l'un de nous en langue russe. Pour devenir l'ouvrage français, ce dernier a subi des modifications et des additions multiples; le texte a presque doublé d'étendue, les figures sont devenues deux fois plus nombreuses.

Le livre présent n'est pas non plus le porte-parole d'une École; ceux qui l'ont écrit n'ont eu qu'un souci: la recherche de la vérité scientifique, sans passion et sans parti pris.

Les auteurs adressent leurs remerciements à Mlle Broïdo et à Mme Eliacheff qui ont mis à leur disposition leur connaissance des langues russe et française.

A. CHANTEMESSE.
Paris.

PODWYSSOTSKY.
Odessa.

PROCESSUS GÉNÉRAUX

HISTOIRE NATURELLE DE LA MALADIE

NOSOLOGIE GÉNÉRALE

CHAPITRE PREMIER

DÉFINITION, PROPAGATION, MARCHE, TERMINAISON DE LA MALADIE

Être malade, c'est tout d'abord être vivant. — L'idée de maladie n'a pu être séparée dès la plus haute antiquité de l'idée que les philosophes et les médecins se faisaient de la vie, de ses conditions purement matérielles ou du principe supérieur qui était censé les dominer.

Dans cette longue suite de siècles, qui commence à Hippocrate et qui finit presque à nos jours, on a tour à tour vu se renouveler la querelle où matérialistes et spiritualistes, solidistes et humoristes, chimistes et iatromécaniciens, physiologistes et anatomistes, apportaient des aliments nouveaux de discussion et édifiaient des théories.

Parmi tant de noms, deux seuls s'élèvent au-dessus de tous les autres, parce que les hommes qui les portèrent ont eu la vision la plus nette de la maladie. Cette justesse de coup d'œil, ils la devaient à leur génie et à l'observation patiente des malades qui les faisait assister à la lutte de l'organisme atteint contre les effets de son atteinte. Dans le malade ils ont vu un lutteur. C'est dans ce sens qu'Hippocrate a parlé de la nature médicatrice et que Sydenham a appelé la maladie un effort de la nature qui travaille de toutes ses forces à évacuer la matière morbifique.

Mais, sous ce mot de nature, que fallait-il entendre? La nature était-elle quelque chose d'inhérent aux propriétés de la matière vivante, ou bien d'indépendant de cette matière, susceptible d'être considéré à part et comme individualisé?

Des conceptions lancées dans des voies aussi différentes devaient donner naissance à des Écoles médicales séparées. Les médecins physiologistes et anatomistes, guidés par les découvertes de HALLER sur l'irritabilité du tissu vivant, considéraient que les maladies consistaient dans un trouble, une exagération ou une diminution de l'irritabilité normale et qu'elles ne pouvaient être que sthéniques ou asthéniques. La thérapeutique contro-stimulante de RASORI en Italie, les saignées de BROUSSAIS et de BOUILLAUD en France, étaient une pratique médicale armée par ce Système. Encore les médecins français de cette École, pour guidés qu'ils fussent par les doctrines physiologiques de HALLER et de BICHAT, n'en restaient-ils pas moins les élèves des anatomo-pathologistes BONNET et MORGAGNI.

D'autres écoles médicales reconnaissaient aussi l'action d'un phénomène de la nature dans l'évolution des maladies ; mais, au lieu de rattacher ce phénomène à une simple propriété de la matière vivante, ils le considéraient comme une force spéciale, indépendante de cette matière. PARACELSE (1493-1541), qui envisageait l'homme comme un composé chimique, et qui rattachait les fièvres putrides à la présence de substances excrémentitielles retenues dans l'économie, attribuait la direction des fonctions humaines à l'existence d'un archée.

Au dix-septième siècle, VAN HELMONT, à qui la science doit la séparation de l'acide carbonique des autres gaz, sa découverte dans les produits de la fermentation du vin, de la digestion et de la putréfaction, admettait aussi l'existence d'archées hiérarchisés dont l'accord maintenait la subordination des organes et l'équilibre de la santé.

Pour STAHL, la matière ne vivait, ne résistait à la putréfaction avoisinante que par l'effet d'une seule âme, pensante et consciente ; l'action de cette âme expulsant les substances nuisibles était précisément la maladie.

Enfin les théoriciens de l'École de Montpellier, avec BARTHEZ, imaginèrent à côté de l'âme pensante l'existence d'un principe vital, principe dont les affections aboutissaient à créer des maladies.

Les conceptions métaphysiques de BARTHEZ, pour obscures qu'elles fussent, eurent un retentissement considérable. L'être vivant était considéré comme un mécanisme complexe et délicat, « commandé de l'extérieur par un principe mal défini, qui le faisait mouvoir à son gré, en tirait d'ordinaire, comme un habile organiste, les accords les plus harmonieux, et c'était la santé ; allait parfois s'égarer et se perdre dans les effets les plus discordants, et c'était la maladie et la mort. Dans l'étude des conditions de la santé et de la maladie, dans la physiologie et la pathologie, il fallait tenir compte de l'intervention maîtresse, des volontés, presque des lubies de ce principe recteur; et, comme la nécessité de le mettre en dehors de l'organisme, qui recevait son impulsion, lui faisait reconnaître de tous un côté immatériel plus ou moins développé, il n'était guère facile, il pouvait même ne pas sembler prudent de lui appliquer les méthodes ordinaires d'investigation et de raisonnement scientifiques. De ce côté, la science s'était créé une impasse, en s'acculant à la philosophie (Duclaux) ».

Mais bientôt les doctrines vitalistes, qui régnaient en souveraines dans la science de l'homme et des animaux, allaient recevoir le choc des découvertes de Schwann, de Magendie, de Virchow et de Cl. Bernard.

La vie, qui apparaissait autrefois comme une propriété superposée à l'ensemble des organes, fut localisée peu à peu dans les tissus à la suite de Bichat, dans les cellules après les travaux de Schwann. Magendie et Cl. Bernard montrèrent comment ces cellules agissaient individuellement, Virchow comment elles devenaient malades. L'unité vivante se résuma dans la cellule, qui avait la propriété de s'assimiler de nouveaux matériaux et de réparer ses pertes, de fournir à la reproduction de nouvelles cellules, de sécréter, d'éliminer enfin les produits usés. La superposition et l'harmonie de ces vies élémentaires créa la vie de l'ensemble. Cette distinction de l'animé et de l'inanimé que tout le monde connaissait, on s'efforça de la spécifier par un mot qui visait son essence. Malheureusement une définition irréprochable est très difficile à donner; on ne définit pas la lumière, ni l'électricité, ni le mouvement: on en étudie les propriétés. Le mouvement se prouve en marchant; la vie se constate. Cl. Bernard a longuement étudié les propriétés générales de la matière vivante, qu'il a ramenées à sept caractères généraux : organisation, génération, nutrition, évolution, caducité, maladie et mort.

La génération spontanée n'existant pas, une des propriétés les plus curieuses de la matière vivante est son éternité. Sans doute, la vie n'a pas toujours existé sur la surface du globe. Sans discuter les théories métaphysiques, ni l'hypothèse que la vie ait été apportée sur la terre par des météorites chargés de cellules végétales encore vivantes, hypothèse qui ne répugne pas à Lord Kelvin, nous constatons actuellement que, chez les êtres les plus inférieurs, les Schizomycètes, on ne peut reconnaître ni mère ni fille et que la mort naturelle n'existe pas. Même chez les êtres plus élevés en organisation (voir plus loin le chapitre sur l'*Hérédité*), les cellules de la reproduction se transmettant, d'organisme à organisme, les qualités héréditaires, la série des individus peut être considérée comme un seul être continuellement existant.

Le caractère essentiel de la matière vivante est la propriété d'organisation qu'elle possède, c'est-à-dire le pouvoir d'absorber des éléments inorganiques et de les transformer en substance organique. La matière vivante ne crée pas de forces nouvelles ; elle ne fait qu'emmagasiner, par un processus de synthèse organique, des sources d'énergie qu'elle restitue sous la forme de manifestations de son activité. Il y a donc constamment dans la matière vivante deux processus en jeu : l'un de synthèse, c'est l'assimilation ; l'autre de destruction, c'est la désassimilation, qui aboutit à un dégagement de forces. Pour que la vie se maintienne, il faut qu'il y ait correspondance entre ces deux actes. On pourrait la figurer par une équation, le premier membre représentant l'action des forces cosmiques et le second la réaction de la matière. A des actions externes correspondent des réactions internes, c'est-à-dire des fonctions physiologiques, assez puissantes parfois pour changer même la forme de la matière et créer l'organe qui manifeste les fonctions. Si on adopte l'idée d'H. SPENCER que la vie est l'accommodation continue des réactions internes et des relations externes, *on peut définir la Santé une accommodation presque parfaite, tandis que le trouble de cette accommodation et les réactions fonctionnelles et anatomiques qui en sont la conséquence constituent la Maladie.*

Tout organisme multicellulaire représente une fédération sociale, une colonie parfaite, composée de millions et de millions d'éléments isolés, autonomes jusqu'à un certain point. « Le moyen âge groupait en corporations les citoyens faisant le même métier. Ainsi les éléments cellulaires, ayant les mêmes fonctions se rassemblent en tissus élémentaires, en communautés. De ces communautés, celles qui peuvent s'aider se réunissent en proportions variables suivant les besoins et forment les organes, systèmes déjà complexes, où la multitude des efforts qui s'y combinent se traduit, comme la vie dans les grandes agglomérations d'hommes, par un mouvement d'entrée et de sortie. Entre les divers organes s'établit par suite un jeu d'échanges continus, chacun d'eux demandant à un autre ce qui lui est nécessaire et lui créant ce dont il a besoin. Une agence de transport, le sang, favorise ces échanges. Les relations entre les districts éloignés, la transmission des demandes et des réponses se font par un réseau télégraphique compliqué embrassant le corps entier et dont les diverses stations communiquant assez obscurément entre elles sont en relation permanente, et pour ainsi dire automatique, avec la station centrale et multiple des hémisphères cérébraux. De cet ensemble harmonique d'efforts résulte un effet extérieur plus ou moins puissant au point de vue physique, plus ou moins noble au point de vue intellectuel et moral. Certaines de ces communautés laborieuses, comme les villes du moyen âge, ont pour unique ambition de vivre, de résister aux causes de destruction qui les menaçent sans trêve; d'autres se découragent et s'abandonnent; d'autres, très rares, deviennent Rome ou Athènes » (DUCLAUX). A ce tableau, dessiné depuis longtemps, il ne manque que d'ajouter un trait : celui qui vise la défense de la cité, confiée à une garde, les phagocytes.

Les cellules sont donc les éléments actifs du corps. La santé et la maladie résultent de leur bon ou de leur mauvais état individuel, de leur bonne ou de leur mauvaise harmonie. Dans le cours de cet ouvrage, nous aurons si souvent occasion de parler de leurs modifications anatomiques, qu'il nous semble nécessaire de donner un court résumé des acquisitions récentes de la Cytologie, au point de vue de la structure, de la reproduction et de la constitution chimique cellulaires.

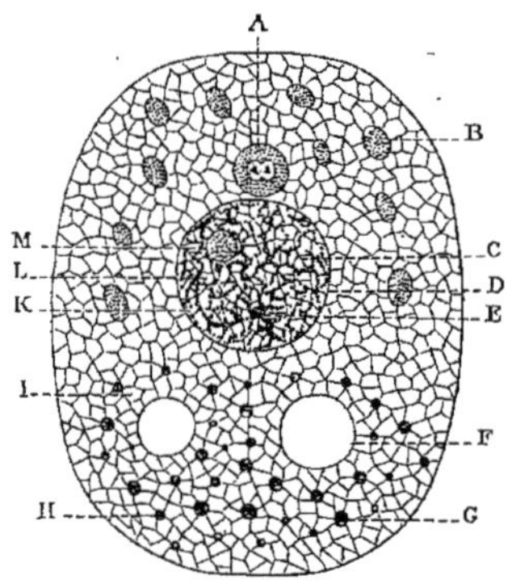

Fig. 1. — Figure demi-schématique de la cellule (d'après Wilson).

A, sphère d'attraction renfermant deux centrosomes; — B, plastide inclus dans le cytoplasme; — C, réseau de linine dans le noyau; — D, réseau de la chromatine dans le noyau; — E, karyosome ou faux nucléole, formé par une accumulation de substance chromatique; — F, vacuole du protoplasme; — G, corps étranger inanimé contenu dans le réseau protoplasmique; — H, réticulum du protoplasme constitué par de fines granulations (microsomes); — I, substance transparente (suc protoplasmique cytolymphe) contenue dans les mailles de ce réticulum; — K, noyau; — L, suc nucléaire (karyolymphe) contenu dans les mailles du réseau de la linine; — M, nucléole vrai ou plasmosome.

Morphologie cellulaire. — La cellule (fig. 1) est une masse de protoplasme renfermant un noyau. La forme sphérique de cette masse ne s'observe que rarement, parce que l'apparence cellulaire est modifiée par les nécessités du développement, de la différenciation des tissus, par la pression mécanique des cellules adjacentes, etc. Le protoplasme, qui en constitue la base vivante, est une substance granuleuse, transparente, formant une sorte de réseau spongieux qui étend ses mailles dans le corps cellulaire et affecte des modifications de structure variables suivant les régions et suivant leurs propriétés physiologiques. Dans le réseau protoplasmique sont suspendus des corps mixtes, granules alimentaires, particules de pigment, gouttes d'huile ou d'eau et matières excrémentitielles. Le noyau constitue une des différenciations protoplasmiques de la cellule, et la plus importante. A première vue, il apparaît comme un corps distinct suspendu dans le cytoplasme, mais il a la même base structurale que ce dernier et il est en continuité morphologique intime avec lui. On ne peut cependant considérer le noyau et le corps cellulaire comme de simples expressions topographiques, parce que la constitution chimique de ces deux éléments de la substance vivante diffère. Le noyau est remarquable par l'abondance d'une matière phosphorée, la nucléine; tandis que le cytoplasme renferme surtout des matières protéiques, nucléo-albumines, albumines, globulines, etc., et seulement une petite quantité de phosphore.

Un troisième élément qui, s'il n'est pas présent dans toutes les cellules, existe dans la plupart d'entre elles et joue un rôle actif dans les processus de division et de reproduction cellulaire, est le centrosome.

Passons en revue les principales propriétés qui distinguent les divers éléments prenant part à la constitution de la cellule.

1° Étudié à un fort grossissement, après l'action de réactifs appropriés, le protoplasme présente une structure compliquée. On y distingue tout d'abord une substance de consistance assez ferme qui forme une sorte de réseau alvéolaire dont les mailles renferment une substance plus liquide, la cytolymphe.

Ces deux substances, d'apparence si dissemblable, sont-elles profondément distinctes l'une de l'autre, ou ne représentent-elles, suivant l'opinion de BUTCHLI et de ses élèves, que les aspects d'une émulsion dont on peut donner une image artificielle en agitant de fines gouttelettes d'huile dans l'eau? La plupart des histologistes modernes se rangent à l'opinion de FLEMMING et de VAN BENEDEN et croient à l'existence dans le protoplasma d'un réseau cohérent dont les branches s'anastomosent. Dans ce réseau sont inclus non seulement des particules inertes, réserves nutritives, mais encore des granules de protoplasma vivant, véritables microsomes ou bioblastes décrits par BÉCHAMP et ESTOR et plus récemment par ALTMANN, et qui, d'après ces auteurs, seraient capables de jouer le rôle d'unités élémentaires vivantes, c'est-à-dire d'assimiler, de grandir et de se diviser. L'existence de ces unités élémentaires dans le cytoplasma est encore en discussion; il n'en est pas de même des éléments isolés qui se trouvent dans la chromatine du noyau. Nous verrons plus loin le rôle important qu'ils jouent dans les phénomènes de l'hérédité.

2° Le noyau est le centre coordinateur de l'activité cellulaire. Dans le stade de repos ou plutôt d'activité purement végétative de la cellule, il se présente sous la forme d'un corps arrondi, entouré d'une membrane distincte, parcouru par un réseau de chromatine irrégulier. Sa forme est tantôt sphérique, tantôt polylobée, tantôt enfin annulaire. Sa membrane enveloppante est délicate et le sépare nettement du cytoplasme dans lequel il est plongé. Le réticulum du noyau se compose de deux substances : la première, la plus essentielle, est la chromatine, ainsi nommée par FLEMMING à cause de son avidité pour les couleurs basiques d'aniline; la seconde est la linine, substance transparente qui ne devient visible qu'après l'action des réactifs et qui entoure et supporte les parties de la chromatine pour constituer avec elle le réticulum nucléaire. Dans les mailles de ce réticulum sont contenus un ou plusieurs nucléoles. L'un d'eux, vrai nucléole ou plasmosome, prend les couleurs qui teignent le cytoplasme; on s'accorde à lui dénier une part importante dans l'activité nucléaire. D'autres nucléoles se colorent comme la chromatine dont ils semblent constituer une partie épaissie. Dans les mailles du réticulum nucléaire est renfermée la karyolymphe, matière semi-liquide dont les affinités vis-à-vis des matières colorantes s'éloignent beaucoup de celles de la chromatine, car les très petits grains qui la composent fixent de préférence les couleurs acides d'aniline. La membrane nucléaire est elle-même formée par la condensation du réseau général protoplasmique dont elle possède les propriétés à l'égard des matières colorantes.

3° Le centrosome ou centre dynamique de la cellule joue, malgré son extrême petitesse, un rôle très important dans les phénomènes de reproduction cellulaire. Il siège ordinairement près du noyau, entouré d'une substance granuleuse, rayonnée, connue sous le nom de sphère d'attraction ou de centrosphère. Rarement il est situé dans l'intérieur du noyau. Parfois il se présente sous la forme d'un corps unique qui ne se partage en deux parties qu'au moment où la cellule prépare sa propre division; le plus souvent, cette bipartition du centrosome se fait, comme par anticipation, dès que la cellule a atteint les dernières phases de sa division. Les deux centrosomes se voient alors, placés côte à côte, dans la sphère d'attraction pendant la vie ordinaire de la cellule; ils ne témoignent leur activité qu'au début de la division cellulaire; à ce moment, ils s'éloignent l'un de l'autre pour devenir le centre chacun d'un système astral. La présence d'un centrosome n'est pas reconnaissable dans les cellules des muscles, des glandes et de certains organismes unicellulaires; mais il n'est pas certain que cette absence soit réelle; peut-être, dans ces cas, le centrosome est-il caché dans l'épaisseur du noyau.

4° Parmi les autres organes, de structure plus ou moins définie, qui se montrent dans la substance cellulaire, il en est qui ont un caractère transitoire et d'autres qui sont permanents. Les plastides, nommés chromatophores, comptent parmi les plus intéressants de ces organes, parce qu'ils existent chez les plantes et chez quelques animaux. Les vacuoles pulsatiles de certains protozoaires et algues, munies de parois distinctes, sont susceptibles parfois de se multiplier par division; à ce point de vue, elles ont été considérées comme des plastides analogues aux chromatophores. L'existence de ces petits organes intracellulaires, qui semblent jouir d'un pouvoir indépendant d'assimilation, d'accroissement et de division, comporte une signification théorique très importante, puisqu'on peut y voir la preuve que la cellule n'est pas l'unité vivante, mais un composé d'unités élémentaires capables de procréer et de se transmettre la vie.

5° La membrane qui entoure le protoplasma cellulaire, constante chez les plantes, est en général absente ou peu dévoloppée chez les animaux. Elle n'est représentée souvent que par une condensation de la partie périphérique du protoplasma, comme dans les globules rouges du sang, ou encore par une sécrétion de ce protoplasma, comme dans la membrane cuticulaire de la surface libre des cellules. La composition chimique de cette membrane est donc extrêmement variable. Chez les plantes, elle se compose surtout de cellulose, imprégnée souvent de diverses substances, silice, etc.; chez l'animal, la diversité de composition chimique est encore plus grande : on y trouve de la kératine, de la chitine, ou encore des dépôts inorganiques, silice, carbonate, etc.

La cellule, envisagée en elle-même, paraît être une unité organique, c'est-à-dire un organisme élémentaire indépendant. Le fait est certain pour les plantes et les animaux unicellulaires. Il a été considéré comme s'appliquant étroitement aux organismes multicellulaires par SCHWANN, VIRCHOW, etc., et le meilleur exemple qu'on puisse proposer pour cette démonstration est l'observation des globules rouges et blancs du sang. Mais, au point de vue physiologique, les cellules d'un organisme pluricellulaire ne peuvent être considérées comme des unités indépendantes. TANGLE, GARDINER ont montré que les parois cellulaires de beaucoup de plantes étaient traversées et reliées les unes aux autres par des traînées, des ponts de substance intercellulaire, et ces éléments de passage ou de pénétration ont été constatés à maintes reprises dans les cellules épithéliales et musculaires des animaux.

Division de la cellule. — Un élément cellulaire provient toujours d'une division cellulaire; voilà la formule d'un des plus grands progrès de la biologie. Cette division cellulaire est précisément la source de la transmission héréditaire des propriétés ancestrales. En 1858, REMAK avait donné l'explication anatomique suivante de ce phénomène. La division cellulaire, disait-il, commence par le nucléole, se poursuit dans le noyau par une constriction médiane et se termine par la division du corps cellulaire et de sa membrane. Cependant des observations s'élevaient contre cette interprétation simpliste. ROBIN soutenait que dans la vésicule germinative le noyau disparaissait avant toute trace de division cellulaire. En 1873, les découvertes multiples de SCHNEIDER, de FOL, de STRASBURGER, FLEMMING, PEREMECHKO, SCHLEICHER, VAN BENEDEN montraient que le processus de division reposait le plus souvent sur une transformation compliquée du noyau, transformation à laquelle on donna le nom de karyokinèse, mitose, ou division indirecte, tandis que l'expression de division directe ou amitosique était réservée au mode de division simple décrit primitivement par REMAK. Ce dernier mode de division directe est rare et ne se constate que dans un petit nombre de cellules normales ou pathologiques. La mitose s'exerce à l'aide de transformations qui apparaissent dans le noyau, le centrosome et le cytoplasme, et à l'évolution desquelles on peut assigner trois périodes.

Fig. 2, 3, 4, 5, 6, 7, 8, 9, 10, 11. — Figures schématiques (d'après Wilson) représentant les diverses phases du processus nommé karyokinèse ou karyomitose ou cytodiérèse (HENNEGUY).

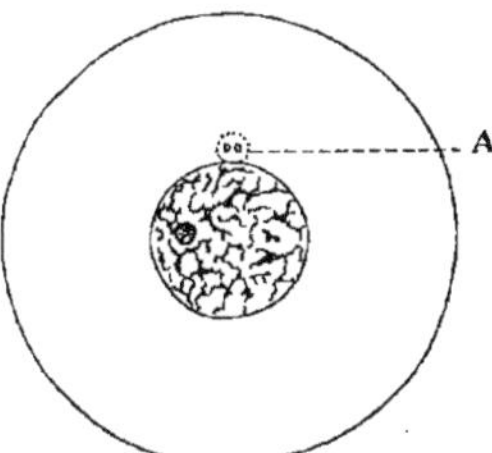

Fig. 2. — Cellule au repos montrant le réticulum chromatique du noyau, le nucléole et deux centrosomes (A) dans la sphère d'attraction.

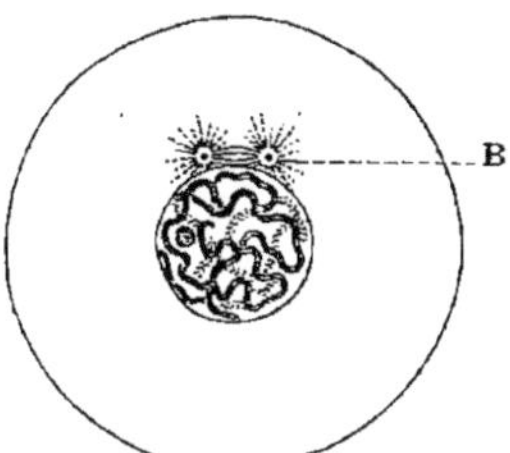

Fig. 3. — Formation du filament chromatique dans le noyau. On distingue encore le nucléole et, à la partie supérieure du noyau, l'amphiaster (B).

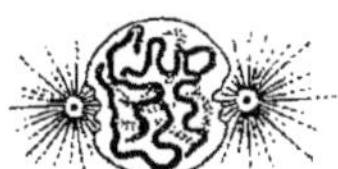

Fig. 4. — Tandis que le filament chromatique persiste encore, les deux centrosomes se dirigent déjà vers les pôles opposés du noyau (cellules végétales).

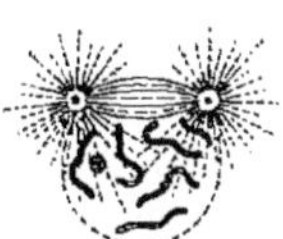

Fig. 5. — Dissolution de la membrane nucléaire; persistance et augmentation de volume du fuseau qui relie les deux asters; le filament chromatique s'est déjà segmenté pour former des chromosomes (épiderme de la salamandre).

Période prodromique (fig. 2, 3, 4, 5). — Les premiers phénomènes apparaissent dans le noyau. La chromatine se résoud en un filament plus ou moins contourné qui se colore sous l'influence des teintures avec plus d'intensité que le réticulum; puis ce filament se segmente en un nombre défini de particules ou corps distincts nommés chromosomes, tandis que la membrane d'enveloppe du noyau disparaît en laissant la continuité s'établir entre les substances fondamentales du noyau et du cytoplasme.

Le fait le plus remarquable de cette division en chromosomes est que le nombre de ces corps est toujours fixe et caractéristique pour chaque espèce végétale et animale. Toujours, dans la même espèce, quand la cellule entre en activité reproductrice, dans la division cellulaire comme dans la reproduction sexuelle, le même nombre de chromosomes se retrouve.

En même temps, dans la place même occupée autrefois par la circonférence régulière du noyau, un corps nouveau apparaît, c'est l'*amphiaster*, sorte de fuseau qui porte à ses deux pôles une étoile ou *aster* dont les rayons vont plonger dans le cytoplasme. Le centre de chaque étoile est occupé par un petit corps, le centrosome.

La naissance de l'amphiaster est commandée par le centrosome de la cellule au repos. En effet, ce centrosome se divise en deux portions. Des filaments étoilés apparaissent autour de chaque partie et l'amphiaster n'est pas autre chose que les filaments qui relient les deux centrosomes, placés à l'opposite l'un de l'autre.

La figure dessinée par ces modifications prend le nom de karyokinèse ou de mitose. Au point de vue de ses caractères tinctoriaux, elle montre deux substances : l'une chromatique, formée par les chromosomes; l'autre achromatique, constituée par le fuseau et les asters.

Période d'état ou de division (fig. 6, 7, 8). — Cette période est caractérisée essentiellement par la division de chaque chromosome en deux parties semblables qui se

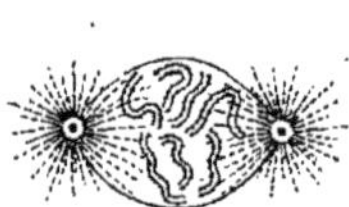

Fig. 6. — Phase plus avancée de la période représentée fig. 4. Aux pôles, la membrane nucléaire se dissout et laisse reconnaître la formation, dans le noyau, d'un fuseau qui réunit les deux asters. Les chromosomes se divisent longitudinalement.

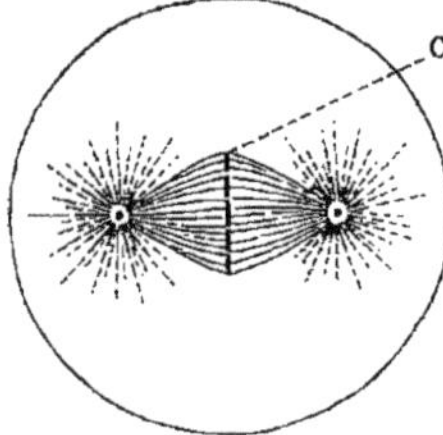

Fig. 7. — Formation de la plaque équatoriale (c).

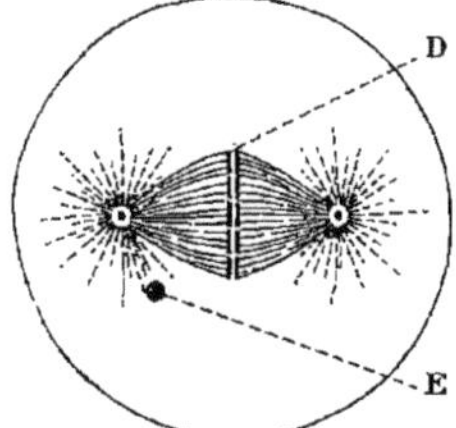

Fig. 8. — Division des chromosomes; expulsion du nucléole.

portent en divergeant aux pôles opposés du fuseau, et chaque groupe de chromosomes donne naissance à un nouveau noyau, fils du précédent. La succession des phénomènes dans ces deux périodes n'est pas toujours aussi régulière que nous venons de l'indiquer, mais le caractère essentiel de ces modifications n'en existe pas moins dans ce fait que la substance chromatique du noyau se convertit en un filament, lequel se divise dans le sens de sa longueur en deux parties exactement équivalentes (Flemming, 1880).

Période terminale. — Dans cette phase terminale de la mitose, la cellule entière se divise en deux, suivant un plan qui passe par l'équateur du fuseau, et chaque cellule-fille comprend un groupe de chromosomes, la moitié du fuseau, avec un centrosome et la moitié du cytoplasme maternel.

Quand la division cellulaire est effectuée, le centrosome persiste dans la plupart des cas, soit en dehors, soit dans l'épaisseur du noyau, et se divise ordinairement en deux parties, même pendant la période de repos de la cellule, comme s'il se préparait déjà au processus de la mitose suivante. Comme le centrosome peut persister dans la cellule-fille à l'état de repos, il fournit alors une image à laquelle on a donné le nom de sphère d'attraction (fig. 8, 9, 10, 11).

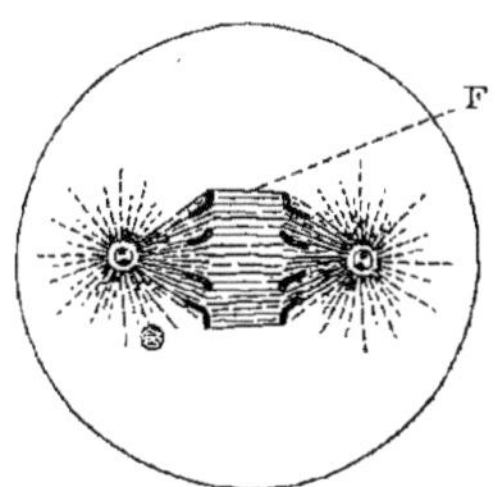

Fig. 9. — Après leur division longitudinale, les chromosomes divergent et se dirigent vers les extrémités du fuseau où se trouvent les centrosomes.

La découverte du centrosome en dehors du noyau, dans le cytoplasme, est un fait d'une haute importance, parce qu'il permet d'admettre que, dans le processus de la division cellulaire, la première impulsion n'est pas donnée par le noyau, mais par le centrosome qui représente ainsi le centre dynamique de la cellule.

Ce délicat mécanisme de la division cellulaire peut subir des variations pathologiques que l'on peut provoquer expérimentalement par l'action de diverses substances chimiques (quinine, chloral, nicotine, etc.); elles se montrent parfois spontanément dans le développement de certaines tumeurs. HANSEMANN a séparé ces formes de mitoses anormales en deux groupes : les mitoses asymétriques dans lesquelles les centrosomes sont distribués inégalement dans les cellules-filles et les mitoses multipolaires où l'on distingue plusieurs centrosomes et plusieurs fuseaux.

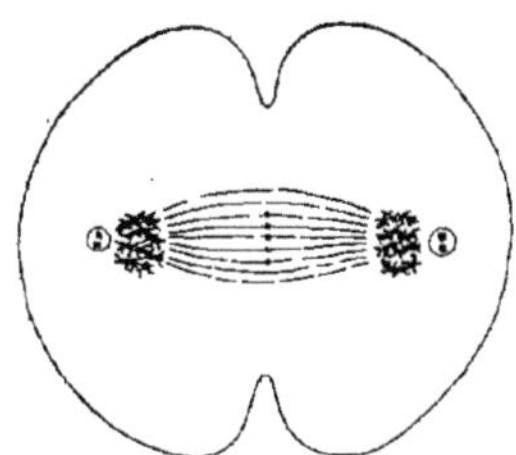

Fig. 10. — Reconstitution des noyaux-fils.

Sous l'influence de quelle force s'exécute ce travail de la division mitosique? C'est là un problème qui a excité longtemps les recherches des cytologistes. KLEIN et surtout VAN BENEDEN ont imaginé la théorie de la contractilité fibrillaire. D'après cette théorie, le centrosome jouerait le rôle d'un organe d'insertions de fibres contractiles qui, tirant dans des directions opposées, amèneraient la division du noyau. Les observations indépendantes de SOLGER et de ZIMMERMAN paraissent confirmer cette hypothèse. Ces auteurs ont constaté dans les cellules pigmentaires (chromatophores) des poissons la présence d'un aster très volumineux dont les rayons parcourent dans toutes les directions la masse pigmentaire et apparaissent comme un système musculaire rayonné qui provoque d'actifs changements de la forme.

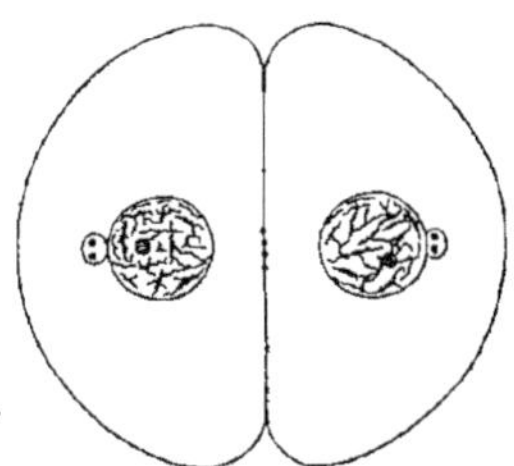

Fig. 11. — Division complète et formation de deux cellules-filles.

Cependant on est loin encore d'être fixé sur le point de savoir si le centrosome dirige l'action des fibres du fuseau ou si c'est l'action de ces fibres, nées dans le noyau, qui détermine la position du centrosome. D'après BOVERI, la division longitudinale des chromosomes est une manifestation vitale, un acte de reproduction indépendant de tout autre.

La scission des granules qui forment le filament chromatique a été constatée pour la première fois par BALBIANI (1876) sur les cellules épithéliales de l'ovaire des insectes. Elle a été retrouvée par FLEMMING (1881) sur les cellules épithéliales de la salamandre; GUIGNARD (1891) l'a reconnue également dans les cellules-mères du pollen des liliacées.

Des recherches multiples ont abouti à cette conclusion que la chromatine est un agrégat d'une infinité de petites particules élémentaires capables d'assimiler, de croître et de se diviser. Les phénomènes successifs qui se passent dans l'acte de la mitose auraient pour but le groupement des granules sous la forme d'un filament, la division de ce filament en segments et finalement en chromosomes; enfin la séparation en deux parties des unités élémentaires composant le chromosome, qui se distribueraient à doses égales aux cellules-filles. Il y aurait donc dans la mitose l'intervention de deux facteurs distincts : le premier dans lequel la chromatine, par sa division, prendrait une part active, le second dans lequel le rôle principal appartiendrait à l'archoplasme (fibres du fuseau) et en dernière analyse au centrosome.

Fig. 12 à 31. — Figures représentant les divers stades de la division indirecte (karyokinèse) observés chez l'homme et chez les mammifères (fixation dans le liquide de Flemming, coloration par la safranine et l'acide picrique; grossissement, 800 diamètres).

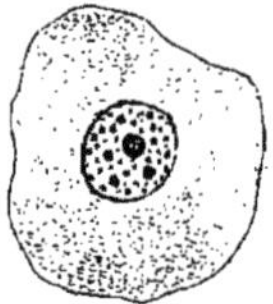

Fig. 12. — Cellule hépatique avec son noyau ; état de repos.

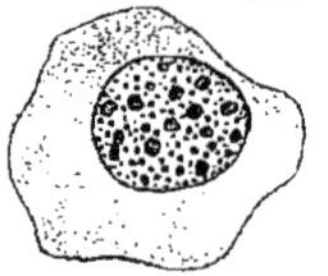

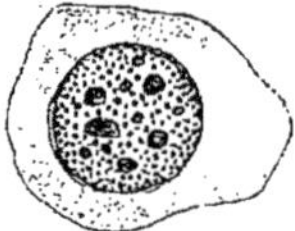

Fig. 13, 14. — Hypertrophie du noyau ; accroissement de la chromatine.

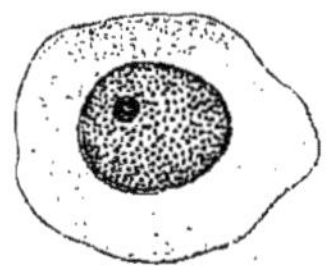

Fig. 15. — Stade prémonitoire de la karyokinèse. Les grains de chromatine ont un volume uniforme.

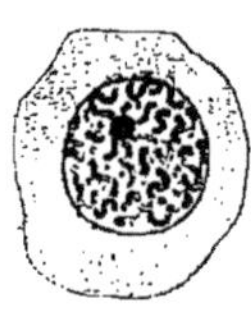

Fig. 16. — Karyokinèse ; filament chromatique constitué; fibres minces.

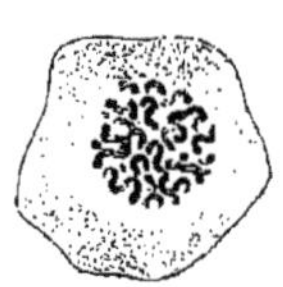

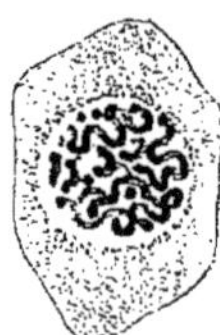

Fig. 17, 18. — Filament chromatique pelotonné; fibres grosses.

La division cellulaire directe qui aboutit, en fin de compte, comme la division cellulaire indirecte, à séparer en deux portions la masse de la cellule, ne produit pas cependant la séparation individuelle des granules chromatiques, car dans ce mode de la division directe la chromatine reste à l'état de réticulum dans le noyau et ne se dispose pas sous la forme de filament et de chromosomes. Aussi n'y a-t-il pas formation d'amphiaster et le centrosome n'intervient pas. La division est donc le résultat d'une simple constriction; elle obéit en somme au schéma ancien de Remak. Ce mode de prolifération est fréquent dans les tumeurs. On y trouve en effet des cellules multinucléées à noyaux polymorphes parce que le corps cellulaire n'a pas suivi la division du noyau. On constate encore cette division amitosique à l'état physiologique dans certaines cellules qui sont hautement différenciées, par exemple dans les cellules superficielles des épithéliums stratifiés, cellules qui peuvent se diviser pendant un certain temps sous la forme de division directe, mais qui sont vouées à une mort prochaine. Les globules blancs qui se développent dans les ganglions présentent toujours la division indirecte; les leucocytes du sang offrent les deux modes de prolifération mitosique et amitosique. La plupart des auteurs se rangent à l'opinion de Flemming qui considère la division directe comme un processus infiniment plus rare et moins important que celui de la division mitosique. Ce dernier, qui a pour effet la distribution en parties parfaitement égales de la chromatine des cellules-mères aux noyaux des cellules-filles, est bien la source et l'instrument de l'hérédité.

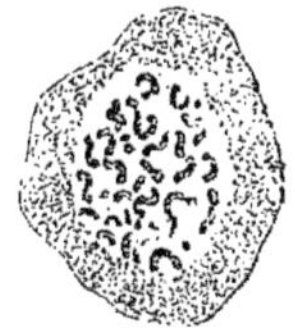

Fig. 19. — Segmentation du filament, constitution des chromosomes.

Les figures 12, 13, 14, 15, 16, 17, 18, 19, correspondent aux schémas représentés dans les figures 2, 3, 4, 5.

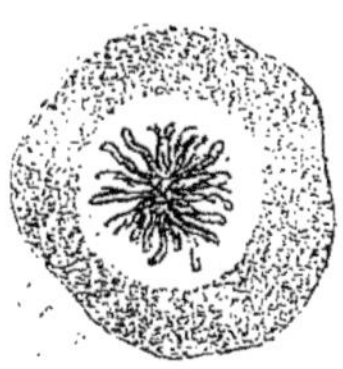

Fig. 20. — Formation d'un amas central constitué par la réunion des parties moyennes des chromosomes. Les extrémités libres des chromosomes se voient à la périphérie. Cette figure représente l'aster *chromatique* tel que l'avait désigné Flemming dans sa terminologie de 1882. Cet aster chromatique ne doit pas être confondu avec l'image à laquelle on donne généralement aujourd'hui le nom d'*aster achromatique* et dont il est parlé dans le texte.

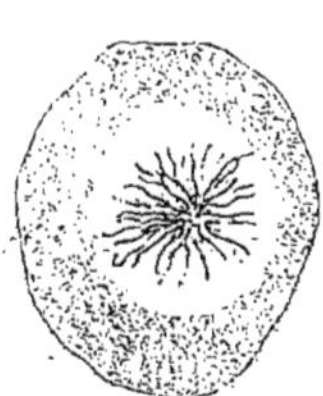

Fig. 21. — Aster chromatique (terminologie de Flemming). Les chromosomes ont subi la division longitudinale, aussi les fibres de l'aster sont-elles fines.

Notions de chimie et de physiologie cellulaires. — Les divers organes et tissus différenciés morphologiquement ont des propriétés chimiques particulières; par exemple, le foie agit sur le sucre, le sang sur l'hémoglobine; dans la cellule il existe aussi des zones, des régions qui diffèrent les unes des autres morphologiquement et qui témoignent d'une activité chimique particulière, de telle sorte qu'on peut considérer la différenciation morphologique comme l'expression visible de spécialisations chimiques.

Les substances dites albuminoïdes formées de carbone, d'hydrogène, d'azote, d'oxygène auxquels s'ajoutent souvent une petite quantité de soufre et parfois du phosphore et du fer, constituent la base matérielle du protoplasme vivant. La matière albuminoïde qui renferme une certaine quantité de phosphore prend le nom de nucléine et de nucléo-albumine. Dans le cytoplasme domine la présence de nucléo-albumines auxquelles s'ajoutent de la globuline et parfois une certaine quantité d'albumine et de peptone; dans le noyau on trouve les mêmes substances, mais en plus un corps chimique qui joue un rôle physiologique considérable, c'est la nucléine, identique avec la matière colorable que nous avons appelée la chromatine.

Si l'on soumet à la digestion gastrique artificielle (Miescher) des cellules du pus, des spermatozoïdes, le cytoplasme est digéré et il reste la substance du noyau ou nucléine, matière albuminoïde complexe, riche en phosphore. Altmann a montré qu'on pouvait décomposer par l'analyse cette nucléine en acide nucléique très riche en phosphore et en une matière albuminoïde et la recomposer synthétiquement par l'action de l'acide nucléique sur la matière albuminoïde. — Les deux constituants de la nucléine pouvant être en proportions un peu différentes, on s'explique que l'analyse chimique ne trouve pas toujours dans la nucléine une constitution fixe. D'après Altmann, la nucléine provenant du spermatozoïde est de l'acide nucléique presque pur, tandis que la chromatine représente une combinaison d'acide nucléique avec une proportion d'albumine, variable suivant les cas, suivant les moments, suivant l'état physiologique de la cellule. Il y a donc toute une gamme dans la substance dite nucléine, depuis celle qui contient environ 10 p. 100 de phosphore (nucléine des spermatozoïdes, acide nucléique pur) jusqu'à celle qui ne renferme que des traces de phosphore (nucléo-albumine que l'on trouve dans le noyau et aussi dans le cyto-

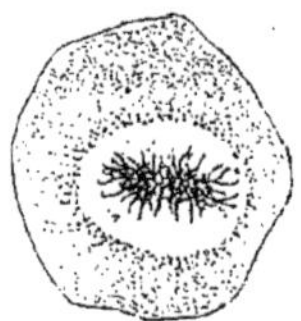
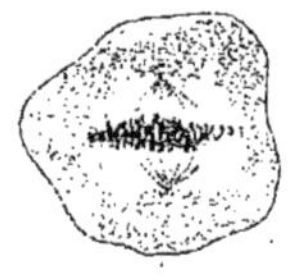
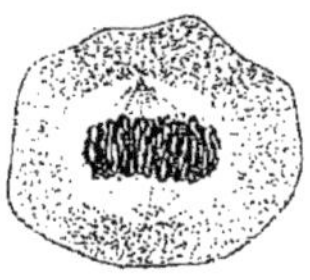

Fig. 22, 23, 24. — Plaques équatoriales et amphiaster achromatique.
Les figures 20, 21, 22, 23, 24, correspondent aux schémas représentés dans les figures 6, 7, 8.

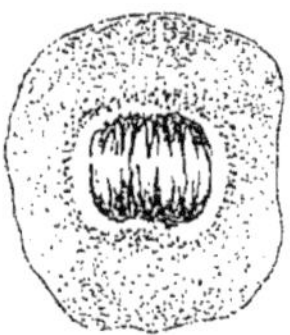
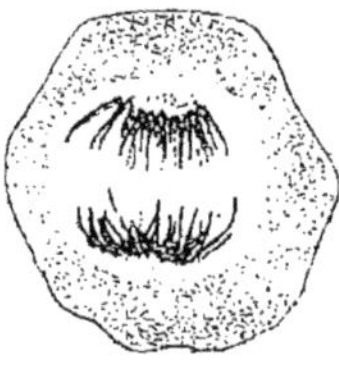
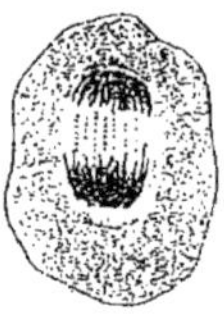

Fig. 25, 26, 27. — Division et direction des chromosomes vers les pôles du noyau.

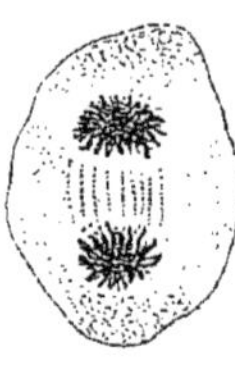
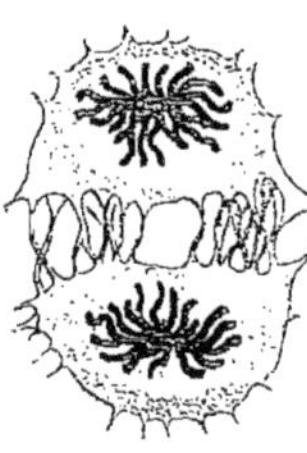
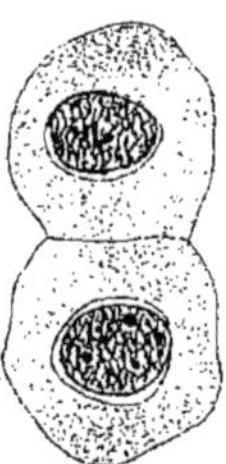
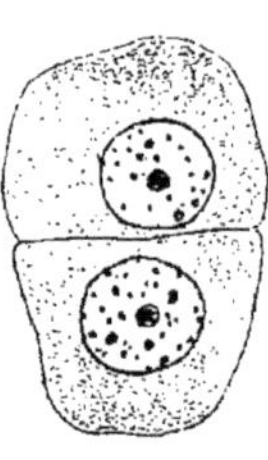

Fig. 28 et 29. Constitution des noyaux-fils.

Fig. 30 et 31. — Création de deux nouvelles cellules, vues à l'état de repos.

Les figures 25, 26, 27, 28, 29, 30, 31, correspondent aux schémas représentés dans les figures 9, 10, 11.

plasme, vitelline, etc.). On arrive ainsi, par une transition graduelle qui s'exécute sous l'influence de l'activité vitale, à des substances albuminoïdes qui ne renferment plus de phosphore, qui sont des éléments constituants de la cellule et des produits de son activité, telles que les substances albuminoïdes du sérum, du blanc d'œuf. L'activité des échanges élabore certains produits qui sont décomposés ultérieurement en matériaux plus simples, ce qui permet de conclure que les différences de constitution chimique du noyau et du cytoplasme ne sont probablement séparées que par des degrés.

Comme l'acide nucléique présente une élection particulière vis-à-vis des matières colorantes, on peut se servir des procédés de coloration pour saisir à différents moments de la vie cellulaire l'état de cet acide nucléique et de ses combinaisons avec les matières albumineuses du voisinage; on fixe ainsi par la teinture les diverses

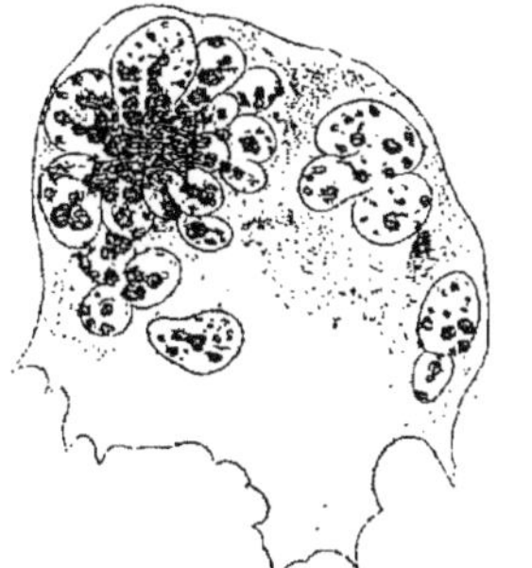

Fig. 32. — Karyokinèse avortée. Des segments de chromosomes servent à constituer des noyaux.

Les figures 32, 33, 34, 35, 36 représentent des formes atypiques de karyokinèse (fixation dans le liquide de Flemming, coloration par la safranine et le bleu de méthylène); grossissement, 850 diamètres.

Fig. 32, 33, 34. — Cellules géantes d'un sarcome de la moelle osseuse.

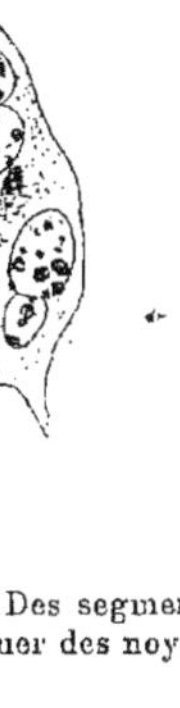

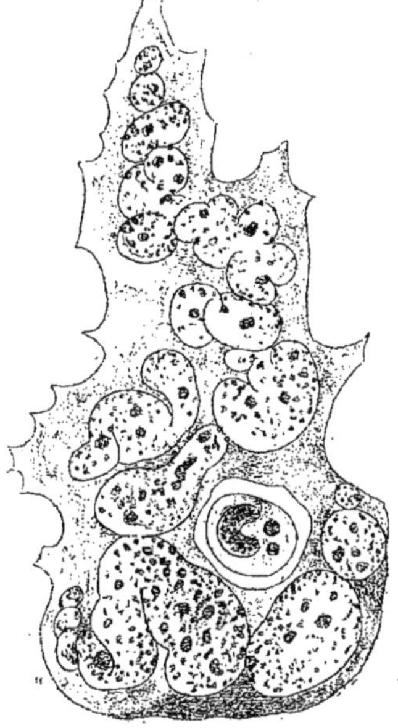

Fig. 33 et 34. — Prolifération des noyaux par bourgeonnement.

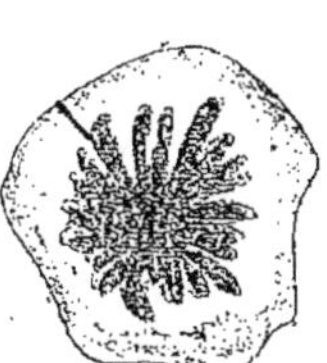

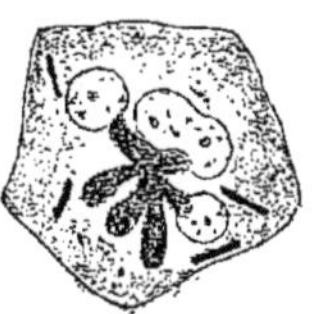

Fig. 35 et 36. — Cellules épithélioïdes d'une granulation tuberculeuse, karyokinèse abortive s'arrêtant à la concentration des chromosomes.

phases de synthèse et de destruction qui se montrent pendant l'activité du noyau. Le rôle de celui-ci se trouve inscrit sous le microscope.

Les observations de Ruckert sur la vésicule germinative d'un poisson de mer,

Pristiurus, permettent de se rendre compte des modifications qui surgissent au cours de la période de croissance de l'œuf. Pendant le stage de repos les chromosomes sont petits et se colorent avec intensité sous l'influence des agents teignant la chromatine. Pendant la période de croissance de l'œuf, les chromosomes augmentent beaucoup de volume et perdent leur capacité tinctoriale. Quand l'œuf approche de son plein développement, les chromosomes diminuent rapidement et reprennent leur pouvoir de coloration. Cette observation montre qu'à un certain moment les chromosomes absorbent une grande quantité de matière avec laquelle ils forment une combinaison douée d'un faible pouvoir tinctorial et qu'en fin de compte ils éliminent cette substance pour retrouver leur état ancien. Leur augmentation de volume ne facilite pas seulement les échanges entre la chromatine et la substance environnante, elle a un autre effet qui se constate par le changement des affinités de coloration. Il survient en effet une combinaison de la matière chromatique avec une grande quantité de substance albumineuse, laquelle aboutit à la création d'un corps de la série nucléique, peut-être à la nucléo-albumine. Le retour à l'état normal se fait par l'élimination dans le cytoplasme de cette matière albuminoïde de nouvelle formation. Lorsque les chromosomes sont revenus à l'état ordinaire de volume et de couleur, toute activité de construction cesse dans le cytoplasme. Ces faits confirment l'hypothèse émise il y a vingt ans par Cl. Bernard, qui plaçait dans le cytoplasme le siège des phénomènes de dépense vitale et qui réservait au noyau le pouvoir de synthèse organique. Il semble, disait-il, « que la cellule qui a perdu son noyau soit stérilisée au point de vue de la génération, c'est-à-dire de la synthèse morphologique, et qu'elle le soit aussi au point de vue de la synthèse chimique, car elle cesse de produire des principes immédiats et ne peut guère qu'oxyder et détruire ceux qui s'y étaient accumulés par une élaboration antérieure du noyau. Il semble donc que le noyau soit le germe de nutrition de la cellule ; il attire autour de lui et élabore les matériaux nutritifs. » Quelques années plus tard, des observations faites sur les infusoires allaient donner une éclatante confirmation de la justesse de cette hypothèse. Nussbaum, en 1884, chez les oxytrichées, Gruber, en 1885, chez le *Stentor*, ont montré que le sort des fragments de l'animal sectionné en deux parties dépendait de la présence ou de l'absence du noyau. Le fragment qui ne renfermait que le cytoplasme mourait plus ou moins vite ; le fragment nucléé guérissait ses blessures et continuait à vivre. Verworn a indiqué récemment que des fragments de certains rhizopodes, non nucléés,

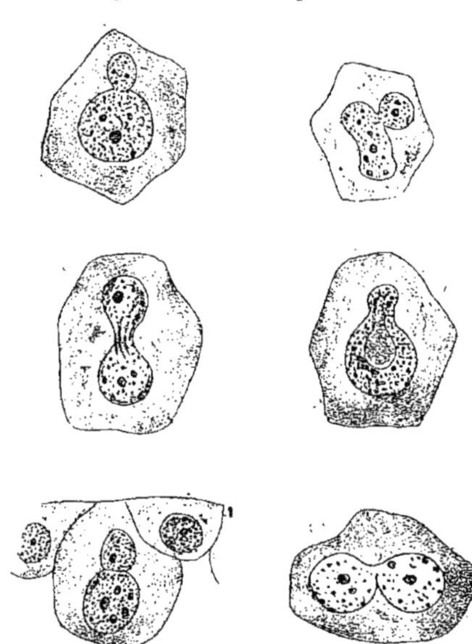

Fig. 37. — Cellules hépatiques dans un cas de diabète sucré à marche rapide. Les noyaux ont subi une division directe (amitosique) par bourgeonnement.

pouvaient vivre longtemps, garder leurs mouvements caractéristiques, absorber même de la nourriture, mais qu'ils avaient perdu le pouvoir de digérer et de sécréter.

Quelques-uns des problèmes qui se rattachent à la biologie et à l'énergétique cellulaire générale peuvent être abordés par l'étude des greffes (P. CARNOT). Si l'on choisit des cellules pigmentées dont les propriétés colorimétriques permettent de retrouver la descendance de la cellule greffée et d'en suivre à l'œil nu le développement, on pourra étudier les conditions qui assurent la réussite, l'évolution et la prolifération de cellules transplantées d'un organisme dans un autre où elles vivent à l'état de parasites. Certaines variétés de cellules (cellules de l'épiderme noir prises sur des cobayes bigarrés et transplantées sur l'épiderme blanc d'un autre cobaye bigarré) prospèrent, constituent des greffes qui s'accroissent et qui persistent pendant très longtemps. Dans les premières périodes de l'évolution de la greffe, on voit les cellules noires s'accroître rapidement de nombre et prendre la place des cellules de l'épiderme blanc qui disparaissent devant elles. Au bout d'un certain temps, la résistance est pour ainsi dire organisée dans le camp des cellules blanches et la greffe noire ne s'étend plus. Il suffit de brûler légèrement les zones-frontières du côté des cellules blanches, c'est-à-dire d'affaiblir la vitalité de celles-ci, pour qu'aussitôt la greffe noire reprenne son extension.

Cette méthode des greffes permet encore de constater une série de phénomènes intéressants. Les cellules épidermiques prises sur un cobaye vieux constituent une greffe qui évolue lentement et se résorbe si le porte-greffe est jeune. Une greffe prise sur un cobaye jeune, et faite sur l'animal le même jour qu'une greffe de cellule vieille, évolue bien plus vite que cette dernière et persiste. Inversement, une greffe jeune sur un porte-greffe vieux se développe rapidement (P. CARNOT). Ce n'est pas seulement l'âge, mais encore l'état général de la santé du porte-greffe et du sujet fournisseur d'épiderme dont l'influence se manifeste d'une manière évidente. Les greffes prises sur un animal atteint d'une maladie infectieuse grave (tuberculose) ou intoxiqué par le plomb, transplantées en même temps qu'une greffe prise sur un cobaye normal, évoluent beaucoup moins activement que cette dernière et sont rapidement résorbées.

A côté des influences qui atténuent la vitalité cellulaire, on en constate d'autres qui l'exaltent (jeune âge, excitations mécaniques, chimiques, physiques, etc.). Il est donc permis de penser que la connaissance des variations d'évolution d'une cellule permettra de préciser les conditions qui déterminent l'augmentation de sa vitalité au point d'en faire un élément qui prenne la place des cellules normales à la façon d'un parasite. La genèse des tumeurs mélaniques, qui partent des cellules pigmentaires de la choroïde, ou celle des épithéliomes, qui se montrent si fréquemment chez le vieillard, trouvent dans les recherches de P. CARNOT de curieux enseignements.

La fédération cellulaire qui constitue l'organisme vit et ne peut vivre que par l'action des influences extérieures qui provoquent ses réactions. Son équilibre est donc forcément instable et provient de l'accommodation plus ou moins parfaite qui existe entre les unes et les autres. C'est dire que théoriquement la santé absolue ne peut pas exister. Tant que les réactions internes contrebalancent exactement les actions externes, l'harmonie des diverses parties de l'économie n'est pas sensiblement modifiée, et l'organisme peut être considéré comme sain. Vienne un trouble léger et de courte durée dans cette accommodation, la vie des cellules et des organes ne sera pas profondément modifiée, et ce que nous appelons la santé persistera. Vienne encore l'action d'une ou plusieurs causes externes agissant avec une certaine puissance et une certaine lenteur, les réactions internes pourront ne pas les compenser immédiatement, l'harmonie préalable se trouvera affaiblie et avec elle le degré d'énergie que tout organisme a la faculté de manifester extérieurement. Quand le trouble fonctionnel persiste, s'accompagnant d'un phénomène inconnu à l'état de santé, la sensation de malaise, de souffrance, de douleur, l'état de maladie (νόσος) existe. Le tableau qui se déroule n'appartient plus au domaine de la physiologie normale, il entre dans celui de la physiologie pathologique. Entre ces deux domaines une limite précise ne peut être tracée. Nous avons dit plus haut qu'un des attributs de la matière vivante était l'éternité; cette faculté implique le pouvoir de tendre par inertie à continuer la vie une fois commencée et de s'adapter dans ce but aux conditions extérieures. L'adaptation imparfaite avec diminution de l'énergie manifestée au dehors et sensation subjective de malaise traduisent la maladie. L'adaptation peut être imparfaite sans qu'il y ait d'une manière évidente une diminution de l'énergie dégagée, c'est-à-dire sans qu'on reconnaisse la présence de symptômes ayant une physionomie clinique nette et tranchée. On ne prononce pas alors le mot de maladie, mais d'indisposition, pour désigner la réaction constatable cliniquement.

Les auteurs français du commencement du siècle, saisis d'admiration pour les découvertes anatomo-pathologiques, ne voyaient dans les maladies que des états organopathiques; quelques-uns y ajoutaient l'idée de troubles fonctionnels; mais il est bien évident que des lésions anatomiques et des perturbations de fonctions ne suffisent pas à faire des malades. L'homme qui porte un cal d'une fracture consolidée n'a qu'une lésion; l'aveugle n'est pas un malade, mais un infirme.

La maladie est avant tout l'apanage de l'être vivant; sa définition doit correspondre à celle de la vie, qui est l'accommodation de réactions internes à des actions externes. Nous la définirons donc, en visant non seulement la lutte des forces de l'organisme contre les agents nocifs extérieurs, mais aussi les altérations de fonctions et de structure dues à l'hérédité : *l'ensemble des actions et des réactions provoquées dans les fonctions, la structure et l'harmonie de l'organisme par une cause morbide.*

Les cellules et leurs dérivés constituent le substratum matériel des fonctions des tissus et des organes. Une organisation troublée a pour conséquence une fonction troublée et inversement à une fonction modifiée doit correspondre une modification organique. Nulle étude ne permet mieux de se rendre compte de la justesse de cette proposition que celle des glandes en fonctionnement, où l'on voit les modifications morphologiques des cellules correspondre aux phénomènes de la sécrétion. Les recherches de l'histologie pathologique permettent d'affirmer que dans la plupart des cas les altérations des fonctions, des cellules et des tissus, sont adéquates aux changements de leurs états physiques ou chimiques. La plupart des maladies montrent des altérations histologiques déterminées. A la lumière de l'anatomie pathologique et de l'histochimie, les rapports de cause à effet se dégagent d'une manière de plus en plus précise entre les altérations cellulaires physico-chimiques et les troubles fonctionnels. Telle est la source de l'ardeur des pathologistes à chercher dans un groupe déterminé d'éléments cellulaires les modifications matérielles qui correspondent à telles ou telles manifestations morbides. Les découvertes faites pendant ces dernières années dans les maladies du système nerveux n'ont-elles pas eu pour point de départ ce que Charcot appelait l'anatomie médicale? Il existe cependant dans le domaine du système nerveux une série de maladies pour lesquelles il n'a pas été possible encore d'appliquer ce principe dans toute son intégralité, où les troubles fonctionnels n'ont pas encore trouvé leur substratum histologique. La solution de ce problème a été reculée par des difficultés techniques. Cependant, même dans le domaine de la pathologie mentale, ce principe anatomique a tracé sa voie. Les recherches histologiques poursuivies avec succès par Chaslin, Voisin, Marinesco et Sérieux (1895), Roucoroni (1896), et surtout Popoff (1891-1896), ont signalé chez les individus qui présentent un fonctionnement cérébral imparfait l'existence de déviations dans la structure et le développement du cerveau, déviations appréciables au microscope (développement anormal du tissu conjonctif et des fibres à myéline sur le trajet de quelques troncs nerveux, sclérose des vaisseaux, pigmentation excessive des cellules pyramidales, accumulation dans le tissu cérébral de globules hyaloïdes le long des vaisseaux, etc.).

Deux mots dans la nosographie médicale reviennent fréquemment, surtout dans la littérature française; ce sont les substantifs Affection et Diathèse. Ils ont été employés par les Écoles dans des sens si divers, qu'une confusion profonde en est résultée.

Affection et Maladie sont deux expressions qu'il sera toujours difficile d'imposer au langage médical ordinaire sous le couvert d'une détermination précise. Hallopeau donne les définitions suivantes : « les affections représentent les troubles de la santé, considérés dans leurs rapports avec les processus morbides ; les maladies sont des troubles de la santé considérés dans l'ensemble de leur évolution et par conséquent dans leurs rapports avec la cause qui domine cette évolution. » Cette manière de voir n'est pas celle de l'École de Montpellier, ni celle de BOUCHUT, ni celle de MAURICE REYNAUD ; elle est celle de BAZIN, celle de M. G.-H. ROGER. Pour s'y conformer, il faut dire maladie rhumatismale du cœur et affection cardiaque d'origine indéterminée. S'il en est ainsi, nous ne pourrons plus parler de maladie du foie sans être tenu de spécifier quelle est la cause de cette maladie et nous ne pourrons plus envisager l'évolution d'une affection cardiaque, parce qu'il n'y a que la maladie qui évolue. Ce sont là en réalité des querelles de mots, qui n'apportent pas de grands avantages aux descriptions ni à l'intelligence de la nosographie.

La Diathèse a une signification plus précise (διάθεσις, disposition). Elle implique une manière de la nutrition, un tempérament morbide. Si l'on se tient au sens étymologique du mot, on ne peut en bonne conscience refuser le nom de diathésique au syphilitique qui, guéri en apparence de ses accidents spécifiques, voit survenir au bout de quelques années, avec une si fâcheuse fréquence — au moins en Europe — les phénomènes du tabes ou de la paralysie générale. Ce syphilitique a donc acquis de par son infection antérieure un tempérament morbide spécial, une *disposition* à de certaines altérations du système nerveux. Ce que l'on sait pour le tempérament du syphilitique, on le sait moins pour d'autres tempéraments créés par diverses maladies infectieuses antécédentes. On connaît mieux en revanche, au point de vue clinique, les relations qui existent entre plusieurs maladies appartenant à la diathèse dite arthritique (BAZIN, N. GUÉNEAU DE MUSSY, BENEKE, BOUCHARD, etc.), diathèse qui est transmise souvent par hérédité. La cause première et profonde de cette disposition morbide n'est pas encore définitivement connue.

Pour plus de détails, nous renvoyons le lecteur à ce que nous avons dit à ce sujet dans la préface de ce livre.

L'étude de l'histoire naturelle d'une maladie se compose d'investigations multiples portant sur la cause de la maladie (étiologie), sur les altérations histologiques et chimiques des parties malades, sur les symptômes locaux et généraux qui en découlent (clinique). La connaissance des causes, des processus, des symptômes, des lois qui régissent les phénomènes morbides est l'œuvre et le but de la pathologie générale. Celle-ci représente la synthèse des sciences médicales. Son domaine s'étend non seulement à l'étude de l'homme malade, mais à celle des processus morbides observés chez les animaux supérieurs et chez tous les êtres vivants, animaux et végétaux. Le problème obscur de l'hérédité pathologique, hérédité du germe, hérédité de la fonction, a été résolu par PASTEUR dans ses recherches sur les vers à soie; le secret d'une des manifestations les plus fréquentes de la pathologie humaine, l'inflammation, a été demandé aux protozoaires et aux crustacés par METCHNIKOFF.

Pour pénétrer l'évolution des maladies spontanées, il faut pouvoir créer des maladies, des troubles, des lésions. La pathologie générale doit s'appuyer sur l'observation et sur l'expérience; c'est dire que la pathologie expérimentale et la pathologie comparée sont ses compléments.

La pathologie expérimentale ne peut donner la solution de tous les problèmes. Une constatation faite sur un animal, soumis à une cause morbide, ne peut s'appliquer toujours étroitement, obstinément, à la pathologie humaine. Cependant un regard jeté sur les découvertes qui ont illustré la médecine dans la seconde moitié de ce siècle montre combien le rôle de la pathologie expérimentale a été prodigieusement fécond. La connaissance des causes des maladies infectieuses appartient à cette science d'investigation; l'étude de la pathogénie des lésions, du développement des altérations anatomiques, des troubles des fonctions, du mécanisme des symptômes, de l'action des médicaments, est de son domaine.

Modifiées par la maladie, quel qu'en soit le mécanisme, les manifestations de la vie portent le nom de symptômes, de signes (συμπίπτω, je coïncide, je corresponds). Leur étude est la symptomatologie ou la séméiotique (τὸ σημεῖον, le signe). Dans la plupart des maladies, malgré les particularités propres à chaque individu, ces symptômes offrent un caractère général de constance et d'uniformité. Avant les enseignements de l'anatomie pathologique et de l'étiologie, les analogies et les différences symptomatiques servaient seules aux classifications de la nosologie; elles servent encore aujourd'hui quand les autopsies sont muettes et les causes ignorées; le progrès consiste précisément à faire cesser sur ce point l'obscurité.

Quand un symptôme, chose rare, est particulièrement caractéristique d'un état morbide défini, il porte le nom de pathognomonique (γιγνώσκω, j'indique). Tels sont, par exemple, les crachats rouillés de la pneumonie, la crépitation gazeuse de l'emphysème sous-cutané, etc. Reconnaître d'après les symptômes l'existence d'un processus pathologique constitue l'art du diagnostic.

Modifications dans la quantité ou dans la qualité, et parfois dans l'une et dans l'autre, des actions du monde extérieur et des réactions de l'organisme, voilà les causes des maladies qui comprennent un nombre infini d'espèces et de formes morbides.

Extension du processus morbide. — Toutes les parties de l'organisme sont rattachées les unes aux autres par des liens anatomiques. Ici les cellules et les tissus sont simplement en contact les uns avec les autres; là, l'union est assurée par des tubes vasculaires ou des fibres nerveuses. On conçoit qu'une altération morbide puisse difficilement rester localisée au point qui primitivement a subi l'injure, et qu'elle ait de la tendance à se transmettre aux tissus et organes du voisinage immédiat ou éloigné, à l'aide de conduites vasculaires et nerveuses. Il en résulte trois modes d'extension.

1° Lorsque celle-ci se fait par continuité ou contiguïté, c'est directement d'une cellule à la voisine, d'une fibre ou d'une fente du tissu à une autre, que s'exerce la transmission de l'agent pathogène ou celle de l'altération chimique des tissus. La substance intercellulaire, les anastomoses qui unissent les cellules sont les facteurs de cette propagation. Dans le mode d'invasion par *contiguïté*, le tissu conjonctif qui relie entre eux les tissus et les organes voisins, même les plus individualisés, assume la principale tâche et la remplit par le jeu des ligaments, des aponévroses, des gaines tendineuses, des revêtements séreux, etc. Qui n'a vu la propagation d'un panaris se faire vers la paume de la main et l'avant-bras ? Par *continuité*, l'extension de la maladie s'observe avec le plus de commodité dans les altérations du revêtement épithélial des voies respiratoires ou digestives. Le coryza, qui débute sur la pituitaire, gagne ordinairement le pharynx, la trachée, les grosses et parfois même les petites bronches. Le catarrhe gastrique atteint le duodénum et quelquefois le cholédoque. Une lésion inflammatoire du méat urinaire peut s'étendre à tout le canal de l'urèthre et envahir la vessie. Dans ce mode d'extension, la sécrétion muqueuse renferme des agents pathogènes (microbes ou substances chimiques) qui se propagent progressivement, de place en place, à la faveur des courants liquides humectant les surfaces muqueuses, ou qui s'implantent graduellement dans l'interstice des tissus, comme on le voit dans la prolifération des bactéries ou dans l'infiltration d'une tumeur.

Les lois physiques dirigent, pour une part, l'évolution des lésions en pathologie; ainsi, la propagation du coryza aux bronches et au poumon obéit aux règles qui commandent les phénomènes de la pesanteur. Les lois biologiques agissent avec encore plus de puissance. La transmission d'une maladie infectieuse qui s'exerce par voie ascendante dans l'urèthre est due, en dehors d'un cathétérisme septique, à la pullulation des bactéries pathogènes venues du dehors.

2° L'extension du processus morbide peut se faire *par l'intermédiaire du système vasculaire, du sang et de la lymphe.* Ce mode de propagation est le plus fréquent et aussi le plus grave par ses conséquences (tumeurs, processus inflammatoires), parce qu'il utilise la voie principale de la généralisation des maladies. Le sang et la lymphe remplissent un système de tubes communicants; ils baignent, nourrissent et purifient tous les tissus et toutes les cellules de l'économie. Lorsqu'ils ont puisé en un point le principe morbide, ils le charrient dans l'organisme, le plus souvent sous la forme d'un corps étranger oblitérant ou d'une embolie. Apportés en un point quelconque par le sang ou la lymphe, les agents pathogènes vivants se multiplient et provoquent la formation de foyers secondaires analogues au foyer primitif. On donne le nom de métastase (μετάστασις, transposition) à ce transport de microbes, de cellules néoplasiques, etc., par la voie vasculaire. Les lois hémodynamiques de la circulation président à la direction du corps étranger, exception faite de quelques particularités qui relèvent de modifications anatomiques telles que la persistance du trou de Botal ou de la fosse ovale (embolies paradoxales).

3° La maladie peut encore être propagée par *la voie du système nerveux*. Ce mode d'extension est multiple. On sait, par exemple, que le virus de la rage, que le poison du tétanos trouvent dans les fibres nerveuses des voies de cheminement particulièrement propices. Le système nerveux intervient d'habitude dans la propagation des états morbides par d'autres procédés. Une excitation anormale des fibres et des terminaisons nerveuses d'un organe atteint peut provoquer dans diverses parties du corps l'apparition d'une série d'altérations sensitives, motrices, vasomotrices, sécrétoires et trophiques, dont le rôle est grand et encore à peine connu. Les troubles trophiques qui, dans le cours des maladies infectieuses et toxiques, sont consécutifs à une intoxication du système nerveux, n'ont été étudiés que dans un petit nombre d'affections, la goutte, la blennorrhagie, et cependant leur importance n'est plus négligeable.

Tandis que certaines lésions localisées du système nerveux central amènent dans des organes et tissus correspondants des troubles (paralysies, etc.), l'altération du système nerveux périphérique peut retentir sur l'axe encéphalo-médullaire. Les névroses d'origine périphérique, les psychoses traumatiques, les vomissements incoercibles des femmes enceintes dus probablement à l'irritation des plexus et des fibres nerveuses par l'utérus distendu, en offrent des preuves manifestes. Par la section du sciatique, Brown-Séquard rendait des cobayes épileptiques; l'excitation violente de nerfs sensitifs amène le phénomène du shock caractérisé par la paralysie réflexe passagère des centres vasomoteurs. Une preuve non moins classique de cette influence est tirée de l'expérience de Goltz : la percussion légère et répétée de la région abdominale de la grenouille provoque l'arrêt du cœur. Ces exemples, que l'on pourrait multiplier, montrent le rôle considérable que joue le système nerveux dans l'extension des états morbides. L'explication théorique qu'on peut émettre de ces manifestations fait intervenir la mise en jeu d'actes réflexes et électrotoniques. On sait qu'une excitation électrique ou autre peut aboutir à provoquer l'arrêt complet du courant nerveux; il est donc permis de supposer que l'irritation anormale que subit, dans un organe malade, une partie quelconque du réseau nerveux modifie l'activité fonctionnelle du réseau tout entier et que cette perturbation s'inscrit sur les appareils musculaires, glandulaires, vasculaires, etc.

La clinique avait signalé depuis longtemps que des paralysies d'origine centrale pouvaient faire suite à l'irritation des nerfs périphériques. C'est dans ce sens que Brown-Séquard avait appelé paralysies réflexes les phénomènes d'impotence des membres inférieurs qui s'observent chez les vieux urinaires. Les recherches de Nissl, Gombault, Marinesco, Ballet, etc., ont montré que l'excitation prolongée par le courant électrique, la ligature ou la section d'un nerf, provoquent dans le ganglion nerveux le plus rapproché et même dans les parties correspondantes de la moelle une série d'altérations des cellules nerveuses : raréfaction et vacuolisation du protoplasma, gonflement du corps cellulaire, tuméfaction, dégénérescence granuleuse, etc. Les constatations récentes de Sadovsky (Soc. de biolog. 1896), de Marinesco (Presse méd. 1897) ont mis en lumière, à la suite d'altérations de la partie périphérique d'un tronc nerveux, la production de lésions dans les cellules nerveuses des zones correspondantes des cornes antérieures de la moelle. Cette propagation du processus morbide le long des conducteurs nerveux trouve son explication logique dans la théorie du neurone (Pupin, thèse, 1896. — Mouravieff, *Arch. russes de pathol.*, 1897).

Disposant d'auxiliaires aussi puissants que le sang, la lymphe et le système nerveux, la maladie conserve rarement, on le conçoit, un caractère purement local. Elle étend d'ordinaire son influence sur des régions multiples, se généralise, c'est-à-dire généralise l'action de son élément causal, représenté soit par des agents vivants, soit par des poisons venus de l'extérieur ou fabriqués sur place. Cette généralisation ne met pas obstacle à des localisations préférées dans certains organes. On réserve cependant plus volontiers le nom de « maladies générales » aux processus morbides dans lesquels les métamorphoses nutritives sont troublées dans toute l'économie sous l'influence d'une cause extérieure ou d'une auto-intoxication. La fièvre, l'ictère, la goutte, l'obésité, le rachitisme, le diabète, qui peuvent se traduire par des phénomènes purement locaux ou prendre naissance sous l'influence de l'affection primitive d'un seul organe, sont cependant des maladies générales, parce que dans chaque cellule, pour ainsi dire, a été apportée une perturbation dans la marche normale des phénomènes d'assimilation et de désassimilation.

Les maladies infectieuses qui débutent par une lésion locale finissent, en multipliant leurs foyers, par se ranger dans le cadre des maladies générales, telles la granulie, la pyémie, la septicémie, la carcinose, etc. Les doctrines humorales de Galien faisaient consister la santé dans un juste mélange des quatre humeurs cardinales : le sang, le phlegme, la bile et l'atrabile ; l'altération quantitative ou qualitative du mélange créant la maladie. Malgré les modifications que l'humorisme ancien a subies pendant la série des siècles, l'idée de troubles dans le mélange des humeurs n'a jamais entièrement quitté l'esprit des médecins. On a appelé maladies dyscrasiques (ἡ κρᾶσις, mélange) les maladies générales ou constitutionnelles dans lesquelles l'altération de la composition du sang est admise ou démontrée, ou encore les états morbides déterminés qui s'accompagnent de troubles fonctionnels de tous les organes. Les progrès de la pathologie cellulaire sont venus modifier ces hypothèses vagues et donner une marque anatomique précise aux nomenclatures de la nosographie.

Dans l'étude des maladies de la nutrition et dans celle des maladies infectieuses, un fait frappe tout d'abord l'esprit de l'observateur, c'est la fréquence de certaines *localisations* du processus morbide ; l'anatomo-pathologiste ou le clinicien retrouvent presque toujours dans les mêmes régions l'empreinte caractéristique de la maladie. En certaines zones déterminées d'avance s'accumulent, en quantité suffisante pour provoquer l'altération pathologique, les microbes ou les parcelles métastatiques des tumeurs malignes que charrie la circulation. Ce sont les cartilages articulaires et plus fréquemment les surfaces de l'articulation métatarso-phalangienne du gros orteil ou encore le bord du cartilage de l'oreille qui reçoivent les dépôts uratiques de la goutte, etc., etc. Pourquoi cette élection, ces localisations particulières ? La clinique et l'expérimentation laissent reconnaître que le rôle du hasard en pareille circonstance est à peu près insignifiant. Dans la majorité des cas, les régions atteintes présentent un affaiblissement, une diminution de la résistance vitale à l'agent pathogène, un « locus minoris resistentiæ ». Si les éléments de cette diminution de résistance sont variables suivant les cas, la cause principale, déterminante des foyers, réside dans les particularités anatomiques de telles ou telles régions et aussi dans les effets de traumatismes plus ou moins apparents.

Les agents pathogènes, contenus dans le milieu extérieur ou circulant déjà dans l'économie, exercent de préférence leur action sur des points soumis à des chocs, à des excoriations, par exemple sur l'épiderme ou les muqueuses, en des zones de tissus où le diamètre des capillaires est particulièrement étroit, en des régions soumises à un changement brusque de température (refroidissement) ou bien enfin en des places exposées à une sorte de traumatisme, résultat presque obligé de la fonction (pylore, orifices du cœur).

La pénurie vasculaire d'un tissu et l'alimentation insuffisante qui en découle, peut-être même la réduction de l'activité fonctionnelle, constituent souvent la prédisposition anatomique à la localisation de l'agent pathogène. Les sommets des poumons, dont l'activité fonctionnelle est relativement faible, offrent une proie facile aux bacilles de la tuberculose, tandis que les malades dont les sommets pulmonaires respirent vigoureusement parce que les bases sont atteintes de congestion hypostatique (cardiaques) ne présentent à peu près jamais de tubercules au sommet de la poitrine, malgré leur cachexie plus ou moins avancée. La présence d'une lésion antérieure même minime est non moins efficace dans la fixation de certains processus infectieux. On a pu dire, sans trop forcer la vérité, que l'endocardite ulcéreuse ne créait ses foyers que sur les valvules qui avaient déjà été frappées antérieurement d'un processus inflammatoire quelconque.

Les recherches expérimentales qui viennent démontrer le rôle d'une lésion antérieure ou d'un traumatisme dans la fixation d'un processus infectieux sont extrêmement nombreuses, aussi bien pour l'endocarde, dont on lèse les valvules par un traumatisme, que pour toutes les autres régions de l'économie. Aux expériences sur le cœur se rattachent les noms de Orth, Wissokowitch, Weichselbaum, Buchner, Kourkounoff, Gilbert et Lion, etc. L'expérience de Roux et Chamberland sur le charbon symptomatique est classique : l'inoculation d'un virus de faible virulence dans la cuisse d'un cobaye ne produit aucune maladie ; quand l'inoculation est précédée d'un traumatisme qui froisse les muscles, une tumeur se développe et l'animal succombe à l'infection.

Le rôle que joue le système nerveux dans la défense locale des éléments contre une cause morbide est aussi très important. Les faits de démonstration expérimentale abondent aujourd'hui. En 1883, Cornil et Babes, qui avaient inoculé du lupus dans le péritoine d'un cobaye, sectionnèrent le sciatique d'un côté ; il en résulta, dans le membre opéré, une arthrite tuberculeuse. Depuis cette époque, le rôle du système nerveux dans la défense de l'organisme a été étudié par beaucoup d'auteurs et en particulier par Meunier (thèse 1896).

Au nombre des causes de prédisposition morbide, il faut citer le développement incomplet des tissus et des systèmes anatomiques, et en particulier l'aplasie artérielle, la faiblesse congénitale et héréditaire et celle du système vasomoteur. La faiblesse héréditaire ou acquise de certaines parties de l'organisme, la meiopragie (Potain), laisse se développer dans certaines familles les affections des voies respiratoires frappant plusieurs générations et prélever sur d'autres le tribut héréditaire des dyspepsies rebelles.

Il est enfin des tissus dont la constitution anatomique offre à certains microbes un milieu de culture particulièrement propice. Pour légitimer cette proposition, il nous suffira de rappeler le nom et le siège ordinaire du gonocoque, du pneumocoque et du bacille de la diphtérie.

Durée. — La durée des maladies est des plus variables. Elle s'étend de quelques heures à quelques jours, à des mois, à des années.

On appelle aiguës les maladies dont la durée ne dépasse pas deux ou trois semaines, subaiguës celles qui durent trois, quatre, cinq et six semaines; on réserve le nom de maladies chroniques à celles qui ont une durée beaucoup plus longue. La plupart des maladies infectieuses, quelques maladies *a frigore* dont la cause n'est pas encore bien établie, les dystrophies des éléments provoquées par des traumatismes, par des brûlures, gelures, poisons, etc., appartiennent au groupe des maladies aiguës. Le caractère principal des affections de ce genre est d'évoluer plus ou moins bruyamment, avec un accompagnement de sensations et de perturbations thermiques, sous l'allure d'une marche cyclique plus ou moins disciplinée. La précision des manifestations, l'évolution de la plupart des maladies aiguës offrent un caractère si frappant, que les anciens avaient tenté de fixer les termes réglementaires de leur durée et les jours déterminés de terminaison (jours critiques). Ces règles n'étaient fondées ni sur la connaissance des causes morbides, ni sur celles des modifications anatomiques, ni encore sur l'étude des réactions individuelles de chaque patient. Elles représentaient des descriptions schématiques qu'il fallait utiliser pour établir le diagnostic et instituer le traitement. On conçoit dans quel dédale elles aboutissaient. Encore pour certaines maladies infectieuses, dont l'évolution a évidemment servi de base objective à leur création, ces règles ont-elles gardé quelque valeur, par exemple pour les états pathologiques provoqués par le cycle vital des microbes qui vivent en parasites dans l'économie et par la marche des altérations anatomiques qu'ils font naître (voir les chapitres de la pathologie infectieuse et de la fièvre).

Les maladies aiguës qui ne s'accompagnent pas d'altérations importantes des tissus, ni de pertes de substance, ne laissent pas généralement après elles de modifications anatomiques durables. Quelques-unes paraissent guérir sans laisser de traces bien visibles, et c'est seulement quelques mois ou quelques années plus tard que se manifestent des lésions qui ont pris naissance au cours de la maladie aiguë et qui ont continué à évoluer sourdement, telles les lésions cardiaques tertiaires de la fièvre typhoïde (LANDOUZY et SIREDEY).

La maladie chronique se développe suivant deux procédés : elle est originellement chronique d'allure ou elle fait suite à un processus qui a débuté brusquement.

Lorsque la cause provocatrice d'une maladie aiguë continue à agir ou renouvelle ses atteintes à intervalles très rapprochés, les réactions constatées chez le malade s'atténuent plus ou moins dans leurs manifestations fonctionnelles, mais la maladie ne guérit pas et passe à l'état chronique. Les laryngites aiguës, les bronchites, les pleurésies, les pneumonies, les gastrites, les néphrites deviennent chroniques lorsqu'elles sont provoquées par la présence de microbes, par la répétition d'écarts de régime, par l'influence du tabac, de l'alcool, etc... La chronicité d'une maladie se dévoile dès le début, lorsque sa cause réside dans l'organisme même, dans un trouble de la nutrition, dans des anomalies de développement et de fonctionnement des tissus (rachitisme, diabète, goutte, tumeurs, etc.), ou encore lorsque la lésion anatomique, produite par un agent pathogène, persiste et laisse un trouble fonctionnel permanent. Cette dernière condition peut être la conséquence d'une altération dont l'empreinte a été dès le début très profonde ; elle n'est souvent que le résultat d'une vitalité amoindrie des tissus et des systèmes anatomiques. La défaillance de la vitalité, congénitale d'ordinaire et héréditaire, peut aussi faire suite aux désordres créés par des maladies antérieures ou à des conditions d'hygiène mauvaises et prolongées. Le tempérament scrofuleux répare avec difficulté et lenteur les altérations anatomiques qu'a fait naître une cause morbide, telles que les dilatations vasculaires, les néoformations inflammatoires, les exsudats, etc., et c'est pour cela que se développe chez le scrofuleux la tendance à la chronicité de tous les processus pathologiques.

Les maladies chroniques évoluent généralement sans phénomènes bruyants, sans douleurs vives, sans fièvre violente. Leur marche est entrecoupée parfois d'aggravations avec poussées fébriles et autres manifestations des formes aiguës ; c'est ce qu'on voit souvent dans les néphrites, gastrites, bronchites chroniques.

Certaines maladies infectieuses affectent souvent et d'une manière imperturbable une marche chronique, telles la lèpre, la syphilis, la morve, l'actinomycose, la tuberculose, le rhinosclérome, etc. Le microbe spécifique ne sécrète pas dans ces maladies une quantité de toxine capable d'amener rapidement la mort, mais il végète, il pullule, créant les uns après les autres de nouveaux foyers. Il donne naissance ainsi aux maladies vraiment infectieuses qu'il faut distinguer dans le groupe des affections microbiennes des maladies toxi-infectieuses.

Lorsque les lésions chroniques frappent les voies digestives et respiratoires et entravent l'assimilation, lorsqu'elles occasionnent une abondante déperdition de matériaux albuminoïdes (diarrhée, exsudats, etc.), elles entraînent un épuisement rapide de l'organisme et l'affaiblissement de toutes les fonctions. On voit alors apparaître la cachexie (καχεξία, mauvais état) ou le marasme (μαραίνω, j'épuise).

Terminaisons. — Les maladies se terminent par la guérison complète ou incomplète, ou bien par la mort. Après la guérison peut survenir une récidive totale ou limitée à la réapparition de quelques symptômes.

Le retour des propriétés physiques et chimiques des éléments figurés et des sucs de l'organisme à l'état d'intégrité parfaite, ou tout au moins à un état compatible avec la santé, constitue le caractère essentiel de la guérison. Celle-ci a pour raison d'être la propriété de la matière vivante de tendre, par inertie, à la conservation de l'existence une fois commencée. Les procédés par lesquels elle s'exécute sont multiples. On observe :

1° La régénération des tissus mortifiés par la maladie et leur remplacement par du tissu nouveau normalement constitué. Si la perte de substance est grande ou si le tissu est trop spécifié pour avoir conservé une énergie histogénique vigoureuse, le remplacement se fait par la multiplication et la néoformation du tissu conjonctif. Quand la mortification a frappé un organe pair ou encore des portions de tissu, en laissant des parties morphologiquement et fonctionnellement intactes, la guérison s'obtient par une hypertrophie compensatrice et vicariante de l'organe ou des segments respectés. La destruction d'une partie ou de la totalité d'un rein provoque l'hypertrophie compensatrice de ce rein ou de son congénère. La suppression fonctionnelle d'une portion du poumon entraîne la suractivité du reste de l'organe; l'extirpation d'un lobe hépatique donne naissance à un développement exagéré des autres lobes. Les dilatations variqueuses qui font suite aux phlébites oblitérantes sont connues de tous les médecins. Le principe de la suppléance et la plasticité de cette fonction représentent un des phénomènes biologiques les plus frappants de la matière vivante.

2° On observe encore dans les actes qui aboutissent à la guérison l'élimination ou la destruction de l'agent pathogène et des produits créés sous l'influence de la maladie. Quand une substance étrangère introduite dans l'économie est la cause du processus morbide, la guérison s'opère soit par l'élimination complète de cette substance, soit par sa transformation en une matière inoffensive, soit enfin par sa destruction, sa dissolution sous l'influence du protoplasma vivant et grâce à la fièvre et à l'accélération des métamorphoses nutritives. — L'élimination de l'agent pathogène et des produits morbides s'exécute par les voies d'excrétion: le foie, le rein, le canal intestinal, la peau, l'arbre aérien et le sang lui-même. — La transformation du corps étranger, incapable de dissolution et de résorption, est réalisée par la multiplication du tissu conjonctif qui l'entoure et l'isole sous l'enveloppe d'une capsule. Les produits pathologiques développés pendant la maladie sont éliminés peu à peu à l'aide des vaisseaux sanguins et lymphatiques, transportés en différentes régions du corps où ils sont momentanément fixés, et en fin de compte oxydés et utilisés pour les besoins de l'organisme. Nombre de particules solides finissent par être solubilisées et digérées par les sucs des cellules et des tissus.

Les recherches les plus récentes ont sur ce point apporté des éclaircissements inattendus. Certaines cellules de l'organisme possèdent la propriété remarquable non seulement de rendre inoffensives diverses substances qui pénètrent dans le sang, mais encore de fabriquer des antitoxines spéciales contre ces substances. La nature médicatrice d'Hippocrate, restée pour les siècles passés un phénomène constatable dans ses résultats, mystérieux dans son mécanisme, a laissé lever un coin du voile qui cachait son obscurité. Les principaux éléments de cette faculté autocuratrice de l'organisme ont été analysés par les pathologistes contemporains. L'organisme, unité vivante, est muni de fonctions, d'appareils et des moyens d'adapter ceux-ci aux conditions de sa protection; la fièvre pendant les pyrexies, la sudation, le pouvoir d'arrêt du foie sur les poisons, l'élimination par les reins et le tube intestinal des produits nocifs contenus dans le sang, la vasomotricité, les sécrétions internes des glandes, etc., tous ces phénomènes permettent à l'organisme de se libérer des substances étrangères et toxiques et de contrebalancer leurs actions destructives. Chaque cellule prise isolément, chaque granulation vivante du protoplasma jouit de la même faculté de réaction, du même pouvoir de résolution des processus morbides ou d'accommodation envers eux. — C'est en cela précisément que gît le caractère essentiel de la matière vivante. Seuls, les agents très puissants tuent d'un seul coup le protoplasma en frappant à sa base même son organisation, c'est-à-dire en le coagulant ou en l'intoxiquant définitivement, tandis que les influences nocives de faible intensité ne font qu'altérer pour un temps donné la nutrition de la cellule. — Avec une composition physico-chimique modifiée, celle-ci peut encore s'accommoder aux actions extérieures et poursuivre sa vie.

Depuis quelques années un nouveau et puissant moyen de défense de l'organisme a été mis en lumière. Les travaux anciens de Schultze, Virchow, Recklinghausen, Ziegler, Bizzozero, Arnold, Cornil (résorption du séquestre du choléra des poules, 1880), Ranvier, etc., avaient montré l'absorption des particules étrangères par les leucocytes et les cellules du tissu conjonctif. Les travaux récents de Metchnikoff et de ses élèves sur la phagocytose sont venus jeter la lumière sur la nature jusque-là incomprise et sur l'importance de ce très grand phénomène biologique. Certaines cellules dites phagocytes (Metchnikoff) sont capables d'absorber les microbes à l'état vivant et les toxines, de les digérer, de les détruire, de les rendre inoffensifs (voir plus loin les chapitres sur le sang, l'inflammation, les maladies infectieuses, etc.).

A côté des moyens de défense préexistants que l'organisme met en jeu pour sa guérison, il en est d'autres, absents à l'état ordinaire, et qui se créent, pour ainsi dire, suivant les besoins : c'est la production dans les plasmas de l'organisme de substances qui jouent un rôle anti-infectieux ou antitoxique contre les germes vivants et contre les poisons microbiens. On sait quel secours a apporté à la thérapeutique, dans ces derniers temps, la connaissance des propriétés du sang des animaux immunisés.

Les données de la science contemporaine ont projeté une vive lumière sur les procédés, les appareils, les modes de défense de l'organisme, considéré comme unité vivante, engageant la lutte, avec la somme de ses défenses locales et générales, contre un corps nocif venu du dehors. Souvent, dès le début, les forces de défense de l'organisme élèvent une barrière suffisante au mouvement de progression de l'agent pathogène, de sorte qu'il ne peut être question de maladie véritable avec une physionomie clinique arrêtée. Le trouble morbide se dessine vaguement sous la forme d'un malaise général, d'une indisposition.

La propriété de certaines cellules de pouvoir digérer et détruire des substances nuisibles se rattache en partie à l'hérédité, mais non d'une manière complète. Elle est le fruit d'une adaptation, d'une différenciation des cellules qui s'éloignent de l'état embryonnaire. On sait, par exemple, que les animaux nouveau-nés sont fragiles à l'égard d'infections qu'ils supporteront facilement dans la suite. L'homme adulte est en général plus résistant que le nouveau-né et que l'enfant contre les influences qui menacent sa vie.

Pendant que se déroule la lutte des appareils et des éléments de l'organisme contre une cause morbide, la clinique en traduit les diverses phases et permet de reconnaître plusieurs périodes dans l'évolution d'une maladie. On distingue dans les affections aiguës une période d'incubation, une période d'invasion, une période d'état, une période de déclin à laquelle fait suite la convalescence.

Incubation. — Cette période sépare le moment où l'organisme subit l'influence de la cause morbifique de celui où se manifestent les premiers symptômes de la maladie. Elle peut durer de quelques heures (pneumonie) à plusieurs années (rage, lèpre); elle correspond au laps de temps qu'exige l'agent morbide pour triompher des résistances que l'organisme lui oppose, pour se multiplier et provoquer une lésion locale manifeste ou pour imprégner l'économie de ses toxines. Elle est donc en rapport avec la nature de la maladie et ne varie, pour certaines d'entre elles, que dans des limites assez restreintes (les fièvres éruptives par exemple). — Dans certaines maladies sa durée est très inconstante; elle dépend du point de pénétration du germe et de la longueur du chemin qu'il a à parcourir avant de frapper les éléments anatomiques, susceptibles de réagir par des symptômes. Ainsi la morsure de la face donne la rage bien plus rapidement que la morsure du pied; la syphilis doit franchir par voie centripète toutes ses étapes ganglionnaires avant de devenir une infection sanguine générale; le paludisme peut végéter dans la rate pendant des mois avant de donner signe de vie. Cela revient à dire que l'homme peut porter au milieu des apparences d'une santé florissante des germes de maladies dont l'incubation sera presque illimitée. Nulle constatation ne permet mieux de se rendre compte de la nature et de l'existence de ce microbisme latent (Verneuil) que l'expérience de Trapesnikoff. Une poule a reçu dans le sang des spores charbonneuses que l'on retrouve pendant des mois dans les phagocytes sanguins de l'animal dès qu'on fait l'examen de son sang. Elle reste en parfaite santé. Veut-on que le charbon éclate, que la période d'incubation finisse, il suffit de refroidir la poule : en quelques heures l'infection charbonneuse l'envahit. Cette expérience permet de saisir sur le vif quelques-unes des conditions qui interviennent dans l'incubation des maladies.

Parfois l'organisme, dominé par le nombre ou la virulence des germes assaillants, ou encore affaibli dans sa résistance par une cause quelconque, un coup de froid, etc., se laisse envahir en peu de temps; parfois, au contraire, il oppose, à l'aide des procédés dont nous avons parlé, une résistance extrêmement longue. L'un de nous a fait, sur la demande de PASTEUR, l'autopsie d'un homme mort de la rage à Bourg, vingt-sept mois après une morsure faite par un chien enragé. La résistance de cet homme contre l'infection rabique avait été accrue probablement par la vaccination. Il jouissait d'une santé parfaite, lorsqu'il fit une chute violente : dès le lendemain, c'est-à-dire bien plus vite que si on lui eût injecté le virus dans les méninges même, la rage éclata et tua le malade en trois jours. Le bulbe contenait un virus rabique d'une virulence exactement semblable à celle de la rage des rues.

Dans leurs allures, les maladies affectent le type intermittent, rémittent ou continu. Le type intermittent dans les maladies infectieuses (fièvres paludéennes, typhus à rechute) est dû à la destruction, pendant l'accès, d'un certain nombre de germes et à l'évolution ultérieure de ceux d'entre eux qui, sous une forme de résistance, ont été se loger, pendant un certain temps, dans la rate ou la moelle des os. La période d'apyrexie correspond à l'absence à peu près complète de parasites dans le sang de la circulation générale. Quand de nouvelles générations de parasites se sont formées par un cycle évolutif naturel, le sang est envahi de nouveau et la crise fébrile recommence. On constate parfois une certaine intermittence dans les manifestations des maladies du système nerveux; il faut invoquer ici l'épuisement que provoquent les douleurs ou les convulsions dans l'activité des centres cérébro-spinaux.

La rémittence s'observe dans un grand nombre de maladies aiguës d'une certaine durée. La rémission matutinale, qui est un phénomène physiologique dans la température du corps humain, s'accentue ici. Le chiffre thermique, qui atteint le soir 40°, descend le matin presque à la normale.

Le type continu des maladies aiguës est fréquent dans nos contrées.

L'*Invasion* se fait d'une manière brusque (variole) ou graduelle (fièvre typhoïde), elle est variable dans sa durée.

Période d'état. — Pendant qu'elle se déroule, la fièvre se maintient au voisinage de son chiffre le plus élevé. Elle dure quelques heures dans l'accès intermittent palustre, des jours et des semaines chez le typhique. Quand la maladie a, par son essence, un cycle régulier exempt de complications, la pneumonie franche par exemple, on peut prédire à peu près le jour où la fièvre tombera. Dans l'évolution des maladies aiguës, la possibilité d'une telle prophétie n'est que rarement réalisée.

La Période de déclin évolue rapidement et c'est la *crise*, ou bien la défervescence est lente et c'est la *lysis*. Les Anciens accordaient une importance considérable à la crise; ils la considéraient comme le dernier combat livré par la nature médicatrice au principe morbifique. Cette crise s'annonce, en général — période précritique — par un malaise, une aggravation passagère de tous les phénomènes, qui arrive brusquement ou qui a été précédé d'une légère rémission. Nulle part, mieux que dans la pneumonie franche, cette période précritique n'est aussi manifeste et inquiétante pour ceux qui ne distinguent pas les signes avant-coureurs de la crise. Puis, en quelques heures, la température baisse jusqu'à la normale ou au-dessous. Les malades éprouvent une sensation marquée de bien-être; la physionomie s'éclaire, le sommeil revient, les forces se relèvent; le pouls redevient normal; la sécheresse de la bouche disparaît. Cependant un phénomène s'attache à la défervescence, auxquels les Anciens accordaient une grande importance, mais qui n'est pas la cause essentielle de l'arrêt de la maladie; ce sont les évacuations par la peau et par les reins. La sudation peut s'observer à un moment quelconque de la maladie; elle peut même être provoquée par un médicament; mais elle n'est pas la cause intime de la défervescence; d'ordinaire elle commence au début de la crise ou même précède celle-ci. Les urines sont éliminées en plus grande quantité. Les chlorures, qui avaient presque disparu pendant la période d'état, reviennent en abondance; il en est de même de la potasse et de la soude. Les sédiments uratiques sont plus nombreux qu'à l'ordinaire; on constate aussi parfois une augmentation dans le chiffre des matières extractives et de l'urée.

Hayem a signalé à la fin des maladies aiguës une modification subite et profonde de la constitution anatomique du sang, c'est la *crise hématique*, caractérisée essentiellement par une accumulation passagère d'hématoblastes dans le sang. La crise hématique débute vers la fin de la maladie et elle atteint son fastigium le jour où la température revient pour la première fois à son chiffre normal. La crise hématique est, d'après Hayem, un effort de réparation sanguine.

Les Anciens admettaient que la crise débutait constamment les mêmes jours à partir du début de la maladie et particulièrement les jours impairs. Traube a soutenu cette manière de voir sans entraîner la conviction générale. Dans la pneumonie franche, la défervescence a lieu presque toujours du cinquième au neuvième jour; dans les maladies à marche non cyclique, soumises à des poussées successives du processus (érysipèle, bronchopneumonie, etc.), la crise se montre au bout d'un laps de temps très variable.

Dans la terminaison par *lysis*, la défervescence se fait d'une manière graduelle en quatre, cinq ou six jours; lorsqu'elle est achevée, l'état général s'améliore, les forces se relèvent et les sécrétions reprennent leurs caractères normaux.

Convalescence. — La défervescence terminée, la convalescence commence; c'est la période de réparation des désordres et des lésions, celle du rétablissement des fonctions et du retour des forces.

Dans les cas où la maladie a été grave et de longue durée, le sujet est pâle et amaigri, sa voix est affaiblie; le moindre effort musculaire lui est pénible; il marche avec difficulté et chancelle. Les facultés intellectuelles, la puissance d'attention, la mémoire, sont souvent diminuées; l'émotivité psychique est plus grande et la sensibilité au froid accrue.

Les troubles nerveux et musculaires se font sentir dans l'énergie des contractions cardiaques. Le premier bruit du cœur est mal frappé, parfois soufflant par le fait de l'anémie. — Les palpitations sont fréquentes et pénibles; le pouls est mou, dépressible, ralenti, s'accélérant vite sous l'influence du moindre effort. Le retour de l'appétit se fait d'habitude rapidement; il est impérieux chez certains malades (typhiques).

L'urine est abondante, pâle, limpide, ou troublée par les phosphates et les carbonates terreux quand elle est alcaline, ce qui, d'après Gubler, serait la règle. Les chlorures atteignent de nouveau le chiffre normal. L'appétit général se réveille ; les règles n'apparaissent d'ordinaire qu'après le retour complet de la santé. Cependant les produits épidermiques ont souffert dans leur nutrition ; les ongles présentent des dépressions, les cheveux tombent et repoussent plus tard, la peau desquame légèrement.

L'intensité de la fièvre, l'abondance des déperditions organiques, et plus encore la nature plus ou moins toxique de la maladie, le régime auquel ont été soumis les malades, leur âge, leur force, sont des conditions qui influencent la marche et la durée de la convalescence. Le corps du convalescent, dont les éléments n'ont pas encore récupéré leur constitution physico-chimique normale, offre une débilité générale et souvent une vulnérabilité particulière de divers appareils. Les accidents de la convalescence ne sont pas rares. Certains malades manifestent peu à peu un trouble des fonctions intellectuelles caractérisé par du délire maniaque ou mélancolique, parfois de la démence à forme stupide, qui n'est pas toujours curable. La cause de ces phénomènes est un trouble dans la nutrition des cellules cérébrales; Trousseau l'attribuait à l'inanition; il est probable que l'intoxication des cellules nerveuses par les poisons microbiens joue le principal rôle. Une sorte de fragilité, une prédisposition héréditaire nerveuse se rencontrent souvent chez les individus qui présentent de telles réactions. D'autres convalescents souffrent de phénomènes de névrite périphérique avec symptômes d'ataxie, sensation de fourmillements, etc. La convalescence peut être aussi troublée par des lésions d'organes qui se réparent trop lentement ou encore par des écarts de régime. Les fonctions digestives sont fréquemment atteintes chez les convalescents; la dyspepsie se montre accompagnée de douleurs épigastriques, de vomissements et surtout de diarrhée; la guérison peut en être compromise.

L'appareil respiratoire témoigne chez les convalescents d'une grande vulnérabilité.

Le cœur est profondément touché dans le cours de certaines pyrexies, variole, fièvre typhoïde. Pendant la convalescence, il présente des palpitations plus ou moins pénibles. Parfois, au début de la convalescence, survient brusquement la mort subite, par arrêt cardiaque. Le myocarde présente dans ces cas tantôt des altérations dégénératives (Zenker, Hayem) avec des endartérites de petits vaisseaux et tantôt l'intégrité à peu près complète des fibres. L'arrêt du cœur, comme l'a montré Dieulafoy, est le plus souvent d'origine réflexe.

Les détails dans lesquels nous sommes entrés, la définition même que nous avons donnée de la maladie laissent entrevoir les principes d'une thérapeutique rationnelle. Puisque la matière vivante tend à continuer l'existence une fois commencée, que tout ce qui est malade tend à guérir, le rôle du médecin consiste seulement à aider les forces de la nature, à se conformer au principe d'Hippocrate. Jetons les yeux sur les médications qui ont survécu, dans la faveur des médecins et du public, à toutes les révolutions, à la grandeur et à la décadence des Écoles et des doctrines médicales. Nous voyons surnager parmi les modes de traitement les méthodes dites expectorante, purgative, diurétique, sudorifique, tonique, antiparasitaire, antitoxique, narcotique, etc. ; or quel est le but que visent et qu'atteignent en partie ces diverses méthodes, si ce n'est d'apporter une aide à un ou à plusieurs des processus naturels de la guérison, de fortifier les adaptations défensives, de détruire ou de neutraliser les agents pathogènes qui ont pénétré dans l'économie, et enfin de diminuer l'excitabilité anormalement accrue du système nerveux? Tendre à la guérison naturelle n'est-ce point la propriété fondamentale de la matière vivante, qui a servi de base à la méthode de traitement par l'expectative, méthode qui a pu être utilisée avec succès par des médecins, exploitée aussi par des charlatans?

La guérison de quelques états morbides d'ordre neuropsychique par la suggestion et l'autosuggestion est un fait que la science ne peut nier et qui s'explique par une certaine influence de la sphère psychique sur le système vasomoteur, sur les fonctions des différents organes et, d'une manière générale, sur la tendance fondamentale de la matière vivante à la guérison.

La mort. — La vie de l'organisme en tant qu'unité n'est possible qu'à certaines conditions : il faut que le sang soit projeté un certain nombre de fois par minute (de 30 à 100 et plus) dans les poumons pour se charger d'oxygène et dans le bulbe pour exciter le centre de la respiration. En résumé, la vie de l'ensemble nécessite l'activité rythmique permanente du cœur et l'excitation rythmique permanente du centre respiratoire. Tant que persistent ces deux fonctions indispensables, la vie ne cesse pas, quelles que soient les altérations des tissus. Tous les modes possibles d'arrêt de la vie, c'est-à-dire de mort, doivent être ramenés à l'une des deux causes terminales : l'arrêt des contractions cardiaques ou l'arrêt des mouvements respiratoires, la syncope et l'asphyxie. Bichat admettait encore une troisième cause de mort, la cessation des fonctions cérébrales. Celle-ci, consécutive à des lésions du système nerveux, peut en fin de compte être ramenée à la paralysie directe ou réflexe du centre respiratoire.

La mort par *syncope* ou arrêt du cœur peut succéder à des causes très multiples dont nous nous contenterons d'indiquer quelques-unes : la rupture du cœur ou des gros vaisseaux qui en partent, — l'insuffisance de ses contractions (dégénérescence graisseuse très prononcée ou dégénérescence scléreuse du myocarde et des ganglions du cœur, embolie des artères coronaires), — les excitations nerveuses (shock, excitation des rameaux du pneumogastrique, paralysie directe ou réflexe des ganglions du cœur). — La dégénérescence du myocarde et parfois aussi des ganglions, sous le coup d'une hyperthermie excessive, sous l'influence de toxines microbiennes, sous celle de poisons (arsenic, phosphore, chloroforme), peut également provoquer la mort. Une frayeur vive, une émotion morale intense, une douleur violente sont capables d'arrêter le cœur et de conduire à la mort par excitation réflexe des rameaux cardiaques du pneumogastrique.

La mort par *asphyxie* survient par cessation de l'activité du centre respiratoire. La destruction de certaines régions du bulbe, leur compression par une tumeur néoplasique ou sanguine, l'anémie cérébrale peuvent occasionner l'arrêt de ce centre. Sa paralysie se rattache quelquefois à la diminution de la surface respiratoire du poumon (congestion pulmonaire étendue, œdème, hémorrhagie du poumon, épanchement pleural abondant). Si le champ respiratoire subit un rétrécissement brusque, l'organisme ne peut supporter sans périr un amoindrissement qui dépasse la moitié de l'étendue totale de la surface ; si la diminution est lente, une réduction qui atteint les deux tiers et qui sursature le sang d'acide carbonique au détriment de l'oxygène peut être encore tolérée. La mort qui succède à l'asphyxie directe par obstacle mécanique à l'entrée de l'air dans les poumons doit être encore rattachée à l'arrêt et à l'épuisement du centre respiratoire. C'est aussi par la paralysie de ce centre qu'agit le passage du courant électrique suivi de mort.

Les maladies chroniques cachectisantes qui s'accompagnent de pertes considérables de sang et d'albumine, qui entravent l'assimilation des aliments, conduisent à la mort par anoxhémie, épuisement du centre respiratoire et aussi peut-être épuisement des ganglions cardiaques. Il n'est pas toujours facile, dans certains cas, de préciser la cause exacte de la mort; elle n'est pas toujours unique, ni dans les cas de mort physiologique par vieillesse, ni même dans ceux où la mort survient subitement. Prenons un exemple : un homme est atteint de dégénérescence du myocarde, avec épuisement de son muscle et de ses ganglions cardiaques. De ces lésions résultent un ralentissement de l'activité cardiaque, une oxygénation imparfaite du sang et une excitation insuffisante des centres respiratoires. La mort par surmenage ou épuisement cardiaque se complique de phénomènes d'asphyxie. Quel mécanisme faut-il incriminer quand la mort survient? le trouble des fonctions du cœur ou celui du centre respiratoire?

La mort physiologique, c'est-à-dire la mort lente et progressive de l'organisme sans maladie, par le fait seul de la vieillesse, est extrêmement rare; dans ce cas, on constate la diminution, puis l'absence complète d'appétit et une faiblesse générale, graduelle et progressive. Mais le plus souvent la mort survient dans la vieillesse par le fait d'une affection quelconque, albuminurie ou maladie infectieuse ou toxique accidentelle. Les tissus de l'organisme affaibli réagissent à peine contre l'agent pathogène et ce dernier exerce rapidement son action funeste sur le cœur et le centre respiratoire.

La mort graduelle est accompagnée de ce qu'on appelle la période agonique.

L'agonie (ἀγών, lutte) qui, d'après les Anciens, représentait la dernière lutte entre « le principe vital » et le principe de la mort, est la période pendant laquelle l'individu se meurt lentement et graduellement. Elle correspond au moment où l'état de conscience psychique et de connaissance est aboli. L'écorce cérébrale est déjà morte, tandis que le cœur et la respiration continuent à fonctionner faiblement.

L'agonie est une sorte d'asphyxie lente. Parrot a donné de l'agonisant un tableau d'un réalisme précis et d'une belle venue littéraire. « L'agonisant est couché sur le dos, la tête renversée en arrière, ou bien, au contraire, inclinée en avant. Il a cessé d'être en relation avec le monde extérieur : plus de connaissance, plus de sensations, plus de voix. Le corps est souvent dans la résolution et c'est à peine si, de temps en temps, on observe des contractions fibrillaires, des soubresauts de tendons et, du côté des membres, quelques mouvements faibles et sans but appréciable, presque toujours provoqués par la sensibilité réflexe, la seule qui ne soit pas encore atteinte. Les yeux à demi clos ou largement ouverts sont immobiles : il n'y a plus de clignotement. Les pupilles, presque toujours dilatées, restent insensibles à l'influence de la lumière. Le nez est effilé et froid, les pommettes saillantes, les tempes creusées et arides. La bouche béante semble faire appel à l'air qui manque au moribond. La cavité buccale est desséchée et les lèvres, comme flétries, sont collées sur les arcades dentaires qui proéminent démesurément. La respiration est bruyante, saccadée, et l'on entend à distance les râles et quelquefois un véritable gargouillement dû à l'obstruction des voies bronchiques par d'abondantes mucosités. On voit à chaque mouvement respiratoire le larynx s'élever et s'abaisser alternativement, comme si l'air était dégluti, la dilatation du thorax étant insuffisante à le faire pénétrer dans le poumon. Le pouls est petit, en général accéléré, parfois irrégulier et intermittent. Si on vient à ausculter le cœur, on constate l'affaiblissement de ses bruits et la main appliquée sur la région précordiale ne perçoit plus de choc. La peau, dont la température est habituellement plus basse et quelquefois plus élevée que dans les autres périodes de la maladie, se couvre souvent d'une sueur visqueuse. »

Parmi les organes des sens, l'odorat et le goût perdent les premiers leurs fonctions, puis la vue s'abolit. L'ouïe persiste plus longtemps et l'agonisant peut quelquefois entendre sa sentence, si le médecin commet l'imprudence de la prononcer à haute voix.

Pendant l'agonie la température s'abaisse souvent de un à deux degrés. Cette hypothermie n'est pas de règle absolue ; parfois même (tétanos, insolation, pyrexies) la température atteint et dépasse 42° pendant l'agonie ou peu de temps après la mort. On a vu des cadavres tétaniques atteindre 44°. La cause de cette hyperthermie réside dans l'excès de chaleur que le ralentissement ou l'arrêt de la circulation cutanée ne permet plus d'émettre par rayonnement.

Les contractions du visage provoquées par les souffrances atroces de la maladie ou encore l'assymétrie produite par la paralysie de quelques muscles de la face, disparaissent pendant l'agonie ; les assistants sont frappés par l'aspect de sérénité et quelquefois de majesté imprévue que présentent à ce moment suprême les traits des malades.

L'agonie peut durer de une heure à deux jours et même plus. Le moment du dernier battement cardiaque doit être considéré comme l'instant de la mort.

On donne le nom de *collapsus* à cet état d'affaiblissement général de toutes les fonctions de l'organisme qui précède parfois la mort lente et qui est occasionné surtout par l'affaiblissement excessif du travail du cœur.

Dans la *mort apparente*, l'arrêt des mouvements du cœur et de la respiration n'est pas absolu ; on peut encore les percevoir à l'aide de procédés très minutieux. La perte de la connaissance est cependant complète. Indépendamment de l'arrêt du cœur et de la respiration, on a donné comme signes certains de la mort l'algidité progressive du corps (algor mortis), puis, quelques heures après la fin de la vie, l'apparition de taches livides cadavériques qui se montrent surtout aux parties déclives du corps, et enfin la rigidité cadavérique (rigor mortis). Ces trois signes n'ont pas un caractère de constance absolue. Leur apparition est commandée par une foule de circonstances dépendant de l'extérieur (température, humidité, situation du corps, saison de l'année) ou de l'état pathologique du sujet (maladie infectieuse, repos ou mouvement, distension intestinale, etc.). La rigidité cadavérique peut survenir parfois quelques instants après la mort (état cataleptique) ou tarder quarante-huit heures et plus avant de se montrer. Au point de vue médico-légal, c'est un problème difficile à trancher que d'établir une limite entre la vie et la mort. D'après Brouardel, il n'existe pas un symptôme pathognomonique qui puisse permettre de déterminer *dans tous les cas* avec exactitude le moment de la mort.

La mort subite est due le plus souvent à des lésions de l'appareil circulatoire et à des troubles du système nerveux central. Cependant, des perturbations survenues dans un organe quelconque peuvent aussi provoquer la mort subite par action réflexe sur le centre cardiaque ou respiratoire.

La mort des éléments cellulaires pris isolément ne survient pas immédiatement après la mort de l'organisme, unité vivante. De nombreux faits démontrent que les cellules des divers organes continuent encore à vivre quelques minutes et même quelques heures après la mort. L'excitabilité de différents tissus après la mort et quelques phénomènes fonctionnels qui la traduisent ont permis d'élucider ce problème. L'excitabilité électrique des muscles et des nerfs persiste pendant deux heures et même plus chez les animaux à sang froid; les muscles qui meurent les premiers sont, par ordre d'énumération : ceux de la nuque, du dos, de la paroi abdominale, et, en dernier lieu, ceux des membres supérieurs et inférieurs. Les études d'histologie fine portant sur les multiplications mitosiques des cellules ont montré d'une manière très précise qu'après la mort de l'individu les cellules continuent à vivre, puisqu'elles continuent à parcourir les phases de leurs divisions. Si on prend sur un individu, au moment de la mort, un fragment de tissu en activité de formation (tissu embryonnaire, néoplasme, tissu en voie de régénération) et qu'on fixe immédiatement les cellules de ce tissu par un réactif coagulant énergique et rapide (alcool absolu, sublimé, liquide de Flemming), on trouve, à l'examen microscopique, un grand nombre de cellules en voie de karyokinèse. Si ce tissu, avant d'être fixé par les réactifs, est laissé un certain temps soit encore uni au cadavre, soit détaché et placé à l'air libre, le nombre des figures mitosiques révélant la multiplication cellulaire a beaucoup diminué, comme si, après la mort de l'individu, les cellules avaient continué à vivre par elles-mêmes et à achever leur travail de développement. En 1858 (*Journal de physiologie*) Brown-Séquard, ayant injecté du sang défibriné dans les carotides et les vertébrales d'une tête de chien préalablement séparée du corps, vit se produire dans les traits de l'animal des contractions qui semblaient volontaires et qui persistèrent aussi longtemps que dura l'injection. Sur un chien élevé dans son laboratoire et soumis à cette expérience, ce physiologiste reconnut que les yeux se tournaient vers lui chaque fois qu'il appelait l'animal par son nom.

Les expériences, couronnées de succès, de greffes de fragments de peau de cadavre sur des plaies récentes, plaident aussi en faveur de la survie des tissus après la mort de l'organisme.

La mort réelle des cellules ne commence qu'avec la désagrégation de la matière organique qui les compose, désagrégation qui se traduit par une forte alcalinité de la réaction. Le livre de Brouardel « *Mort et mort subite* » (Paris, 1895) renferme l'analyse détaillée des phénomènes observés dans la mort à la suite de différentes maladies.

Dans le sang d'un animal, 12 à 14 heures après la mort, ou dans le sang extrait de l'animal et gardé le même laps de temps, les leucocytes ont conservé leur vie. Ranvier a constaté par l'observation directe que, dans le sang du lapin maintenu dans la chambre humide pendant vingt-quatre heures à une température de 10° à 15°, les leucocytes qui semblaient frappés de mort récupéraient leur vitalité dès qu'on les portait dans une chambre humide à 38°. Après la mort de l'animal, le cœur de la grenouille peut poursuivre ses battements pendant plusieurs heures et même plusieurs jours. Chez un supplicié Regnard et Loye ont constaté qu'après la décapitation et l'ouverture du thorax les ventricules ont continué à battre pendant vingt-quatre minutes, tandis que la mort du système nerveux central s'était produite beaucoup plus tôt. Quatre minutes après la décapitation l'excitation de la moelle ne provoquait plus aucun mouvement.

La *rigidité cadavérique* des muscles des animaux à sang froid, surtout du cœur de la grenouille, n'est pas l'indice certain de la mort de ces éléments (Ludwig, Hermann, etc.). A ce point de vue, les expériences plus récentes de Heubel (1889) sont tout à fait démonstratives. Ce savant extirpe le cœur d'une grenouille, le débarrasse soigneusement de tout son sang et le conserve pendant dix heures à la température de 20° ; à ce moment, le cœur est devenu rigide, il a perdu son excitabilité et présente une réaction acide. Si on le remplit alors de sang de grenouille défibriné, l'organe revient à la vie et peut, comme un cœur normal, se contracter pendant plusieurs heures. Si le cœur a été conservé à une température de 23° pendant vingt-cinq heures, le myocarde présente déjà, par sa mollesse et sa réaction alcaline, des indices de décomposition. On peut cependant encore à ce moment, en remplissant le cœur de sang de grenouille défibriné, provoquer la contraction isolée de quelques faisceaux musculaires. Le protoplasme musculaire conserve donc pendant très longtemps sa vitalité, et, comme l'avaient vu Brown-Séquard et d'autres physiologistes, la rigidité cadavérique n'est qu'une contracture, un phénomène de vitalité musculaire. La vie ne cesse que lorsque cette rigidité disparaît.

Les recherches récentes de Cyboulski, Schimonovitch, Gottlieb, Schäffer et les expériences faites dans le laboratoire de l'un de nous par Mankovsky ont démontré que, deux jours après la mort d'une grenouille, le cœur pouvait être ramené à la vie si l'on fait passer par ses cavités de l'extrait de capsules surrénales.

La matière vivante emmagasine une certaine quantité d'énergie à l'aide d'un processus de synthèse organique. Pour assurer la réalisation de cette synthèse aux dépens des agents physico-chimiques extérieurs, la molécule du protoplasma vivant doit être douée d'une grande complexité et d'un équilibre instable. L'albumine vivante acquiert un équilibre plus stable en passant à l'état d'albumine passive ou morte. D'après l'hypothèse de Loow, l'état vivant de l'albumine et sa manifestation sous forme d'énergie seraient dus à la présence, dans la molécule albuminoïde, de groupes peu stables d'aldéhydes et de groupes amidés dont la mobilité atomique est très grande. Cette mobilité serait précisément la source de l'émission de l'énergie. Certains poisons du protoplasma, l'élévation thermique au-dessus de 44° à 45°, interviennent peut-être en activant les mouvements de ces groupes atomiques instables. La disparition de ceux-ci donnerait naissance au développement d'un corps stable qui est précisément l'albumine morte ou passive.

CHAPITRE II

ÉTIOLOGIE GÉNÉRALE DES MALADIES

La vie n'étant qu'une « accommodation continue des relations internes à des relations externes », il faut, pour qu'elle persiste, que le milieu extérieur ne sorte pas de certaines limites dans sa constitution.

La physiologie et l'hygiène se sont efforcées d'établir les conditions qui permettent à l'organisme, avec une certaine élasticité en deçà ou au delà, de conserver l'état qu'on désigne sous le nom de santé moyenne. Ainsi, par exemple, l'homme a besoin d'une certaine quantité d'aliments composés d'après une proportion définie; il a besoin d'eau et d'une proportion fixe d'oxygène dans l'air qu'il respire. Sa santé exige que la température qui l'entoure, que la pression et l'humidité de l'atmosphère ambiante, que la production de son travail musculaire ne dépassent pas certaines limites.

De légers changements, en plus ou en moins, dans ces conditions théoriques ne provoquent pas immédiatement un état pathologique, parce que la matière vivante sait s'adapter à des modifications des forces cosmiques, et que cette adaptation s'exécute sans affaiblissement et sans souffrances sérieuses. Si les modifications sont profondes ou si, bien que minimes, elles sont prolongées, les forces régulatrices de l'organisme peuvent devenir impuissantes à les contrebalancer. Alors le fonctionnement des organes et des tissus s'altère, les éléments anatomiques présentent diverses lésions, la maladie apparaît. Il est clair qu'une alimentation qui sera insuffisante dans sa généralité ou seulement dans quelques-uns de ses éléments, — hydrates de carbone, graisse, matières albuminoïdes, sels, eau, etc., — provoquera un état pathologique.

Quand l'organisme subit longtemps les effets d'une perturbation des conditions cosmiques (raréfaction de l'air, modification de la pression barométrique, de la température ambiante, de l'hygroscopie atmosphérique, de la tension électrique), ou bien encore lorsqu'il est soumis aux dépenses de l'activité musculaire et intellectuelle péchant par leur exagération ou par leur insignifiance, la maladie ne tarde pas à apparaître. A les considérer au point de vue de leurs qualités propres, les facteurs de maladie dont nous avons parlé ne sont pas par eux-mêmes des agents nocifs; ils ne renferment rien d'essentiellement toxique, rien d'étranger à l'organisme; ils ne deviennent agents morbides qu'en raison du changement de leurs proportions quantitatives dans le milieu extérieur. On peut donc admettre qu'une *modification quantitative* dans les éléments du monde cosmique qui entourent l'être vivant peut créer un premier groupe de causes de maladies, tandis que le second groupe de causes morbides résidera dans *l'altération qualitative* de ces mêmes éléments Les aliments, l'eau, l'air de composition convenable, maintiennent les conditions de la santé moyenne ; qu'à ces aliments s'ajoute une substance étrangère qui exerce d'une façon quelconque une action nocive sur des parties isolées de l'organisme, celle-ci deviendra une cause importante et même prépondérante de l'apparition de troubles pathologiques dans un organe ou dans l'économie entière. Cette substance, physiologiquement étrangère, peut appartenir au monde inorganique ou au monde organisé, d'où la subdivision de cette cause de maladie en deux classes : l'une qui comprend les agents physiques et chimiques, les poussières de l'air, les traumatismes, les intoxications minérales, etc. ; l'autre qui renferme les parasites d'origine animale ou végétale.

Cependant, les modifications d'ordre quantitatif ou qualitatif que nous avons passées en revue représentent uniquement des causes *externes* de maladie. Il est des causes *internes* dont la source est inhérente à l'organisme lui-même. Il faut placer au premier rang *l'hérédité.* A côté d'elle se range une série de malformations, nanisme et gigantisme, anomalies de développement, etc., qui tiennent à des conditions encore imparfaitement connues de l'organisation même de l'individu, du développement intra et extra-utérin.

Enfin, nombre d'états pathologiques, parmi lesquels s'inscrivent les maladies dites de la nutrition, diabète, goutte, obésité, certaines maladies du sang, comme la chlorose, l'anémie chronique, tirent leur origine de causes combinées, externes et internes, sans qu'il soit facile de dire lequel des deux facteurs étiologiques l'emporte. A ce groupe de maladies appartiennent encore les auto-intoxications, l'urémie, le surmenage, etc.

L'étude des causes des maladies s'appelle *étiologie pathologique* (αἰτία = cause) et la connaissance du mécanisme suivant lequel agissent ces causes et se déroule la maladie constitue la *pathogénie* (γένεσις = genèse).

D'après la classification que nous proposons, l'étiologie comprend trois classes de maladies, suivant que les causes sont d'origine externe, interne ou combinée.

A CAUSES EXTERNES	I. Variations dans *la quantité* des conditions ordinaires qui permettent la santé.	
	II. Variations dans *la qualité* des conditions ordinaires qui permettent la santé.	*a*) action des agents pathogènes non organisés. *b*) action des agents pathogènes organisés = parasites végétaux et animaux.
B CAUSES INTERNES	I. Influence de l'hérédité.	
	II. Anomalies de croissance.	
C CAUSES COMBINÉES	I. Maladies de la nutrition.	
	II. Auto-intoxications.	

A côté des causes primordiales ou déterminantes des maladies, il faut placer les causes secondes, celles qui par elles-mêmes sont incapables de créer la maladie, mais qui exercent, pour assurer sa réalisation, une influence parfois capitale : on les nomme *causes prédisposantes*. Pour une raison quelconque, et variable suivant les cas, elles mettent obstacle à l'adaptation défensive de l'organisme, à l'accommodation des réactions internes aux actions externes. Parmi ces causes prédisposantes, il faut citer l'influence de l'âge, du sexe, des races, de l'obésité, de certaines prédispositions permanentes ou momentanées de l'organisme. Il faut signaler également la fragilité particulière qui résulte de la vieillesse, de la convalescence, de la puerpéralité, de la dépression morale et d'autres causes encore qui favorisent puissamment l'éclosion des maladies infectieuses, telles que le froid, la fatigue, l'encombrement, la misère physiologique, etc.

L'influence des causes prédisposantes est si grande pour la réalisation de la maladie, que, très souvent, les agents pathogènes seuls, sans le secours de ces causes, ne peuvent provoquer la maladie. Des modifications insignifiantes dans la composition du monde extérieur peuvent, au contraire, aboutir à faire éclore la maladie, pourvu qu'elles rencontrent chez la victime soit une prédisposition personnelle, soit l'intervention d'éléments qui créent cette prédisposition. Qui ne connaît la sensibilité de certaines personnes vis-à-vis du refroidissement et les suites qui en découlent ! On peut dire qu'en dehors de l'action de germes pathogènes puissants par leur nombre ou leur virulence, la maladie infectieuse n'est jamais créée qu'avec l'aide de causes prédisposantes.

En dehors de la spécificité étroite et puissante d'un agent morbide, c'est l'organisme lui-même qui joue le rôle essentiel dans le développement de tel ou tel tableau clinique; le plus souvent, la maladie est le résultat d'une double complicité, celle de l'organisme et celle de l'agent pathogène. Ainsi formulée, cette proposition perd tout caractère paradoxal quand elle s'applique à l'étude des maladies infectieuses. Dans les services hospitaliers de la diphtérie à Paris, avant qu'on prît les mesures de désinfection de la période récente, ne savait-on pas, presque à l'avance, les époques de l'année où la diphtérie ferait des victimes parmi les internes? Les périodes de labeur prolongé, les jours qui suivaient les fêtes de la salle de garde avaient une réputation fâcheuse et méritée. Dans le cours d'une épidémie quelconque, combien de personnes, combien de médecins sont soumis à la contagion et qui ne sont pas frappés? *La réceptivité différente des organismes* est la cause de cette fortune inégale.

La pathologie expérimentale a réuni une foule d'observations qui donnent la preuve du rôle des conditions prédisposantes dans la genèse des maladies infectieuses. Considérons, par exemple, l'état du suc gastrique. Dans les conditions normales, l'acidité du milieu, favorable à la digestion des matières albuminoïdes, est en même temps un obstacle au passage de germes pathogènes qui ne prospèrent que dans les milieux alcalins. On peut introduire des vibrions cholériques dans l'estomac d'un cobaye sans lui donner le choléra; les microbes sont détruits ou altérés par leur passage dans l'estomac et la culture intestinale est empêchée. Mais, avant l'introduction du virus cholérique dans l'estomac, neutralisons avec soin l'acidité du milieu : les germes pourront alors franchir la cavité gastrique et arriver, à peu près intacts, dans l'intestin pour y sécréter la toxine cholérique. Dans les épidémies, cette expérience se réalise souvent chez l'homme; un écart de régime qui change les conditions chimiques du milieu gastrique en fait une victime du choléra.

L'immunité contre une maladie infectieuse, conférée par une vaccination artificielle ou par une atteinte antérieure, est aussi un bel exemple du rôle assumé par l'organisme dans l'éclosion des maladies.

La susceptibilité plus ou moins marquée des individus à contracter des affections dites *a frigore* est en raison inverse de l'accoutumance des téguments à supporter les changements brusques de température. Chez ceux-ci, les forces défensives de l'organisme, mises en jeu par le système nerveux de la peau normalement excitable, neutralisent en quelque sorte la fâcheuse influence des oscillations thermiques brusques; chez ceux-là, l'affaiblissement du pouvoir de régulation vasomotrice de la peau apporte un coefficient favorable à la nocuité des brusques modifications thermiques. De tout temps, les cliniciens et principalement les médecins militaires avaient signalé le rôle de la fatigue, du surmenage dans l'évolution et aussi dans la production des maladies infectieuses; les recherches de Charrin et Roger ont donné un point d'appui expérimental à ces constatations de la clinique.

Au premier rang des causes prédisposantes morbides signalées par l'ancienne médecine se trouve l'état désigné sous le nom de misère physiologique. Un des éléments de cette misère est l'insuffisance de la nourriture. Le typhus exanthématique (dénommé typhus de famine), le béri-béri ou kakke du Japon, la peste indienne, font leurs victimes les plus nombreuses dans la population mal nourrie. Canalis et Morpurgo ont consacré une étude expérimentale à l'influence du jeûne. Les expériences de ces savants ont porté sur l'inoculation du charbon à des races d'animaux (pigeons) qui ne sont ni réfractaires, ni très sensibles à cette maladie. Sur douze animaux inoculés en bonne santé, il en est mort seulement deux. Si les animaux sont soumis à l'inanition, soit quelques jours avant, soit au moment même de l'inoculation, ils succombent tous au charbon. Ces mêmes animaux résistent à l'inoculation malgré l'inanition antérieure, si, au moment de l'inoculation, on leur rend leur nourriture, à la condition toutefois que l'atteinte portée à la santé n'ait pas été trop profonde. Une dernière expérience montre bien le rôle du microbisme latent et l'importance des causes adjuvantes. Des pigeons inoculés sous la peau avec le charbon continuent à se bien porter; quelques jours plus tard, on les soumet à l'inanition pour savoir si les germes introduits ont conservé leur virulence. L'inanition, commencée le cinquième jour, fait périr tous les pigeons du charbon; à mesure qu'on s'éloigne du jour de l'inoculation, les pigeons réfractaires deviennent de plus en plus nombreux malgré le jeûne : au delà de 9 jours, les animaux ne succombent plus au charbon, mais à l'inanition.

Ces expériences permettent de saisir, sous une forme concrète, le rôle de ce qu'on a nommé la misère physiologique et l'importance de l'alimentation dans les causes prédisposantes des maladies infectieuses.

En quoi consiste exactement, au point de vue physiologique, cette diminution de la résistance de l'organisme? Les recherches récentes de London (1896) apportent quelques éclaircissements dans le débat. On sait que le sérum d'animaux vivants présente souvent des propriétés bactéricides à l'égard de certains microbes. London a montré qu'après un jeûne de dix jours le pouvoir bactéricide du sérum de lapin disparaît ou se trouve considérablement amoindri ; il revient au contraire à son taux primitif à mesure que l'alimentation est rendue à l'animal.

Nous reviendrons plus loin sur les causes spéciales des maladies et sur les agents pathogènes qui les provoquent. Nous n'étudierons ici, comme cause morbide, que l'*Hérédité*.

Notions générales sur l'Hérédité.

La transmission des propriétés, qualités naturelles ou acquises, des ascendants aux descendants constitue l'hérédité, c'est-à-dire le phénomène biologique qui gouverne le monde vivant. L'hérédité est la *force conservatrice* des propriétés de la matière vivante, mais la matière n'est vivante qu'à la condition de réagir contre les actions externes, et cette réaction ne peut se faire que par l'adaptation ou l'accommodation aux conditions ambiantes. Or, cette adaptation tend à modifier les êtres et à les transformer ; elle est donc une *force évolutrice* qui lutte contre l'hérédité.

Tandis que la *connaissance de l'évolution des êtres*, le Transformisme, n'a pénétré dans la science que depuis un temps relativement court, depuis que les travaux de Lamarck et surtout de Darwin ont fourni à la doctrine du transformisme les lois de la sélection naturelle, les *phénomènes principaux de l'hérédité* ont frappé les yeux de l'homme dès la plus haute antiquité. Il est vrai que la constatation des faits d'hérédité physiologique et pathologique n'avait pas dissipé l'obscurité qui régnait sur leur cause et leur mécanisme. Les découvertes, qui datent à peine d'un demi-siècle, de Darwin, de Virchow, de Pasteur, sont venues, à trois points de vue, jeter les bases de la pathologie générale et permettre de pénétrer profondément le mystérieux problème de l'hérédité.

Une science était née dans les laboratoires, qui s'occupait d'étudier la forme et les réactions histochimiques des cellules du corps de l'individu sain et de l'individu malade. Cette science des détails microscopiques paraissait d'abord bien éloignée des études poursuivies par les Évolutionnistes, lesquels ne portaient leur attention que sur les caractères extérieurs des plantes et des animaux, sur leur forme, leur couleur, leur anatomie, leur développement, etc. Cependant, quand la théorie cellulaire eut montré que l'ovule et le spermatozoïde, dont la fusion formait l'embryon, n'étaient l'un et l'autre qu'une cellule, la source commune, les points de départ des études sur l'Hérédité et l'Évolution se trouvèrent tout à coup découverts, rapprochés et fixés. La théorie microbienne vint à son tour apporter une lumière inattendue qu'elle était allée puiser dans le domaine de la pathologie comparée. Chez un insecte, le ver à soie, atteint de plusieurs maladies qui se transmettaient héréditairement, PASTEUR suivit le germe de la pébrine dans le corps de l'insecte, dans la chrysalide, dans le papillon pondeur et enfin dans l'œuf lui-même. Ce fut la découverte expérimentale d'un des modes de l'hérédité des maladies infectieuses. Sur le même insecte et à propos d'une autre maladie, la flacherie, PASTEUR constata, par l'expérience, la transmission héréditaire de la fragilité d'un organe, d'une faiblesse originelle, qui prédisposait héréditairement aux troubles digestifs. Ainsi furent constatés pour la première fois et reproduits par l'expérience ces deux modes de l'hérédité : l'infection et la dystrophie.

Envisagée dans sa nature et dans sa cause, l'hérédité est le résultat de toute multiplication, de tout accroissement qui dépasse les limites de l'individualité. Lorsque la cellule musculaire donne, en se multipliant, une autre cellule musculaire et qu'un épithélium produit de l'épithélium, ce ne sont là que des manifestations de l'hérédité des éléments isolés des tissus. La propriété essentielle de l'hérédité telle que nous la constatons est de permettre, d'une part, la conservation de l'identité des descendants avec les ascendants, et, d'autre part, l'accumulation, dans les organismes de nouvelle génération, de qualités physiques et morales des générations précédentes. Cette accumulation est quelquefois favorable, c'est la cause d'un progrès ; quelquefois défavorable, c'est la cause de dégénérescence ; elle est en tout cas une source d'évolution. Les propriétés héréditaires de conservation et d'adaptation font de nous la copie, mais non la copie servile, de nos parents.

Quand la matière vivante apparut sur la terre, l'essence même de sa nature devait amener chez elle une modification immédiate, provoquée par l'action réciproque de cette matière et du milieu environnant. La vie se continuant, et l'accroissement par multiplication ne pouvant dépasser les limites de l'individualité primitive, la transmission du protoplasma, et par conséquent de ses fonctions, se fit naturellement. L'hérédité devait naître.

Chez les êtres uni-cellulaires et, en général, dans les cellules d'un organisme multicellulaire se développant par scission ou par bourgeonnement, l'hérédité se trouve ramenée à la continuité du protoplasma : la cellule-fille est identique à la cellule-mère parce qu'elle n'est qu'une parcelle et la continuation immédiate du corps maternel. Dans les organismes monocellulaires asexués la faculté d'accroissement et de continuation de l'espèce, et par conséquent la faculté de la transmission des caractères par hérédité, est propre à chaque cellule et même aux portions de cellule, pourvu que celles-ci contiennent la substance nucléaire. C'est cette dernière qui nous apparaît déjà comme le substratum matériel de l'hérédité.

Chez les métazoaires, la faculté de multiplication, qui comprend le pouvoir de conservation de l'espèce, n'appartient qu'aux cellules génitales. La présence d'organes spéciaux, la nécessité d'une fusion de cellules mâle et femelle, rendent ici l'étude des phénomènes de l'hérédité beaucoup plus compliquée. On ne peut se rendre un compte exact des moyens par lesquels les qualités héréditaires paternelles et maternelles des ascendants immédiats et des ancêtres sont transmises aux enfants; on ne peut juger des précautions prises par la nature pour conserver le type de l'espèce en empêchant l'hérédité d'accumuler un trop grand nombre de caractères ancestraux; on ne peut connaître, enfin, les conditions matérielles de la transmission de l'hérédité dans l'ordre physiologique et dans l'ordre pathologique, sans demander aux travaux récents des cytologistes les renseignements puisés dans l'étude des êtres de la série zoologique.

Nous résumerons brièvement les notions embryologiques nécessaires à l'intelligence et à la discussion de ce problème.

Cellules-germes. — Chez les êtres, plantes et animaux, unicellulaires, la création d'un individu nouveau se fait par la séparation en deux parties du corps entier des parents. Dans les organismes multicellulaires les choses se passent différemment, parce que, à une date plus ou moins rapprochée, les éléments qui constituent le corps se différencient en deux groupes profondément distincts, les cellules somatiques qui forment les tissus variés, assumant les fonctions de la vie individuelle, et les cellules-germes destinées, après leur séparation du reste du corps, à donner naissance à des individus nouveaux. Cette distinction entre les deux espèces de cellules n'est pas absolue; elle consacre surtout une condition physiologique s'appliquant à un mode particulier de division du travail; il suffirait, pour le démontrer, de citer les cas où quelques cellules somatiques sont capables de régénérer le corps entier de l'animal. Chez les animaux les plus inférieurs, les cellules-germes sont distribuées çà et là autour des cellules somatiques. Chez les êtres plus élevés en organisation, les cellules-germes sont logées dans des organes, ovaires, testicules, qui leur fournissent le support, la protection, la nourriture. Au début du stade embryonnaire, il est difficile de distinguer les cellules-germes de l'un et de l'autre sexe et même de les distinguer des cellules somatiques. Plus tard la différenciation est facile. L'ovule se présente sous la forme d'une cellule volumineuse qui a emprunté une grande quantité d'éléments nutritifs destinés à servir à l'alimentation du nouvel être, tandis que le spermatozoïde qui a, comme l'ovule, la constitution nucléaire d'une cellule, ne possède qu'une faible quantité de cytoplasme dépourvu de réserve alimentaire. Sa constitution lui assure seulement le pouvoir de déployer pendant un certain temps une énergique activité. Nous étudierons successivement l'ovule et le spermatozoïde. L'ovule est une cellule et, à ce titre, il possède la structure de toutes les cellules (voir page 5). Dérivant des éléments de l'épithélium germinatif de l'éminence sexuelle, l'ovule a la forme d'un sphéroïde casé dans un ovisac de l'ovaire qui lui sert de réceptacle jusqu'au moment de la ponte ovarienne. Entouré d'une ou plusieurs enveloppes, il présente un orifice, le micropyle, dans lequel pénétrera le spermatozoïde; il possède un protoplasme, un noyau, un centrosome. Le centrosome s'observe à certaines périodes près de la vésicule germinative; il disparaît d'ordinaire au moment de la maturation de l'œuf. Sa disparition met la cellule ovulaire dans l'impossibilité de subir une division spontanée. Il faudra, pour que l'ovule se divise et prolifère, qu'un nouveau centrosome lui soit apporté par un spermatozoïde. Le noyau de l'ovule occupe à peu près la partie médiane de la cellule. A l'époque de la maturation, il perd une partie de sa chromatine. Nous verrons plus loin dans quelle proportion le cytoplasme ou vitellus revêt des apparences variant avec les qualités du deutoplasme ou jaune de l'œuf. Ce cytoplasme offre une sorte de structure alvéolaire formée de granules ou microsomes, enfouis dans une substance fondamentale claire et homogène. Les corps deutoplasmiques renfermés dans le cytoplasme (protoplasme cellulaire) ont une composition chimique variable et contiennent, à côté des matières protéiques, des nucléoalbumines associées à des substances grasses et à des hydrocarbures. Le deutoplasme est en général plus lourd que le protoplasme, de telle sorte que, lorsque le jaune est accumulé dans un hémisphère, il détermine par sa pesanteur la position de l'axe de l'œuf. Les enveloppes de l'œuf sont au nombre de trois : la membrane vitelline, sécrétée par l'ovule; le chorion, formé par l'activité du follicule maternel; les enveloppes accessoires, fournies par l'oviducte après que l'œuf a quitté l'ovaire.

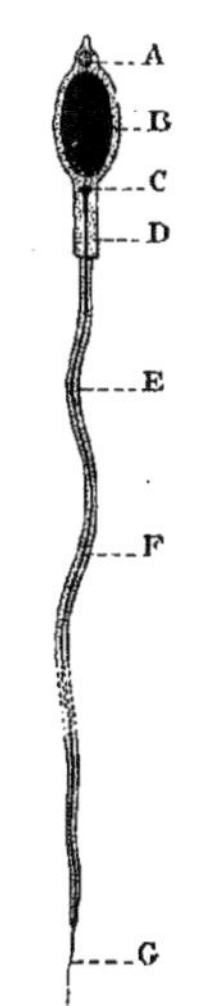

Fig. 38. — Spermatozoïde (d'après Wilson).

A, sommet; — B, noyau compact formé de chromatine riche en phosphore; — C, extrémité renflée du filament axial représentant probablement le centrosome de la cellule; — D, pièce intermédiaire; — E, gaine protoplasmique du filament axial; — F, filament axial; — G, pièce terminale.

Le spermatozoïde est aussi une cellule dérivée, comme l'élément femelle, de l'épithélium germinatif de l'éminence sexuelle. Considéré depuis deux cents ans comme un animalcule parasite, il ne fut rattaché au groupe des éléments cellulaires que par les travaux de Kölliker et surtout de Sweigger-Seidel et La Valette Saint-Georges (1865).

Dans sa forme flagellée, le spermatozoïde présente 4 parties (fig. 38).

1° Le noyau, qui constitue la partie principale de la tête, est formé d'une masse de chromatine entourée d'une mince enveloppe cytoplasmique;

2° Le sommet, situé au-dessus du noyau dont il semble dérivé;

3° La pièce intermédiaire, qui prend bien les couleurs acides et donne attache à la queue;

4° La queue ou *flagellum*, formée en partie de substance cytoplasmique, dérivée de la sphère d'attraction de la cellule maternelle. Elle consiste en un filament axial fibrillaire entouré d'une enveloppe. On suit le trajet de ce filament axial jusque dans la pièce intermédiaire où il se termine par un petit bouton qui représente vraisemblablement le centrosome. Ce flagellum du spermatozoïde est l'organe locomoteur dont les mouvements vibratiles emportent le noyau et le centrosome jusque dans l'œuf ovulaire. On trouve les éléments constitutifs essentiels de cette forme du spermatozoïde flagellé chez tous les métazoaires, depuis les cœlentérés jusqu'à l'homme, avec des modifications plus ou moins marquées suivant les espèces.

Origine et maturation des cellules-germes. — L'ovule et le spermatozoïde prennent naissance aux dépens des cellules-germes primordiales qui de bonne heure, dans l'embryon, se distinguent des cellules somatiques. Leur différenciation sexuelle ne semble pas être le résultat d'une prédisposition antécédente, mais plutôt la conséquence d'une stimulation extérieure. Maupas a montré que, chez les rotifères, une élévation de température donnait naissance à des mâles, un abaissement thermique, à des femelles. Quant à la naissance des cellules-germes, on peut la reconnaître de bonne heure (ascarides, d'après Boveri) à ce fait que ces cellules ne sont pas seulement plus volumineuses et plus riches en chromatine que les cellules somatiques voisines, mais encore que les blastomères donnant naissance à ces cellules-germes gardent tout entière leur chromatine sans en expulser une partie dans le cytoplasme, comme cela s'observe dans les blastomères des cellules somatiques.

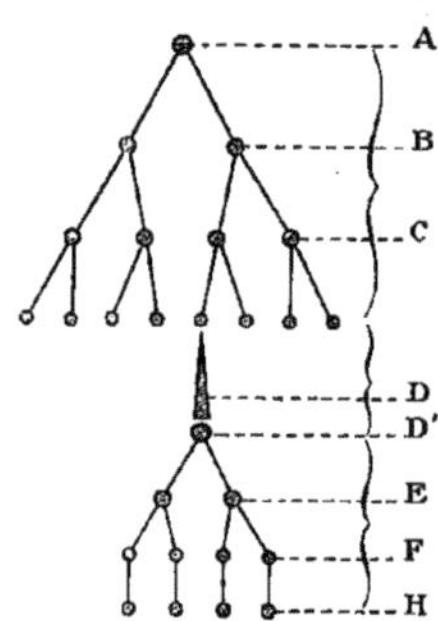

Fig. 39. — Schéma (d'après Boveri) montrant la formation et la maturation (c'est-à-dire la réduction de plus en plus grande de la masse chromatique) des cellules-germes mâles.

A, cellules-germes primordiales; — B, C, spermatogonies constituées par les divisions successives des cellules primordiales; — D, période d'accroissement d'une spermatogonie; — D', spermatocyte primaire; — E, spermatocyte secondaire; — F, spermatide; — H, spermatozoïde.

Comment se fait leur développement et s'exécute leur différenciation ?

Ovule. — On constate ordinairement une association active entre l'œuf et les cellules environnantes qui lui forment un follicule chargé de le protéger et de le nourrir. Quand l'œuf augmente de volume, le cytoplasme s'accroît et se charge de corps deutoplasmiques suspendus dans ses mailles et qui y apparaissent comme les granules zymogènes dans les cellules glandulaires. Dans beaucoup d'œufs d'oiseaux et de mammifères on distingue à un certain moment, dans le cytoplasme, la présence d'une sphère d'attraction et d'un centrosome, lesquels disparaissent tôt ou tard.

Spermatozoïde. — Les cellules-germes primordiales, en se divisant, donnent naissance à des cellules-filles qu'on nomme spermatogonies. Celles-ci, à un certain moment, cessent de se diviser, augmentent de volume et forment les spermatocytes primaires d'où découlent les spermatocytes secondaires, puis les spermatides et enfin les spermatozoïdes (fig. 39). Dans ceux-ci, le noyau est devenu petit, compact, et le cytoplasme a pris la forme d'une queue ou d'un filament flagellé. Le centrosome se trouve dans la pièce intermédiaire.

Avant d'entrer dans la description du phénomène cytologique qui assure la fusion de la cellule mâle et de la cellule femelle, deux remarques doivent attirer l'attention. Le produit de la fécondation comporte, comme le démontre l'observation clinique, la persistance de qualités qui lui viennent non seulement de ses parents immédiats mâle et femelle, mais aussi des ancêtres de ses parents, envisagés dans la branche masculine et dans la branche féminine. Le spermatozoïde et l'ovule ne transmettent donc pas que des qualités purement masculines ou purement féminines. L'embryon, de son côté, ne renferme pas toutes les qualités du père et toutes les qualités de la mère additionnées les unes aux autres. Quelques-unes des propriétés des parents ont disparu, tandis que celles des ancêtres plus ou moins reculés ont surgi tout à coup. Ces diverses constatations que l'observation révèle ont vraisemblablement pour raison d'être une cause physique, une condition anatomique déterminée. Et cette base physique se reconnaît précisément dans les modifications que présentent les cellules-germes mâle et femelle à l'approche de leur maturité. Ces modifications consistent essentiellement en ceci, comme le montre le schéma de Boveri (fig. 39 et 40), que l'ovule mûr ou le spermatozoïde ne renferment l'un et l'autre qu'une part de la quantité totale de chromatine contenue dans l'oocyte primaire ou dans le spermatocyte primaire.

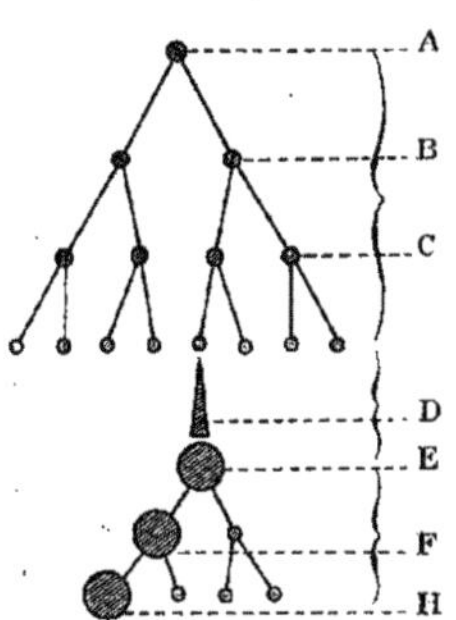

Fig. 40. — Schéma (d'après Boveri) montrant la formation et la maturation (c'est-à-dire l'élimination d'une partie de la masse chromatique) des cellules-germes femelles.

A, cellules-germes primordiales; — B, C, oogonies constituées par les divisions successives de ces cellules primordiales; — D, période d'accroissement d'une oogonie; — E, oocyte primaire; — F, oocyte secondaire, œuf avec le premier corps polaire; — H, œuf arrivé à maturité et les trois corps polaires.

La totalité de la chromatine du spermatocyte primaire est distribuée à quatre spermatozoïdes; celle de l'oocyte primaire est également divisée en quatre parties, la première attribuée à l'ovule arrivé à maturation et les autres aux corps polaires qui sont éliminés au moment de cette même maturation. *Ce processus d'élimination des globules polaires joue un très grand rôle dans l'hérédité.* La vésicule ou noyau de l'œuf subit la karyokinèse; il se forme un amphiaster qui envoie une de ses étoiles vers la surface de l'œuf d'où elle s'élimine. Cette élimination du *premier globule polaire* emporte la moitié de la chromatine du noyau. L'aster resté dans le vitellus se divise encore sans phase de repos, c'est-à-dire sans avoir eu le temps de reconstituer la masse de sa chromatine; le produit de sa division sous forme d'aster s'élimine encore, c'est le *deuxième globule polaire*. Ainsi la chromatine a perdu les trois quarts de sa masse. On s'explique de la sorte que l'ovule mûr et le spermatozoïde ne représentent l'un et l'autre que des cellules incomplètes, et que ce soit précisément la fusion de ces deux cellules incomplètes qui restaure une cellule nouvelle complète, en lui fournissant, avec les éléments de son intégralité, la vitalité de la jeunesse. On s'explique aussi que cette élimination de la substance chromatique prive les cellules-germes d'une partie des qualités des parents. Ce processus met obstacle à l'accumulation dans l'œuf fécondé de toutes les propriétés des ancêtres qui s'additionneraient dans une proportion arithmétique et peu à peu aboutiraient à la création d'organismes d'une incroyable complexité.

La réduction qui s'opère dans les cellules-germes avant leur union ne met pas obstacle à la transmission des qualités héréditaires; elle la limite seulement. *Vertus et vices payent à la nature des droits de succession.*

Fécondation. — Dans les formes les plus simples, la vie se transmet; peut-être est-elle même capable de se transmettre indéfiniment, par simple division cellulaire successive; mais, dans l'immense majorité des cas, l'énergie de la division ne se maintient et ne persiste que grâce à l'addition à une cellule d'une parcelle de matière vivante provenant d'une autre cellule. Le phénomène de la fécondation représente l'essence de la reproduction sexuelle, qui a pour but le rajeunissement de l'énergie de développement et de division cellulaire. Les observations de MAUPAS, faites sur les infusoires unicellulaires, montrent que les procédés de division cellulaire s'arrêtent d'eux-mêmes tôt ou tard, comme par un phénomène de sénilité, tandis que le retour à l'activité, la jeunesse, leur est restitué par leur fusion avec un fragment de matière vivante venu d'une autre cellule. Chez les êtres plus élevés, la fécondation est la fusion des cellules-germes paternelle et maternelle.

La pénétration du spermatozoïde dans l'œuf, entrevue par NEWPORT en 1854, a été bien décrite par FOL en 1879. Le spermatozoïde est attiré vers l'œuf par un acte de sensibilité spéciale, de chimiotaxie positive. Sous l'influence d'un phénomène, de nature peut-être semblable, le vitellus présente une sorte de tuméfaction limitée, *zone d'attraction*, dans laquelle s'enfonce la tête du spermatozoïde (fig. 48). Aussitôt le vitellus s'entoure d'une membrane et donne même des témoignages de chimiotaxie négative, qui ferment la voie à l'entrée d'autres spermatozoïdes. Si, par exception, deux spermatozoïdes réussissent à pénétrer dans l'œuf, il en résulte la création d'un monstre double.

Fig. 41, 42, 43, 44, 45, 46, représentant les diverses phases de la fécondation de l'ascaris megalocephala bivalens (d'après Boveri, figures empruntées à Wilson).

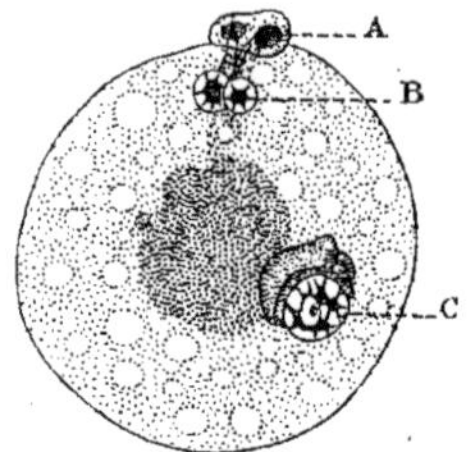

Fig. 41.

A,B, élimination du second corps polaire; — C, noyau du spermatozoïde qui a pénétré dans l'œuf; près de lui se distingue la sphère d'attraction.

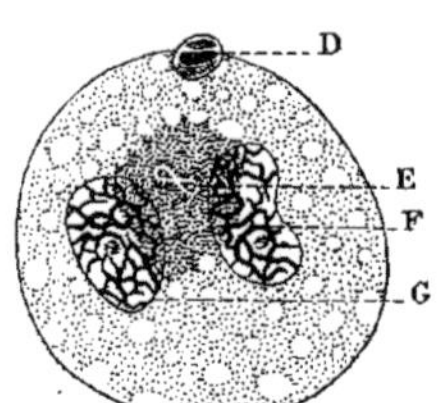

Fig. 42.

D, globules polaires éliminés; — E, sphère d'attraction contenant le centrosome qui se divise; — F,G, noyaux des cellules-germes.

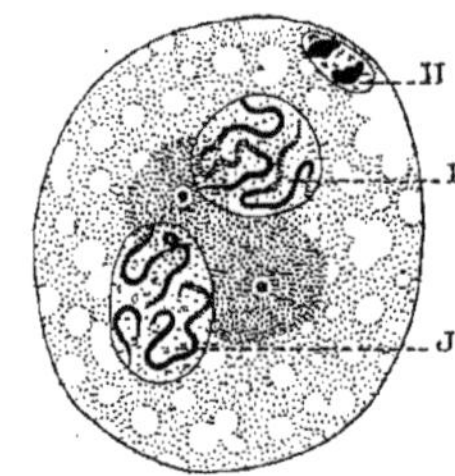

Fig. 43.

H, globules polaires en voie d'élimination; — I,J, formation des chromosomes.

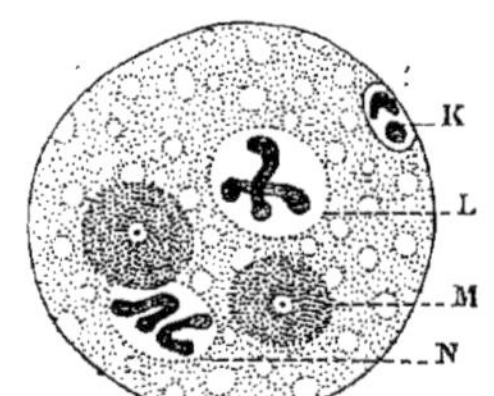

Fig. 44.

L,N, les noyaux des cellules-germes réduits en deux chromosomes; — M,M, sphère d'attraction devenue double.

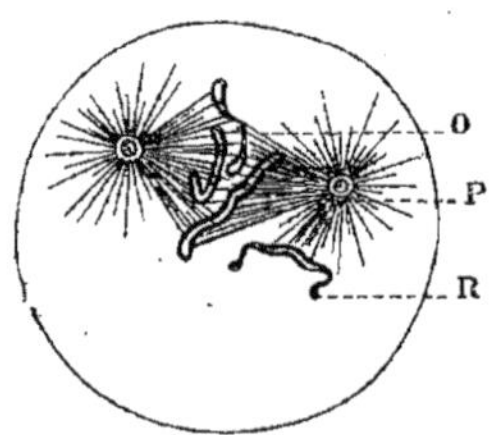

Fig. 45.

O, fibres du fuseau — processus devenu karyokinétique; — R, chromosomes à l'état de division longitudinale.

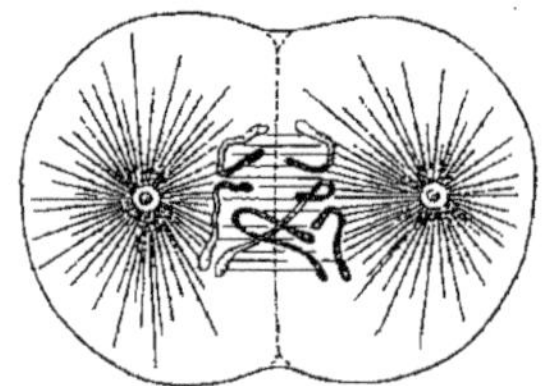

Fig. 46.

Les parcelles de chromosomes se dirigent vers les pôles du fuseau, première division cellulaire dont l'évolution va se poursuivre.

La fécondation consiste essentiellement dans la fusion du noyau du spermatozoïde avec le noyau de l'ovule. Ces deux noyaux réunis forment le noyau primaire de la cellule de l'embryon dans le règne animal et le règne végétal. Ce sont les divisions successives de ce noyau qui donnent naissance aux noyaux de toutes les autres cellules du corps, de telle sorte que chaque noyau de la cellule de l'enfant contient une certaine quantité de la substance nucléaire des parents. Ces faits s'observent d'une manière très précise sur les œufs des Ascarides (Van Beneden) et aussi dans le règne végétal (Strasburger, Guignard, Navaschine). Chez l'Ascaris bivalens, aussitôt après l'entrée du spermatozoïde dans l'ovule et pendant la formation des globules polaires, le noyau du spermatozoïde augmente de volume et ressemble exactement au noyau de l'ovule (fig. 42, 43, 44). Dans chaque noyau la chromatine se dispose en deux longs chromosomes filamenteux qui s'équivalent exactement par leur siège et leur réaction tinctoriale. Bientôt la membrane qui les sépare disparaît et les quatre chromosomes sont libres dans la substance ovulaire.

Cependant un amphiaster se développe, dans la région médiane duquel se voient les quatre chromosomes. On reconnaît ainsi une figure de karyokinèse, premier indice de la division de l'ovule. La substance chromatique qui subit ainsi ce processus de mitose a été constituée de toutes pièces par l'union de la chromatine des noyaux des cellules-germes des deux générateurs. L'évolution continue suivant le type ordinaire de la division indirecte, c'est-à-dire qu'en définitive chaque noyau des cellules-filles reçoit une quantité égale de chromatine de descendance paternelle et de descendance maternelle (fig. 45 et 46).

Boveri a établi la loi de l'égalité numérique des chromosomes fournis à la première cellule embryonnaire par l'un et l'autre parent. Le fait a été aussi constaté chez les végétaux (lys) par Guignard. On sait que, dans tout noyau de cellules somatiques qui subit la karyokinèse, on trouve toujours pour une même espèce un même nombre de chromosomes. Dans la fécondation de l'ovule, le noyau de l'œuf et le noyau du spermatozoïde présentent chacun un nombre de chromosomes qui est juste la moitié de celui que possèdent les cellules somatiques, et l'union des deux cellules-germes rétablit précisément la totalité du nombre des chromosomes caractéristiques pour l'espèce.

Ces faits démontrent que les noyaux des cellules-germes mâle et femelle, envisagés au point de vue morphologique, sont équivalents et que les chromosomes des deux sexes, égaux par leur nombre, leur forme et leur volume, jouent un rôle égal dans la transmission des propriétés héréditaires. *La chromatine apparaît ainsi comme la base physique de l'hérédité.*

Nous avons vu que la distribution des chromosomes et la division de l'œuf étaient commandées par le centrosome et l'amphiaster. Dans un grand nombre de cas, les constatations suivantes ont été faites d'une manière précise. Avant ou pendant la fécondation, le centrosome de l'ovule disparaît, tandis que le nouveau centrosome apporté par le spermatozoïde se divise pour former l'amphiaster. Chez l'oursin de mer on peut suivre facilement les diverses phases de ce processus (Wilson). Dans ce cas, la tête et la pièce intermédiaire du spermatozoïde pénètrent seuls dans l'œuf. Aussitôt après son entrée, la tête du spermatozoïde, portant à sa base la pièce intermédiaire, exécute sur elle-même un mouvement de rotation d'environ 180° (fig. 50, 51, 52). Pendant cette volte-face un petit aster se développe autour de la pièce intermédiaire, qui présente un centre se colorant vivement comme le centrosome. A mesure que le noyau spermatique avance, l'aster se développe rapidement dans le cytoplasme ovulaire, occupant presque un hémisphère (fig. 53, 54). La masse centrale de l'aster se met en contact avec le noyau de l'œuf, se divise en deux asters-filles qui se placent aux pôles opposés du noyau ovulaire, tandis que le noyau du spermatozoïde pénètre dans le noyau de l'œuf où on le distingue encore à son aspect de lentille biconvexe, et la fusion se termine (fig. 55, 56). Bientôt la membrane nucléaire disparaît, un fuseau

Fig. 47, 48, 49, 50, 51, 52, 53, 54, 55, 56. — Ces figures montrent (d'après Wilson) l'entrée et la rotation de la tête du spermatozoïde et la formation de l'aster achromatique d'origine spermatique dans l'œuf de l'oursin de mer.

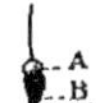

Fig. 47. — Tête du spermatozoïde avant son entrée. A, pièce intermédiaire portant un bout du filament axial; — B, noyau du spermatozoïde.

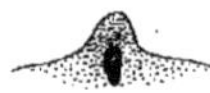

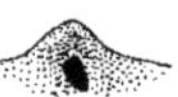

Fig. 48. Fig. 49.
Zone de tuméfaction de l'œuf au moment de la pénétration du spermatozoïde.

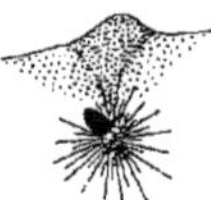

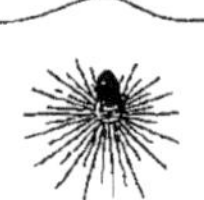

Fig. 50. Fig. 51. Fig. 52.
Rotation de la tête du spermatozoïde et formation de l'aster d'origine spermatique au niveau de la pièce intermédiaire.

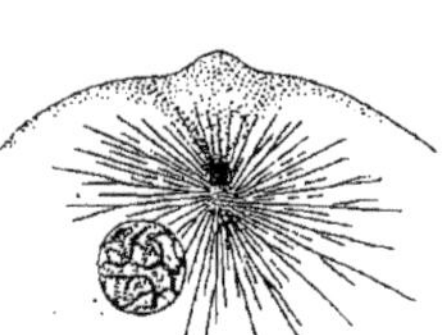

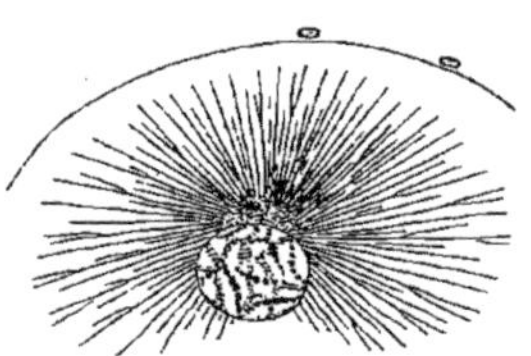

Fig. 53. Fig. 54.
Rapprochement des noyaux des cellules-germes; grossissement de l'aster.

se montre entre les deux asters et les chromosomes se distinguent et se séparent, emportant chacun une part égale de la substance nucléaire des deux cellules-germes.

Tels sont les faits histologiques constatés aujourd'hui d'une manière très précise. On voit que l'opinion de FOL, la description qu'il avait donnée du *quadrille des centres*, ne peut plus être considérée comme un fait qui réponde à la réalité. Dans la formation des premiers blastomères, le centrosome qui dirige le processus de segmentation vient du mâle; il n'est pas un composé d'un demi-ovocentre et d'un demi-spermocentre, par l'excellente raison qu'au moment de la maturation, l'ovule a perdu son centrosome et qu'il est devenu une cellule incomplète, incapable de se développer sans l'apport du spermatozoïde.

Si le centrosome persistait dans l'ovule, la parthénogenèse serait en vérité trop fréquente.

En résumé, il ressort de cette description sommaire les faits suivants : 1° La première cellule embryonnaire est formée par la fusion de deux cellules-germes, ovule et spermatozoïde. Ces deux cellules sont l'une et l'autre incomplètes; elles renferment une quantité de chromatine inférieure à celle qui existe dans les cellules somatiques ordinaires. La réduction qu'elles ont subie dans leur patrimoine de chromatine est due à un phénomène *de maturation*; cette maturation assure l'élimination d'une partie de la cellule qui porte en elle des propriétés ancestrales. Ainsi est évité dans l'embryon l'entassement total de toutes les propriétés des parents et des ancêtres; ainsi est préparée la voie de la variation dans les êtres. Ni les vertus ni les vices, dans le domaine physique et dans le domaine moral, ne sont *obligatoirement* transmis dans toute leur intégralité. 2° La substance chromatique, base physique de l'hérédité, porte-cachet de la race, tire son origine à dose égale des deux parents. 3° L'ovule donne le cytoplasme, substratum du développement et de la différenciation futurs; le spermatozoïde fournit exclusivement le centrosome, l'agent actif de la division mitosique, le tisserand de l'œuvre qui va se poursuivre.

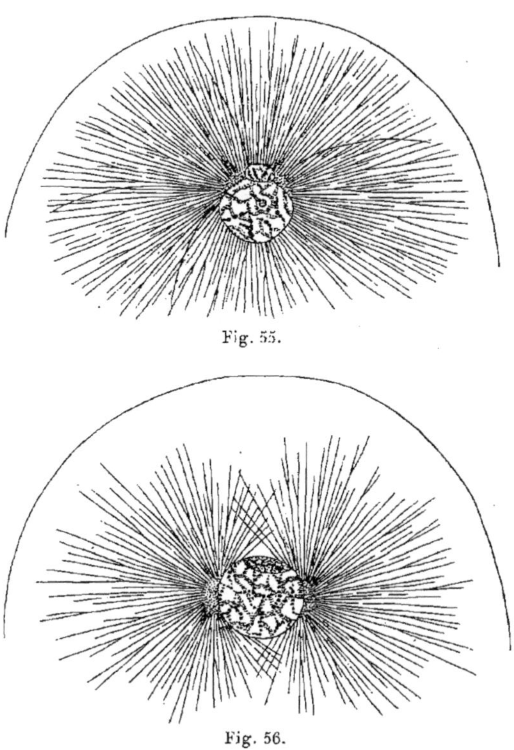

Fig. 55.

Fig. 56.

Fig. 55, 56. — Conjugaison des noyaux des cellules-germes et division de l'aster achromatique d'origine spermatique.

Les données précédentes vont nous permettre d'apprécier, à un point de vue pour ainsi dire objectif, les théories plus ou moins ingénieuses et surtout les faits dont la clinique et l'expérimentation ont établi la réalité dans le domaine de l'hérédité.

La théorie des anciens Préformistes, qui admettaient que l'œuf renfermait un embryon en miniature, comme la chrysalide renferme le papillon, la théorie de l'emboîtement des germes de Bonnet, fut bientôt abandonnée. Son absurdité découlait précisément de ses conséquences, car si un œuf contient un embryon complet, celui-ci doit aussi contenir des œufs, ceux-là d'autres œufs, et ainsi de suite à l'infini. D'ailleurs les observations de WOLFF (1759) portèrent à cette théorie le dernier coup. Ce savant montra que dans l'œuf au début il n'y a pas trace d'embryon, que l'embryon apparaît peu à peu sous l'aspect de parties récemment formées; il créa en un mot la *théorie de l'épigenèse*, opposée à celle de l'évolution.

Parmi les théories qui ont été mises au jour pour expliquer la transmission des propriétés héréditaires, plusieurs sont célèbres par leur ingéniosité ou par le nom de leurs auteurs.

BUFFON considérait que les molécules organiques qui n'étaient plus nécessaires à la nutrition formaient les éléments sexuels. DARWIN supposa que des molécules organiques, *gemmules* cellulaires, émis comme des atomes par les unités du corps, circulaient, se multipliaient, se développaient ultérieurement en cellules semblables à celles dont ils dérivaient et servaient à la formation des cellules sexuelles. Ce fut la *théorie de la pangenèse* qui permettait d'expliquer facilement les propriétés innées et acquises, physiologiques et pathologiques, mais qui était privée de toute base anatomique et qui n'est plus aujourd'hui défendue par personne.

L'hypothèse de HÆCKEL est non moins métaphysique que celle de DARWIN et ne repose sur aucune propriété objectivement constatable des cellules et des tissus. — HÆCKEL considère que la cellule n'est pas l'unité vivante, qu'il y a au-desssus d'elle des plastidules, molécules de substance jouissant de sensations, de volonté, de mouvements propres, de mémoire, de réceptivité. La mémoire des plastidules est l'hérédité, due à la persistance du même mouvement moléculaire ondulatoire, transmis des parents aux enfants ; les modifications de la mémoire des plastidules, en plus ou en moins, dues à leur réceptivité, expliquent la variabilité des formes organisées. C'est la *théorie de la périgenèse.*

Cependant des théories allaient naître qui cherchaient à donner de l'hérédité une explication fondée sur des observations histologiques. NŒGELI a proposé le premier la *théorie de l'idioplasme.* Pour lui chaque cellule renferme deux espèces de plasma organisé, l'idioplasme et le trophoplasme. Au premier seul appartient la faculté de reproduire les qualités des générateurs, au second reviennent les phénomènes de nutrition, d'assimilation et de relation avec le monde extérieur. L'idioplasme des cellules sexuelles contient à l'état de germes toutes les particularités et les caractères des ascendants. Ces germes peuvent être comparés à l'énergie potentielle ou aux forces de tension de la matière non organisée. Ils peuvent se manifester et se développer dans des individus ou bien rester à l'état latent pendant de longues périodes de temps, si les impulsions nécessaires à leur manifestation font défaut. En se produisant dans une série de générations, ils peuvent s'affermir, acquérir une intensité d'énergie plus grande, ou bien au contraire, dans des conditions inverses, ils peuvent s'affaiblir graduellement et disparaître. Lorsqu'un organisme naît d'un bourgeon (Nœgeli en sa qualité de botaniste visait surtout le monde végétal), l'idioplasme ne se sépare pas sous forme de particules isolées, localisées dans des cellules ou des organes; il se propage comme un réseau de « micelles », qui s'étend du noyau au cytoplasme et, de cellule en cellule, à tout l'organisme. Aussi l'idioplasme est-il toujours l'agent de contrôle de toute modification qui apparaît dans le plasma nutritif. Dans l'accroissement des cellules, des tissus et des organes, dans la régénération de diverses parties, dans la substitution d'éléments nouveaux à ceux qui sont dégénérés, toujours se fait sentir la présence de l'idioplasme, gardien des particularités de l'individu, de l'espèce et du genre.

Dans cette conception de Nœgeli, les germes de l'organisme générateur sont contenus dans l'idioplasme de chaque cellule; si certaines de ces cellules sont différenciées, c'est-à-dire présentent des particularités de fonction et de structure, la cause en est dans les différences de tension et de mouvement que présente l'idioplasme de l'organisme dans ces cellules.

On ne peut refuser à l'hypothèse de Nœgeli un caractère d'ingénieuse philosophie, mais deux objections suffisent pour la renverser. Chez les animaux supérieurs et chez l'homme il y a, d'une manière évidente et contrairement à l'hypothèse de Nœgeli, une individualisation spéciale de l'idioplasme des cellules génitales; celui-ci possède seul la faculté de transmettre à la descendance les propriétés caractéristiques des ascendants. En second lieu, les constatations de Nussbaumm, Gruber, Verworn ont établi que seule la présence d'un noyau ou d'un fragment de noyau peut donner à des débris cellulaires la capacité de se régénérer. Enfin, les recherches de Hertwig, de Strasburger, de Van Beneden, de Guignard ont montré le rôle du noyau dans le phénomène de la fécondation; Boveri a fait voir que les substances paternelle et maternelle intervenaient à égalité de masse chromatique. La chromatine est donc apparue comme l'élément qui concentrait en lui l'idioplasme de Nœgeli et qui supportait la base physique de l'hérédité. C'est la conclusion à laquelle ont abouti de divers côtés Hertwig, Kölliker et surtout Weismann.

Il nous reste à exposer la théorie célèbre, développée avec beaucoup de soin par Weismann, à laquelle reste attaché le nom de ce savant : c'est la théorie de la *continuité du plasma germinatif*. Avant d'entrer dans les détails, il est nécessaire d'indiquer à quelles sources Weismann a puisé pour édifier son hypothèse ; celle-ci découle en effet des théories de W. Roux et de de Vries dont elle combine les éléments. Roux concevait l'idioplasme, c'est-à-dire la chromatine, non pas comme une masse homogène de molécules, mais comme un mélange de substances diverses, douées de qualités différentes et représentées chacune dans les granules individuels de chromatine. Au moment de la formation du filament mitosique, la division qui suivait pouvait être ou *quantitative* ou *qualitative*. Chaque noyau de cellule recevait ainsi une dose de chromatine munie de qualités en quelque sorte spécifiques, qui déterminaient la nature de la cellule et le sort qui lui était réservé dans le développement. Ce développement n'était lui-même influencé que très faiblement par les relations de la cellule avec ses voisines, c'est-à-dire par la loi de différenciation corrélative. De Vries, de son côté, avait modifié l'hypothèse de Darwin qui admettait l'existence de gemmules se transportant d'une cellule à une autre. Il admit que des gemmules ou *pangènes* existaient dans les noyaux de chaque cellule; qu'ils déterminaient le caractère de celles-ci en émigrant du noyau dans le cytoplasme, où ils produisaient des changements spécifiques durant l'ontogénie et pendant les étapes successives du développement. Weismann admit ces deux hypothèses, mais, par sa conception de la continuité du plasma germinatif, il a donné à sa théorie une ampleur et un caractère de généralisation tout particulier. Il y a d'après lui un idioplasme corporel (somatischer plasma) et un idioplasme germinatif(Keimplasma). Ce dernier se trouve dans la substance nucléaire de l'ovule et du spermatozoïde. Il est formé de pangènes. Ces pangènes ou *biophores* sont des éléments agrégés en groupes de plus en plus volumineux. Le premier groupe représente les déterminants dont le volume est encore trop petit pour être visible au microscope; le second groupe est formé d'ides, qui sont les plus petits grains visibles de chromatine; le troisième groupe, qui physiquement se montre sous la forme de chromosomes, représente les idantes. La chromatine, d'après Weismann, possède donc une architecture complexe qui se transmet de générations en générations et qui détermine le développement de l'embryon dans une forme définie et spécifique. La division mitosique est le mécanisme qui délivre avec égalité ou inégalité la chromatine aux noyaux des cellules filles. Durant l'ontogénie, par le moyen de divisions qualitatives successives, les éléments de l'idioplasme sont distribués d'une manière définitive et prédéterminée aux différentes parties du corps. En fin de compte, il ne reste dans chaque cellule qu'une seule espèce de déterminant. Celui-ci, dans la cellule, se subdivise en ses biophores qui donnent à l'élément son caractère spécifique héréditaire. Le développement est donc pour Weismann le fait de l'évolution et non de l'épigenèse; il est le résultat d'une harmonie prédéterminée dont les effets se déroulent successivement.

Quant à la transmission héréditaire des qualités des générateurs, Weismann admet que, par le moyen de la division quantitative ou intégrale, une partie du plasma germinatif originel est mise à part et livrée, sans altération, dans son architecture première, aux noyaux des cellules-germes. L'idioplasme de celles-ci renferme donc à l'état potentiel toutes les propriétés de l'organisme des ascendants. Le plasma germinatif se poursuit sans interruption à travers la lignée des individus; ceux-ci ne sont que les porteurs de ce plasma, quelque chose comme les coureurs de Lucrèce qui se transmettaient de main en main le flambeau de la Vie. Telle est la conception de la continuité du plasma germinatif.

Chez les êtres unicellulaires, l'organisme nouveau, constitué par la moitié de l'organisme générateur, lui est qualitativement identique, en attendant qu'il le devienne quantitativement. L'hérédité est parfaite. L'idioplasme des protozaires, qui se divise perpétuellement et se continue dans des organismes nouveaux, est immortel. Le plasma germinatif des métazoaires, qui se multiplie et se perpétue dans la descendance, peut être aussi considéré comme virtuellement immortel. Seul l'idioplasme différencié, le plasma somatique qui se manifeste sous la forme de cellules corporelles, est voué fatalement à la mort.

Weismann s'est efforcé d'appuyer sa théorie sur des constatations d'embryologie comparée et en particulier sur la découverte de Boveri touchant l'œuf des Ascarides. Ce savant a démontré que, pendant les processus de division, les noyaux des cellules somatiques perdaient une partie de leur chromatine, laquelle tombait dans le cytoplasme et se résorbait; tandis que les cellules germinatives gardaient, pendant leur division, toute leur chromatine, c'est-à-dire l'héritage ancestral complet.

Sa conception de la continuité du plasma germinatif a fait admettre à Weismann que les qualités acquises par l'individu au cours de sa vie ne se transmettaient pas héréditairement. « Comment, dit-il, concevoir l'hypothèse que la dextérité obtenue par la main d'un pianiste puisse impressionner le protoplasme des cellules germinatives et provoquer un développement correspondant dans la main d'un enfant? C'est une impossibilité physiologique. » Pour lui, l'enfant hérite des cellules germinatives de ses parents, mais non du corps de ses parents, et ces cellules germinatives n'empruntent pas leurs caractères au corps qui les porte, mais elles les détiennent de cellules germinatives préexistantes de la même espèce.

Cette théorie de Weismann, à cause de son intransigeance, en raison aussi de la base anatomique sur laquelle elle reposait, des relations solides qu'elle établissait entre la théorie cellulaire et la théorie évolutionniste, a attiré vivement l'attention. Des pathologistes l'ont adoptée; ZIEGLER a émis cette proposition que les états morbides et les anomalies acquis par l'organisme différencié ne se transmettent pas, avec leurs caractères propres, à la descendance.

On peut faire à la théorie de WEISMANN des objections graves d'ordre histologique et d'ordre biologique. Au point de vue de la division cellulaire, l'hypothèse de la distribution qualitative des grains de chromatine est purement métaphysique. On a multiplié les expériences sur les animaux inférieurs et l'on a vu que, sous l'influence d'un traumatisme, on pouvait détacher des cellules de segmentation blastodermique des fragments de l'embryon; et les cellules détachées ont donné tantôt une partie de l'animal et tantôt l'animal entier, mais de volume réduit. La distribution originelle des déterminants ne se fait donc pas comme l'a indiqué WEISMANN. Aussi d'autres embryologistes ont-ils poussé, dans une autre voie que celle choisie par WEISMANN, la doctrine du développement basée sur l'idioplasme nucléaire. HERTWIG et DRIESCH admettent que la chromatine représente l'idioplasme et qu'elle se distribue par parties égales à chaque division et non pas suivant une sélection qualitative. La différenciation des tissus et des organes, ils l'attribuent à l'intervention d'une autre force, celle de la loi de corrélation des parties, s'exerçant par l'intermédiaire des pangènes de DE VRIES. On sait que, pour DE VRIES, le caractère de chaque cellule est déterminé par les pangènes qui émigrent du noyau dans le cytoplasme et là, devenant actifs, produisent des changements spécifiques, c'est-à-dire le caractère de la cellule. Quant à l'influence qui guide la migration des pangènes et discipline leurs opérations, O. HERTWIG et DRIESCH l'attribuent à la loi biologique qui veut que le mode de développement particulier d'une région, ou du blastomère de l'œuf, soit le résultat de ses relations avec le reste de la masse : c'est la loi de la *corrélation des parties*.

Une autre objection s'élève contre la théorie de la continuité inaltérée du plasma germinatif, c'est la transmission incontestable des caractères acquis niée par WEISMANN. Sans doute la Zoologie a recueilli une série de faits qui établissent la fixité des formes spécifiques *actuelles* : les lésions, les mutilations d'un individu ne se transmettent pas aux descendants; les formes nouvelles qu'on obtient par croisement ou par tout autre procédé n'ont qu'une fixité relative, qui n'est jamais comparable à celle des espèces ou variétés naturelles. Cependant, la Paléontologie possède une longue série de faits qui démontrent que « les formes spécifiques varient, mais varient si lentement que toutes les espèces qui ont été étudiées depuis que l'homme observe paraissent fixes » (E. PERRIER).

C'est dans le monde de la Microbie que l'on voit le plus facilement se faire la transmission des caractères acquis et la création d'espèces nouvelles, différentes par la forme et par la fonction de leurs ascendants. La rapidité d'évolution de la vie de ces êtres nous fait assister, en un temps relativement court, à la venue au monde de générations successives, extrêmement nombreuses, chez lesquelles les caractères acquis par les ascendants, sous l'influence d'une cause quelconque, s'imprègnent et se fixent dans le corps des descendants soumis à l'action persistante de la même cause. La découverte par Pasteur de l'atténuation des virus a été le point de départ de tous les faits acquis depuis quelques années dans ce domaine. Roux et Chamberland prennent une bactéridie charbonneuse, virulente, ordinaire; ils la transforment en peu de temps en une bactéridie qui ne fait plus de spores, qui ne présente plus trace de virulence à l'égard des animaux. Ce microbe, d'une forme et d'une action si spéciale et si terrible, est devenu une baguette banale, sans caractère, sans force, qui continue à donner naissance par scissiparité à des baguettes de même banalité.

Mais ce même microbe, avant d'être véritablement atténué, c'est-à-dire avant d'avoir ses caractères acquis fixés dans sa descendance d'une manière durable, peut être modifié rapidement par un procédé quelconque; il peut perdre une de ses propriétés, la virulence par exemple. Les générations issues d'une manière immédiate et directe de ce microbe altéré témoigneront d'une vigueur amoindrie; si la cause n'a pas agi trop longuement, le retour à l'état normal s'effectuera dans les générations successives.

Ces variations profondes et persistantes d'un côté, profondes et fugitives de l'autre, sous l'influence de causes qui ont agi d'une manière faible, lente et prolongée dans le premier cas, violente et rapide dans le second cas, peuvent être facilement observées quand on passe de l'étude des êtres unicellulaires à celle de l'organisme humain. Dans les deux cas les variations sont d'origine héréditaire. On reconnaît aussi chez l'homme qu'il faut à certaines familles des années d'une hygiène particulière pour aboutir à créer la goutte, qui se transmettra aux descendants, tandis qu'une intoxication rapide chez un des générateurs pourra modifier d'une manière sensible la vitalité du produit, sans que celui-ci conserve le pouvoir de transmettre aux cellules de ses descendants le trouble nutritif dont il a souffert lui-même.

Des faits embryologiques que nous avons passés en revue, des théories qui ont été émises pour les expliquer et les éclairer, nous voyons se dégager peu à peu dans ses grandes lignes le secret de l'évolution généalogique. Les microsomes du filament du noyau sont transmis sans altération à travers un nombre infini de générations : les êtres sortent les uns des autres comme formés dans le même moule (Debierre). Chaque individu lègue à ses descendants ses caractères spécifiques et en même temps quelques-unes des particularités secondaires qu'il a acquises durant son existence. D'ordinaire, l'hérédité atavique submerge ces particularités. « Les morts gouvernent les vivants » (A. Comte). Parfois ces particularités persistent, fixées par la sélection ; ainsi varient les espèces. Ces variations, qui sont le fruit de l'adaptation des êtres à des conditions nouvelles, ne peuvent s'obtenir que par une lutte contre la force conservatrice de l'hérédité.

La transmission des caractères acquis dans l'ordre physiologique (Transformisme) et surtout dans l'ordre pathologique n'est plus contestable. Par quel mécanisme s'exerce l'action de l'organisme sur les cellules germinatives ? Lorsqu'il s'agit de faits pathologiques, d'un individu dont le sang charrie un toxique quelconque d'origine inorganique ou organique (plomb, alcool, toxine microbienne, etc.), on s'explique facilement que la substance de l'ovule et du spermatozoïde subisse une imprégnation qui puisse aboutir à la perte ou à la diminution plus ou moins complète de sa vitalité. Que le produit, issu de la fusion de cellules germinatives dont l'une ou l'autre est altérée, s'éloigne plus ou moins de l'état physique et moral de ses parents, cela se conçoit. Plus difficile est l'explication à donner de la transmission de certaines propriétés ou qualités héréditaires. L'espèce canine présente dans certaines races des aptitudes qui n'appartiennent pas à toute l'espèce. Un jeune chien de chasse, mis pour la première fois en présence du gibier, se comporte immédiatement comme chien d'arrêt ou comme chien courant. Dira-t-on que ce sont les produits solubles fabriqués par les cellules cérébrales des ascendants de ce chien qui ont influencé les grains chromatiques de leur plasma germinatif, au point que les descendants aient dans leur cerveau, les uns la tendance à se mettre en arrêt et les autres la tendance à courir en aboyant ?

Bard (de Lyon) a émis une théorie différente. Il croit, comme Weismann, que l'individu est un bourgeon latéral destiné à protéger et à soutenir les cellules reproductrices qui représentent la véritable cellule ancestrale ; mais il admet, contrairement à Weismann, l'hérédité des caractères acquis. Cette hérédité serait expliquée pour lui par l'influence que, dans l'organisme, les cellules exercent les unes sur les autres, influence qui s'étend nécessairement aux cellules germinatives. Il y a dans cette conception une réminiscence involontaire de la loi de la *corrélation des parties*. Cette influence, d'après Bard, serait due à une propriété de la matière vivante et consisterait essentiellement en un mode particulier de mouvement, d'où le nom d'*induction vitale*. Cette explication du savant lyonnais est bien métaphysique. Les mouvements qu'il imagine, avec des variations de longueur d'onde, de rythme, de direction, constituant l'induction vitale, nous semblent se rapprocher beaucoup des mouvements ondulatoires des plastidules de HÆCKEL, auxquels l'auteur allemand donnait le nom de mémoire des plastidules. En réalité, cette influence, cette induction vitale supposée n'est pas une explication; c'est l'énoncé, en termes nouveaux, d'un problème déjà posé.

Dans une théorie récente, HILLEMAND et PETRUCCI, inspirés par cette phrase d'AUG. COMTE, *que le cerveau est l'appareil de l'action des morts sur les vivants*, ont émis l'idée que l'agent principal de l'action de chaque organisme sur sa descendance est le système nerveux et que l'hérédité se réduit à l'action de ce système sur les cellules germinatives. Les impressions « ressenties et réagies par les centres réflexes de la substance grise du cerveau ou de la moelle sont transmises, par l'intermédiaire des cordons nerveux centrifuges, dans le centre génital de la moelle, condensées et concentrées par lui, et enfin réfléchies sur les cellules-mères des spermatozoïdes et des ovules par les filets nerveux qui, partant de ce centre, se distribuent aux testicules et aux ovaires ». Il y aurait donc dans l'organisme deux modes de réflexes : l'un destiné à protéger l'individu, à assurer son adaptation et son accommodation aux conditions extérieures; l'autre destiné à préparer l'adaptation de la descendance vis-à-vis de ces mêmes changements. Les modifications avantageuses de l'organisme peuvent par ce moyen arriver à faire disparaître certaines tares de la race (hérédité régressive de CHARPENTIER).

L'hypothèse de HILLEMAND et PETRUCCI est celle qui donne l'explication la plus plausible, basée sur l'anatomie, non pas de ces troubles dits héréditaires, fondés sur l'intoxication plus ou moins massive de l'embryon, mais des perturbations nerveuses d'origine héréditaire, telles qu'on les voit dans l'épilepsie, l'hystérie, le tremblement essentiel héréditaire, les tics, les chorées, les vésanies, etc.

Comme résumé de cette étude, on peut avancer que le pouvoir de développement d'un individu est enfermé dans la structure du plasma germinatif qu'il a reçu en héritage. Comment cette structure protoplasmique a-t-elle été acquise? C'est un problème au sujet duquel les Évolutionnistes, par leurs études sur le transformisme des espèces, nous ont fourni d'utiles renseignements; mais pourquoi ce plasma contient-il en soi les propriétés ancestrales de tant de générations? Nous aboutissons ici à un problème insoluble, comparable à celui qui envisage la raison des causes physiques. Le chimiste constate que la combinaison de l'oxygène et de l'hydrogène fait de l'eau, il ne sait pourquoi; il se contente d'étudier les propriétés de l'eau. Le médecin constate que les propriétés héréditaires se manifestent dans la physiologie et, par conséquent, dans la pathologie; il se contente d'étudier les propriétés de l'hérédité, en demandant des éclaircissements à l'expérience et à l'observation.

Hérédité physiologique. — Elle peut être directe, lointaine, similaire, dissemblable. Elle est aussi individuelle, de famille, de race.

a) *Individuelle.* — L'hérédité individuelle est la transmission des caractères et qualités propres à l'individu. Elle porte sur les caractères acquis, sans que le perfectionnement de certaines qualités de l'individu en assure à sa progéniture l'héritage intégral. En thèse générale, les mutilations ne se transmettent pas; les constatations cliniques et les expériences sont concordantes sur ce point. Pour avoir chance d'être transmise héréditairement, il faut qu'une lésion traumatique ait profondément modifié le système nerveux par la loi de la corrélation des parties (Le Dantec).

Une mutilation superficielle ne se transmet pas de père en fils; il faut recommencer à pratiquer, à chaque génération, l'amputation des cornes des bovidés, des oreilles des bouledogues, du prépuce des enfants musulmans et juifs. Au contraire, une anomalie qui est survenue pendant la vie embryonnaire, qui a pu, en vertu de la loi de corrélation, modifier le système nerveux de l'embryon avant qu'il ait parcouru les grandes lignes de son développement, peut se transmettre et devenir le point de départ d'une véritable race (moutons mérinos, lapins blancs, hommes ectrodactyles, etc.). Les expériences de Brown-Séquard sur la transmission héréditaire de l'épilepsie, provoquée chez des cobayes par la section du grand sympathique au cou, paraissent démontrer que, dans certains cas, les effets des traumatismes sont transmissibles; il est vrai que des expériences de contrôle, faites en grand nombre, n'ont pas vérifié les affirmations de Brown-Séquard.

Y a-t-il lieu d'attribuer à chaque sexe en particulier une puissance héréditaire spéciale? Les fils héritent-ils surtout de la mère et les filles du père? A cette question, l'hypothèse récente de Joseph Müller a donné un regain d'actualité. Dans sa *théorie de la gamophagie*, ce savant admet que, dans la fusion des noyaux des cellules germinatives, il y a digestion d'une substance par l'autre, de la plus faible par la plus forte. Sans doute, on constate souvent une prédominance qui s'exerce, mais non d'une manière absolue, tantôt en faveur du sexe mâle et tantôt en faveur du sexe femelle. Il suffit d'accoupler une souris grise femelle avec une souris blanche mâle pour voir que dans la descendance les petits se rapprochent irrégulièrement, suivant leur sexe, soit du père, soit de la mère. Les métis humains tiennent généralement des deux parents : tantôt ils inclinent vers l'un et tantôt vers l'autre; il faut noter toutefois que la ressemblance morphologique qu'ils présentent avec l'un des générateurs n'implique pas du tout la ressemblance morale et intellectuelle avec ce même parent.

La question de l'hérédité des sexes a fait l'objet de nombreuses théories. On a invoqué successivement : l'état de maturité plus ou moins avancé de l'ovule au moment de la fécondation (THURY); une circonstance extrinsèque agissant sur l'embryon (LANDOIS); l'énergie physiologique supérieure de la cellule qui transmettrait son sexe (GIROU DE BUZAREINGUES); certaines conditions physiques. On sait que MAUPAS est arrivé à faire produire des mâles ou des femelles à volonté à l'*Hydatina* en élevant ou en abaissant la température. MOLLIARD a invoqué le rôle de l'alimentation. F. LE DANTEC a tenté de réunir toutes ces explications qui, les unes et les autres, comportent une part de vérité, dans la théorie suivante. Il part de cette hypothèse que les cellules germinatives, ovule et spermatozoïde, posséderaient, comme toutes les cellules, une dissymétrie moléculaire à peu près parfaite, mais en sens opposé. La maturation de l'ovule par l'expulsion des globules polaires serait une épuration donnant lieu à la présence exclusive d'un type dissymétrique donné. A la fécondation, « le sexe de l'œuf serait déterminé par la prépondérance des substances droites ou gauches apportées par l'ovule et le spermatozoïde, et serait donc mâle et femelle, suivant que le spermatozoïde serait plus *frais* que l'ovule et réciproquement, puisque, depuis leur maturation jusqu'à la fécondation, les éléments sexuels, plastides incomplets, sont à l'état de destruction plastique lente. Mais le sexe de l'embryon pourrait être ensuite modifié par l'alimentation, suivant la nature droite ou gauche des aliments — (conformément aux théories de la dissymétrie moléculaire) — telle substance plastique droite se multipliant plus vite que sa congénère gauche dans un milieu où dominerait un type donné d'aliments dissymétriques; ce qui ferait succéder la prépondérance du type droit à la prépondérance du type gauche ». A cette ingénieuse théorie il ne manque qu'une preuve expérimentale, et malheureusement une vérification de ce genre est difficile à établir.

b) Hérédité de famille. — A l'hérédité de famille se rattache la question de la consanguinité. Celle-ci a été accusée de tant de méfaits, les lois humaines ont prohibé avec tant d'énergie les unions entre parents, qu'il est difficile de trouver dans la pathologie humaine un nombre de faits dont le déterminisme soit suffisamment précis pour tirer des conclusions envisageant toutes les données du problème. On a accusé la consanguinité de faire des monstres, des idiots, des sourds-muets; cependant, des exemples en désaccord avec de pareilles conclusions ont été cités par BOURGEOIS, SEGUIN aîné, A. VOISIN. « Des faits observés dans la famille humaine et dans les familles animales, on peut hardiment conclure que la consanguinité n'est fâcheuse que lorsque les conjoints sont atteints d'un vice constitutionnel. Loin d'être cause de déchéance physique ou morale pour une famille saine, elle est pour elle la condition d'une accumulation d'énergie vitale. Les croisements entre races pures et consanguines donnent toujours les meilleurs résultats. La consanguinité, étant une force de l'hérédité, élève, lorsque les reproducteurs sont vigoureux et sains tous deux, la chance d'un produit de *premier sang* » (DEBIERRE).

c) *Hérédité de race ou atavisme.* — C'est la manifestation la plus puissante de l'hérédité. Cette force de l'atavisme est celle qui maintient depuis des siècles les caractères des peuples, qui conserve les races d'animaux dans un type à peu près immuable. Les chiens de Constantinople, amenés par l'invasion turque, ont gardé les caractères ataviques qui les différencient si complètement des chiens de l'Europe occidentale. L'influence de l'atavisme est telle que chaque individu n'est dans la race qu'une épreuve tirée une fois de plus d'une page une fois pour toutes stéréotypée (BAUDEMONT).

Cependant, le mot atavisme, tel que l'entend BAUDEMONT, n'est pas toujours accepté dans cette signification; on entend souvent sous cette appellation la réapparition, chez un descendant, d'un caractère quelconque des ascendants, demeuré latent pendant une série de générations. C'est le retour ou la réversion vers la forme d'un aïeul lointain. L'atavisme était connu de l'Antiquité. Les éleveurs de notre époque ont à compter toujours avec la puissance atavique, qui fait apparaître au milieu d'une race créée par la sélection artificielle un ou plusieurs caractères du type de la race pure. Les créateurs, dans nos pays, de la belle race nivernaise de bovidés voient reparaître souvent dans leurs animaux les indices trop prédominants du sang de la race Durham. C'est par atavisme que les mâles de la ruche, qui doivent leur naissance à la parthénogenèse, présentent les caractères manifestes de leur grand-père maternel; c'est encore par atavisme que les enfants d'un couple ne ressemblent ni à leur père, ni à leur mère, mais empruntent les traits d'un de leurs grands-parents.

L'atavisme se manifeste avec puissance dans la constitution physique et mentale des individus. La polydactylie, l'hypospadias sont héréditaires. Dans l'ordre psychique, les facultés sensorielles, la mémoire, l'imagination, les penchants, les aptitudes intellectuelles, les passions peuvent être transmis par l'hérédité et obéissent parfois aux lois de l'atavisme. L'hérédité de la tendance au vol et au meurtre s'observe dans certaines familles; on a cité une d'elles dont dix membres sur trois générations sont morts au bagne. Le célèbre aphorisme d'Auguste Comte : que « les vivants sont gouvernés par les morts et le seront de plus en plus », veut dire que l'homme sent, pense, veut, beaucoup plus par ses aïeux que par lui-même. Les aptitudes intellectuelles sont liées aux conditions organiques, et, celles-ci étant héréditaires, les premières le sont aussi. On conçoit que de pareilles constatations aient permis de considérer l'amélioration des criminels par la répression comme la plus irréalisable des chimères (Maudsley).

L'introduction de quelques échantillons d'une race dans une autre donne naissance à des produits qui tiennent le milieu entre les deux races, mais bientôt les descendants se rapprochent de plus en plus de la race primitive. Dans les générations successives, les chromosomes d'une race ont été submergés par ceux de la race conjointe. Ainsi se conservent les caractères des peuples, malgré les immigrations successives. Le plus bel exemple est ce peuple Fellah, de l'Égypte, sur lequel ont passé tant d'invasions et qui garde encore le type ethnique des contemporains de Sésostris. Les produits nouveaux disparaissent ou se fondent dans la race primitive. L'observation se confirme par l'expérience avec la plus grande facilité. Dans un pays de chasse, où abondent les lapins de garenne, on introduit un certain nombre de gros lapins de l'espèce domestique. On constate l'année suivante des produits nouveaux qui diffèrent du lapin de garenne par leur taille et par leur robe. Peu à peu, ces échantillons d'une race mitigée deviennent de moins en moins reconnaissables et finissent par se perdre entièrement au bout de quelques années.

On donne le nom d'*hérédité par influence* ou d'*hérédité par imprégnation* à un phénomène qui a été observé fréquemment : une jument de race pure, saillie par un étalon de race commune, donne par la suite, même saillie par un étalon de race pure, des rejetons à caractère indécis. Une jument arabe appartenant à lord Morton « produisit un hybride dont le père était un couagga; le poulain était marqué de bandes semblables à celles du zèbre. Plus tard la même jument eut encore deux poulains, mais d'un cheval arabe, et cependant les poulains étaient zébrés ». Des faits analogues ont été cités à propos des races ovines et bovines. Lingard a rapporté le cas curieux de la veuve d'un hypospade contractant, 18 mois après la mort de celui-ci, un second mariage avec un époux qui, non seulement n'était pas hypospade, mais encore n'offrait aucun hypospade chez ses parents : elle eut de ce second mari quatre fils, tous hypospades. On a donné diverses explications de ce singulier phénomène. Cl. Bernard y voyait l'imprégnation imparfaite par le sperme d'ovules voisins de l'ovule fécondé, imprégnation suffisante cependant pour que le simple stimulus d'un rapprochement ultérieur donnât naissance à un sujet antérieurement procréé. Turner, Cornevin ont émis une autre idée, adoptée avec quelques variantes par Bouchard, sur le mode d'imprégnation maternelle : par l'intermédiaire de la circulation utéro-placentaire, le fœtus, ayant dans le sang des propriétés spéciales, les communiquerait à sa mère dont le sang agirait plus tard sur les ovules destinés à être fécondés par un autre mâle. Sanson admet que ces faits d'imprégnation se ramènent à des cas d'atavisme méconnu et qu'ils se réduisent à des réapparitions accidentelles de caractères ayant existé chez les ancêtres.

Hérédité pathologique. — Certaines maladies fréquentes dans une famille peuvent-elles être transmises par hérédité ? A cette question la réponse affirmative est unanime. Les maladies qui, absentes chez les ascendants, ont été acquises par un individu, peuvent-elles être transmises par hérédité ? Ce second problème est résolu en différents sens, parce que les auteurs ne s'entendent pas sur la signification à donner au mot hérédité. Par exemple : l'enfant qui a été conçu pendant l'ivresse d'un de ses parents, ceux-ci n'ayant pas d'ailleurs de maladies héritées, présentera des troubles de la santé. Ces troubles seront attribués par les uns à l'hérédité : l'enfant sera un hérédo-alcoolique; ils seront considérés par les autres comme le résultat d'une simple dystrophie dépourvue du cachet spécifique de l'alcoolisme, parce que l'enfant n'aura pas l'allure clinique d'un ivrogne, qu'il ne possédera pas dans sa chimie moléculaire l'alcool en combinaison, qu'il n'aura pas hérité de cet alcool. Pour arriver à une entente, il faut donc soigneusement définir les termes et séparer, dans ce qu'on est convenu d'appeler l'hérédité, ce qui appartient à l'état physico-chimique de l'une et l'autre cellule au moment de leur fusion, *hérédité conceptionnelle,* et ce qui dépend des conditions extérieures, une fois la fécondation accomplie, *hérédité utérine.*

Ces deux modes d'hérédité comportent de très grandes différences. Le premier dépend du père et de la mère; le second est exclusivement maternel. Ce dernier pourrait à la rigueur ne pas mériter ce nom d'hérédité, puisque dans le sein maternel le produit de la conception est exposé à des infections, à des intoxications, à des traumatismes, de la même façon qu'il le sera plus tard dans le cours de sa vie.

Cependant, si les troubles pathologiques des premiers moments de la vie intra-utérine ne sont pas obligatoirement sous la dépendance de l'hérédité des deux parents, ces troubles ont, plus qu'à tout autre période de l'existence, le pouvoir de se transmettre aux descendants, et c'est par cette voie que quelques-uns des états pathologiques se rattachent étroitement aux phénomènes héréditaires. Il ne faut pas confondre avec les maladies héréditaires toutes les maladies congénitales. Certains fœtus présentent dès leur naissance des altérations de structure ou de fonctions, qui persistent toute la vie et dont les parents étaient indemnes. Nombre de néoplasmes et de malformations indépendantes de toute hérédité individuelle ou atavique apparaissent chez le fœtus et sont sous la dépendance d'anomalies dans sa nutrition ou encore de sa position vicieuse dans l'utérus.

Les maladies héréditaires sont toujours congénitales et peuvent se manifester au moment même de la naissance ou bien à une époque éloignée, pendant le développement et l'accroissement de l'organisme.

L'hérédité conceptionnelle pathologique, celle qui se crée au moment même de la fusion des noyaux ovulaires et spermatiques, n'a pas un mode pathogénique uniforme. On peut envisager trois cas. Le premier est celui qui se rapproche le plus des manifestations de l'hérédité physiologique, sous la forme individuelle, familiale ou atavique. La base physique de l'hérédité, les microsomes chromatiques, ont subi une impression d'ordre pathologique, à caractère limité, parcellaire si on veut, de durée longue et de violence faible. Cette impression pathologique, ils l'ont reçue de leurs ascendants ou acquise peu à peu. Ils la transmettent avec son caractère de limitation, de spécificité plus ou moins étroite. De même qu'un individu hérite physiologiquement d'une particularité morale d'un ancêtre, peut-il hériter au point de vue pathologique d'un trouble de la nutrition, de la goutte par exemple, et de ses dérivés migraineux et asthmatiques, ou de l'hémophilie, ou du daltonisme, ou du diabète ou d'une psychopathie nerveuse.

Le second cas d'hérédité pathologique conceptionnelle est celui où les microsomes de l'une ou l'autre ou des deux cellules germinatives, au lieu de subir l'influence d'une perturbation lente, limitée, très spécifique, portant peut-être exclusivement sur certains d'entre eux à l'exclusion complète des autres, reçoivent la secousse brutale, généralisée, d'une influence nerveuse, d'un poison ou d'une toxine microbienne venant les frapper dans l'ovisac ou dans le tube séminifère. Suivant la violence de l'injure, on aura tous les degrés dans les résultats : l'infécondité, l'avortement, la débilité que A. Fournier a si bien peinte par le mot d'inaptitude à la vie, les malformations, etc., etc. La clinique d'abord, l'expérimentation ensuite ont accumulé sur ce point les preuves les plus convaincantes. Le domaine pathologique de l'alcoolisme, où le générateur mâle est fréquemment atteint à l'exclusion du générateur femelle, permet des observations précises. MAIRET et COMBEMALE soumettent des chiens à l'intoxication alcoolique aiguë ou chronique ; ils constatent alors que les petits engendrés par ces animaux présentent des arrêts de développement dans divers organes et sont enclins aux accès épileptoïdes. G. BALLET (Acad. de Méd., août 1894) a observé le fait suivant. La famille X... compte cinq fils. Le premier et le deuxième jouissent d'une santé parfaite ; après la naissance du second fils, le père contracte des habitudes de boisson et devient rapidement un grand buveur. Le troisième fils est un hystérique ; le quatrième fils est un arriéré. Sur ces entrefaites, le père se corrige et redevient sobre. Quelque temps après, naissance d'un cinquième fils qui jouit d'une santé excellente comme les deux premiers. Ce que l'on constate quand on étudie les ravages du premier poison microbien connu, de ce qu'on pourrait appeler la *toxine alcoolique*, on l'observe également dans le domaine des autres intoxications microbiennes. Les dystrophies héréditaires d'origine paternelle (les troubles ne peuvent être ici rapportés qu'à la cellule germinative) ont été parfaitement décrites dans la tuberculose (L. LANDOUZY) et dans la syphilis (ALFRED et EDMOND FOURNIER).

Le troisième mode d'hérédité conceptionnelle pathologique a été constaté objectivement pour la première fois par PASTEUR qui a vu le corpuscule de la pébrine dans l'œuf des papillons infectés.

Si les médecins et les expérimentateurs avaient voulu lire et comprendre l'admirable travail de PASTEUR paru il y a quarante ans, combien de questions eussent été définitivement tranchées par l'expérience, qui ont demandé depuis, pour être résolues et moins parfaitement résolues, des efforts considérables ! Dans son ouvrage sur les vers à soie, PASTEUR a résolu tous les problèmes qui touchent à l'hérédité, non seulement pour la pébrine, mais pour beaucoup d'autres maladies infectieuses. Il a démontré : la réalité de l'infection ovulaire, la possibilité pour les œufs infectés de se développer, l'existence d'une infection héréditaire latente, plus ou moins tardive, l'influence négligeable de la maladie du père sur l'infection des rejetons, la prédisposition à la maladie, la débilité générale d'êtres issus d'œufs non infectés mais provenant de parents infectés, la nécessité d'une infection maternelle intense et précoce pour entraîner l'infection ovulaire. Les faits découverts par PASTEUR se résument dans les propositions suivantes. Il a établi : 1° que la pébrine est essentiellement *contagieuse*, les corpuscules étant les agents actifs de la contagion ; 2° que les vers *infectés par simple contagion* poursuivent en général leur évolution assez longtemps pour monter à la bruyère et faire leurs cocons ; 3° que la pébrine peut aussi se gagner par *hérédité*, tout œuf qui offre au microscope des corpuscules les possédant par transmission héréditaire (ils proviennent sans exception de l'intérieur du papillon qui a pondu cet œuf) ; 4° que les vers ovulairement infectés n'arrivent pas en général à faire leurs cocons ; 5° que bien souvent *les œufs ou les vers portent en eux le germe de la maladie, sans offrir de corpuscules distincts et visibles au microscope*, que les corpuscules peuvent y être contenus sans qu'on les trouve, le mal se développant surtout à un âge plus avancé, dans les chrysalides et dans les papillons ; 6° que le moyen certain d'avoir des *graines pures*, c'est d'examiner au microscope les papillons dont les œufs proviennent : si les papillons sont privés de corpuscules, les œufs resteront sûrement indemnes (on peut ne se préoccuper que des papillons femelles, les mâles n'ayant pas d'influence sur l'infection des œufs) ; 7° que les corpuscules n'apparaissent dans les œufs que si on en trouve dans la *chrysalide jeune* (quand la chrysalide est infectée seulement à la fin de sa vie, le papillon donnera des œufs non corpusculeux) ; 8° enfin que les vers *non infectés nés de papillons corpusculeux se contagionnent* plus facilement que les autres.

En dehors de la pébrine, la présence d'un microbe dans le corps cellulaire de l'ovule ou du spermatozoïde n'a été que rarement constatée. On admet que le germe encore inconnu de la syphilis peut être renfermé dans la cellule sexuelle mâle ou femelle. Pour la tuberculose, le fait paraît douteux, au moins en ce qui concerne le spermatozoïde. On n'imagine guère le bacille de Koch, logé dans la chromatine ou dans le petit cytoplasme de cette cellule-germe, et près du centrosome, laissant inaltérés l'état et les fonctions du spermatozoïde.

L'hérédité pathologique utérine — bien qu'elle soit d'origine directement maternelle — le mâle, s'il agit, ne pouvant le faire que par la contamination de la femelle — s'observe fréquemment. La longue durée de temps pendant laquelle l'embryon et le fœtus restent dans le sein maternel et les facilités de communication qui existent entre le contenu de la circulation maternelle et celui de la circulation fœtale expliquent le passage des substances liquides et même solides (microbes) de l'une dans l'autre circulation. Une modification dans la composition du liquide nutritif qui entoure les éléments du fœtus et surtout de l'embryon amène dans son développement des perturbations qui peuvent parcourir toute l'échelle de gravité jusqu'à occasionner la mort. En 1860, C. Paul a publié une statistique de 123 grossesses issues de parents dont l'un ou l'autre était saturnin. Sur ce nombre, 73 ont abouti à l'accouchement prématuré, à l'avortement ou à la mort avant la naissance, et, sur les 50 enfants vivants, 20 sont morts dans la première année, 8 dans la deuxième

7 dans la troisième, en sorte que 123 grossesses observées chez des saturnins n'avaient fourni que 14 survivants.

Mêmes résultats si on étudie le sort des produits conceptionnels de parents intoxiqués par le tabac, l'alcool, le sulfure de carbone (Le Gendre), la syphilis (A. et E. Fournier), la tuberculose. Les enfants des tuberculeux sont congénitalement déchus (Landouzy).

Les renseignements fournis par la clinique humaine sont contrôlés et confirmés par les recherches de la pathologie comparée. En maintenant des œufs d'oursins dans un liquide modifié, Hertwig a constaté des anomalies de la division nucléaire. Plaçant des œufs de grenouille dans l'eau salée, il a vu un retard, puis un arrêt de développement; si la solution saline était faible, un demi pour cent, le développement se poursuivait et finissait par donner naissance à des monstres anencéphales ou hémicraniens.

Pouchet et Chabry, en privant de chaux l'eau où ils élevaient des oursins, ont rendu impossible la formation de spicules calcaires qui servent de squelettes à leurs bras, et de plus, au lieu de former des bras sans squelettes, ces larves ne formaient pas de bras du tout. Ce fait, comme l'a remarqué Yves Delage, montre bien qu'il ne faut pas toujours chercher dans le noyau (pangènes de de Vries) ou dans le cytoplasme la cause du déterminisme du développement cellulaire, mais que cette cause peut résider dans des conditions extérieures.

En 1893, Herbst, élevant des Pluteus dans de l'eau à laquelle il ajoutait des sels divers (sels de potasse, de lithine, etc.), a vu la forme de ces animaux se modifier profondément. Divers monstres prenaient naissance et affectaient des caractères morphologiques en rapport avec les bases qui entraient dans la constitution des sels. Les monstres produits par les sels de potasse étaient différents d'aspect de ceux qui devaient leur origine aux sels de lithine. Ces curieuses observations font espérer qu'on pourra spécifier en clinique les types des dystrophies les plus fréquentes (alcool, tuberculose, syphilis, etc).

Sur des animaux plus haut placés dans l'échelle animale, Fol et Varinsky (1883), Dareste (1891) ont obtenu, en chauffant un des côtés de l'œuf, un renversement de la tête et un renversement de l'anse du cœur, qui aboutissaient en définitive à une inversion viscérale complète. En exposant des œufs en incubation à des vapeurs d'alcool, Féré (1895) a obtenu l'éclosion de monstres. Les faits expérimentaux constatés à l'aide de l'intoxication alcoolique des fœtus se confirment si on fait agir d'autres produits microbiens. Gley et Charrin (1896), expérimentant sur des cobayes et des lapins soumis à l'influence de toxines pyocyaniques, ont enregistré des avortements nombreux et, chez les petits qui venaient vivants, des retards de croissance, des dystrophies diverses; Charrin a constaté à l'hôpital, sur des enfants issus de mères malades, des retards dans la croissance.

Les données expérimentales sont donc sur ce point tout à fait conformes aux observations de la clinique.

Les substances solubles passent du sang maternel dans le sang fœtal; c'est un fait acquis. En est-il de même des corps figurés, des agents pathogènes microbiens? Si l'on avait tenté de résoudre cette question par des observations cliniques, on aurait eu sous la main les faits, constatés depuis longtemps, de fœtus venant au monde avec la variole, avec l'érysipèle. Malheureusement on établissait, il y a quelques années à peine, des limites très précises entre les maladies infectieuses et les virus. En 1878, Chauveau déclarait que les maladies virulentes étaient des maladies qui n'avaient pas le parasitisme pour cause ni pour agent de transmission! Depuis les travaux de Davaine (1849) et ceux de Brauell (1857), le charbon était considéré comme une maladie ne se transmettant pas de la mère au fœtus, le placenta était regardé comme un filtre parfait, ne laissant pas passer les microbes du sang maternel dans le sang fœtal (loi de Brauell-Davaine, adoptée par Chauveau, etc.). Cependant, les expériences très précises de Straus et Chamberland, confirmées par Koubassoff, vinrent établir que, chez les femelles grosses charbonneuses, la bactéridie franchissait à peu près toujours le placenta. En 1886, pour soutenir que le bacille typhique inoculé aux cobayes produisait, non pas une intoxication, mais une véritable infection, Chantemesse et Widal montraient la présence, chez le fœtus, du bacille typhique inoculé sous la peau de femelles pleines; ils retrouvaient aussi ce même germe dans le sang d'enfants mis au monde par des mères atteintes de fièvre typhoïde. Peu de temps après, Eberth faisait la même constatation. Puis Netter reconnut que le pneumocoque franchissait la barrière placentaire. Ces faits ont été constatés dans l'espèce humaine pour un certain nombre de microbes pathogènes; il nous suffira d'en donner quelques exemples. Chambrelent et Sabrazès (1892) ont vu que le streptocoque passait de la mère au fœtus, chez le lapin, sans que le placenta offrît la moindre lésion histologique. Auché (de Bordeaux) (1892) a retrouvé des staphylocoques et des streptocoques dans le foie et le sang de fœtus rejetés par avortement chez des femmes atteintes de variole. Cadéac et Mallet (1887), Lœffler ont constaté le passage du bacille de la morve. Spitz, en 1879, trouva quelques spirilles dans le sang d'un fœtus dont la mère était atteinte de typhus récurrent (observation semblable d'Albrecht, 1884). Perroncito et Carita, en 1887, ont reconnu expérimentalement le passage du virus rabique au fœtus humain. Bouzian, en 1892, a observé la transmission intra-utérine de l'hématozoaire du paludisme.

Portée dans le domaine expérimental, l'étude du problème de la transmission placentaire ne semblait pas aboutir à des constatations toujours aussi précises ; les résultats se montraient différents, suivant le microbe mis en expérience et suivant la race animale employée. Il faut se souvenir, en effet, que chez divers animaux la structure du placenta est variable. Dans le placenta de la femme et aussi dans celui de la souris, l'absence de revêtement épithélial sur les bourgeons choriaux pénétrant dans le placenta maternel facilite singulièrement le passage des bactéries de la mère au fœtus.

Si le placenta n'est pas, comme on le croyait autrefois, un filtre parfait, il protège néanmoins le fœtus d'une manière assez efficace contre l'infection ; sans être totalement imperméable, il ne laisse passer en général qu'un nombre restreint de germes. Les observations font reconnaître que, pour s'exercer, la transmission placentaire exige d'ordinaire une infection sanguine intense de la mère. Certains auteurs admettent que l'infection fœtale suppose nécessairement l'existence de lésions placentaires ; d'autres estiment que le passage est possible avec un placenta histologiquement normal. Malvoz a constaté, dans tous les cas de transmission positive, des lésions hémorrhagiques banales ; Sabrazès et Chambrelent ont au contraire affirmé que les placentas de lapines infectées par le streptocoque, et ayant transmis le germe aux fœtus, étaient histologiquement sains. Les obscurités de la question ont été en partie dissipées par les beaux travaux de M. Duval.

« Il n'y a pas dans la série des mammifères, dit ce savant, un seul et même type structural du placenta, il y a *des types très différents* réunis par des formes de transition... Un des points essentiels à examiner dans la question du passage de la mère au fœtus, c'est la nature et la disposition des tissus qui séparent le sang maternel du sang fœtal. *A cet égard, les dispositions sont absolument différentes dans le placenta de tel animal, comparativement au placenta de tel autre : bien plus, elles sont différentes pour un même animal, selon qu'il s'agit de la première ou de la seconde moitié de la gestation.* »

On voit que la transmission des germes de la mère au fœtus pendant la gestation rencontre des obstacles bien différents les uns des autres, suivant les cas. Chez les rongeurs, la contagion intra-utérine a d'autant plus de chances de se réaliser qu'elle s'effectue à une époque plus rapprochée de la fin de la gestation.

Chez les ruminants, d'après M. DUVAL, l'obstacle utéro-placentaire se renforce ; les dispositions anatomiques sont telles, dans cette espèce, qu'il existe toujours, entre le sang maternel et le sang fœtal, une quadruple barrière, deux parois capillaires et deux couches épithéliales. C'est pourquoi toutes les déductions fondées sur des expériences de pathologie comparée ne peuvent être, sur ce point, appliquées directement à l'espèce humaine. D'après RETTERER, DURANTE, SEGALL, le placenta humain, au point de vue de la séparation des circulations fœtale et maternelle, est intermédiaire entre le placenta des rongeurs et celui des bovidés. Les recherches de CHARRIN et DUCLERT ont montré que l'intoxication préalable d'une femelle grosse par un poison quelconque, microbien ou végétal, diminuait notablement l'imperméabilité placentaire.

Tels sont les faits cliniques et expérimentaux qui établissent les mécanismes par lesquels s'exécutent les divers modes de l'hérédité pathologique. Envisagée d'une manière générale, l'étude de ce problème permet d'aboutir aux conclusions suivantes.

1° Les anomalies et états pathologiques acquis au cours de la vie individuelle (*à l'exception de quelques maladies infectieuses*) ne sont pas transmis comme tels à la postérité.

2° Ne peuvent être héréditaires et transmises comme telles aux descendants que les maladies déjà héréditaires ou les états pathologiques qui ont pris naissance chez les générateurs *dans les premiers temps de la vie intra-utérine*, c'est-à-dire avant que les germes des futures glandes sexuelles se soient différenciés de la masse totale en voie de segmentation.

3° Les maladies acquises par les parents peuvent provoquer des troubles nutritifs dans les glandes sexuelles et l'utérus, et agir ainsi sur le développement du spermatozoïde, de l'ovule ou de l'embryon. Il peut en résulter chez les descendants les formes les plus variées de dystrophie, faiblesse générale, développement irrégulier, signes de dégénérescence, etc. Ces dystrophies créent une prédisposition héréditaire à diverses affections.

4° L'influence maternelle dans la transmission héréditaire des maladies est beaucoup plus grande que l'influence paternelle. Celle-ci n'intervient que dans l'hérédité conceptionnelle.

Nous allons étudier, dans la pathologie humaine, les faits d'hérédité qui s'observent le plus fréquemment.

Hérédité nerveuse. — La famille névropathique. — Les dégénérés. — L'hérédité nerveuse est l'aptitude à faire éclore des affections nerveuses, conférée à un organisme par des générateurs placés dans les mêmes conditions d'hérédité ou soumis à certaines influences pouvant agir sur le système nerveux (RAYMOND). De tout temps la transmission des maladies nerveuses par hérédité a été reconnue par les médecins. Au début de la seconde moitié de ce siècle, les auteurs français LUCAS, MOREL, MOREAU (de Tours) ont fait prévaloir cette opinion « que la plupart des maladies nerveuses, avec ou sans lésions accessibles à nos moyens d'investigation, ont un fonds commun d'origine, font partie d'une même famille et sont unies entre elles par un facteur commun qui est l'hérédité ». Cette hérédité aurait même une base anatomique, l'imperfection du développement des cellules ganglionnaires et des fibres nerveuses (ARNDT, SCHULZE, PICK, CHASLIN, etc.).

Le phénomène psychologique fondamental dans les psychopathies est le peu de résistance que la personnalité morale oppose à toute suggestion, à toute impulsion. De là résulte le défaut de résistance aux sollicitations extérieures, qui conduit à l'hérédité des passions : jeu, libertinage, avarice, ivrognerie; à l'hérédité du vol, etc.

La folie est héréditaire. Les causes banales, chagrins, fatigues, etc., développent la folie chez le prédisposé et non pas chez le premier venu. L'aptitude d'un individu à délirer sous des influences insignifiantes est presque proportionnelle au nombre des cas de folie qu'il compte dans ses ascendants. WOODS HUTCHINSON a fait dans les asiles anglais et américains une statistique qui porte sur plus de 50 000 cas de folie et il conclut qu'on peut admettre la proportion de 22,6 pour 100 d'influence héréditaire. L'hérédité bilatérale offre le maximum de danger. La consanguinité paraît ne favoriser la folie que chez les individus porteurs de tares familiales.

La prédisposition héréditaire peut rester longtemps latente et ne se manifester que sous l'influence des conditions (puberté, ménopause) qui, précisément, ont fait éclater la folie chez les ascendants, aux mêmes âges (TOULOUSE).

MAGNAN a réuni, sous le nom de *délire chronique*, une série de troubles morbides qui aboutissent à la démence, en passant par les étapes successives de la mélancolie, de la manie des persécutions et de la manie des grandeurs. Pendant de longues années, l'individu qui porte cette tare secrète due à l'hérédité n'en présente aucun signe objectif, aucune manifestation ni dans ses habitudes, ni dans son état intellectuel. Lorsque les accidents éclatent, on trouve souvent dans les antécédents de famille du malade des traces certaines de cette hérédité.

La plupart des *impulsions* sont héréditaires, et parmi celles-ci une des plus tenaces est l'impulsion au suicide. Les suicides familiaux s'accomplissent parfois avec des particularités telles (même lieu, même arme, etc.) qu'on ne peut s'empêcher de penser que la prédisposition héréditaire est actionnée par la suggestion. Moreau (de Tours) rapporte le fait suivant. « Un monomaniaque, M. L., se donne la mort à trente ans ; son fils arrive à peine à trente ans qu'il est atteint de monomanie et fait deux tentatives de suicide. Un autre, à la fleur de l'âge, est pris de monomanie et se noie volontairement ; le fils de ce dernier, d'une bonne santé, riche, père de deux enfants bien doués, se noie volontairement au même âge ». « Les possédés du démon », au moyen âge, étaient de génération en génération membres d'une même famille. Au nombre des phénomènes qui se montrent avec le plus de fréquence dans le développement de la folie, on note les hallucinations. Comme la mémoire et l'imagination sont formées de sensations de même nature que celles produites par le contact de la réalité, on conçoit que l'exaltation de ces facultés intellectuelles puisse aboutir à des manifestations qui offrent avec les hallucinations des ressemblances profondes. Voilà pourquoi, dit Debierre, « les grands artistes qui ont la *vision intérieure* intense ont toujours été si près des idées délirantes ». Diderot a déclaré que la sensibilité n'était pas nécessaire au comédien. Cette formule ne saurait être appliquée toujours aux grands artistes, aux poètes ou aux romanciers ; qu'il nous suffise de rappeler ce trait, cité par Taine, de Flaubert éprouvant les symptômes d'un empoisonnement véritable, tandis qu'il écrivait le récit du suicide d'Emma Bovary !

Dans les psychopathies, le rôle de l'hérédité est plus ou moins exclusif; il acquiert son maximum de puissance dans les affections auxquelles on a donné le nom de *folie héréditaire*. Les individus qui en sont atteints ou qui doivent en être atteints se font reconnaître dès leur jeune âge par les stigmates physiques et psychiques *des dégénérés*, dont l'expression la plus complète se trouve dans l'idiot des asiles et dont les manifestations les plus atténuées se voient chez l'imbécile, chez le déséquilibré, chez le faible d'esprit, chez le débile.

La neurasthénie, « qui est à cheval sur les névroses et les psychoses » (Raymond), est le plus souvent héréditaire. Il en est de même de l'épilepsie et de l'hystérie. Ces deux dernières névroses ne se transmettent que rarement par hérédité similaire, mais on trouve chez les ascendants la cause de troubles nutritifs du système nerveux, tels que des infections chroniques, des dyscrasies permanentes, comme l'arthritisme et la goutte, des intoxications chroniques, comme le plomb et l'alcool, et surtout, bien souvent, l'intoxication aiguë par l'alcool.

Enfin, beaucoup d'autres maladies du système nerveux se rattachent à la prédisposition héréditaire : le tremblement, la chorée, l'ataxie locomotrice, l'atrophie musculaire progressive, la paralysie pseudo-hypertrophique et surtout l'ataxie cérébelleuse ou maladie de FRIEDREICH, la maladie de THOMSEN, etc. Le daltonisme aussi se transmet par hérédité similaire et par atavisme, de préférence aux descendants du sexe masculin. HORNER, qui a étudié tout spécialement l'hérédité de cette affection, formule la règle suivante : les enfants masculins dont le grand-père maternel a été atteint de daltonisme souffrent assez fréquemment de cette infirmité.

Dans le groupe des maladies nerveuses héréditaires, on voit si souvent figurer dans l'étiologie la mention de l'arthritisme, qu'il faut accorder à cette diathèse une place dans la genèse de la prédisposition morbide. C'est pour exprimer les relations entre les névroses et l'arthritisme que l'École de la Salpêtrière a créé l'expression de *Neuro-arthritisme*.

L'hérédité des prédispositions morbides, des tempéraments, c'est-à-dire des diathèses, découle pour ainsi dire de la définition même de l'hérédité. La démonstration objective la plus typique a été fournie par PASTEUR dans la transmission héréditaire de la prédisposition à la flacherie. D'autre part, les constatations cliniques sont nombreuses de familles et de races chez lesquelles se transmettent, par hérédité, là, une fragilité spéciale vis-à-vis d'une maladie infectieuse, ici, une résistance extraordinaire à l'égard d'une autre infection (résistance des nègres à la malaria). On a pu constater dans ces dernières années, pour un grand nombre de maladies humaines et animales, que le substratum anatomique de cette fragilité ou de cette résistance résidait en grande partie dans les qualités de cellules particulières, les phagocytes.

La fragilité héréditaire de certains organes et de certaines fonctions s'observe dans la pathologie humaine comme dans la pathologie comparée. On voit dans certaines familles une faiblesse congénitale du tube digestif, qui se dévoile de bonne heure par de la dyspepsie, de la constipation, etc. Cette fragilité repose-t-elle sur des conditions anatomiques spéciales ? Il est difficile de donner sur ce point une réponse décisive. Il faut noter cependant que l'appendicite, dans l'étiologie de laquelle, comme l'a démontré DIEULAFOY, l'hérédité joue un si grand rôle, a souvent pour point de départ des particularités anatomiques bien manifestes.

Au nombre des maladies le plus fréquemment héréditaires il faut citer l'*Hémophilie* (GRANDIDIER, KEHRER, STAHEL, etc.). Elle se transmet de préférence aux membres du sexe masculin, en prenant souvent la forme de l'hérédité atavique.

Quelques-unes des maladies générales, le diabète, l'obésité, la migraine, la goutte, etc., s'observent avec fréquence dans certaines familles. BOUCHARD, N. G. DE MUSSY, etc., ont proclamé que les maladies arthritiques sont héréditaires, non pas d'une façon étroite et similaire, mais à la faveur d'une prédisposition morbide qui fait facilement réalisable, dans une famille, une certaine catégorie d'affections. Les faits en eux-mêmes, quelle que soit l'idée théorique à laquelle on attribue ces troubles pathologiques, ne sont contestés par personne. Nul ne méconnaît l'influence de cette hérédité ni la polymorphie de ses manifestations. Dans le groupe de ces diathèses figurent le rhumatisme chronique (CHARCOT, MASSALONGO), la goutte (SCUDAMORE, PATISSIER, GARROD, BOUCHARD), l'obésité, la lithiase biliaire, la gravelle, la migraine, l'eczéma, les varices (BOUCHARD), etc.

Hérédité des néoplasmes. — Peu d'années nous séparent de l'époque où les types des maladies héréditaires étaient la lèpre, la tuberculose, etc. On sait aujourd'hui qu'elles doivent leur naissance, dans l'immense majorité des cas, à la contagion figurée par un parasite. Que seront les idées médicales dans quelques années sur la nature du cancer ? Il est difficile de donner sur ce point une réponse décisive. Quand le médecin suédois eut inoculé sur un lépreux une lésion lépreuse avec succès, on déclara que l'observation n'était pas concluante, parce que le sujet avait déjà la lèpre *dans sa constitution.* Pour le cancer, les chirurgiens ont vu des greffes cancéreuses, faites spontanément ou artificiellement sur des individus déjà cancéreux, se développer. Ces inoculations ont réussi, comme ont réussi sur les tuberculeux et les lépreux les inoculations des lésions parasitaires de la tuberculose et de la lèpre. Ceci nous dispense de discuter longuement les théories émises au sujet de la nature du cancer et dont la plus célèbre, qui a reçu diverses modifications, est celle de COHNHEIM sur l'origine congénitale des tumeurs. Ce savant pensait qu'à un stade initial du développement embryonnaire, il se produisait dans une des parties de l'ébauche fœtale plus de cellules qu'il n'était nécessaire. Ces cellules en excès, après avoir sommeillé longtemps, se développaient avec toute l'intensité de leur nature embryonnaire, sous l'influence d'une cause banale en apparence, et telle était l'origine des tumeurs.

Le jour où la nature microbienne du cancer sera reconnue, toute l'histoire clinique de cette maladie, son mode de propagation, son cheminement lymphatique, les réactions conjonctives qu'elle fait naître, etc., cadreront parfaitement avec son étiologie parasitaire. L'hérédité du néoplasme deviendra alors l'hérédité de la prédisposition à laisser s'implanter un parasite. Le cancer, en effet, se voit assez fréquemment dans certaines familles. HUTCHINSON a constaté que 10 p. 100 des malades morts à l'Hôpital des Cancéreux de Londres comptaient des cancéreux parmi leurs ascendants. WINIWARTER réduit cette proportion à 5 p. 100; les statistiques de PIGOT, OLDECOP, GUSSEROW, BACKER, LICHTENSTERN, PFEIFFER, LEBERT, ZIEHL, GRAF, etc., indiquent un chiffre maximum ne dépassant pas 12 à 17 p. 100.

Dans certaines familles, l'*hérédité du cancer* se manifeste par le développement du néoplasme toujours à la même place. BROCA (Traité des Tumeurs) cite le fait suivant : dans une famille de 27 membres, 16 succombent au cancer, dont 10 au cancer du sein, 4 au cancer du foie, un au cancer de l'estomac et un au cancer de l'utérus. Il s'agit ici d'une prédisposition au cancer tellement forte et inaccoutumée que l'idée de contagion familiale vient à l'esprit.

Hérédité syphilitique. — Elle est actuellement au nombre des vérités acquises, agréées de tous, supérieures à toute contestation, à toute controverse, dit le professeur FOURNIER, qui a fait de cette forme d'hérédité l'objet d'une étude magistrale. Les manifestations ne se restreignent pas à la production d'accidents nettement, mais exclusivement syphilitiques; des troubles multiples, des lésions banales et des prédispositions morbides s'observent, qui doivent être rapportés à la même cause. D'après lui, les manifestations de l'hérédité syphilitique peuvent être réparties en cinq catégories : 1° accidents de syphilis proprement dits; 2° cachexie aboutissant d'une façon ou d'une autre à une inaptitude à la vie; 3° troubles dystrophiques généraux ou partiels; 4° malformations congénitales; 5° prédispositions morbides.

Les stigmates dystrophiques de l'Hérédo-syphilis viennent d'être remarquablement décrits dans le livre récent de E. FOURNIER. Ce sont des dystrophies d'ordre général, portant sur la constitution des hérédo-syphilitiques et arborant les signes de l'infantilisme ou du rachitisme; ou bien des dystrophies partielles, se manifestant sur le crâne, les dents, les yeux, les oreilles, la colonne vertébrale, le thorax, les membres, le bassin, ou encore sur le système nerveux cérébro-médullaire, et d'une façon générale sur tous les grands appareils de l'économie. Les malformations congénitales ne sont pas rares; les troubles nerveux, convulsions, méningite, paralysie spasmodique familiale, s'observent assez fréquemment.

La défaillance organique que présentent ces hérédo-syphilitiques les prédispose à subir toutes les infections. Le tempérament dit scrofuleux ou simplement lymphatique est habituel chez la plupart d'entre eux;

dans les voies lymphatiques et dans les ganglions, les causes d'infections banales persistent sans être détruites; le bacille tuberculeux y trouve un terrain éminemment propre à sa culture.

Dans la question de l'hérédo-syphilis il y a, d'après Fournier, une distinction essentielle à établir entre l'infection syphilitique caractérisée par la présence du germe, et les affections « parasyphilitiques » qui ne dépendent pas de la présence du parasite vivant, mais qui résultent de l'intoxication du produit de la fécondation, intoxication qui a pu marquer son empreinte déjà sur l'une ou l'autre cellule germinative ou bien, plus tardivement, sur l'embryon et sur le fœtus.

Dans la maladie syphilitique, dont le germe a échappé jusqu'ici et qui par conséquent s'est dérobé à peu près entièrement à toute recherche expérimentale, l'enquête clinique a été menée avec tant de soin et tant de perspicacité par divers auteurs (Diday, Neumann, Finger et surtout A. Fournier), que nous avons, au sujet de sa transmission héréditaire, des renseignements très précis. Les obscurités qui subsistent sont en réalité peu nombreuses. Le problème purement étiologique mérite d'être envisagé à deux points de vue, celui de l'enfant et celui de la mère.

a) L'enfant. — Un enfant dont un ou les deux parents sont syphilitiques naîtra-t-il nécessairement syphilitique? L'observation répond que cette hérédité n'est obligatoire à aucun âge de la maladie des parents. Les chances d'infection fœtale dépendent du sexe du parent syphilitique, de l'âge de sa syphilis, du traitement qu'il a suivi. Toutes choses égales, le père est le moins dangereux des parents. Un enfant peut donc naître de parents syphilitiques sans avoir la syphilis. Bien plus, dans certains cas, il pourrait tenir de ses générateurs une immunité contre le virus, une sorte de vaccination congénitale contre la syphilis (loi de Profeta).

L'enfant infecté héréditairement peut recevoir l'infection, au moment de la conception, par les cellules germinatives, ou plus tard, dans le cours de sa vie intra-utérine, par transmission placentaire. Cette dernière condition est très voisine de celle qu'on rencontre dans les cas de syphilis acquise. Elle est, pour l'enfant, d'autant moins grave qu'elle est survenue à une période plus tardive de la grossesse; beaucoup moins grave, en tout état de cause, que la syphilis vraiment conceptionnelle. Cette syphilis conceptionnelle peut-elle être transmise exclusivement, soit par le spermatozoïde paternel, soit par l'ovule maternel? Cette interrogation pose un problème d'ordre général d'autant plus important à résoudre, que la syphilis est peut-être la seule maladie à laquelle on puisse demander une réponse décisive à cette question. L'enquête clinique a démontré que le père pouvait transmettre la syphilis à l'enfant, sans que la mère fut contaminée. Les preuves de cette proposition sont multiples : *a*) le traitement spécifique exclusif du père ayant déjà eu dans le mariage des rejetons syphilitiques suffit le plus souvent pour obtenir des enfants indemnes de la maladie; *b*) la mère dont les enfants sont syphilitiques de par l'hérédité paternelle est bien portante dans la grande majorité des cas : elle peut engendrer plus tard des enfants indemnes avec un mari sain; elle peut aussi, après la naissance de son enfant syphilitique, être infectée soit par cet enfant, soit de toute autre manière.

L'enquête clinique a également démontré que la mère pouvait transmettre la syphilis à l'enfant à l'exclusion du père (A. Fournier). Cette transmission peut se faire probablement par l'ovule. La probabilité découle ici, par analogie, des notions acquises sur la virulence possible du spermatozoïde; une preuve matérielle directe est difficile à fournir, parce qu'en pareil cas, si l'on peut avoir la certitude que l'enfant a été infecté par la mère, on ne peut établir avec la même précision si l'infection fut conceptionnelle ou post-conceptionnelle. Ce dernier mode d'infection est, au contraire, parfaitement démontré par les cas où la mère a contracté la syphilis dans le cours de sa grossesse. La maladie est alors transmise au fœtus, mais à quel moment l'est-elle? Les discussions basées sur des raisons théoriques ont été nombreuses; seule une observation clinique fut décisive. Elle a montré qu'une mère qui avait contracté un chancre à la fin de sa grossesse et qui n'eut les accidents secondaires qu'après la naissance de son enfant, avait cependant transmis le virus syphilitique, par la voie placentaire, à cet enfant (Finger). Cette constatation n'intéresse pas seulement l'étude de l'hérédité; elle affaiblit l'espoir qu'on peut fonder sur l'éradication du chancre, avant l'apparition des accidents secondaires, comme moyen préventif de l'infection générale. Cependant, la transmission post-conceptionnelle n'est pas fatale; l'enfant a d'autant plus de chances d'y échapper que l'infection maternelle survenue pendant la grossesse a été plus tardive.

b) *La mère*. — La question revient à examiner quelle influence a, sur sa mère saine, un fœtus syphilitique de par son père. Ce fœtus va-t-il contaminer sa mère et, s'il la contamine, quelle forme d'accidents précoces ou tardifs va-t-il lui donner? Ce fœtus, au contraire, peut-il ne pas contaminer sa mère et même lui conférer une sorte d'immunité?

La contamination de la mère par un fœtus syphilitique est admise par beaucoup d'auteurs : c'est la théorie du choc en retour, de la syphilis par conception. Qu'une femme, saine jusque-là, et portant dans son sein un enfant syphilitique par son père, puisse présenter bientôt des accidents secondaires de syphilis, le fait est certain. Mais par quelle voie chemine la source de l'infection maternelle? Trois hypothèses sont possibles (KASSOWITZ).

1° La mère peut avoir été infectée, sans avoir présenté de chancre, par le virus circulant dans le sang de l'enfant. Cette hypothèse est l'inverse de celle qui admet la transmission du virus, à travers le placenta, de la mère à l'enfant. Ce passage se fait dans un sens, peut-il se faire en sens opposé ? Cela est possible, mais non certain.

2° Pendant la fécondation, le sperme qui contenait le virus peut avoir infecté la mère en même temps qu'il infectait l'ovule. L'accident initial se sera dissimulé par son siège sur l'utérus ou les trompes.

3° En dehors de la fécondation, la syphilis apparaît, chez certaines femmes, de bonne heure pendant la grossesse. La maladie ne doit-elle pas son origine à l'infection spermatique plutôt qu'à l'infection fœtale?

Telles sont les hypothèses que l'on a formulées pour expliquer les accidents syphilitiques précoces présentés par une femme saine jusque-là et portant un enfant frappé de syphilis héréditaire paternelle.

Parfois la syphilis dite *conceptionnelle* est tardive. Une femme qui porte un enfant syphilitique éprouve pendant le cours de sa grossesse certains troubles assez vagues, des céphalées nocturnes; puis, après quelques années, des accidents tertiaires éclatent : périostites, gommes, etc. Est-ce bien le sang fœtal qu'il faut incriminer ici d'avoir transmis le virus? Certaines femmes, indemnes en apparence, mettent au monde des enfants paternellement syphilitiques. Après leur accouchement, leur état de santé reste parfait; elles ne se distinguent des autres femmes que par leur immunité contre la syphilis, laquelle se traduit par la possibilité de nourrir leur enfant syphilitique sans être contaminées. Cette immunité a été attribuée à l'existence d'une propriété acquise dont les effets ont été désignés sous le nom de loi de COLLES; mais cette loi comporte des exceptions nombreuses. Une mère saine, ayant donné naissance à un enfant syphilitique, peut parfaitement être contagionnée par lui, au cours de l'allaitement, ou devenir syphilitique de tout autre manière.

Enfin, la syphilis des parents peut retentir sur l'enfant à une époque plus ou moins éloignée de la naissance : c'est la syphilis héréditaire tardive, qui a été magistralement décrite par A. FOURNIER. Les signes cliniques que présente la syphilis héréditaire tardive n'ont aucun caractère pathognomonique qui les distingue des symptômes de la syphilis acquise dans l'enfance. La dent d'Hutchinson et certaines lésions osseuses « constituent en faveur de l'origine héréditaire de l'infection des *présomptions* sérieuses, des présomptions formelles et presque voisines de la certitude, mais au total ne constituent rigoureusement que des présomptions, sans s'élever au rang de témoignages d'une authenticité absolue » (A. Fournier).

Le véritable critérium du diagnostic ne réside donc que dans l'étude des antécédents du malade et dans l'enquête sur sa famille, sur les autres enfants, sur la « polymortalité des jeunes » (A. Fournier).

Hérédité tuberculeuse. — Comme dans l'hérédo-syphilis, il y a dans l'hérédité tuberculeuse deux sortes de phénomènes à considérer : ceux dans lesquels le virus de la tuberculose est transmis, sous forme de germe vivant, des parents à l'enfant, avant sa naissance, et ceux dans lesquels l'hérédité frappe, non par la transmission du microbe, mais par la création d'un type de nutrition défectueux. Ce tempérament morbide n'est que le résultat de l'empoisonnement des cellules germinatives ou de l'intoxication de l'embryon ou du fœtus lui-même par la toxine tuberculeuse qui imbibe le corps des parents.

Au seuil de l'étude de l'hérédité tuberculeuse, un premier problème se pose, qui a été, nous l'avons vu, résolu par l'affirmative dans l'histoire de l'hérédo-syphilis : l'hérédité tuberculeuse par infection conceptionnelle est-elle possible? Pour répondre à cette question, on a dans l'histoire de la syphilis un renseignement fourni par la mort ou la naissance d'enfants qui portent, d'une manière irréfutable, les signes de la syphilis paternelle, la mère étant indemne : le contage n'a pu être livré que par la cellule spermatique. Dans la tuberculose, un pareil critérium de conviction fait défaut. Sans doute, avec nos connaissances des caractères morphologiques du bacille tuberculeux, de ses propriétés nécrosantes, il n'est pas facile *théoriquement* d'admettre que le bacille puisse être charrié dans le protoplasma de l'une ou de l'autre cellule germinative, que la fécondation puisse se faire et l'embryon se développer à peu près normalement, malgré la présence de semblables parasites, lesquels ne décèleront leur existence que beaucoup plus tard. Mais, en pareille matière, des inductions théoriques ne suffisent pas pour constituer une certitude; il faudrait demander des éclaircissements à la médecine expérimentale. Les expériences récentes de Walter Heape permettront peut-être d'apporter une preuve dans un sens ou dans l'autre, puisqu'en les utilisant on pourra se mettre à l'abri de l'erreur créée jusqu'alors par la contagion placentaire. Ce savant a réussi à faire développer dans l'utérus d'une lapine d'une race particulière (belge) des œufs tout récemment fécondés, empruntés à une lapine d'une autre race (danoise), de telle sorte que la femelle belge mit au monde en même temps cinq petits lapins qui venaient d'un père belge et deux petits lapins qui présentaient les caractères de leur père danois.

A défaut de cette expérience qui pourrait fournir un argument précieux dans le débat, nous avons, pour étudier le problème de l'hérédo-tuberculose, de nombreux documents empruntés à la médecine expérimentale, à la clinique et à l'anatomie pathologique, documents qui ont été réunis dans un bon travail de G. Küss.

Pour que l'ovule puisse être infecté par le sperme, il faut que celui-ci renferme des bacilles. Gaertner, ayant inoculé des cobayes dans les testicules avec des cultures tuberculeuses, et ayant provoqué, par friction du pénis, des éjaculations, obtint dans la moitié des cas du sperme infecté de bacilles. Ce sont là, il est vrai, des conditions exceptionnelles et qui ne préjugent rien au sujet de la contamination possible du sperme des phtisiques sans lésions génitales. Chez les animaux (cobayes) qui sont infectés à doses massives on peut obtenir du sperme virulent, sans que ces rongeurs présentent des lésions génitales apparentes, mais quand il s'agit d'animaux ou d'hommes phtisiques ordinaires, sans tuberculose miliaire ni tuberculose génitale, le sperme, dans la grande majorité des cas, ne se montre pas virulent. Il faut rapprocher de ce fait la rareté de la tuberculose génitale primaire, chez la femme, tandis que les femelles d'animaux dont le mâle porte des bacilles dans les testicules présentent très fréquemment de la tuberculose à point de départ génital.

Fréquents ou plus souvent rares, les bacilles peuvent être contenus dans le liquide spermatique; cela est vrai, mais l'expérience a-t-elle démontré qu'un petit pouvait être infecté par le père ? Si l'on fait la critique de quelques observations qui ont été publiées, la réalisation de cette infection conceptionnelle paraît douteuse. Gaertner, qui a multiplié sur ce point les expériences les mieux conduites, qui a réussi à mettre en évidence des tuberculoses fœtales d'origine maternelle, a constamment échoué à obtenir un petit infecté *exclusivement* par le père.

La Science ne possède pas encore, ni par les faits expérimentaux, ni par les observations cliniques, « la preuve qui établisse qu'un fœtus puisse être procréé tuberculeux par son père » (Grancher et Hutinel).

L'étude de la tuberculose d'origine maternelle nous amènera à des résultats différents. L'infection de l'ovule humain par des bacilles maternels est-elle possible ? Baumgarten la croit non seulement possible, mais fréquente; il en fait la pierre angulaire de sa théorie sur l'hérédité latente de la tuberculose. Cependant, la critique impartiale des faits montre, d'une part, que les lésions de la tuberculose constatées *à la naissance* sont extrêmement rares, et, d'autre part, que les fœtus venus au monde tuberculeux, de race humaine ou de race animale, avaient au moins quatre mois. Donc chez eux l'infection pouvait s'être exercée, non pas par l'ovule, mais par le placenta. Nous avons vu plus haut ce qu'il fallait penser de la valeur du placenta, envisagé comme barrière protectrice, suivant les races, suivant les périodes de la grossesse, suivant l'état d'intégrité ou d'altération de cet organe. Nous savons qu'il n'agit, à l'égard des microbes et des toxines, qu'à la manière d'un filtre plus ou moins imparfait.

La recherche des bacilles dans le sang des animaux tuberculeux a été poursuivie par un grand nombre d'observateurs. Villemin, le premier, avait constaté que le sang des lapins tuberculeux renfermait le virus de la tuberculose. D'un grand nombre d'expériences qui ont été poursuivies sur le lapin, le cobaye et les bovidés (Villemin, Gosselin, Jeannel, Gaertner, Borrel, G. Küss, Nocard, Galtier, Kastner, Forster, Straus, etc.), il résulte que le bacille de la tuberculose se fixe rapidement dans les organes, surtout dans les cellules endothéliales des capillaires, et qu'il ne séjourne pas longtemps dans le sang de la circulation générale. Chez le cobaye qui n'est pas arrivé à la période cachectique, le sang n'est pas ordinairement virulent (G. Küss); il l'est peut-être plus souvent chez le lapin (Villemin, Jeannel). — A la période ultime, l'infection sanguine des animaux de laboratoire est la règle. Chez les bovidés, bien que la recherche ait été faite sur des animaux gravement atteints, le sang s'est montré rarement virulent. Chez l'homme, l'infection bacillaire sanguine est constante dans la granulie primitive et rapidement mortelle, comme aussi dans les poussées de tuberculose aiguë survenant dans le cours de la phtisie chronique. Elle se montre parfois au cours de la tuberculose chronique ordinaire, puisqu'on a pu colorer des bacilles sur les valvules de l'endocarde, sur les parois d'une veine atteinte de phlébite dite cachectique (Chantemesse, Vaquez). Le sang apporte donc au placenta des germes de la tuberculose; ces germes traversent-ils le placenta? Trouve-t-on à l'autopsie des nouveau-nés et des fœtus des lésions anatomiques de tuberculose? En 1819, Laënnec disait déjà « qu'on a vu des fœtus atteints de tuberculose dans le sein de leur mère ». Cependant, l'enquête qui a été poursuivie, sur une vaste échelle, depuis longtemps, a permis de recueillir une vingtaine d'observations chez l'homme, une soixantaine chez la vache, dans lesquelles on a constaté chez le fœtus ou le nouveau-né la présence de tubercules congénitaux (G. Küss). Cette rareté de la *tuberculose apparente* dans les autopsies de nouveau-nés issus de parents tuberculeux est vraiment un fait remarquable, mais il ne permet pas de résoudre le problème de l'hérédité de la maladie, parce que la découverte des bacilles constatés chez des fœtus *sans lésions apparentes* a singulièrement élargi le cadre de cette question.

La démonstration de la tuberculose congénitale sans lésions visibles appartient incontestablement à LANDOUZY et H. MARTIN. Aux deux cas observés par ces auteurs se sont joints les faits positifs d'ARMANNI, de SCHMORL et BIRCH-HIRSCHFELD, d'AVIRAGNET, de LONDE et THIERCELIN, de BAR et RENON, observés dans l'espèce humaine, et ceux qui ont été obtenus expérimentalement, chez les souris blanches et les lapins, par GAERTNER (1893). Ce dernier savant, inoculant par voie veineuse des lapines pleines, a pu réaliser la contagion intra-utérine dans le dixième des cas. En tuberculisant des souris avant la fécondation, il a obtenu des portées contenant un ou plusieurs petits bacillisés. Il ne faut pas méconnaître cependant que si, dans les conditions où s'est placé GAERTNER, l'hérédité de la tuberculose expérimentale ne fait aucun doute, les résultats obtenus sont différents lorsque le déterminisme expérimental vient à être changé. On a enregistré des cas douteux et des cas négatifs (SANCHEZ TOLEDO). Les belles recherches de NOCARD, confirmées par BANG, ayant montré tout le parti que l'on pouvait tirer de la tuberculine pour déceler les lésions tuberculeuses les plus minimes, la méthode a été utilisée pour dépister la tuberculose humaine de la première enfance (SCHREIBER, HUTINEL, GAFFÉE) et la tuberculose des jeunes bovidés (NOCARD, BANG, CHANTEMESSE). Les résultats de ces expériences ont établi que les nouveau-nés issus de parents tuberculeux étaient indemnes dans l'immense majorité des cas. Dans une dizaine d'observations publiées, on a fait connaître les résultats d'inoculations de sang pris dans la veine ombilicale de nouveau-nés humains, fils de parents tuberculeux. Ils ont été négatifs ou positifs, mais dans aucun cas on n'a rencontré une infection bacillaire sanguine chez un nouveau-né *qui soit resté en vie*; ce qui ne veut pas dire, bien entendu, que des nouveau-nés portant des bacilles de la tuberculose ne puissent vivre pendant un temps indéterminé. Tels sont les faits que l'expérimentation a mis en lumière dans l'étude de l'hérédité tuberculeuse ; il nous faut maintenant les compléter par les renseignements demandés à la clinique et à l'anatomie pathologique.

Sur le terrain de la clinique, au point de vue qui nous occupe, la tuberculose n'offre pas, comme la syphilis, des moyens d'observation précis. La contagion de la première est banale, celle de la syphilis est spéciale, et la tuberculose du premier âge n'est pas caractérisée, comme la syphilis, à cette époque de la vie. Les seuls renseignements cliniques pouvant être utilisés avec fruit sont les suivants: pendant les trois premiers mois de la vie, la tuberculose est très rare ; sa fréquence augmente rapidement avec l'âge, pour atteindre le maximum de 2 à 4 ou à 6 ans. A cette période, elle devient relativement très fréquente

(Trousseau, Landouzy). Ces diverses propositions ressortent clairement des statistiques qui ont été faites à ce sujet (Bollinger, Heller, Hutinel, Kossel, Küss). Dans l'étude étiologique de la tuberculose infantile précoce, il est donc nécessaire de distinguer l'hérédité et la contagion et de leur assigner à chacune leur degré de nocivité.

La tuberculose congénitale, avec ou sans lésions apparentes, est rare, mais elle est incontestable. Beaucoup de médecins, et parmi eux Baumgarten, ont rattaché à l'hérédité la majorité des tuberculoses de l'adulte et même du vieillard. Tous les cas s'expliqueraient pour eux par la latence du germe tuberculeux, qui resterait dans le corps de l'enfant, sans se multiplier, pendant une période de temps plus ou moins longue. D'après cette théorie, le germe de la tuberculose se transmet par l'ovule, par le spermatozoïde ou par le placenta. Si les parasites sont abondants, ils créent une tuberculose congénitale ou simplement une tuberculose infantile précoce. Quand le placenta joue le rôle d'un filtre presque parfait, ce qui est la règle, et ne laisse passer qu'un très petit nombre de bacilles, ces microbes, dont le développement est refréné par la résistance des tissus, restent à l'état larvaire pendant tout le temps de la vie fœtale. Après la naissance, cette période d'état larvaire se poursuit pendant plusieurs mois et même davantage. Puis une autre période lui fait suite, non moins obscure, non moins inappréciable cliniquement, mais reconnaissable anatomiquement par la constitution de petits foyers de tuberculose. Enfin, la période latente prend fin lorsque, par auto-infection, les foyers silencieux ont déterminé la colonisation de nombreux bacilles de la tuberculose dans le corps devenu adulte. La théorie dont nous venons de donner le résumé est ingénieuse. Elle a pour elle son analogie avec les idées admises dans l'histoire de l'hérédo-syphilis et aussi quelques arguments inattaquables : la réalité et le peu d'intensité de l'infection tuberculeuse fœtale. Toutefois rien ne démontre qu'il existe réellement, contre le bacille de la tuberculose, une résistance spéciale des tissus fœtaux et infantiles; bien au contraire. On ne voit pas pourquoi, si la tuberculose avait pénétré dans l'organisme de l'embryon ou du fœtus, elle ne manifesterait pas plus tôt sa présence. D'ailleurs, l'étude anatomique attentive des cas de tuberculose infantile permet de reconnaître que les foyers tuberculeux dont on découvre l'existence se trouvent placés dans des régions où, logiquement, la contagion extra-utérine a pu seule les apporter. On vérifie ainsi le plus souvent la loi de Parrot sur les adénopathies similaires et la signification qu'il faut leur accorder. Dans l'immense majorité des cas (Hutinel, G. Küss), les lésions anatomiques de la tuberculose infantile précoce sont celles de la tuberculose due à l'inhalation.

Les faits dont nous venons de parler ne se rapportent qu'à une partie de l'histoire de l'hérédité tuberculeuse, c'est-à-dire à l'infection héréditaire, accident rare. Il est une autre manifestation plus commune de l'hérédité tuberculeuse, due non plus à l'infection, mais à l'intoxication, grâce à laquelle le générateur fait à l'engendré transmission d'un état diathésique dystrophiant. La réalité de cet accident a été bien mise en lumière par Landouzy (1891); ses arguments se résument en ceci : polymortalité des enfants de tuberculeux, analogue à la polymortalité des enfants de syphilitiques et de saturnins; état chétif, petite taille, faible poids d'enfants mis au monde par des femmes de tuberculeux après la naissance d'un enfant tuberculeux. Ces petits êtres succombent en quelques semaines ou en quelques mois à l'athrepsie, à la débilité congénitale, quelquefois à la tuberculose déclarée dans le cours de leur première année. Ils doivent cette hérédo-tuberculose atypique, dystrophiante, à l'imprégnation tuberculineuse des cellules germinatives de l'embryon ou des cellules du fœtus pendant les mois de la vie intra-utérine (Landouzy).

Hérédité de l'immunité. — Depuis quelques années, des recherches expérimentales nombreuses ont été entreprises pour la solution de ce problème. Il faut citer en première ligne les expériences très nombreuses d'Ehrlich, qui déclare que l'immunité peut être transférée par la mère au fœtus, tandis que le père, artificiellement immunisé, ne confère aucune immunité aux enfants. Gley et Charrin se sont élevés contre la loi formulée par Ehrlich et ont admis que le père vacciné pouvait donner l'immunité aux enfants. Les recherches consécutives de Vaillard, de Klemperer, de Wernicke, de Coulomb, ont entièrement confirmé les observations d'Ehrlich. Dans une série de maladies toxiques et infectieuses (ricine, abrine, toxine du tétanos et de la diphtérie, microbes du charbon, vibrions de Metchnikoff, choléra), le père ne s'est jamais montré en état de transmettre son immunité aux enfants. Donc, dans l'immunité héréditaire, il ne s'agit pas, comme on le voit, d'une immunité conceptionnelle transmise par les cellules germinatives, mais d'une immunité d'origine utérine, due au passage des antitoxines du sang maternel dans la circulation fœtale. Ces antitoxines impressionnent profondément les éléments cellulaires du fœtus, car l'immunité du nouveau-né n'est pas seulement passagère, fugace, comme est l'immunité d'un être à qui on a donné préventivement du sérum antitoxique; elle ne disparaît pas en quelques jours, elle dure des mois (Vaillard).

La transmission intra-utérine de l'immunité vaccinale a fait récemment l'objet de recherches cliniques et expérimentales nombreuses (Béclère, Chambon et Ménard, Coulomb). Les faits acquis démontrent que l'immunité des nouveau-nés, par transmission héréditaire, est rare, inconstante, et d'ordinaire de durée assez courte, s'étendant de quelques mois à trois ou quatre ans. Ni le spermatozoïde, ni l'ovule ne sont capables de transmettre cette immunité; la mère seule peut le faire au cours de la gestation. La transmission intra-utérine de la mère au produit exige, pour s'exercer, la réalisation de trois conditions dont la réunion est nécessaire, mais qui, même réunies, ne sont pas toujours et dans tous les cas suffisantes. La mère ne peut donner naissance à un enfant immunisé contre la vaccine que si elle-même a été vaccinée avec un plein succès (hors le cas de variole), que si elle présente une immunité complète au moment de l'accouchement, que si enfin son sérum possède un pouvoir antivirulent contre la lymphe vaccinale. L'immunité maternelle ne se transmet donc aux enfants qu'à la condition d'être complète et de coexister avec le maintien du pouvoir antivirulent du sérum maternel. Ainsi la résistance de la mère à l'inoculation du vaccin jennérien peut être assez grande pour qu'aucune pustule ou papule ne suive l'insertion vaccinale, sans que cependant le sang maternel ait conservé son pouvoir antivirulent, ou sans qu'il l'ait déjà acquis (la vaccination datant de moins de 15 jours). Dans ce cas, le nouveau-né ne reçoit de sa mère aucune immunité vaccinale. Enfin, le sérum du nouveau-né immunisé par voie intra-utérine possède un pouvoir antivirulent supérieur, inférieur ou égal à celui du sérum maternel, ce qui prouve que la propriété antivirulente du sang de l'enfant est fabriquée par l'organisme fœtal, et non pas reçue directement de la mère à travers le placenta.

Conclusions. — Dans ce chapitre de l'hérédité, nous venons de jeter un coup d'œil d'ensemble sur les éléments qui interviennent dans la transmission des propriétés des ascendants aux descendants. Nous avons vu comment se transmettaient les sources des qualités vraiment héréditaires, mélange et fusion des filaments chromatiques des cellules germinatives maternelle et paternelle, et comment les cellules germinatives, les embryons, les fœtus pouvaient être infectés ou intoxiqués par des virus ou des poisons connus. De ces constatations, quels enseignements le médecin et le thérapeute peuvent-ils tirer ?

La transmission des propriétés individuelles, familiales, ataviques, ne crée pas une fatalité héréditaire, une prédestination absolue. La réduction de la substance chromatique, dans les actes de maturation des cellules germinatives, et peut-être aussi la division qualitative des microsomes des noyaux de ces cellules, nous fait assister à l'élimination obligatoire de certaines des qualités des parents, à la mise à l'écart de quelques-unes de leurs particularités, lesquelles peuvent sommeiller pendant une ou deux générations, puis reparaître.

Le *moi* moral, la personnalité naturelle qui occupe le premier plan de la conscience, et que les métaphysiciens considèrent comme une unité irréductible, n'est vraisemblablement qu'un état d'équilibre entre les diverses influences héréditaires. Cet état d'équilibre peut se modifier par la suggestion, c'est-à-dire par l'éducation.

L'éducation n'arrivera pas sans doute à transformer rapidement une race ou un individu et à supprimer les qualités héréditaires, mais elle peut aider à renforcer certaines influences héréditaires ancestrales, qui existent à l'état latent chez l'individu, et réprimer les influences héréditaires opposées. Les résultats de l'éducation sont capables d'aider les manifestations de l'hérédité régressive constatée par les aliénistes.

Au point de vue de l'hérédité pathologique d'origine toxique et infectieuse, les observations cliniques et l'expérimentation nous montrent que les méfaits de l'intoxication (alcool, tabac, etc.) inscrits sur la progéniture sont susceptibles de disparaître à mesure que le poison s'élimine du corps des générateurs. Des enfants sains naissent quand le père est sobre ; des enfants malades naissent quand le père s'alcoolise ; des enfants sains reparaissent quand le père s'est corrigé.

Dans l'hérédo-syphilis, les indications d'ordre thérapeutique ont été remarquablement formulées par A. et Edm. Fournier. L'indication du traitement spécifique s'impose dans tous les cas où, sur un sujet actuellement affecté de lésions et de symptômes pouvant ressortir à la syphilis, le médecin constate la présence de stigmates dystrophiques. Étant donné un sujet qui présente tels ou tels stigmates, il peut y avoir indication à le soumettre préventivement au traitement spécifique, en l'absence de toute manifestation soit antérieure, soit actuelle. Lorsque, dans une famille entachée de syphilis, vient à naître un enfant qui présente des signes de dystrophie, l'indication formelle est de soumettre les parents à un traitement antisyphilitique prolongé, en vue de corriger une influence permanente de l'hérédité spécifique sur des grossesses ultérieures. Au cas où une grossesse vient à se produire chez une femme dont un ou plusieurs enfants ont souffert de lésions de dystrophie native, il faut soumettre la mère au traitement spécifique pendant le cours de sa grossesse.

Au point de vue de l'hérédité tuberculeuse, on peut penser que l'immense majorité des tuberculoses infantiles sont des tuberculoses acquises, et que la contagion joue le rôle essentiel dans la propagation de la maladie chez les jeunes enfants. L'influence directe de l'hérédité n'est cependant pas niable, au moins du côté maternel, mais elle est d'importance secondaire. La protection contre l'invasion bacillaire s'impose parce qu'elle est réalisable. Quant à l'hérédo-tuberculeux dystrophique, c'est à l'hygiène générale, à la vie au grand air, qu'il doit demander l'équilibre de sa santé.

INDEX BIBLIOGRAPHIQUE

La bibliographie ancienne sur l'hérédité en général se trouve dans le travail de P. Lucas : *Traité philosophique et physiologique de l'hérédité naturelle*, Paris, 1847 ; et la littérature moderne dans celui de E. Roth : *Die Thatsachen der Vererbung*, Berlin, 1885, et de C. Weigert : *Neue Vererbungstheorien*. Schmidt's Jahrbuch, 1887, H. 1-2.

La bibliographie au point de vue de l'hérédité anatomique a été recueillie par E. Ziegler : *Können erworbene pathologische Eigenschaften vererbt werden und wie entstehen erbliche Krankheiten und Missbildungen*. Iena, 1886, et : *Die neuesten Arbeiten über Vererbung und Abstammungs lehre und ihre Bedeutung für die Pathologie* (Ziegler's Beitrage z. path. Anatomie u. Phys., 1888, Bd. IV).

Tout ce qui concerne la question histologique de l'hérédité et la bibliographie qu'elle comporte se trouve indiqué dans le livre de Wilson, professeur de zoologie à l'Université de Colombie : *The cell in development and inheritance*, New-York, Macmillan, 1897.

Voir en outre sur l'hérédité : Girou de Buzareingues : *De la génération*, 1828. — Bourgeois : *Quelle est l'influence du mariage entre consanguins*, Paris, 1857. — Virchow : *Neuer und alter Vitalismus*, Virch. Arch., 1851. — Morel : *Traité des dégénérescences*, Paris, 1857. — Moreau, de Tours : *Psychologie morbide*, 1859. — Constantin-Paul : Arch. génér. de méd., 1860.

Coste : *Production des sexes*, Acad. des Sciences, 1865. — De Quatrefages : *Introduction à l'étude des races humaines*. — Darwin : *Origine des espèces et sélection naturelle ; De la variation des plantes et des animaux*. — Galton : *Hereditary genius*, 1869.

Hæckel : *Natürliche Schöpfungsgeschichte* et *Die Peregenesis der Plastidula*, Berlin, 1876. — Horner : *Die Erblichkeit d. Daltonismus*, Zürich, 1876. — Forel : *Ursachen der Geisteskrankheiten*, Zürich, 1880. — O. Bollinger : *Ueber Vererbung v. Krankheiten*, Stuttgart, 1882. — C. Nægeli : *Mechanisch-physiologische Theorie der Abstammungstheorie*, München, 1884. — Weissmann : *Ueber die Vererbung*, Iena, 1882. — Fournier : *Syphilis et mariage*. — Blaise : *État actuel de la science sur l'hérédité syphilitique*, Paris, 1883. — O. Hertwig : *Das Problem der Befruchtung, eine neue Theorie der Vererbung*, Iena, 1884. Lingard : *The Lancet*, 1884, p. 703. — Weissmann : *Die Continuität des Keimplasma*, Iena, 1885. — *Idem : Die Bedeutung d. sexuellen Fortpflanzung für die Selectionstheorie*, Iena, 1886. — *Idem : Ueber die Zahl der Richtungskörper und über ihre Bedeutung f. die Vererbung*, Iena, 1887. — *Idem : Ueber die Hypothese der Vererbung von Verletzungen*, Vortrag in Köln, 1888. — Koubassoff : *Comptes rendus de l'Académie des Sciences*, Paris, 1885. — Ribot : *Hérédité des propriétés psychiques*. — J. Frentzel : *Arch. f. Micros. Anat.*, 1886. — Sioli : *Vererbung v. Geisteskrankheiten*, 1885 ; *Arch. f. Psych.*, Bd. 16. — Hermann : *Die Vererbung von Patholog. Zuständen beim Pferde*, 1885, Vort. f. Thierarzte, Bd. 8. — C. Jani : *Virch. Arch.*, Bd, 103, 1886.

J. Déjerine : *L'hérédité et les maladies du système nerveux*. — Cadeac et Malet : *Sur la transmission de la morve de la mère au fœtus*, C. r. de l'Acad. des Sciences, 1886. — Tizzoni et Cattani : *Sulla transmissibilita dell'infezione colerica dalla madre al fœto*, Gaz. d. Osped., 1886. — N. Voronoff : *L'hérédité et les écarts*, Moscou, 1887. — Chantemesse et Widal : *Recherches sur la fièvre typhoïde*, Arch. de physiol., 1887. — P. Berger : *L'hérédité des maladies en rapport avec le mariage*. — Th. Eimer : *Die Entstehung d. Arten auf Grund v. Vererben erworbener Eigenschaften*, Iena, 1888 (on trouve dans ce travail un recueil de faits plaidant en faveur de l'hérédité des propriétés acquises : voir la critique de Ziegler). — R. Bonnet : *Die stummelschwänzigen Hunde im Hinblick auf die Vererbung erworbener Eigenschaften*, Beiträge Ziegler's, Bd., IV, 1888. — Orth : *Ueber die Entstehung und die Vererbung individueller Eigenschaften*, Leipzig, 1887 (Sep. Abdruck aus Festschrift f. Köllicker). — A. Köllicker : *Das Karyoplasma und die Vererbung*, Anat. Anz., 1887, Bd. II. — *Idem : Ueber die Bedeutung der Zellkerne f. die Vererbung*, Zeitschr. f. wiss., Zool.; Bd. 17. — R. Virchow : *Ueber künstliche Verunstaltungen d. menschlichen Körpers*, Vortrag in Köln, 1888. — Waldeyer : *Ueber die Karyokinese und ihre Bedeutung f. d. Vererbung*, Deutsche Med. Woch., 1887. — Zacharias : *Das Vorterben Schwanzverstummelungen bei Katzen*, Biolog. Centralb., Bd. 7-8, 1888. — M. Nussbaum : *Ueber Vererbung*. Bonn, 1888 (Discours). — A. Hansen : *Die Erblichkeit d. Lepra*, Virch. Arch., Bd. 118, 1888. — P. Ernst : *Ueber Kern und Sporenbildung der Bacterien*, Zeitsch. f. Hyg., 1888, Bd. V. — G. Oberdieck : *Ist die Placenta durchgängig f. Mikroorganismen*, Thèse de Gottingen, 1888. — F. de la Torre : *Des conditions qui favorisent ou entravent le développement du fœtus ; influence du père*, Paris, 1888. — M. Wolff : *Vererbung v. Infectionskrankheiten*, Virch. Arch., Bd. 112, 1888. — Th. Guttmann : *Ueber den Einfluss der Erblichkeit auf die Entstehung d. Uteruscarcinomes*, Thèse de Würzburg, 1888. — Mairet et Combemale : *Influence dégénérative de l'alcool sur la descendance*, Ac. de Méd., 1888, 5 mars. — E. Malvoz : *Transmission intraplacentaire des microorganismes*, Annales de l'Institut Pasteur, 1888. — Malvoz et Brouwier : *Deux cas de tuberculose bacillaire congénitale*, H. 1889, n° 4. — Birsch-Hirschfeld : *Uebertrag. v. Infect. auf placentarem Wege*, Sitzber. LXI, Naturforsch. Versam., Köln, 1888, et Ziegler's Beiträge, Bd. IX, 1890. — Eberth : *Geht d. Typhusorganismus auf d. Fötus über?* Fortsch. d. Med., 1889, n° 5. — Pouchet et Chabry : *L'eau de mer artificielle comme agent thératogénique*, Journal de l'Anatomie, 1889. — Rosenblatt : *Uebertragbarkeit der Milzbrandtbacillen von d. Mutter auf d. Fötus*, Virch. Arch. 115, 1889. — M. Simon : *Zur Lehre v. d. Uebergang pathogener Mikroorganisme von Mutter auf Fœtus*, Zeitsch. f. Gyn., Bd. 27, 1889. — Sanchez Toledo : *Transmis. de la Tuberculose de la mère au fœtus*, C. r. de la Soc. de biol., 1889, n° 18. — Hutinel : *De l'hérédité de la tuberculose*, Sem. Med., 1889, n° 28. — Landouzy et Hippolyte Martin : Congrès de la tuberculose, 1888. — Latis : *Uebertragung des Milzbrandes*, Centralb. f. allg. Pathol., 1890, et Ziegler's Beitrage, 1891, Bd. X. — Roger : *L'hérédité dans les maladies infectieuses*, Gaz. hebd. de Med., 1889. — Cleisz : *Recherches sur les lois qui président à la création des sexes*, 1889, Paris. — A. Maffucci : *Ueber die Tuberculose Infection der Hühnerembryonen*, Centralb. f. Bacter., 1889, Bd. V. — O. Bütschli : *Ueber d. Bau d. Bacterien*, Leipzig, 1890; *Untersuch. üb. microscop. Schäume und das Protoplasma*, Leipzig, 1892. — Rosario : *Sulla transmissib. dell'infez. cholerica dalla madre al feto*, Riforma Medica, 1890. — Douglas Lithgow : *Heredity with special reference to disease*, London, 1889. — P. Schrœder : *Theorien über d. willkür. Hervorbring. d. Geschlechts beim Menschen*, Berlin, 1890. — Lubarsch : *Ueber intrauterin. Uebertrag. pathog. Bact.*, Virch. Arch., Bd. 124, 1891. — Orschansky : *Hérédité et lois d'origine des sexes*, Moscou, 1891. — Christiani : *Des néoplasmes congénitaux*, Jour. de l'Anat. et de Phys., 1891. — Landouzy : *Hérédo-tuberculose*, Rev. de Méd., 1891. — Galtier : *Lyon Méd.*, 1891. — Henneguy : *Nouvelles recherches sur la division cellulaire indirecte.* — H. Fol : *Le quadrille des centres, un épisode nouveau dans l'histoire de la fécondation*, Genève, 1891. — Schmorl u. Birch-Hirschfeld : *Ueberg. v. Tuberkelbac. aus dem mütterl. Blut auf ihre Frucht*, Beiträge Ziegler's, IX, 1890. — A. Riffel : *Die Erblichkeit d. Schwindsucht und tubercul. Processe*, Karlsruhe, 1891 ; *Mittheil. über d. Erblichk. und Infectiosität der Schwindsucht und tuberculosen Processe*, Karlsruhe, 1891 ; *Mittheil. über die Erbl. und Infect. der Schwind.*, Braunschweig, 1892. — Finger : *Die Vererbung der Syphilis*, Leipzig, 1892. — J. Muller : *Ueber Gamophagie, ein Versuch zum weiteren Ausbau der Theorie der Befruchtung und Vererbung*, Stuttgart, 1892. — Th. Kirchhoff : *Lehrb. f. Psychiat.*, Leipzig, 1892. — Heidenhain : *Ueber Kern und Protoplasma*, Festschrift v. Köllicker, Leipzig, 1892. — Weissmann : *Das Keimplasma. Eine Theorie der Vererbung*, Iena, 1892 ; *Aufsätze über Vererbung*, 1892. — P. Baumgarten : *Ueber experim. congenit. Tuberculose*, Arbeiten aus Tubing. 1892, Bd. I, H. 2. — A. Gärtner : *Ueber die Erblichkeit*, Zeitschrift f. Hygiene, Bd. XIII, 1893. — Westermayer : *Beitrag zur Vererbung der Tuberculose*, Thèse de Erlangen, 1893. — A. Fournier : *Syphilis héréditaire tardive.*

— Spano : *Recherches bact. sur le sperme d'individus affectés de tuber.*, Revue de la Tuberculose, 1893. — Sanson : *Hérédité normale et pathologique*, Paris, 1893. — G. Valter : *Ueber Vorkomen v. Tuberkelbac. im gesunden Genitalap. bei Lungenschw.*, Ziegler's Beitr., 1894, XV. — Regnault : *Gazette des hôpitaux*, sept. 1894. — Orchansky : *De l'hérédité*, Travaux de l'Acad. Imper. des Sciences, St-Pétersb., 1894. — Schmorl und Kockel : *Die Tubercul. d. menschlich. Placenta*, Ziegler's Beiträge, 1894, 16. — Kockel und Langwitz : *Ueber Placentartub. b. Rind.* (Id.) — Th. Fuchs : *Syph. hered. u. Gigantismus*, Wiener Klin. Woch., 1895, 19 sept. — D. Hellin : *Die Ursache d. Multiparität der uniparen Thiere*, München, 1895 (Recueil de la bibliographie des naissances gemmelaires). — Toulouse : *De l'hérédité dans les maladies mentales*, Gaz. des hôpitaux, 1895. — Raymond : *Bullet. Méd.*, avril 1895. — Charrin : *Influence des toxines sur la descendance*, Acad. des Sciences, 29 juillet 1895. — Charrin et Gley : *Malformations congénit. expérimentales*, Acad. des Sciences, 1895, 4 oct., et *Sem. Méd.*, 1895, n° 55. — Wernicke : *Ueber d. Vererbung d. künstlich erzeugten Dipht. Immunität*, Berlin, 1895. — Bar et Renon : *Soc. de Biol.*, 29 juin 1895. — A. Jacksch : *Ueber den Bacillengehalt der Geschlechtsdrüsen u. d. Sperma tuberkul. Individ.*, Virch. Arch., 1895, Bd. 142. — F. Rhode : *Ueber d. gegenwärt. Stand d. Frage nach d. Entstehung u. Vererbung individ. Eigenschaf. und Krankh.*, Iena, 1895. — Y. Delage : *La structure du protoplasma et les théories de l'hérédité*, Paris, 1895. — Hanot : *Considérations générales sur l'hérédité hétéromorphe*, Arch. génér. de méd., 1895. — Le Gendre : *Des divers modes de l'hérédité*, Revue d'obstétrique et de pédiatrie, 1895. — Artault de Vevey : *Action de l'infection des générateurs sur leurs descendants*, Soc. de biol., 1895. — Springer : *Influence de l'hérédité morbide sur la croissance*, Congrès fr. de méd., Paris, 1895. — H. Morau : *Note sur quelques expériences relatives à l'hérédité morbide*, Soc. de biol., 1895. — Remy Saint-Loup : *Sur la formation d'un caract. anat. et sur l'hérédité de cette acquisition*, Soc. de biol., 1895. — Coutagne : *Remarques sur l'hérédité des caractères acquis*, Soc. de biolog., 1895. — Féré : *Remarques sur les difformités observées sur les animaux infectés*, Soc. de biol., 1895. — Laurent : *Mariages consanguins et dégénérescences*, Maloine, 1895. — Fournier : *La notion étiologique de l'hérédo-syphilis dans la maladie de Little*, Nouv. iconogr. de la Salpêtr., 1895. — Le Gendre : *Hérédité et pathologie générale*, Gaz. hebdomad. de méd. et de chir., 1895. — *Idem : L'hérédité et l'intoxication. — La descendance des alcooliques*, Rev. d'obstétrique et de pédiatrie, 1895. — Perrin : *Les mariages consanguins et leurs conséquences*, Thèse doctorat, Paris, 1896. — C. Féré : *Névropathie et malformations fraternelles*, Soc. de biol., 1896. — *Idem : La descendance d'un inverti ; contribution à l'hygiène de l'inversion sexuelle*, Rev. génér. de clinique et de thérap., 1896. — Duclert : *Hérédité de l'immunité*, Soc. de biol., 1896. — Crocq fils : *Hérédité croisée*, Congr. de méd. mentale, Nancy, 1896. — Charrin et Gley : *Déformations rappelant celles du rachitisme reproduites expérimentalement*, Soc. de biol., 1896. — G. Galeotti : *Exp. Erzeug. v. Unregelmäss. d. karyok. Proc.*, Ziegl. Beitr., 1896, Bd. 20. — Vaillard : *Ann. de l'Institut Pasteur*, 1896. — Bugge : *Beiträge z. Lehre v. d. angeborenen Tuberculose*, Id. 1895, Bd. 19. — Doléris et Bourges : *Infect. tub. intrant. du fœtus vérifiée par l'inocul.*, Sem. Méd., 1896, 16 sept. — O. Hertwig : *Expriment. Erzeugung thier. Missbild.*, Leipzig, 1896. — Hillemand et Petrucci : *Théorie de l'immunité ; pathol. génér. de Moynac*, 1897. — Debierre : *Hérédité normale et pathologique*, Paris, 1897. — Le Gendre : *Hérédité* in *Pathol. génér. de Bouchard*, 1897. — Soubervielle : *Aperçu sur l'hérédité morbide*, Thèse, Paris, 1897. — Tissié : *L'hérédité des tendances et la fatigue avant la naissance*, Rev. scientif., 1897. — Bonniot : *Influence des tares des ascendants sur la thermogénèse des descendants*, Soc. de biol., 1898. — Horraca : *Contribution à l'étude de l'hérédité et des principes de la formation des races*, Paris, Alcan, 1898. — Weiss : *Cas remarquable de transmission de la ressemblance*, Soc. de biol., 1898. — *Idem : Influence de l'hérédité paternelle sur la production des malformations fœtales*, Soc. de biol., 1898. — Jacquet et Regnard : *Erythème pernio iris ulcéré des pieds, familial et héréditaire*, Bullet. Soc. fr. de dermat. et syph., Paris, 1898. — Kabanor : *Sur le rôle de l'hérédité dans l'étiologie de certaines maladies*, Rev. de Méd., 1898. — Manouvrier : *De l'ichthyose héréditaire*, Soc. anthrop., 1898. — Gaston et Emery : *Deux cas d'ichthyose pilaire familiale, héréditaire avec microsphygmie chez des syphilitiq. hérédit.*, Journal de clinique et de thérap. Paris, 1898. — Baudoin : *Syphilis héréditaire.*

Incontinence d'urine, Soc. fr. de dermatol., 1898. — E. Fournier : *Stigmates dystrophiques de l'hérédo-syphilis*, Paris, 1898. — G. Küss : *Hérédité parasitaire de la tuberculose* (ce travail renferme une bibliographie très complète). Paris, 1898. — Levaditi et Paris : *Le rôle des tares de la mère dans la genèse des prédispositions morbides des rejetons*. Journ. de phys. et de path. génér., 1899. — Lenoble : *Étude clinique sur cinq cas d'hérédo-ataxie cérébelleuse développés dans la même famille*, Arch. provinc. de méd., 1899. — Legrain : *Sur un cas d'hérédo-ataxie cérébelleuse*, Rev. méd. de l'Afrique du Nord, Alger, 1899. — Kourneff : *Contribution à l'étude de l'alcool et de son influence néfaste sur la descendance*, Thèse, Bordeaux, 1899. — Jeamerat : *Contribution à l'étude de l'hérédité paratuberculeuse*, Paris, Jouve, 1899. — Buisson : *Contribution à l'étude de la névrite optique rétro-bulbaire familiale et héréditaire*, Thèse, Paris, 1899. — Garnier et Santenoire : *Note sur un cas d'hérédité régressive*, Arch. de neurol., 1899. — Le Dantec : *Les néo-darwiniens et l'hérédité des caractères acquis*, Rev. philos., 1899. — Béclère, Chambon, Ménard et Coulomb. *Transmission intra-utérine de l'immunité vaccinale et pouvoir antivirulent du sérum* (C. R. juillet 1899). — Anthony : *A propos d'un cas possible de télégonie accumulative*, France méd., Paris, 1900. — Genglaire : *Mariages consanguins et folie*, Indép. méd., 1900. — Le Dantec : *Les caractères dans l'hérédité*, Rev. scientif., 1900. — Coulomb : *La transmission intra-utérine de l'immunité vaccinale*, Thèse, Paris, 1900 (ce travail renferme de nombreuses indications bibliographiques).

CHAPITRE III

TROUBLES ATROPHIQUES DE LA NUTRITION CELLULAIRE. DÉGÉNÉRESCENCES.

De l'ovule fécondé sortent, par multiplications successives et différenciations, les cellules et les tissus. Dans les éléments cellulaires, le protoplasma, chargé de fonctions variables, a cependant toujours la constitution d'une substance albuminoïde douée d'un ensemble commun de caractères et de propriétés physico-chimiques. A ces caractères familiaux de constitution chimique correspondent, dans les cas pathologiques, des troubles élémentaires communs à tous les tissus de l'organisme. Tissus et organes n'étant que des composés cellulaires, les modifications consistent en dernière analyse en des altérations des cellules et de leurs dérivés.

La pathologie cellulaire est donc la clef de toute connaissance générale des processus pathologiques, de toute compréhension de la nature d'une maladie ou d'un organe ; c'est la pierre fondamentale sur laquelle s'élève la science de la médecine.

Basant son étude sur les modifications pathologiques de l'élément le plus simple de la matière vivante, de l'unité de construction des tissus, Rudolf Virchow, en 1858, jeta les fondements de la pathologie cellulaire. Il écarta délibérément le principe de Schwann, qui invoquait la naissance des cellules dans un blastème, et il se rattacha à la doctrine de Remak : toute cellule provient d'une cellule déjà préexistante. Son axiome « *Omnis cellula e cellula* » devint le drapeau de la *pathologie cellulaire*, opposée à la *pathologie humorale*. Les recherches ultérieures n'ont fait que confirmer et développer dans les détails l'idée fondamentale de Virchow, qu'on peut résumer ainsi : *tout processus pathologique a pour base les modifications anatomiques des cellules et de leurs dérivés; connaître la cellule, c'est pénétrer dans le secret de la vie normale et de la vie pathologique.* La révolution apportée par la doctrine nouvelle était grande, comme on le voit, et elle apparaissait plus grande encore qu'elle n'était en réalité, car étudier la cellule, c'est aboutir à la connaissance de ses fonctions, de ses sécrétions, c'est retourner, en un mot, après une incursion dans le domaine de l'anatomie, aux analyses de la chimie organique et aux conceptions de l'Humorisme.

Nous considérons chaque cellule comme étant douée d'une triple fonction : se nourrir, se multiplier, élaborer un travail spécifique. Chez quelques races ou espèces cellulaires, la dernière fonction, le travail spécifique, est réduit au minimum : certains épithéliums de revêtement, certains groupes de formations conjonctives ne témoignent qu'une activité de labeur bien spéciale; la vigueur de leur pouvoir de nutrition et de multiplication est, en revanche, très développée (voir, plus loin, le chapitre des Régénérations).

Les diverses anomalies de la vie cellulaire se présentent sous des formes variables, qu'il faut classer. La base d'une classification naturelle doit envisager tout d'abord la fonction cellulaire la plus importante, celle qui régit les autres, le *processus de la Nutrition* (ἡ τροφή). Plus que tous les autres, les phénomènes d'assimilation et de désassimilation sont intimement liés aux modifications de la morphologie cellulaire et permettent de saisir le lien de corrélation intime qui rattache les troubles du fonctionnement des tissus et des organes aux altérations anatomiques constatées dans les éléments cellulaires.

L'état normal de la vie d'une cellule dont l'accroissement est terminé réside dans la stabilité plus ou moins parfaite de sa nutrition, dans un certain équilibre des forces d'assimilation et de désassimilation. Pendant la période d'accroissement de l'être, l'édification de la matière organisée, aux dépens des substances inorganiques qui la baignent, surpasse les actes de destruction. Une partie des matériaux assimilés augmente la masse totale de la matière vivante et par conséquent de la cellule; l'accroissement peut s'étendre au delà des limites de l'individualité et aboutir à la division. La nutrition exagérée conduit à l'hypertrophie.

C'est l'inverse qui se produit pendant la période où la cellule se flétrit et perd son individualité. Quand les actes d'édification et d'assimilation se ralentissent, le volume de la cellule diminue, son fonctionnement s'affaiblit : elle s'atrophie.

Autant qu'il est permis de chercher dans la composition des urines une mesure de l'activité de la vie et des métamorphoses nutritives, il semble (Carron de la Carrière) que l'intensité de la vie cellulaire de l'enfant dépasse du tiers celle de l'adulte et que l'utilisation de l'azote alimentaire soit chez lui plus parfaite. D'après Parrot et A. Robin, un kilogramme du corps d'un nouveau-né utilise plus d'oxygène et deux fois plus d'azote que ne le fait le même poids d'un corps d'adulte, tandis que le taux d'urée est, chez le premier, égal au sixième de ce qu'il est chez le second. Non moins démonstratif, au point de vue des différences d'intensité de vie chez l'enfant et chez l'adulte, est le tableau suivant, dressé par Rubner, où sont consignés la mesure de la surface du corps, son poids, le nombre total de calories produites. Le chiffre est rapporté au kilogramme de poids.

	Nombre total de calories.	Nombre de calories par kil. de poids.	Surface du corps en centimètres carrés.
Enfant de 4,03 kil	368	91,3	3013
— 11,8 —	966	81,5	7191
— 16,4 —	1213	73,9	7681
— 23,7 —	1411	59,5	10156
— 30,9 —	1784	57,7	12122
Adulte de 40,4 —	2106	52,1	14491
— 67 —	2843	42,4	20305

Les phénomènes d'assimilation et de nutrition sont donc plus intenses chez l'enfant que chez l'adulte. Ils sont en rapport avec l'activité plus grande de la circulation et de l'hématopoèse. Le cœur d'un nouveau-né représente le 1/120 du poids du corps et celui de l'adulte le 1/146, et les contractions, chez le premier, sont plus fréquentes. La véritable raison de la fragilité des enfants vis-à-vis des infections ne réside pas dans une moindre vitalité des éléments, mais plutôt dans le noviciat des éléments de résistance, c'est-à-dire leur défaut d'adaptation à un but défensif. L'instruction de l'armée des phagocytes n'est pas faite.

Les anomalies de la nutrition cellulaire se divisent naturellement en deux groupes. L'un comprend les états pathologiques de la cellule, caractérisés par l'affaiblissement, la défaillance de la nutrition, l'insuffisance du travail d'édification de la matière vivante ou l'utilisation anormale de la substance déjà organisée : c'est le groupe des troubles régressifs, des processus atrophiques et dystrophiques. Les caractères de ces troubles s'impriment dans l'abaissement de l'activité vitale de la cellule ; ils peuvent être classés sous le nom générique de phénomènes d'*Hypobiose*.

Le second groupe comprend les anomalies de la nutrition caractérisées par une augmentation du pouvoir d'édification de la cellule, par une exagération dans le temps et dans le lieu des processus d'assimilation, lesquels aboutissent à l'augmentation du volume de l'élément cellulaire ou à sa multiplication. Les phénomènes sont ici hypertrophiques; on peut les désigner sous le nom générique d'*Hyperbiose*.

En soi, les actes d'atrophie et d'hypertrophie ne sont pas des phénomènes totalement étrangers à l'anatomie et à la physiologie cellulaires normales ; des organes devenus inutiles s'atrophient, et d'autres s'hypertrophient, dont l'activité physiologique s'accroît. Ce qui dessine le caractère pathologique de ces processus, c'est leur mode d'apparition intempestif et déplacé, leur localisation, leur intensité, leur nocivité.

Soumis à l'action d'une cause morbide quelconque, un tissu laisse reconnaître d'abord des modifications d'ordre purement passif, soit insignifiantes, soit graves et parfois mortelles. Plus tard, la *réaction* du tissu apparaît, ou, s'il a été frappé de mort, la réaction du tissu avoisinant, réaction provoquée par l'élément causal ou par les modifications que celui-ci a déjà fait naître. Par son essence même, l'acte réactionnel se compose de modifications diverses, destinées à accommoder de nouveau les fonctions de l'organisme à l'action des puissances externes et à permettre la continuation de la vie. Un groupe cellulaire est-il atteint mortellement, le groupe cellulaire voisin devient le siège d'une réaction salutaire commandée par l'organisme ; il témoigne ainsi du principe de la division du travail, qui a servi de guide à la construction des organismes multicellulaires et qui préside aux manifestations de toute la matière vivante.

Les ATROPHIES sont quantitatives ou qualitatives, suivant que la cellule présente une simple diminution de son volume, ou bien que sa variation volumétrique est accompagnée d'une altération physico-chimique du protoplasma. Le nom d'*Atrophie* sans autre qualificatif s'applique à la simple diminution de volume des cellules et des organes. Dans l'*hypoplasie*, le nombre des cellules est diminué dans un organe ou dans une partie d'organe ; la raréfaction résulte d'un arrêt de développement ou d'un défaut dans la production de cellules destinées à remplacer celles qui ont péri. L'insuffisance de formation ou l'arrêt de développement portant, non plus sur des cellules, mais sur des parties entières du corps (monstruosités, arrêts de développement, etc.), sont désignés sous le nom d'*Aplasie*.

Les altérations régressives où prédominent les modifications *qualitatives* des cellules et des tissus portent le nom de *Dégénérescences*, de *Dystrophies*. Quand la dégénérescence s'accompagne de la pénétration dans la cellule de substances étrangères non assimilables, elle prend le nom de *Dépôts* ou d'*Infiltrations*.

Il est difficile d'établir une barrière infranchissable entre les dégénérescences et les dépôts. Dans nombre de dégénérescences, on constate sans doute la transformation d'un état physico-chimique du protoplasme dans un autre ; mais il y a, de plus, accumulation, dans le protoplasme, de substances provenant du sang ou des tissus, substances qui sont véritablement inassimilables. Tel est le cas pour les dégénérescences amyloïde, hyaline, pigmentaire.

Dans beaucoup d'infiltrations, la modification de la structure physico-chimique du protoplasme ne relève pas exclusivement de la pénétration de particules étrangères non assimilables. Ce ne sont pas les dépôts uratiques qui constituent la première anomalie de la nutrition dans les cellules des goutteux; l'infiltration a été précédée d'une dégénérescence hyaline et d'une tuméfaction trouble. On doit cependant maintenir la distinction qui repose sur la prédominance, dans un cas, des modifications préalables des molécules protoplasmiques, et, dans l'autre, des infiltrations de particules étrangères venues de l'extérieur, car la différence s'accuse aussi sur le terrain physiologique. Dans le premier cas, la fonction est modifiée, parce que le dédoublement des molécules albuminoïdes se fait irrégulièrement, anormalement; dans le second, c'est l'entrave apportée par la présence de corps étrangers inassimilables qui trouble la fonction.

Le degré le plus élevé des modifications passives est représenté par la *nécrose*, c'est-à-dire par l'état cellulaire dans lequel les processus vitaux sont complètement abolis. Quel que soit le degré de dégénérescence d'une cellule ou d'un tissu, tant que la nutrition persiste, cette cellule ou ce tissu ne constituent pas pour l'organisme un corps étranger; ils restent capables de fournir une réaction vitale. *La cellule nécrosée, au contraire, devient un corps étranger qui provoque de la part des tissus vivants périphériques la même réaction que toute substance inanimée, introduite dans l'organisme.*

Les processus de dégénérescence aboutissent fréquemment à la mort graduelle de la cellule. Toutefois, pour désigner non seulement ce résultat, mais aussi la lenteur avec laquelle il a été obtenu, on emploie souvent le mot de *nécrobiose*. Cette expression (vie-mort) possède dans le langage pathologique un sens précis qui lui a été donné arbitrairement; elle s'applique à la désignation de la mort des cellules se faisant d'une manière graduelle et progressive.

L'atrophie ne frappe pas seulement le protoplasme cellulaire, elle atteint aussi le noyau, et fréquents sont les cas où la lésion du cytoplasme est consécutive à celle du noyau. Les détails dans lesquels nous sommes entrés (voyez page 12) au sujet de la physiologie cellulaire nous fournissent de cet accident une explication suffisante.

Atrophies simples ou quantitatives.

L'atrophie simple, c'est-à-dire la diminution pure et simple des dimensions de la cellule, est extrêmement rare. L'atrophie est accompagnée le plus souvent d'une altération plus ou moins manifeste de la molécule cellulaire, altération portant sur le noyau et sur le cytoplasme. Celui-ci présente un état trouble, des granulations très fines de pigment jaune, des grains analogues à ceux de la graisse, de la lécithine, etc. Toutefois, la diminution du volume de la cellule représente la lésion la plus apparente, le trouble régressif quantitatif. Lorsque l'amoindrissement du volume cellulaire est dû à l'apport insuffisant de matériaux nutritifs, le cytoplasme est infarci de très fines granulations pigmentaires jaunes brunâtres. Cette pigmentation anormale est particulièrement visible dans l'atrophie des muscles.

Le *prototype physiologique* de l'atrophie simple se rencontre dans les tissus du vieillard. Chez lui, les exemples sont nombreux de l'atrophie portant sur les cellules glandulaires et nerveuses, sur les fibres musculaires de l'intestin et de la peau ; sur les os, les cartilages, la graisse, sur le calibre d'un grand nombre de capillaires qui s'oblitèrent. On constate aussi dans les tissus du vieillard une série de modifications morphologiques du protoplasme cellulaire même (aspect fauve, dessiccation, induration); leur évolution peut se résumer en un mot : l'équilibre est rompu ; les phénomènes de désassimilation, c'est-à-dire de destruction, l'emportent sur les processus d'assimilation ; il en résulte une diminution du poids. La peau, les muqueuses, les glandes, les ganglions lymphatiques s'amincissent ; leur travail s'affaiblit. En général, le tissu conjonctif s'hypertrophie, les éléments du mésoderme prédominent et, par contre, les cellules de provenance ectodermique s'atrophient et disparaissent. L'appétit diminue notablement, traduisant le déclin de l'énergie vitale cellulaire. L'anorexie progressive du vieillard est un symptôme de mort physiologique prochaine.

On donne le nom d'*atrophie sénile* ou de *marasme sénile* à un ensemble de phénomènes de régression qui se présentent dans la vieillesse avancée et qui se caractérisent surtout par la diminution de volume des cellules, l'oblitération d'un grand nombre de capillaires, la diminution de l'extensibilité et de l'élasticité des tissus, le raccourcissement et l'augmentation d'épaisseur des fibres élastiques, le ralentissement de leur nutrition et l'abaissement de tous les processus d'oxydation de l'économie. Le résultat de toutes ces modifications, au point de vue physiologique, est l'apparition rapide de la fatigue au moindre effort, la prédisposition aux maladies, aux fractures, etc. METCHNIKOFF a émis récemment une théorie fort ingénieuse sur les causes anatomiques réelles du vieillissement.

Parfois, à une période moins avancée de l'existence, on voit survenir des modifications de tissus analogues à celles qu'on observe chez le vieillard. C'est ce qu'on appelle la *sénilité précoce*, laquelle peut devoir son origine à diverses causes et, en particulier, aux anomalies de la vie sexuelle.

Une suspension précoce du fonctionnement des glandes génitales, leur atrophie ou leur ablation, provoquent, en effet, dans l'économie une série de modifications atrophiques (adipose, etc.) qui rappellent le *marasme sénile*. On peut faire apparaître celui-ci expérimentalement, en enlevant aux animaux les glandes génitales. Les *eunuques* et les *castrats*, en général, constituent des exemples de vieillesse précoce. Il semble bien, comme l'a soutenu Brown-Séquard, que la spermine, élaborée par les glandes génitales, soit un des principaux excitants physiologiques de l'organisme.

Tous les auteurs (Glaewecke, Brodnitz, Repreff, Curatulo, Popel) qui ont étudié dans ces derniers temps l'influence de la castration sur l'organisme de la femme, aboutissent à cette conclusion unanime que l'ablation des glandes génitales provoque des modifications profondes dans les mutations nutritives et facilite l'accumulation de la graisse. D'après Repreff, dans l'organisme privé des glandes génitales se fabrique et s'entasse une surproduction d'hydrates de carbone provenant des substances albuminoïdes. Cette opinion est confirmée par le travail récent de Popel (1897), qui a étudié les conditions de l'utilisation de l'azote chez des lapins castrés. Ses conclusions sont que les animaux opérés éliminent plus d'azote qu'ils n'en reçoivent et que l'azoturie s'accompagne chez eux de dislocation de la molécule albuminoïde avec surproduction graisseuse.

Sous la désignation d'*atrophie sénile*, il faut entendre un ensemble de troubles régressifs qualitatifs et quantitatifs, mais non la diminution seule du volume des cellules. Les troubles qualitatifs de la nutrition se caractérisent en premier lieu par la *dégénérescence hyaline du tissu connectif, l'artériosclérose, la dégénérescence pigmentaire;* on constate aussi le dépôt de sels calcaires dans les parois des vaisseaux et dans les différentes régions conjonctives du corps. L'*endo* et la *périartérite* progressives des petits vaisseaux, phénomènes très fréquents dans la vieillesse, constituent une des causes principales de l'atrophie sénile en général (Demange, Seidel, etc.). Un grand nombre de cellules nerveuses de l'écorce cérébrale subissent en même temps la dégénérescence graisseuse et pigmentaire et la vacuolisation, tandis que les fibres nerveuses s'atrophient. Dans les glandes, on constate un développement exagéré du tissu connectif, amenant parfois la compression des éléments parenchymateux (sclérose sénile).

La *distension (emphysème) des poumons*, qui survient dans la vieillesse, est due en grande partie à des *modifications régressives des fibres élastiques* des parois des alvéoles pulmonaires (Villemin). Récemment, Boulatoff a trouvé ces fibres épaissies, ondulées, raccourcies et comme déchirées.

D'après les recherches de Cornil et Ranvier, Patenôtre, M. Schmidt, Reizenstein et, plus récemment, d'Orbant (1896), la *peau* subit dans la *vieillesse* l'atrophie de toutes ses parties constituantes. La texture des fibres connectives devient plus grossière, les faisceaux en sont plus rapprochés et plus serrés, aussi le derme est-il plus mince que dans le jeune âge. La couche sous-épithéliale des fibres élastiques s'épaissit et dégénère, la direction des fibrilles se modifie : elles présentent des ondulations irrégulières. Les capillaires et les petites artères subissent la dégénérescence hyaline; dans les glandes sébacées se développent des kystes par rétention. Le ratatinement de la peau des vieillards est dû surtout aux altérations régressives des fibres élastiques.

La dégénérescence hyaline des parois vasculaires et de la membrane propre des glandes chez les vieillards se manifeste avec le plus de netteté dans le testicule. Les enveloppes des vésicules séminales et des canalicules s'épaississent et se transforment en masses hyalines brillantes, à tel point que les canalicules séminaux s'affaissent et se transforment en des cordons hyalins homogènes épais, rappelant l'aspect des vaisseaux sanguins oblitérés et en voie de dégénérescence hyaline (M. Pavloff). En même temps que la prolifération et la sclérose conjonctives, on constate dans les organes des vieillards une modification de l'apparence macroscopique qui devient fauve et pigmentée, tandis qu'on reconnaît au microscope l'état trouble du protoplasme, la vacuolisation et même la déhiscence en amas des cellules (Pilliet, Vas, Hodge, Solger, etc.). Parfois on trouve dans les *noyaux* des cellules hépatiques et rénales des *cristaux* isolés, de composition organique non définie (Grandis les rattache à la neuridine). Marchand a décrit ces cristaux dans les noyaux de l'épithélium rénal chez les individus empoisonnés par le chlorate de potasse; Lapeyre a observé des cristaux analogues dans les noyaux des cellules hépatiques au voisinage d'une blessure du foie.

L'un de nous a constaté à Kiew la présence de cristaux isolés dans les noyaux de l'épithélium rénal, chez des chiens intoxiqués par la cantharidine.

Dans leurs belles expériences sur l'intoxication saturnine expérimentale, Charcot et Gombault ont décrit, depuis longtemps, l'infiltration calcaire des cellules des tubes contournés.

L'*atrophie physiologique* et *l'aplasie*, allant jusqu'à la mort complète des cellules, des tissus et même des organes, se manifeste avec une netteté particulière, dans le cours du processus de *développement rétrograde*, chez les animaux inférieurs (larves d'insectes, etc.) et chez quelques vertébrés à sang froid, pendant leurs transformations évolutives. Des parties entières du corps, la queue par exemple, des groupes entiers de muscles disparaissent, soit par simple diminution de volume des cellules, consécutive à l'arrêt des processus d'assimilation, soit surtout par un phénomène de destruction (phagocytose) exercé par des cellules jeunes, pleines de vie et de force, aux dépens d'éléments qui ne fonctionnent plus, dont le développement est arrêté et qui sont dépouillés de résistance vitale (Kovalewsky, Metchnikoff, Nussbaum, Barfurth, Korotneff, Eberth, Loos, Noetzel, etc.). Chez les animaux supérieurs et chez l'homme on observe, sous l'influence du même processus de résorption, l'atrophie des diverses parties du corps : par exemple, chez l'enfant, de la glande thymique; chez le vieillard, de la rate (Pilliet) et du corps thyroïde; des glandes mammaires, chez les femmes qui n'allaitent pas; des fibres musculaires de l'utérus après l'accouchement, etc.

Dans tous les cas d'*atrophie physiologique*, sauf l'atrophie sénile, la diminution du volume ou la disparition complète des éléments cellulaires est un phénomène utile à l'organisme. A la place des cellules en voie de disparition se développent d'autres éléments plus utiles à l'économie, ou bien encore du tissu conjonctif qui se substitue aux cellules disparues. *La disparition, par résorption, des organes inutiles est une des sources de perfectionnement et de progrès dans le monde organisé.*

L'étude histologique des phénomènes de l'*atrophie physiologique* du muscle utérin en voie d'involution a fait l'objet, en ces derniers temps, d'une série de recherches. Sänger a constaté que les fibres lisses diminuaient de volume, se raccourcissaient et s'amincissaient, en même temps qu'apparaissaient des modifications qualitatives : état trouble et dégénérescence graisseuse d'une partie du protoplasme. L'involution utérine postpuerpérale a été étudiée particulièrement par Mayor, en France, et A. Silvansky (1897), en Russie. L'atrophie simple des fibres musculaires y prédomine, bien qu'on constate çà et là la disparition des noyaux musculaires, les dégénérescences albuminoïde du protoplasme et hyaline des fibres conjonctives, enfin l'oblitération des vaisseaux. La résorption phagocytaire subie par les cellules musculaires atteintes joue un rôle important.

L'atrophie du *tissu graisseux* se traduit microscopiquement par la diminution du volume des cellules adipeuses et la formation, à leur périphérie, de très fines gouttelettes de graisse qui disparaissent graduellement.

Les phénomènes qui se déroulent pendant la résorption de la queue du têtard présentent les conditions d'étude les plus propices pour pénétrer la nature des actes intimes de la régression et de l'*atrophie physiologique*. Le point de départ du travail qui va s'exécuter dans cette partie du corps consiste en premier lieu dans la diminution de l'apport de sang. Pendant ce temps, l'animal se trouve soumis au jeûne et ne prend aucune nourriture (par suite de l'adaptation insuffisante de l'appareil digestif qui est en voie d'évolution). Cet état d'inanition favorise la résorption et la dissolution progressive des éléments cellulaires (queue) dont la vitalité est affaiblie. La matière alimentaire qui en résulte est assimilée par des cellules dont l'activité est considérable et le rôle physiologique particulier. La résorption et la digestion des cellules affaiblies a lieu grâce à la fonction phagocytaire des cellules du mésoderme (Metchnikoff, Kovalewsky, etc.). Cependant l'action dissolvante directe des sucs des tissus et du sang joue aussi un rôle dans ce processus de disparition des cellules dépouillées de leurs fonctions (Loos, Eberth, Nætzel). La disparition des fibres musculaires dans l'involution de certains insectes peut avoir lieu indépendamment de la digestion de la substance musculaire par les leucocytes et ne se produire que par *dissolution progressive*, *histolyse*, *sarcolyse*. D'origine phagocytaire, la résorption des cellules musculaires est rapide et n'exige que quelques jours pour s'effectuer; elle est lente, au contraire, et demande plusieurs semaines, lorsqu'elle s'exécute sans la participation des leucocytes, exclusivement sous l'influence de l'action dissolvante des sucs de l'organisme (Korotneff).

Les atrophies simples pathologiques sont produites par des altérations diverses de la nutrition des cellules et relèvent de conditions internes et externes variées, lesquelles ont pour caractère commun d'affaiblir l'énergie vitale cellulaire. Envisageant les causes qui provoquent ces atrophies, on peut les distinguer en quatre variétés : *atrophie par compression*, *par insuffisance de nutrition*, *par altération de la fonction et par trouble de l'innervation.*

1° *L'atrophie par compression* est l'exemple le plus pur de l'atrophie quantitative simple, sans adjonction de phénomènes de dégénérescence cellulaire. Le volume des cellules et des parties entières du corps diminue sous l'influence d'une compression plus ou moins prolongée, exercée soit de dehors en dedans par des corps étrangers, soit de dedans en dehors, au sein de l'organisme même, sous l'effort excentrique d'autres parties anormalement hypertrophiées. Les cellules, les tissus et les organes diminuent de volume, sous l'influence de la pression mécanique, ou sous celle de l'insuffisance de l'irrigation sanguine, consécutive à la compression des vaisseaux et à l'aplatissement de leur calibre. Aussi *l'atrophie par compression n'est-elle très souvent, au point de vue du mécanisme, qu'une atrophie par insuffisance nutritive.* L'examen histologique des cellules et tissus atrophiés par la compression ne permet pas d'ordinaire d'y trouver les caractères anatomiques d'une dégénérescence; on y constate une simple diminution du volume, une dépression du corps cellulaire, transformé parfois en une plaquette extrêmement mince. L'introduction d'un corps étranger en forme de pointe dans le foie transforme par compression les cellules polyédriques en des plaquettes longues et minces, étalées le long de la tige étrangère et dans lesquelles il est difficile de reconnaître les éléments hépatiques. Le pied des Chinoises qu'on atrophie, au nom de l'esthétique, sous des bandages, peut servir d'exemple d'atrophie artificielle par compression. Chez quelques peuplades nègres, le crâne présente sur les pariétaux des dépressions provoquées par l'application prolongée de bandages compressifs spéciaux. Chez les races plus civilisées, l'exemple de ces lésions se rencontre dans les *bandes atrophiques du foie* chez les femmes qui font abus du corset.

L'atrophie par compression d'origine excentrique se voit dans l'amincissement du thorax sous l'effort expansif d'un *anévrysme* du cœur ou de l'aorte thoracique, dans l'atrophie du *tissu rénal* par le liquide de l'hydronéphrose, dans *l'atrophie de la substance cérébrale* provoquée par l'hydropisie des ventricules cérébraux, dans l'*atrophie des circonvolutions* sous l'influence d'une ossification prématurée des sutures craniennes, dans l'atrophie *des cloisons interalvéolaires*, dans l'emphysème pulmonaire, etc., etc.

Parfois un obstacle s'oppose à l'extension de parties en voie d'accroissement physiologique; plus précoce est le stade d'accroissement où l'obstacle se fait sentir et plus considérables sont les atrophies et les hypoplasies. Des parties d'organes et des organes entiers peuvent ainsi subir un arrêt de développement : c'est l'*aplasie*, l'*agénésie.* Au nombre des aplasies et atrophies par compression dans le cours de la vie intra-utérine se rangent beaucoup de monstruosités, comme l'ont établi les recherches de tératologie expérimentale de Dareste, Fol, Féré, etc.

Dans ces cas de monstruosités provoquées et dans ceux où il existe de l'aplasie, de l'hypoplasie et de l'atrophie, résultats d'une entrave apportée au développement ou de la compression, on constate des modifications régressives des cellules presque exclusivement d'ordre quantitatif. La composition chimique du protoplasme cellulaire n'est pas modifiée; la fonction d'accroissement est seule entravée; la *qualité des mutations nutritives* ne semble pas atteinte. Exception est faite pour les atrophies par compression, qui tirent leur origine d'une stase veineuse (atrophie rénale par ligature de l'émulgente, etc.), dans les organes où les fentes lymphatiques susceptibles de se dilater pendant ces stases n'ont qu'un faible volume. Dans ce cas on reconnaît, en même temps que l'atrophie des cellules parenchymateuses comprimées par le sang, la présence d'altérations qualitatives, car les éléments ne peuvent se débarrasser complètement des produits qui résultent des échanges; le protoplasme qui souffre de l'insuffisance d'oxygène et de l'excès d'acide carbonique dégénère graduellement. Ces atrophies mixtes, qualitatives et quantitatives, se montrent en particulier dans le foie, lorsqu'il y a stase veineuse d'origine cardiaque ou pulmonaire. C'est dans la zone centrale lobulaire que les phénomènes atrophiques se manifestent avec le plus d'intensité. Les cellules hépatiques, diminuées de volume, subissent les divers degrés de dégénérescence parenchymateuse et graisseuse (*foie muscade*). Dans les stases veineuses, les organes revêtent une teinte bleuâtre, ce qui a valu aux atrophies de cette nature l'épithète de *cyanotiques*.

2° *L'atrophie par inanition* peut être générale, étendue à tout l'organisme ou limitée à un certain groupe cellulaire. Généralisée, elle s'observe dans les cas d'insuffisance qualitative ou quantitative des matériaux nutritifs, dans les divers degrés de l'inanition, dans les troubles graves des appareils digestif et respiratoire, et enfin dans les lésions des organes de l'hémopoèse. Les hémorrhagies copieuses et fréquentes, les pertes d'albumine, les ulcérations chroniques, les suppurations, la glycosurie abondante, l'insuffisance de la sécrétion gastrique, les catarrhes gastro-intestinaux, le rétrécissement de l'œsophage, les états fébriles, les maladies chroniques pleuro-pulmonaires qui retrécissent l'étendue du champ respiratoire, les intoxications chroniques par des substances qui altèrent la nutrition (plomb, mercure, etc.), enfin les auto-intoxications de diverses sources (ictère, urémie, etc.) — tous ces états morbides peuvent provoquer à la longue l'apparition de phénomènes atrophiques généralisés, l'affaiblissement des fonctions et la diminution du volume des cellules prises isolément. Chez les organismes en voie de croissance, de telles conditions exercent une action dépressive qui aboutit à des arrêts de développement plus ou moins marqués. Limitées à certaines régions du corps, ces variétés d'atrophies sont occasionnées le plus souvent par la diminution de calibre de l'artère afférente, sous l'effort compressif d'une tumeur de voisinage ou sous l'influence de la prolifération d'une endo-vascularite (syphilis). Si la lésion frappe un grand nombre d'artères de l'organisme, plusieurs régions se nourrissent insuffisamment et les phénomènes atrophiques peuvent se généraliser.

Sous le nom de troubles nutritifs dus à l'inanition, on entend une série de modifications atrophiques des cellules, consécutives à la suppression de certaines substances nécessaires à l'alimentation. On peut supposer théoriquement l'existence de formes d'inanition azotée, hydrocarbonée, graisseuse, saline, oxygénée, hydrogénée, etc., qui doivent se traduire par des troubles fonctionnels et des lésions anatomiques particulières. Toutefois, la plupart de ces altérations spécifiquement déterminées échappent à nos moyens actuels d'investigation. Les perfectionnements apportés à la technique histologique ont cependant beaucoup élargi le cadre de nos connaissances touchant les modifications morphologiques provoquées par l'inanition. Les recherches récentes de LUKJANOFF et de ses élèves montrent que l'inanition s'accompagne d'une diminution de volume du cytoplasme cellulaire et aussi des noyaux; parfois même l'atrophie du noyau est indépendante de toute modification protoplasmique. Pendant le jeûne le poids du corps, le volume de l'organisme et celui des cellules diminuent progressivement; cependant, ces modifications atrophiques ne se produisent pas avec la même uniformité dans tous les tissus, cellules et organes. Les uns sont le siège d'une atrophie considérable; les autres sont à peine modifiés dans leurs dimensions.

La conclusion qui découle du grand nombre de recherches et de mensurations peut se formuler ainsi : *le degré d'atrophie des tissus, mesuré par la diminution de poids, est inversement proportionnel au degré de différenciation cellulaire et d'importance vitale*. En d'autres termes, à la suite d'un jeûne prolongé, la perte de poids du système nerveux et du cœur est beaucoup moindre relativement que celle des systèmes adipeux, conjonctif et musculaire. Le système nerveux subit l'atteinte la moins profonde pendant l'inanition. Dans le laboratoire de l'un de nous, M. TARASSEVITCH a eu l'occasion d'examiner le cerveau d'un homme mort après une période d'inanition qui avait duré plus de vingt-cinq jours. A l'exception d'une légère pigmentation, les cellules nerveuses de l'écorce cérébrale et du cervelet ne présentaient aucun changement. Les corpuscules de NISSL étaient même conservés dans le protoplasme de la cellule.

Déjà, en 1843, dans ses mémorables recherches sur l'inanition, CHOS-

SAT avait signalé que, chez les animaux privés d'aliments, la graisse disparaissait en premier lieu et dans la proportion des neuf dixièmes. L'atrophie portait ensuite plus spécialement sur le sang, les muscles et les viscères abdominaux. Le squelette et l'encéphale étaient les parties qui résistaient le mieux. Le processus de formation des follicules de DE GRAAF et la multiplication cellulaire de la membrane granuleuse qui le détermine s'accomplissent chez les animaux même pendant la période la plus avancée du jeûne (V. PETROFF).

Les atrophies par insuffisance nutritive ne sont pas exclusivement quantitatives : la diminution de volume s'accompagne de phénomènes de dégénérescences parenchymateuse, graisseuse et pigmentaire; nous y reviendrons plus loin.

3° Les processus atrophiques n'impliquent pas toujours l'idée d'une insuffisance dans les matériaux d'alimentation; les conditions de repos ou d'activité cellulaires jouent un rôle important dans les actes d'assimilation des cellules et régissent les lois qui fixent leurs dimensions. Tel est le cas pour l'*atrophie fonctionnelle.*

Une des conditions de la vie normale de la majorité des cellules et des tissus est la production d'un travail. Ce travail est continu pendant toute la durée de l'organisme (cœur, quelques portions du système nerveux central) ou interrompu par des alternatives de repos et d'activité (muscles, glandes). Les dépenses d'énergie peuvent être très grandes sans que les échanges organiques cellulaires sortent des limites physiologiques et sans qu'il en découle aucune altération. Le contraste est frappant entre l'activité des systèmes nerveux et musculaire du gymnaste, du soldat en campagne, de l'écrivain, du savant — et celle dont fait preuve le malade cloué au lit pendant des semaines ou le paresseux traînant son indolence physique et intellectuelle. Cependant des variations excessives dans le fonctionnement cellulaire ne laissent pas que de provoquer des modifications stables dans l'état morphologique de la cellule et de troubler la marche normale des mutations nutritives. RANVIER a décrit depuis longtemps les changements que subit la glande sous-maxillaire quand ses cellules ont quitté l'état de repos pour fonctionner activement. Des recherches récentes ont constaté des modifications de même ordre dans les fibres et les cellules nerveuses soumises à un fonctionnement excessif (YAKIMOWITSCH, KORIBOUT-DASCHKEWITSCH, LUKJANOFF, NISSL, MARINESCO, CHANTEMESSE, VAN GEHUCHTEN, PUGNAT, etc.).

Pour que l'équilibre physico-chimique ne soit pas trop profondément troublé et que des modifications pathologiques stables et essentielles ne puissent s'installer, il faut que les états de repos et d'activité de la cellule alternent, sans se prolonger l'un ou l'autre outre mesure. Dans le cas contraire surviennent différents degrés d'atrophie quantitative. Celle-ci est donc aussi bien le résultat d'une insuffisance que celui d'une exagération de l'activité. L'inertie conduit à l'atrophie par défaut de stimulation. L'activité est indispensable pour maintenir à un certain degré d'intensité les processus d'assimilation et de désassimilation : l'élément qui ne fonctionne pas s'atrophie, parfois jusqu'à disparaître entièrement.

L'activité moléculaire du protoplasma peut être réduite à un tel degré que ce protoplasme devient en quelque sorte un corps étranger, à demi-mortifié dans l'économie. Il se dissout progressivement dans les sucs organiques ou bien se laisse dévorer, sans présenter la moindre résistance, par d'autres cellules pleines de vie et en voie d'accroissement. Tel est le phénomène biologique dans lequel prennent leur source les transformations et le perfectionnement des espèces dont l'histoire de l'évolution du monde organisé nous offre tant d'exemples.

Les observations sont nombreuses d'atrophies pathologiques consécutives à la cessation de l'activité. On peut citer : l'amincissement de la mâchoire inférieure après la chute des dents, chez les vieillards; la diminution progressive de la cavité orbitaire après l'énucléation du globe oculaire; la disparition presque complète de la cavité cotyloïde dans les luxations non réduites de la tête du fémur; l'amincissement d'une extrémité avec atrophie musculaire et osseuse à la suite de l'immobilité prolongée (paralysie); la diminution de longueur et du diamètre du canal gastro-intestinal chez les individus très sobres; l'atrophie du testicule dans l'abstinence complète et prolongée de l'activité génitale; enfin, l'atrophie des troncs nerveux des organes des sens (nerf optique, acoustique, etc.), quand les sensations spécifiques ont cessé d'y prendre naissance (énucléation de l'œil, suture des paupières, obturation du conduit auditif, etc.).

Dans la majorité des atrophies par défaut de fonctionnement, on constate la diminution du volume des cellules et leur raréfaction allant jusqu'à leur disparition, c'est-à-dire à l'hypoplasie visible même sur les os. Le parenchyme disparaissant est remplacé par le tissu conjonctif proliféré, dont les mailles se chargent quelquefois de gouttelettes graisseuses.

C'est dans l'*atrophie consécutive au repos prolongé* des glandes et des muscles que se montre avec le plus d'intensité le *développement du tissu conjonctif.* Les muscles présentent une multiplication exagérée des noyaux. Cette *substitution progressive du tissu conjonctif au parenchyme* est différente de la néoformation conjonctive inflammatoire; elle résulte de la propriété inhérente à chaque partie du corps de conserver l'équilibre intérieur entre les éléments du tissu. C'est un acte de *compensation* provoqué par la diminution de la résistance vitale du parenchyme qui disparaît. L'étude, avec une technique histologique suffisante, des phénomènes qui surviennent dans la queue du têtard au stade de résorption, dans le muscle séparé de son nerf trophique, dans les fibres cireuses d'un muscle intoxiqué par le poison typhique, laisse reconnaître que le processus de disparition de la matière est sous la dépendance d'un acte de phagocytose des cellules mésodermiques. Quand, dans une cellule très différenciée (muscle, etc.), certains éléments constitutifs de cette cellule ont perdu, pour une raison quelconque, leurs propriétés de résistance, ces éléments altérés deviennent la proie de la masse protoplasmique qui se trouve dans la cellule et qui, elle, a une résistance vitale plus grande. Ce qui dévore la substance contractile altérée, c'est le protoplasma de la cellule musculaire jouant le rôle de phagocyte (Metchnikoff); c'est également le protoplasma nucléé du segment interannulaire des fibres nerveuses qui dévore la myéline altérée et quelquefois le cylindre-axe (Ranvier).

Nous venons d'étudier les phénomènes atrophiques qui font suite à un *défaut* d'activité cellulaire; lorsque celle-ci est, au contraire, *exagérée*, les phénomènes d'atrophie se montrent également. La raison en est que le protoplasma cellulaire s'use dans un travail excessif et qu'il n'a pas le temps d'élaborer les matériaux de sa nutrition en quantité suffisante : les pertes excèdent les recettes. Comme exemples de cette atrophie on peut signaler : l'amincissement du muscle cardiaque par suite d'un travail excessif, dans les troubles valvulaires graves ; l'atrophie de l'épithélium des glandes salivaires à la suite de l'activité exagérée, provoquée par la galvanisation ou par l'action de substances stimulant la sécrétion (pilocarpine); l'atrophie des testicules par excès de l'activité sexuelle (onanisme, etc.). Dans cette variété d'atrophie, le développement du tissu conjonctif se substituant au parenchyme est beaucoup plus rare. La raison en est peut-être que cette dernière lésion ne comporte jamais un degré d'intensité comparable à celui que l'on constate dans les formes atrophiques par défaut fonctionnel. *L'activité exagérée d'une fonction n'aboutit jamais anatomiquement à l'aplasie.* De bonne heure se développent des sensations extrêmement pénibles, qui mettent arrêt à la fonction, c'est-à-dire à la faillite de l'organe.

4° Aux atrophies consécutives, aux excès de repos ou d'activité, sont étroitement liées les *atrophies* provoquées *par l'innervation anormale*, ou, plus exactement, par l'absence ou l'affaiblissement des stimulations nerveuses. Le champ des *atrophies nerveuses* est vaste, ce qui ne saurait surprendre, étant donnée l'influence du système nerveux cérébro-spinal et du grand sympathique sur toutes les parties du corps. Le rôle trophique du système nerveux a été mis en évidence par les expériences de A. Waller. Ce physiologiste a montré que la section des racines antérieures produit l'atrophie de leur bout périphérique, que celle des racines postérieures a pour conséquence l'atrophie de leur bout central, si elle est faite au-dessus du ganglion intervertébral, et celle de leur bout périphérique, si elle est pratiquée au-dessous.

Ces atrophies peuvent être divisées en trois groupes : *a*) atrophies par troubles dans le domaine du système *moteur*, en commençant par certaines régions du cerveau et de la moelle et en finissant par les fibres nerveuses motrices à la périphérie ; *b*) atrophies par troubles des nerfs vasomoteurs (*atrophies angio-neurotiques*) ; *c*) atrophies par troubles dans le domaine des nerfs trophiques proprement dits (*atrophies tropho-neurotiques*). Il est extrêmement rare qu'une atrophie nerveuse tire son origine d'un seul groupe à l'exclusion des deux autres ; ordinairement, plusieurs mécanismes pathogéniques entrent en jeu et parfois l'un prédomine sur les autres.

L'exemple le plus typique est celui des atrophies par lésion des nerfs moteurs, dans lesquelles, pour des raisons anatomiques, les nerfs moteurs et les nerfs vasomoteurs (cheminant par les mêmes voies) sont simultanément intéressés.

En ce qui concerne les atrophies *motrices*, les recherches cliniques et expérimentales ont établi que la fonction et la nutrition des muscles étaient sous la dépendance des centres moteurs et des nerfs. La destruction ou l'altération des nerfs moteurs, en un point quelconque de leur trajet extramédullaire, intramédullaire et intracérébral, jusqu'aux centres moteurs de l'écorce, provoque une atrophie descendante des troncs nerveux périphériques et des muscles, et par conséquent la paralysie de certains départements organiques. Les altérations ou les arrêts de développement de diverses parties de la moelle ou du cerveau, pendant la période embryonnaire, donnent naissance à des atrophies et même à des hypoplasies d'où résultent des arrêts de développement, des infirmités, etc.

On constate dans les cas d'atrophie motrice la dégénérescence graisseuse et parenchymateuse des muscles, l'amincissement et l'atrophie des fibres nerveuses, à partir du point de section jusqu'aux ramifications intramusculaires les plus fines. La substance contractile diminue de volume et subit en partie la substitution du tissu conjonctif et adipeux.

Les recherches (Babinski, Krauss, etc.) sur les modifications qui surviennent dans les muscles après la neurotomie montrent que la cessation de la conductibilité motrice provoque l'atrophie des segments nerveux situés en aval, celle des fibrilles musculaires, la multiplication des noyaux, la prolifération du tissu conjonctif qui finit par comprimer les fibrilles. Le volume du muscle diminue considérablement.

Aux altérations des centres moteurs du cerveau succède une atrophie descendante des faisceaux pyramidaux de la moelle, qui entraîne des lésions des éléments ganglionnaires des cornes antérieures, des nerfs périphériques et enfin des groupes musculaires correspondants. Ces phénomènes atrophiques commencent à se traduire objectivement dans le tissu de la moelle déjà vers le sixième jour après l'altération cérébrale (Bouchard). Les modifications dans les muscles paralysés n'apparaissent qu'après un laps de temps plus long, pendant lequel la dégénération descendante se propage le long du faisceau pyramidal. La durée de ce processus, avant la manifestation clinique représentée par la contracture, varie de 15 à 60 jours. Les atrophies musculaires développées dans les membres paralysés sont désignées sous le nom d'*atrophies tardives*, pour les distinguer d'un autre groupe, les *atrophies précoces*, qui se montrent parfois les premiers jours, après le choc cérébral.

Les modifications atrophiques généralisées à la plupart des groupes musculaires du corps (atrophie musculaire progressive, type Aran-Duchenne de Charcot) sont déterminées bien souvent par la diminution de volume, le ratatinement et les dégénérescences diverses des éléments ganglionnaires des cornes antérieures de la moelle. Il existe dans la littérature médicale un grand nombre de descriptions d'atrophie des nerfs périphériques et des muscles ayant eu pour point de départ une lésion primitive des grandes cellules des cornes antérieures.

En 1863, Luys et Cornil signalaient l'atrophie des cornes médullaires antérieures chez un sujet atteint de paralysie infantile, et, en 1866, Vulpian et Prévost constataient dans la même maladie l'altération des cellules motrices de la moelle. Cruveilhier, Duchenne de Boulogne, Charcot, Hayem, Joffroy, Gombault, etc., ont cité de nombreux cas d'atrophie musculaire dus à des lésions de la moelle.

A côté des atrophies musculaires progressives « spinales », il existe tout un groupe d'*atrophies primitives myopathiques* dans lesquelles l'altération de la moelle et des nerfs moteurs fait complètement défaut, la maladie se développant primitivement et se concentrant exclusivement dans les muscles (Duchenne de Boulogne, Erb, Leyden, Charcot, Landouzy et Dejerine, Marie, Lichtheim, Schultz, Babes, Levine, Eichhorst, etc.).

On a reconnu que les premières lésions de l'atrophie musculaire primitive consistaient dans la disparition de la substance contractile proprement dite et la multiplication des noyaux. Les myophages, c'est-à-dire les cellules musculaires embryonnaires formées par la couche de protoplasma qui entoure les noyaux, prennent également part à la destruction de la substance contractile affaiblie. La disparition du tissu musculaire s'accomplit d'après le type d'atrophie quantitative simple sans aucune dégénérescence. Il se produit évidemment ici une véritable *sarcolyse* (λύω — je fonds, je dissous).

L'influence des lésions des nerfs périphériques sur la nutrition des muscles a été établie tout d'abord par des faits cliniques. Fernet et

Landouzy ont montré que l'inflammation chronique du nerf sciatique donnait lieu à l'atrophie des muscles qu'il innerve.

Dans la lèpre anesthésique, dans la maladie dite de Morvan, dans cette variété de paralysie atrophique qui survient sous forme d'épidémie chez les aliénés, et qui ressemble au Beriberi (Chantemesse et Ramond), dans les polynévrites alcoolique et saturnine, etc., les amyotrophies sont subordonnées aux altérations profondes des nerfs périphériques.

Dans ces atrophies dites motrices, quelle part faut-il accorder à l'*influence des nerfs vasomoteurs*? Les atrophies cutanées, qui se produisent dans les traumatismes ou dans les maladies infectieuses accompagnées de troubles vasomoteurs, ne permettent pas de méconnaître le rôle des troubles de la vasomotricité dans la production des atrophies. Comment, par exemple, ne pas faire intervenir l'existence de perturbations vasomotrices et trophiques dans l'apparition des pigmentations anormales de la peau, dans l'amincissement de diverses régions cutanées, dans la chute des cheveux localisée à telle ou telle région, etc. Une telle opinion s'appuie du reste sur des recherches microscopiques récentes. Dans un grand nombre de cas de processus atrophiques de la peau, à pathogénie quelque peu obscure, l'examen microscopique a laissé voir dans les nerfs correspondants des modifications de caractère inflammatoire, le plus souvent chronique. Les atrophies d'origine vasomotrice se réduisent, en dernière analyse, à la diminution de nutrition par suite d'un spasme fréquemment répété ou prolongé des petites artères, spasme qui est lui-même sous la dépendance d'un processus pathologique des fibres nerveuses.

L'existence des atrophies provoquées par une altération des *nerfs trophiques* (*tropho-névrose*) peut être admise, d'après toute une série de données expérimentales et cliniques, bien que, anatomiquement, l'existence des nerfs trophiques autonomes soit encore problématique. On admet que c'est par l'intermédiaire de ces nerfs trophiques que le système nerveux central exerce son contrôle sur la tension des échanges dans la matière vivante et qu'il augmente ou diminue l'intensité de l'énergie vitale cellulaire.

L'altération des centres trophiques situés en différentes régions du cerveau, de la moelle, du grand sympathique, ou encore la rupture des fibres qui relient ces centres aux parties périphériques, a pour résultat l'apparition de modifications régressives rapides dans les conducteurs nerveux sous-jacents et dans les divers appareils : muscles, glandes, peau, cheveux, etc.

Il est sans doute souvent difficile d'éliminer, dans la genèse d'une atrophie, toute participation des nerfs vasomoteurs; on ne peut nier, toutefois, que des observations cliniques et expérimentales ne plaident en faveur de l'existence de centres et de conducteurs trophiques. Telles sont, par exemple, les atrophies musculaires qui surviennent en quelques heures autour d'une jointure frappée par la goutte; telle est l'action trophique du nerf spermatique sur le testicule (Obolensky); tels sont encore les résultats des recherches de Samuel sur l'accroissement des plumes des oiseaux, en rapport exclusif avec l'innervation, sans intervention d'une action vasomotrice. Le travail de Joseph sur la chute des cheveux dans certaines régions de la tête chez le chat, après la section de certains nerfs (extirpation de la deuxième paire de ganglions intervertébraux), en l'absence de tout trouble vasomoteur, aboutit au même résultat. Par analogie avec la chute des cheveux en foyers obtenue artificiellement, Joseph attribue à l'affection du cuir chevelu, connue sous le nom d'alopécie en aires, une origine tropho-neurotique. Les atrophies qui surviennent dans les glandes, sous l'influence du système nerveux, ont été étudiées avec un soin particulier dans la glande sous-maxillaire; on sait que celle-ci subit une atrophie manifeste après la section des nerfs qui y aboutissent (Cl. Bernard, Eckhardt, Heindenhain, etc.).

Les nerfs et ganglions sympathiques exercent sur la peau, à part leur action vasomotrice, une influence trophique, comme on peut en juger d'après quelques recherches récentes. Ainsi, par exemple, Gaule (1893) a réussi à provoquer chez le lapin et la grenouille des modifications atrophiques de la peau (ratatinement de l'épithélium, production de dépressions, disparition de la pigmentation normale, etc.) sous l'influence d'excitations par le courant continu ou sous l'influence des lésions des ganglions intervertébraux. Angelucci (1894) a fait l'extirpation du ganglion cervical supérieur du nerf sympathique chez les chats et les chiens nouveau-nés et il a constaté quelque temps après, du côté correspondant, une chute des cheveux et des dents et même l'atrophie des os craniens. Tzekhanovitsch a observé, à la suite de la section du sympathique cervical, des modifications atrophiques semblables de la peau et des gaines des poils chez le lapin et le chien, tandis que l'oreille externe du côté correspondant présentait des phénomènes d'hyperémie et d'augmentation de volume, comme à l'ordinaire.

Parmi les tropho-névroses de la peau, une mention particulière doit être faite de cette maladie grave où sont nettement marqués les symptômes suivants : défaut de stabilité de la couche cornée sur toute l'étendue de la peau, affaiblissement des liens entre la couche cornée et la couche de Malpighi avec formation de vésicules, maladie qu'on connaît sous le nom de « pemphigus foliacé ». Les anciennes hypothèses sur les rapports de cette affection mortelle (décrite par Cazenave, en 1844) avec des modifications du système nerveux ont trouvé une confirmation dans les recherches de Boutirkine (1897), qui a constaté dans le pemphigus foliacé toute une série de lésions atrophiques et dégénératives (gonflement trouble, vacuolisation, dégénérescence graisseuse, etc.), aussi bien dans les cellules nerveuses de la moelle, du ganglion plexiforme du nerf vague, du ganglion cervical supérieur du nerf sympathique dans le plexus solaire, etc., que dans les fibres nerveuses périphériques et médullaires. On ne peut expliquer que par des lésions des nerfs vasomoteurs et trophiques des extrémités les cas d'atrophie allant jusqu'à la gangrène complète des extrémités, cas où l'on ne trouve aucune altération ni dans le système vasculaire, ni dans le sang, tandis qu'au-dessus de la région mortifiée les fibres nerveuses apparaissent dégénérées.

Les lésions des extrémités nerveuses peuvent amener l'atrophie des parties centrales. VULPIAN avait trouvé, dans certains cas d'amputation ancienne, une atrophie de cette partie de la moelle où prenaient naissance les nerfs du membre amputé. On a vu depuis que l'atrophie du nerf optique est une conséquence de l'atrophie rétinienne. L'hypothèse actuelle sur la constitution anatomique du neurone rend compte de la production de ces lésions à distance. BALLET et MARINESCO ont fait récemment une intéressante étude histologique de ces lésions.

5° Nous devons enfin signaler, parmi les causes d'atrophie ou d'amoindrissement d'un organe, les relations indéterminées qui existent entre lui et un ou plusieurs autres organes de l'économie. Le rôle des glandes à sécrétion interne mérite à ce point de vue toute l'attention. On connaît, par l'observation clinique et par l'expérimentation, l'influence du testicule sur le larynx, de l'ovaire sur la mamelle, du corps thyroïde sur l'encéphale et sur le tissu cellulaire sous-cutané, etc., etc.

La diminution de volume, apparente à l'œil nu, est un phénomène qui ne manque jamais dans les atrophies simples. Parfois, cependant, les dimensions de la région atteinte augmentent : à la place des éléments spécifiques qui s'atrophient, cellules glandulaires et musculaires, se montre une prolifération abondante des tissus conjonctifs et adipeux ou encore une infiltration de sérosité qui dissimule l'atrophie. Cette augmentation de volume, malgré l'atrophie du parenchyme, est particulièrement développée dans les atrophies congénitales et névropathiques du tissu musculaire, désignées pour cette raison sous le nom de *pseudo-hypertrophies* ou bien sous celui plus exact d'*atrophies musculaires lipomateuses pseudo-hypertrophiques*. L'examen pratiqué par DUCHENNE DE BOULOGNE sur des prises faites chez l'homme vivant avec le harpon, a montré, dans les préparations microscopiques, le développement d'une grande quantité de tissu adipeux, l'amincissement, et, par places, la disparition entière des fibres musculaires.

Les *conséquences* d'une atrophie simple varient suivant l'organe qui a été frappé. La lésion des cellules nerveuses et celle des fibres musculaires du cœur entraîne naturellement les conséquences les plus graves. Les atrophies quantitatives ont le pronostic le moins sévère, parce que les conditions étiologiques dans lesquelles elles apparaissent permettent d'ordinaire à l'organe de s'adapter à la nouvelle ration alimentaire qui lui est faite, et de compenser, par l'exagération du fonctionnement des éléments normaux conservés, l'affaiblissement de l'activité de certaines cellules. Cette *compensation* est particulièrement manifeste dans l'atrophie d'un organe pair, par exemple le rein, la glande salivaire, le testicule, etc. (voir le chapitre des hypertrophies compensatrices).

Les atrophies quantitatives simples ne s'accompagnant pas de modifications stables du protoplasma cellulaire; tout se réduit à la diminution de volume d'un certain nombre de cellules; aussi le retour à la normale, la guérison, s'obtient-il dans la majorité des cas, dès que la cause qui a déterminé l'atrophie est supprimée.

Les processus atrophiques qui se développent à la suite d'altérations du système nerveux central (atrophies motrices et trophiques) et ceux qui surviennent dans le cours du développement organique, surtout pendant la période intra-utérine, constituent des exceptions à la règle précédente. En effet, les *aplasies* qui se produisent à ce moment laissent d'ordinaire des traces indélébiles sur l'architecture générale du corps : telle est l'origine de la majorité des cas de tératologie et de vices de développement.

INDEX BIBLIOGRAPHIQUE

Beaucoup de documents sur ce sujet se trouvent recueillis dans les travaux de Duchenne de Boulogne, de Charcot, de Vulpian, de Cornil et Ranvier, de Brissaud, de Recklinghausen (1883) et de Paschoutine. Pathologie générale (1881).

Voir en outre : H. Gessler : *Unters. üb. die letzten Endigungen d. Endplatte und ihr Verhalten nach d. Durchschneid. d. Nervenstämme*. Diss. Liepz., 1883. — Schwimmer : *Die neuropathischen Dermatosen*, Wien, 1883. — Metchnikoff : *Biol. Centr.*, 1883. *Ann. Pasteur*, 1892. (*Phagocyt. muscul.*). — Erb : *Deutsches Arch. für Kl. Med.*, 1884. — Pitres et Vaillard : *Arch. de Phys.*, 1885, n° 1. — Kopp : *Die Trophoneurosen d. Haut*, Wien, 1886. (Bibliographie très complète). — Barfurth : *Arch. für Micr. Anatom*, 1887, vol. 29. — Krauss : *Virch. Arch.*, 1888, vol. 113. — Samuel : *Ibidem*. — Joseph : *Ibid.* : *1887-1889*. — R. Altmann : *Inactivitätsatrophie der weiblichen Brustdrüse*. (Virch. Arch., vol. III, 1888). — Sænger : *Festschrift v. E. Wagner*, Leipzig, 1888. — Babes : *Centralblatt für d. Med. Wissensch.*, 1889. — A. Levine : *Wratsch*, 1889. — Loos : *Ueber Degener; Ersch. im Thierreich*, Leip., 1889. — Nathan : *Verhalt d. Muskelfasern in Bezug auf Vacuolenbind. und Hypertrophie nach Nervendurchschneidung*, Diss. Bonn, 1889. — Sibut : *De l'atroph. cérébr. part. d'origine périphérique*. Paris, 1890. — Kulisch : *Veränder. der Gewebe durch Inanition*, Diss. Halle, 1891. — Marchand : *Arch. de Schmiedeberg*, vol. 23. — Verworn : *Arch. für Micros. Anatom.*; Arch. Pflüger, 1891-1892. (Théories récentes sur la morphologie de la cellule, sur le rôle du noyau et du protoplasma). — Loukianoff : *Principes de pathologie générale cellulaire*, Varsovie, 1897. — O. Hertwig : *Die Zelle und die Gewebe, Grundz. der allg. Anatomie und Physiologie*, Iena, 1892. — A. Korotneff : *Histolyse und Histogenèse der Muskelgewebe bei der Metamorphose d. Insekten*. (Biolog. Centralbl., 1892). — A. Levine : *Zur Pathogenese der progress Muskelatrophie und verw. Zustände* (Zeitschrift für Nervenheilkunde, vol. II, 1892). — H. Roger : *Atrophie musc. progressive expérimen.*, An. Past., 1892. — J. Gaule : *Die trophischen Eigenschaften der Nerven*, Berlin, Klin. Wochenschr., 1893. — J. Statkewitsch : *Veränd. d. Muskel, Drüsengewebe und Herzganglien beim Hungern*. (Arch. für Pharmacol., 1894, vol. 33). — Stilling : *Versuche über Atrophie der verlagerten Hoden*. (Beit. Ziegl., 1894, vol. XV). — Bizzozero : *Accroissement et régénération dans l'organisme*. (Sem. méd., 1894). — C. Eberth : *Die Sarcolyse an der Froschlarve*, Berlin, 1894. — Angelucci : *Sur les altérations trophiques de l'œil consécutives à l'extirpation du ganglion cervical sup. du sympathique chez les mammifères*. (Arch. ital. de Biologie, 1894). — Nœtzel : *Die Rückbildung der Gewebe im Schwantz der Froschlarve*.

(Arch. für Micr. Anat., vol. 45, 1895). — J. SALVIOLI : *Archivio per le scienze mediche*, 1894. — MARFAN : *La vie enfantile et ses périodes*. (Sem. méd., 1896, n° 59). — S. OUSPENSKY : *Modifications anatomo-pathologiques d'un certain nombre de ganglions périphériques pendant le jeûne*. Thèse de Saint-Pétersb., 1896. — M. LAPINSKY : *Influence des nerfs sur la pathologie des vaisseaux*, Thèse de Kieff, 1896. — P. NIKOLSKY : *Matériaux devant servir à l'étude du pemphigus foliacé*, Thèse de Kieff, 1896. — SIMONOWITSCH : *Modification des glandes séminales pendant le jeûne*. Thèse de St-Pétersbourg, 1896. — E. DIATSCHENKO : *Modifications dans l'accroissement des os du fœtus de lapin pendant le jeûne complet de la mère*. Thèse de St-Pétersbourg, 1897. — V. S. PETROFF : *Modification dans les ovaires des lapines et des chiennes pendant le jeûne complet*. Thèse de St-Pétersbourg, 1897. — V. POPEL : *Contribution à l'étude de la castration de l'organisme féminin (échanges de l'azote et des gaz)*. Thèse de Varsovie, 1897. — MAYOR : *Étude histologique sur l'involution utérine*. Arch. de physiol., 1897. — A. TZEKHANOVITSCH : *Influence de la section du nerf sympathique cervical sur les modifications de l'oreille externe*. Thèse de St-Pétersbourg, 1897. — A. SILVANSKY : *Modifications du tissu utérin dans la période postpuerpérale*. Thèse de St-Pétersbourg, 1897. — V. NEDZVETZKY : *Modifications du système nerveux et des organes internes après la section du vague et des nerfs craniens*. (Travaux de l'Institut de Path. génér. de l'Université de Moscou, vol. II, 1897). — LOUKIANOFF : *Du jeûne du noyau cellulaire*. (Discours au XII° Congrès internat. de méd. et Archives russes des sciences biologiques, 1897). — *Le même : Modifications de volume des noyaux des cellules hépatiques de la souris blanche pendant le jeûne*, Arch. russes des sciences biolog., 1897, vol. VI. — BOUTIRKINE : *Modifications pathologiques des systèmes nerveux central et sympathique dans le pemphigus foliacé*, 1897. — JARASSEVITCH : Archives russes de Pathologie, 1898 *(cellules nerveuses dans l'inanition)*. — SCHASTNY : Ibidem *(Foie, pancréas et rate dans l'inanition)*. — J. RICKER et ELLENBECK : *Veränderung. d. Muskels nach Durchschneidung seines Nerven*. Arch. Virchow, 1899. Bd. 158. — LÖWENTHAL : *Verhalter d. querg. Muscatur bei atroph. Zustanden*. Deut. Zeitschr. f. Nervenheilkunde, 1898, Bd. 13.

Atrophie sénile. — PATENOSTRE : *Altération de la peau chez les vieillards*, Paris, 1871. — CORNIL et RANVIER : *Manuel d'histologie pathologique*, 2° édition. — DEMANGE : *Das Greisenalter*, Leipzig, 1887. — SEIDEL : *Die Pathogenese der Greisenkrankheiten*, Berlin, 1889. — V. GRANDIS : *Sur certains cristaux constatés dans le noyau des cellules du rein et du foie*. (Arch. ital. de Biologie, 1889, vol. XII et 1891). — M. SCHMIDT : *Altersveränd. der elastisch. Fasern in der Haut*. (Virch. Arch., 1891, vol. 125). — PILLIET : *Altération histol. sénile de la rate, du corps thyroïde et de la capsule surrénale*. (Arch. de médec. expérimentale, 1893). — M. PAVLOFF : *Modifications pathologiques des glandes séminales chez les vieillards*. Thèse de St-Pétersbourg, 1894. — REIZENSTEIN : *Altersveränd. der elast. Fasern der Haut*. (Monatschr. für pract. Dermatol., 1894). — HODGE : *Change in ganglion nerv*. (Journal of Physiolo., 1894). — DE BUCK et VAN DER LINDEN : *Dystrophie musculaire progressive*. Belgiq. med., 1895. — DU CAZAL : *Observation de paralysie alcoolique limitée à un membre atteint d'atrophie*, Soc. méd. des hôp. 1895. — J.-B. CHARCOT : *Atrophie muscul. progres. type Aran-Duchenne*. Thèse de Paris, 1895. — DEJERINE : *Deux cas d'atroph. muscul. progressive* (Soc. de Biol., 1895). — DEJERINE et MIRAILLÉ : *Troubles trophiques et vasomoteurs de la syringomy*. (Soc. de biol., 1895). — GASNE : *Myopath. atrop. progres*. (Nouvelle iconogr. de la Salpêtr., 1895). — MARIE et MARINESCO : *Sur un cas d'hématrophie de la face du membre sup. avec paralys. fac. du même côté* (Soc. méd. des hôpit., 1895). — MARINESCO : *Atrophies tertiaires d'origine centripète*. (Soc. de Biol., 1895). — ROGET : *Atrophie muscul. de la main par névrite traumatiq*. (Loire méd., Saint-Étienne, 1895). — VANNIER : *Amyotr. Charcot-Marie chez adulte*. Thèse de Paris, 1895. — BOSC : *Amyotrophies famil. des extrémités*. Presse méd., 1896. — CHAUVE : *Atrophie muscul. dans un cas de contract. hystériq*. (Loire méd. Saint-Etienne, 1896). — GRASSET : *Un homme momie, Sclérodermie généralisée congénitale* (Nouv. iconogr. de la Salpêtr., 1896). — MURRI : *Sur un cas de maladie d'Erb*. (Arch. ital. de Biol. Turin, 1896). — RAICHLINE : *Forme rare d'atrophie muscul. progres*. (An. de Psychiatr. Paris, 1896). — M. KOGAN : *Données expérimentales sur l'influence de la castration sur la muqueuse utérine*, Thèse de St-Pétersbourg, 1896. — BOUKHSTAB : *Tissu élastique des trompes de Fallope*, Thèse de St-Pétersbourg. — R. v. LIMBECK : *Marasmus senilis*. (Prag. Med. Wochenschr., 1896, n° 15 et 16). — F. Otroschkewitsch : *Altérations séniles des ovaires*. Thèse de St-Pétersbourg, 1896. — Orbant : *Modifications séniles de la peau*, Thèse de St-Pétersbourg, 1896. — M. Bogdanoff-Berezowsky : *Fonctions de l'appareil auditif chez les vieillards*, Thèse de St-Pétersbourg, 1897. — V. Boulatoff : *Modifications des fibres élastiques des poumons dans la vieillesse*, Thèse de St-Pétersbourg, 1897. — De Buck : *Un cas d'atrophie muscul. progres. d'orig. traumatiq.* (J. de Neurol. et d'Hypnol., Paris, 1897. — Fabre : *Rapports de la myopath. progres. avec la dégénér. progres.*, Thèse de Montpellier, 1897. — Heldenbergh : *Un cas d'amyotroph. d'origine hérédit.* (Belg. méd., Gand, 1897). — Hervouet : *Un cas d'atroph. muscul. progressive famil.* (Gaz. méd., Gand, 1897). — Lohéac : *Un cas d'atrophie muscul. progres.* (J. des Sc. méd. de Lille, 1897). — Rémond : *Note sur une forme non classée d'atroph. muscul.* (Arch. méd. de Toulouse, 1897). — Sano : *Amyotroph. progress. prémat.* (Bruxelles, 1897). — Achard et L. Levi : *Atroph. des centr. nerveux dans un cas d'atroph. muscul. et osseuse d'origine art.* (N. iconogr. de la Salpêtr., Paris, 1898). — Crocq (fils) : *Les atroph. muscul. progress.* (Presse méd. belge, Bruxelles, 1898). — Fédé : *Sur les altérat. anat. pathol. de la muqueuse gastro-intest. dans l'atroph. primit. infant.* (Arch. de médec. de l'enfance, Paris, 1898). — Nogues et Sirol : *Un cas de malad. d'Aran-Duchenne à marche anorm.* (An. de la polycliniq., Toulouse, 1898). — Verrier : *Du retour de l'unité de type dans l'atroph. muscul. de l'adulte et de l'enfance.* (France méd., Paris, 1898). — Cestan : *Tremblement hérédit. et atroph. muscul. tardive chez un malade porteur d'un foyer ancien de paraly. infant.* (Presse méd., Paris, 1899). — Crocq : *Un cas d'amyotroph. en gant* (J. de Neurol., Bruxelles, 1899). — Déléarde : *Un cas d'atroph. muscul. progres.* (Nord méd. Lille, 1899). — Gauthier : *Nouvelle interprétation pathog. des amyotr. arthropath., Rôle de la sécrétion synov.* (Lyon méd., 1899). — Guilloz et Henriot : *Suppléance respir. du diaphr. étudiée aux rayons de Rœntgen dans un cas de d'atroph. muscul. progressive myopat.* (Rev. méd. de l'Est, Nancy, 1899). — Lancereaux : *Atrophies du foie et du pancréas.* (*In* traité des maladies du foie et du pancréas, Paris, 1899). — Levaditi : *Contrib. à l'étude des atroph. musc. expérim.* (Presse méd., Paris, 1899. — Listchine : *Traumatisme comme cause occasion. de l'atroph. muscul. progress*, Thèse de Paris, 1899. — Raymond : *Sur un cas d'atroph. muscul. du type Aran-Duchenne* (Sem. méd., 1899). — Sainton : *L'amyotr.-type Charcot-Marie*, Thèse de Paris, 1899). — Stieffel : *Atroph. muscul. progressive* (J. de méd. interne, Paris, 1900). — Weinberg : *L'atrophie sénile* (Presse méd., Paris, 1900). — Metchnikoff : *Atrophie sénile*, (Archives russes de Pathologie, 1899).

Atrophies qualitatives. Dégénérescences.

Les causes déterminantes des atrophies quantitatives et des altérations nutritives légères de la cellule peuvent, lorsqu'elles agissent avec une plus forte intensité, provoquer des troubles régressifs profonds dans lesquels la diminution de volume s'accompagne de modifications physico-chimiques du protoplasma cellulaire. On les nomme *atrophies qualitatives*, *dystrophies* ou *dégénérescences*. Entre les stades les plus avancés d'atrophie simple et les degrés initiaux des dégénérescences existent des transitions. Nous avons déjà dit que, dans la plupart des *variétés d'atrophies quantitatives, on trouvait déjà, à un degré variable, des phénomènes de dégénérescence du protoplasma cellulaire.*

Ces dégénérescences s'observent dans un grand nombre de variétés d'atrophies qualitatives. Ici, la nature du processus consiste dans la modification *chimique* du protoplasma cellulaire. Une partie des molécules albuminoïdes s'est transformée en un corps nouveau non albuminoïde ou en des corps albuminoïdes considérablement modifiés (dégénérescence graisseuse, pigmentaire, etc.). Là, la modification qualitative se réduit surtout aux changements des propriétés *physiques* : gonflement, fusion, etc., sans que des substances chimiques nouvelles aient pris naissance.

Aussi le *principe de la classification chimique de toutes les variétés de dégénérescence* ne peut-il être appliqué que dans une mesure restreinte. En se basant sur lui, on peut reconnaître 4 groupes de dégénérescences: *albuminoïde*, *graisseuse*, *hydrocarbonée* et *pigmentaire*. Le nom donné aux trois derniers groupes est tiré de ce fait, qu'il se forme dans le protoplasma, par la décomposition de l'albumine, des molécules de graisse, d'hydrate de carbone et de pigment. La désignation de « dégénérescence albuminoïde » indique que le protoplasma conserve les propriétés chimiques essentielles de la matière albumineuse, indépendamment des modifications qualitatives subies. *Ces modifications ne touchent en effet que les propriétés physiques des molécules albuminoïdes* ; la composition chimique reste la même, sauf quelques variations peu importantes dans les rapports réciproques des éléments C.H. Az. O.S.

Les diverses variétés de la *dégénérescence albuminoïde* ont reçu des noms fondés sur les apparences physiques du protoplasma, que ces apparences lui soient propres et spéciales, ou qu'elles rappellent l'image d'une substance connue. De là sont venues les appellations : tuméfaction trouble, dégénérescence granuleuse, cireuse, hyaline ou vitrée, amyloïde, colloïde, muqueuse, vésiculeuse, aqueuse, etc. Quelques-unes de ces dégénérescences laissent déjà reconnaître dans l'intimité des cellules des traces de substances nouvelles, chimiquement définies et dérivées de l'albumine. Telles sont les dégénérescences colloïde et mucoïde, dans lesquelles on rencontre une faible quantité de matière hydrocarbonée.

Toutes les variétés de *dégénérescence physique du protoplasma* peuvent être ramenées à *deux types* de modification physique de la molécule : 1° le protoplasma, semi-liquide à l'état normal, devient plus ferme, presque solide, et perd, par conséquent, sa fluidité ; 2° le protoplasma augmente sa fluidité jusqu'à solubiliser ses molécules. On a affaire, dans le premier cas, au type de dégénérescence *coagulante* ; dans le second, au type de dégénérescence *liquéfiante* ou *colliquative*.

Le tableau suivant classe les diverses espèces et variétés d'atrophies qualitatives portant la marque de *dégénérescence* des molécules albuminoïdes :

I. **Dégénérescence albuminoïde.**	*Dégénérescences avec coagulation du protoplasma.*	Tuméfaction trouble (dégénérescence parenchymateuse — cireuse). Dégénérescence hyaline. Dégénérescence amyloïde. Dégénérescence cornée.
	Dégénérescences avec liquéfaction du protoplasma.	Dégénérescence aqueuse — vésiculeuse — colloïde. Dégénérescence mucoïde.

II. **Dégénérescence hydrocarbonée.**

III. **Dégénérescence graisseuse.**

IV. **Dégénérescence pigmentaire.**

CHAPITRE IV

TROUBLES ATROPHIQUES DE LA NUTRITION CELLULAIRE (*Suite*). DÉGÉNÉRESCENCE ALBUMINOÏDE

Dégénérescences avec coagulation du protoplasma.

Les modifications chimiques subies par le protoplasma dans cette variété de dégénérescence ne s'éloignent pas beaucoup du type de la composition élémentaire de l'albumine :

C — 48 — 55
H — 6,5 — 7,3
Az — 13 — 19
O — 19 — 35
S — 0,3 — 5,5

Avec des oscillations quantitatives plus ou moins prononcées des éléments composants autour de ce chiffre, tous les tissus appartenant à ce groupe de dégénérescences ont pour caractère commun de donner la réaction de MILLON et la réaction xanthoprotéique. Devenant de moins en moins intenses, à mesure qu'augmente la dislocation de la molécule albuminoïde, les réactions se montrent avec le plus de netteté aux stades initiaux, aux degrés les moins prononcés de la lésion. La variété de modification qualitative du protoplasma, connue sous le nom de *tuméfaction trouble et de dégénérescence granuleuse*, peut être considérée comme un des stades de début de cette altération anatomique.

En raison de son siège d'élection préféré sur les éléments cellulaires du parenchyme, cette variété de modification protoplasmique est souvent désignée sous le nom de *dégénérescence parenchymateuse.*

Dégénérescence parenchymateuse, tuméfaction trouble, dégénérescence granuleuse.

Dans cette lésion le protoplasma cellulaire, examiné à l'état frais dans une solution de chlorure de sodium à 0,6 p. 100, paraît épaissi, trouble et comme poussiéreux; il doit cet aspect particulier à la présence d'un grand nombre de granulations albuminoïdes très fines (fig. 57, *a*, *b*). Quand les granulations sont confluentes et que la cellule est quelque peu gonflée, on prononce le nom de tuméfaction trouble.

Lorsque les granulations ont des dimensions plus grandes et deviennent très visibles, on parle de *dégénérescence granuleuse*. En réalité, ces deux modifications physiques du protoplasma sont de même nature, les différences étant purement quantitatives. Le caractère albuminoïde des granulations ou de la masse du corps cellulaire tuméfié est déterminé par ses réactions à l'égard des acides azotique et acétique, des alcalis caustiques et des autres réactifs. L'acide azotique concentré colore les granulations en jaune; la teinte devient plus forte quand on ajoute de l'ammoniaque (réaction xanthoprotéique); l'acide acétique et la potasse déterminent le gonflement des granulations ou les dissolvent. L'insolubilité des granulations dans l'éther et leur non-colorabilité en noir par l'acide osmique distinguent, au point de vue microchimique, la dégénérescence granuleuse de la dégénérescence graisseuse. L'abondance des granulations cache la structure du protoplasma : dans les reins, la striation de l'épithélium s'efface; dans les muscles, la striation transversale devient moins nette ou même disparaît totalement, etc.

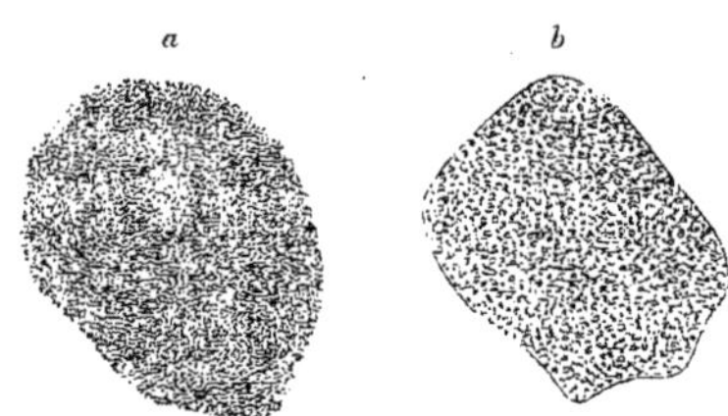

Fig. 57. — Cellules hépatiques fraîches de chiens examinées dans la solution physiologique de chlorure de sodium.

a, cellule normale; *b*, tuméfaction trouble et dégénérescence granuleuse (Gross. 1 000 diam.).

On ne peut encore, à l'heure présente, résoudre le problème de l'origine de la granulation albuminoïde, qui donne au protoplasma malade cet aspect poussiéreux et trouble si particulier. Il est probable que l'albumine liquide épanchée entre les molécules de l'albumine organisée se précipite brusquement ou progressivement, lorsqu'elle est soumise à certaines conditions anormales, et donne naissance à ces granulations. Si cette hypothèse est exacte, la désorganisation de l'albumine, qui produit la tuméfaction trouble et surtout la dégénérescence granuleuse, se rapproche sensiblement du phénomène de la coagulation.

Les préparations de tissu normal, fixées et colorées, montrent que le protoplasma cellulaire, à l'état physiologique, présente, lui aussi, un aspect quelque peu granuleux; mais les véritables granulations des éléments atteints de dégénérescence parenchymateuse revêtent un aspect bien différent. La distinction devient particulièrement facile si l'on prépare et colore les coupes pour voir les granulations d'Altmann. La distribution de ces granulations dans le protoplasma cellulaire peut servir de critérium pour juger de l'état normal ou pathologique d'une cellule. Les recherches d'ISRAËL, de SCHILLING, GALEOTTI, KOTZOWSKY et, récemment, de A. MAXIMOFF et MERKULIEFF, ont montré que déjà, aux degrés initiaux du gonflement trouble et de la dégénérescence granuleuse, on peut constater une modification des granulations fuchsinophiles. Ces dernières qui, à l'état ordinaire, se font remarquer par l'égalité de leur volume et de leur capacité tinctoriale, acquièrent des dimensions fort différentes et quelques-unes même perdent la propriété de se colorer. Les unes se gonflent et se dissolvent en quelque sorte; les autres, au contraire, se réunissent, se confondent entre elles et contribuent à former des granulations plus volumineuses (fig. 58, *b*).

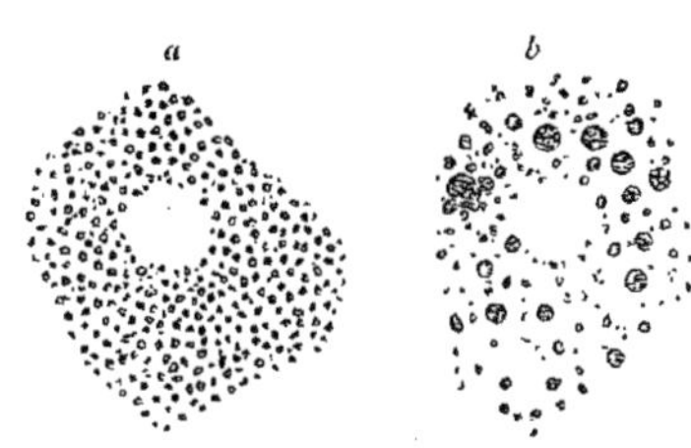

Fig. 58. — Cellule hépatique de chien, après durcissement et coloration des granulations d'ALTMANN (Gross. 1 000 diam.).

a, cellule normale; *b*, cellule en état de tuméfaction trouble.

Le résultat est l'apparition, dans la substance intergranuleuse du protoplasma, de vacuoles très fines, produites par l'éloignement des granulations les unes des autres ou encore par la transformation liquide de la substance amorphe (paraplasme), ou enfin par la dissolution immédiate et la disparition des granulations plus volumineuses.

La méthode histologique d'ALTMANN, pour mettre en évidence les granulations, est d'une technique délicate et exige des préparations extrêmement minces; on peut se contenter de procédés plus simples pour mettre en lumière la tuméfaction trouble.

Le caractère décisif se tire de la réaction du noyau de la cellule lésée *à l'égard des colorants nucléaires ordinaires* (hématoxyline, borax carmin, safranine, thionine, etc.). Tant que la cellule conserve son intégrité, les noyaux fixent les substances colorantes sus-indiquées, et l'on obtient alors une coloration particulière et différentielle de la substance chromatique du noyau (après fixation des éléments cellulaires dans le liquide de MULLER et dans l'alcool, et surtout dans le liquide de FLEMMING, le sublimé ou le formol). Au contraire, dans les *cellules qui ont déjà subi le gonflement trouble ou la dégénérescence granuleuse, les noyaux perdent la capacité de fixer les matières colorantes ou les fixent d'une façon diffuse. Au lieu de présenter des contours fermes et une forme nettement dessinée, le noyau offre l'aspect tantôt d'un petit cercle mat et incolore, tantôt d'un petit amas ratatiné, coloré d'une manière diffuse* (voir fig. 60). Parfois la chromatine se subdivise en petits tas séparés et, les contours du noyau disparaissant, on ne constate, à sa place, qu'un amas de granulations et de masses chromatiques. Ce dernier aspect témoigne déjà *de la mort* de la cellule et sera décrit, d'une façon détaillée, au chapitre de la nécrose. Les cellules en dégénérescence granuleuse ne sont pas unies les unes aux autres aussi solidement que les cellules normales. Elles se détachent facilement, comme on peut le constater dans la dégénérescence parenchymateuse de l'épithélium rénal (fig. 60). *A l'œil nu*, les parties et les organes ayant subi la dégénérescence parenchymateuse se montrent modifiés dans leur consistance et leur coloration. Ils semblent avoir été cuits; ils sont privés de leurs contours normaux et augmentés le plus souvent de volume (tels les reins dans la maladie de Bright, etc.). La quantité de sang qu'ils contiennent paraît diminuée. Sur la coupe, ils offrent un aspect trouble, d'un gris mat; leur élasticité a disparu; ils ont acquis une mollesse inaccoutumée et une consistance pâteuse.

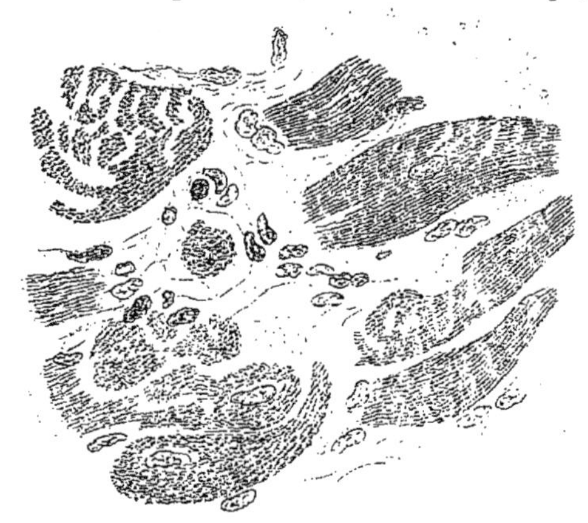

Fig. 59. — Dégénérescence parenchymateuse. *État moiré* des fibres musculaires d'un cœur de cobaye soumis à l'intoxication subaiguë par la toxine typhoïde soluble (Gross. 600 diam. Colorat. éosine et hématoxyline).

Une remarque est maintenant nécessaire. Dans *la mort des cellules* prises isolément et arrachées de leur siège, ou cueillies *sur le cadavre*, il peut se produire, comme phénomène *post mortem*, cadavérique, une désorganisation du protoplasma cellulaire, comparable à celle qu'on voit apparaître, pendant la vie, au cours de la dégénérescence parenchymateuse. Les *modifications cadavériques peuvent donc simuler une tuméfaction trouble pathologique ou une dégénérescence granuleuse.* L'erreur sera évitée par l'examen immédiat des matériaux recueillis aussi fraîchement que possible et par l'étude des coupes du tissu fixé et durci, étude qui permettra de constater la conservation des réactions colorantes des noyaux cellulaires. La tuméfaction trouble et la dégénérescence granuleuse s'observent de préférence dans les cellules épithéliales des organes et dans les muscles. On les constate aussi, mais plus rarement, dans les cellules nerveuses (modification des granulations de Nissl) et même dans le tissu conjonctif.

Quant aux *causes* qui provoquent ces modifications du protoplasma cellulaire, elles sont multiples et diverses : tout ce qui trouble la nutrition et la vie de la cellule, sans en amener la mort, peut leur donner naissance. L'insuffisance de l'afflux sanguin, les stases veineuses, les troubles circulatoires en général, l'inanition, l'hyperthermie, les toxines microbiennes (*fièvre typhoïde*, *scarlatine*, *diphtérie*, *érysipèle*, *variole*, *septicémie*, *choléra*, etc.), le fonctionnement exagéré et la suppression de l'innervation d'un certain nombre de groupes musculaires, les intoxications alcoolique, phosphorique, arsenicale, chloroformique, etc., peuvent provoquer l'apparition de la dégénérescence parenchymateuse.

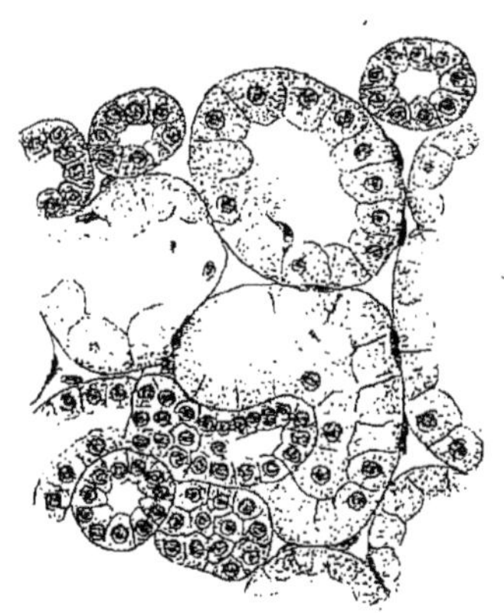

Fig. 60. — Néphrite parenchymateuse (enfant mort de scarlatine). En plusieurs régions des tubes contournés l'épithélium est atteint de dégénérescence parenchymateuse et même de nécrose (Coloration par l'hématoxyline et l'éosine. Agrandiss. 200 diam.).

Cette lésion est particulièrement fréquente dans l'inflammation des parenchymes, et c'est pour cela que VIRCHOW confondait, et semble même confondre encore maintenant (1897), l'inflammation parenchymateuse avec la dégénérescence parenchymateuse, ce que l'on ne saurait admettre. *Il faut dire toutefois qu'aucune inflammation aiguë n'évolue sans que les cellules qui se trouvent dans le foyer inflammatoire* ne subissent plus ou moins la tuméfaction trouble.

Dans l'inflammation des organes glandulaires cette dégénérescence atteint des portions entières de l'organe, parfois même sa presque totalité. Il faut donc éviter l'erreur commune de désigner sous le nom d'inflammation parenchymateuse une lésion qui n'est que le résultat d'un acte purement dégénératif. Dans un grand nombre de maladies infectieuses et d'intoxications, dans certains stades de l'inanition, la dégénérescence parenchymateuse est étendue à presque tous les organes, muscles, etc. Dans les fibres striées, la dégénérescence parenchymateuse d'origine toxique fait souvent apparaître l'aspect que RENAUT (de Lyon) a désigné sous le nom *d'état moiré*. Cette lésion (fig. 59) se voit facilement dans le myocarde d'animaux soumis pendant deux ou trois semaines à l'intoxication par le poison typhique, diphtérique, etc. On constate un désordre dans la disposition intra-fibrillaire des disques, comme si les régions claires avaient subi une liquéfaction plus complète que les zones ou disques obscurs.

Les causes génératrices de la dégénérescence parenchymateuse agissent-elles avec plus d'intensité et de persistance, la désorganisation des molécules albuminoïdes peut aboutir à la rupture de leurs liens réciproques : le corps cellulaire se décompose alors en une masse de granulations albuminoïdes. Cette mort progressive de la cellule, désignée sous le nom de *nécrobiose* (VIRCHOW), s'observe toujours, à un degré variable, dans tout foyer d'inflammation et dans le point même où s'est fait sentir l'agent morbide; à côté de cellules encore

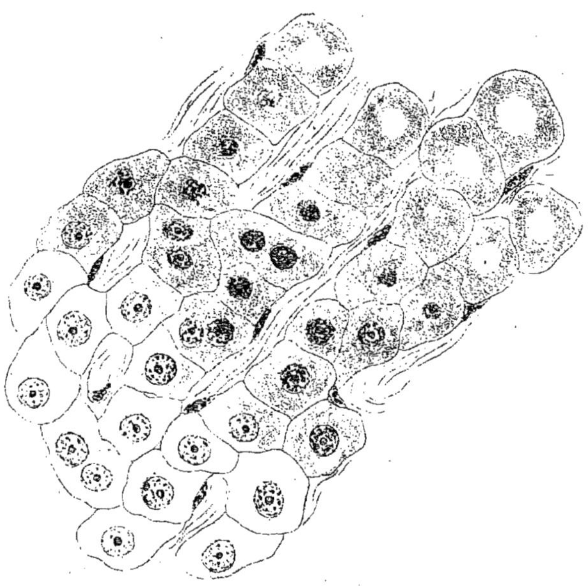

Fig. 61. — Foie de cobaye. Foyer de nécrose provoquée par l'injection sous-cutanée d'une dose de 1 centigramme de phosphore. Entre la région mortifiée dont les noyaux ne se colorent plus et le tissu normal dont les noyaux ont conservé leurs propriétés ordinaires de coloration, on distingue une zone où les cellules sont atteintes de tuméfaction trouble. Le protoplasma de ces cellules est poussiéreux et leur noyau a pris une teinte diffuse (Gross. 450 diam. La pièce a été fixée dans le liquide de FLEMMING et colorée par la safranine et l'acide picrique).

vivantes, on en distingue qui portent les stigmates de la tuméfaction trouble. On suit avec précision la transformation progressive de cette lésion en une dégénérescence nécrobiotique; il suffit pour cela de faire attaquer les tissus par une substance chimique active. Injectons à des cobayes, sous la peau, de petites doses de phosphore ou d'arsenic (0,01) : nous verrons apparaître dans le foie des foyers de nécrose. Examinés au microscope, ces foyers montrent à leur centre, point où le poison a exercé ses plus grands ravages, des cellules atteintes de nécrobiose. A mesure qu'on s'éloigne de ce centre, les éléments mortifiés deviennent moins nombreux et on ne trouve bientôt plus que des cellules atteintes, à différents degrés, de tuméfaction trouble (fig. 61).

La dégénérescence parenchymateuse est souvent accompagnée de dégénérescence graisseuse, surtout dans les cas où la cause initiale des lésions est d'origine microbienne ; de très fins amas graisseux se montrent alors parmi les granulations albuminoïdes. Il suffit de faire agir l'acide osmique pour reconnaître leur nature. On peut supposer, autant qu'il est possible de tabler sur les finesses morphologiques du processus, que les granulations albuminoïdes se transforment directement en gouttelettes graisseuses.

Dans les formes initiales de la dégénérescence parenchymateuse, le *retour à l'état normal est possible*, si la cause déterminante cesse d'agir et si la cellule reçoit une quantité suffisante d'aliments. Cette conclusion s'applique également aux cellules glandulaires et musculaires et même aux cellules nerveuses. L'observation clinique en fournit des preuves certaines. Après la fièvre typhoïde, la scarlatine, la diphtérie, les tuméfactions troubles des cellules glandulaires et des muscles, etc., qui ont été si prononcées, disparaissent au point de ne plus laisser de traces. Il faut remarquer cependant que la restitution *ad integrum* n'est possible que lorsque la désorganisation des molécules albuminoïdes n'a pas été trop profonde. Les granulations albuminoïdes reprennent leur état semi-liquide. Les recherches récentes de Nissl, de Goldscheider et Flatau, de Chantemesse et Marinesco, de Kempner et Pollak, sur les modifications des cellules nerveuses de la moelle, chez les animaux intoxiqués par différents poisons nerveux (nitrite d'amyle, toxine de la viande putréfiée, toxique tétanique) et recevant, quelques heures après, des antidotes appropriés, démontrent que même *la cellule nerveuse anatomiquement modifiée* et dont le protoplasma présente des signes de dégénérescence (que la coloration de Nissl met parfaitement en lumière) *peut revenir à l'état normal*. Dans ce cas, toutes les altérations pathologiques qui existaient auparavant disparaissent. Cette constatation légitime l'hypothèse que dans le retour à la santé, après une intoxication alcoolique aiguë, les modifications de structure des cellules nerveuses provoquées par l'alcool disparaissent (Marinesco, Van Gehuchten).

Le gonflement et la fusion de toutes les molécules albuminoïdes liquides ou semi-liquides de la cellule peut aboutir à constituer une seule masse volumineuse, homogène, quasi cireuse. La structure du protoplasma est alors complètement altérée et la désorganisation de la molécule albuminoïde atteint un degré voisin de la mort. Cette modification du protoplasma se rencontre principalement dans le tissu musculaire; elle porte, d'après la terminologie de ZENKER, qui l'a décrite le premier, le nom de *dégénérescence cireuse*. Les parties musculaires malades rappellent l'aspect de morceaux de cire : à l'œil nu, les fibres dégénérées donnent l'image de la *chair de poisson*; elles affectent, sous le microscope, une forme irrégulière en chapelet ou en îlots, par suite de l'alternance de portions normales du muscle avec les masses de la substance musculaire gonflées, cireuses. Le contenu du sarcolemme ainsi modifié se distingue par une fragilité excessive. Sous l'effort de contraction des fibres saines, les régions malades se fragmentent en petites masses; l'enveloppe du sarcolemme même est déchirée. Aux périodes initiales de la dégénérescence cireuse des muscles, tout se borne à la disparition des striations longitudinale et transversale et au gonflement de la substance musculaire; plus tard, la fibre se transforme en un amas de petits globes homogènes et brillants; elle est mortifiée.

Dans les modifications *post mortem* des muscles et aussi lorsque des fragments de muscles morts restent dans le corps vivant, il peut se produire un état anatomique analogue à celui de la dégénérescence cireuse. Quelques auteurs (ERB, COHNHEIM, etc.) ont penché vers l'opinion que la dégénérescence cireuse n'était pas un processus pathologique vital, mais le résultat d'une sorte de phénomène cadavérique de la substance musculaire. On ne saurait aujourd'hui soutenir cette thèse. A côté des modifications cireuses de la substance contractile on trouve toujours des altérations marquées des noyaux musculaires : quelques-uns périssent, d'autres au contraire se multiplient vigoureusement. Un état semblable à la dégénérescence cireuse apparaît dans les muscles, parfois très rapidement, presque immédiatement après l'action de la cause nocive, par exemple à la suite de l'application d'un courant induit très intense, dans les cas de ruptures et de contusions musculaires, à la suite d'injections intra-musculaires de différentes substances chimiques.

Ce sont d'ordinaire les lésions traumatiques des muscles et surtout l'action de divers agents chimiques qui provoquent l'apparition de cette variété de dégénérescence. Parmi ces causes citons : la température basse ou élevée, l'arrêt prolongé de la circulation, les inflammations, la fatigue musculaire excessive, les maladies infectieuses telles que la fièvre typhoïde, le typhus exanthématique, la scarlatine, etc. (ZENKER, HAYEM, CORNIL et RANVIER, L. POPOFF, WALDEYER, RICHARD, IVANOWSKY, NEUMANN, PLOUCHTCHEWSKY, etc.). La lésion cireuse a des sièges de prédilection : adducteurs de la cuisse, droits abdominaux; c'est dans ces muscles que ZENKER l'a observée pour la première fois; peu de temps après, HAYEM la décrivait dans les fibres cardiaques des typhiques. On la rencontre aussi dans d'autres muscles et même dans les *fibres musculaires lisses* (BENECKE).

Ces diverses formes anatomiques de dégénérescence, atrophie simple, dégénérescence granuleuse, dégénérescence cireuse, et enfin décomposition de la fibre en globes séparés, peuvent être observées dans la trichinose, au voisinage des tumeurs et aussi dans les fibres musculaires envahies par une tumeur maligne (sarcome, carcinome).

Dégénérescence vitreuse ou hyaline.

A l'inverse de la précédente, qui frappe les éléments parenchymateux, la dégénérescence hyaline (ὑάλινος = vitreux) se montre plus particulièrement dans le tissu fibro-conjonctif. Il y a environ quinze ans que V. RECKLINGHAUSEN a attiré l'attention sur cette lésion anatomique qui occupe, à l'heure actuelle, une place prépondérante parmi les processus dégénératifs. Elle se rencontre dans une multitude d'altérations locales et de maladies générales. Quelques exemples empruntés à la clinique vont nous montrer combien fréquentes sont les altérations pathologiques différant entre elles par les causes, par le siège, par l'évolution, dans lesquelles on voit apparaître la signature anatomique de cette variété de dégénérescence.

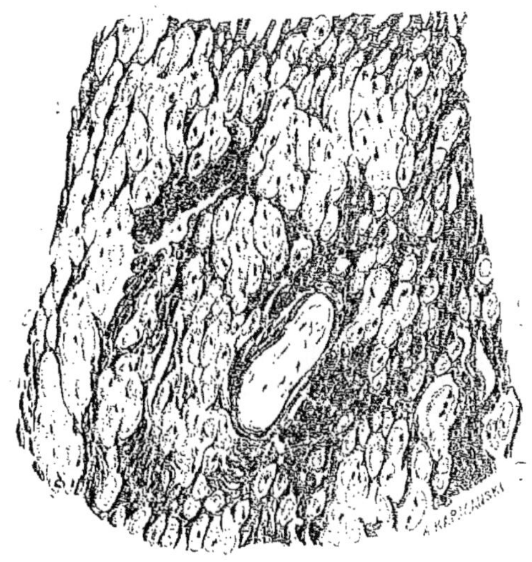

Fig. 62. — Dégénérescence hyaline d'un cœur de vieillard (lésion dite myocardite scléreuse) (Gross. 100 diam. Colorat. par la méthode de VAN GIESSON).

Un homme jeune a eu la syphilis quelques mois ou quelques années auparavant. Sa santé est parfaite, quand un beau jour, après avoir présenté quelques troubles de la voix, il est pris d'une hémoptysie formidable qui le tue. Il avait un petit anévrysme de l'aorte du *type récurrent* (DIEULAFOY), qui s'est ouvert dans la trachée. A l'autopsie, on trouve dans les parois de l'aorte, au point de rupture, de la dégénérescence hyaline du vaisseau.

Cet autre malade a 60 ans; « il a eu, il y a 6 mois environ, sans ictus, une parésie lente et progressive des membres du côté gauche, qui a fini par disparaître complètement au bout de 6 semaines, mais en laissant un état vertigineux, se manifestant surtout lorsque le malade passait rapidement de la position horizontale à la station verticale. Il y a 15 jours, en se réveillant, il s'aperçoit qu'il traîne la jambe droite et qu'il ne peut se servir qu'incomplètement du membre supérieur du même côté. Ses artères sont dures et sinueuses avec le pouls radial fort et résistant. Il a de la pollakiurie » (HUCHARD). Cet homme est un artério-scléreux; ses artères cérébrales présentent de la dégénérescence hyaline.

Cet autre est un saturnin qui a dépassé la soixantaine. Il y a 6 mois, à la suite de fatigues, il fut pris de violentes palpitations, d'anxiété précordiale, de dyspnée au moindre effort, d'œdème péri-malléolaire. Le malade n'est ni un emphysémateux, ni un rhumatisant : c'est un cardiaque atteint d'une lésion dite artério-sclérose du cœur. Dans le tissu conjonctif, dans les fibres musculaires et dans les petits vaisseaux de son myocarde on trouve de la dégénérescence hyaline.

Sur un cœur atteint de cette lésion on constate facilement à l'œil nu, « au milieu du myocarde ayant conservé sa coloration rosée presque normale, des plaques de sclérose sous l'aspect de traînées ou de bandes ou encore de points étoilés, d'îlots à forme allongée, ovalaire, et le plus souvent irrégulière. Ces plaques sont discrètes ou confluentes, grosses comme un grain de millet, une tête d'épingle ou un grain de blé; d'autres sont encore plus étendues et plus volumineuses, elles peuvent envahir une grande portion de la paroi du cœur. Elles sont toutes d'une coloration d'un blanc nacré, bleuâtre, cendré ou grisâtre, et sont manifestement déprimées au-dessous du myocarde qui fait une légère saillie au-dessus d'elles. Ce sont là des foyers de sclérose *adulte*. Les foyers de sclérose *jeune* diffèrent de ceux-ci par leur coloration jaunâtre ou gris sale; leur tissu est moins dense, plus humide, et le myocarde qui les entoure ne fait pas saillie à leur périphérie » (Huchard).

Sur l'origine et la nature de cette altération anatomique du cœur qui appartient, comme le montre la figure 62, à la dégénérescence hyaline, on a beaucoup discuté. Kreysig, Andral, Bouillaud, Rokitansky, pensaient que la lésion commençait par le muscle. Cruveilhier disait qu'il se passait dans la fibre musculaire une « irritation de transformation ». C'est à peu près l'opinion soutenue de nos jours par M. Nicolle. Corvisart, Friedreich, Bard et Philippe ont placé le point de départ de la lésion dans le tissu conjonctif. Debove et Letulle, Rigal et Juhel-Renoy, Demange et Haushalter ont invoqué l'action de la périartérite; H. Martin, Huchard et Weber, Kahlden, Freund, etc., celle de l'endartérite. La sclérose se rattache pour eux à l'insuffisance nutritive par oblitération vasculaire.

La lésion essentielle de tous ces malades frappés dans leurs grands et leurs petits vaisseaux, dans leur cœur, dans leurs reins, etc., etc., c'est la dégénérescence hyaline.

Malgré les publications nombreuses que l'étude de cette altération a suscitées, il existe encore une certaine confusion au sujet des limites de son domaine. Divers auteurs envisagent ce processus à deux points de vue diamétralement opposés.

Pour apporter un peu de lumière sur ce sujet, il est indispensable de séparer de la *dégénérescence hyaline* vraie, c'est-à-dire de celle qui se montre dans le tissu vivant, toutes les productions anatomiques qui ont les réactions tinctoriales de la substance hyaline, mais qui sont des produits morts, simplement excrétés par des cellules à l'état de *sphères* ou *globes hyalins*. Il faut, en outre, éliminer du domaine de la dégénérescence hyaline les altérations anatomiques, d'apparence plus ou moins hyaline, que subissent diverses *substances albuminoïdes non vivantes*, mais séjournant temporairement dans certaines régions de l'organisme. Tel est le cas qui se présente parfois pour la fibrine, les globules rouges morts, les cellules épithéliales détachées, les plaquettes du sang, les exsudats albuminoïdes, etc. Il s'agit là d'une sorte de macération de substance albuminoïde dans divers canaux, tels que bronches, canalicules urinaires, etc.; le résultat de cette macération rappelle, par son aspect microscopique, la véritable dégénérescence hyaline. L'étiologie trace une barrière entre ces divers états. La dégénérescence vitreuse ou hyaline est *une transformation vitale du protoplasma en une masse plus ou moins homogène, semblable à la substance fondamentale du cartilage hyalin.* Elle se rencontre dans un grand nombre de formations fibro-conjonctives. Son caractère anatomique essentiel réside dans le gonflement des fibrilles conjonctives et dans leur fusion les unes avec les autres. L'augmentation considérable de volume des fibres ayant subi cette dégénérescence résulte de la tuméfaction des molécules albuminoïdes constitutives de la fibre et de la précipitation de l'albumine semi-liquide qui circulait entre ces molécules.

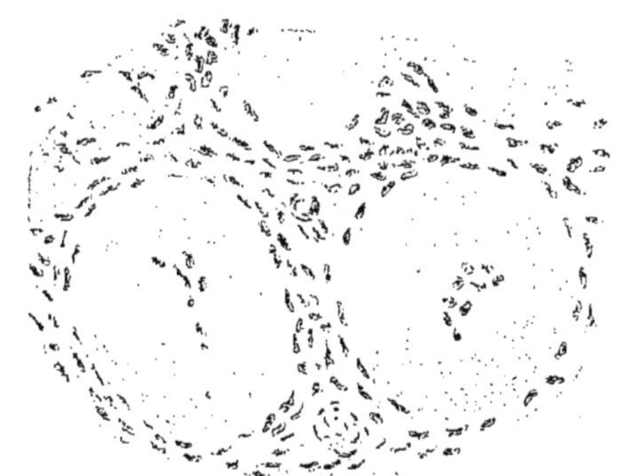

Fig. 63. — Dégénérescence hyaline d'un testicule de vieillard (Colorat. éosine et hématoxyline).

Il s'agit vraisemblablement d'un processus de coagulation, qui fusionne tous les éléments en une seule masse homogène. On conçoit qu'une telle modification de la nutrition cellulaire ne puisse correspondre qu'à des mutations nutritives extrêmement modifiées.

Le *prototype physiologique* de cette dégénérescence s'observe dans les tissus fibro-conjonctifs du vieillard. Elle se montre là, non seulement dans les parois vasculaires, mais aussi dans la tunique propre des glandes et en particulier dans la membrane d'enveloppe des vésicules séminales des vieillards (fig. 63).

Au point de vue pathologique, elle frappe surtout les parois des vaisseaux, artères et capillaires, le stroma conjonctif des ganglions lymphatiques, le tissu conjonctif intermusculaire et les fibres musculaires elles-mêmes, le périmysium et le périnèvre, la membrane propre des glandes, le tissu conjonctif des paupières, la gangue fibreuse du cancer et du sarcome, etc. Les fibres atteintes apparaissent comme augmentées de volume, gonflées, homogènes et privées totalement de leur structure fibrillaire. A une période très avancée, lorsque arrive la nécrobiose, les tissus deviennent fragiles et se décomposent en globes vitreux, semblables à ceux des muscles qui ont subi la dégénérescence cireuse.

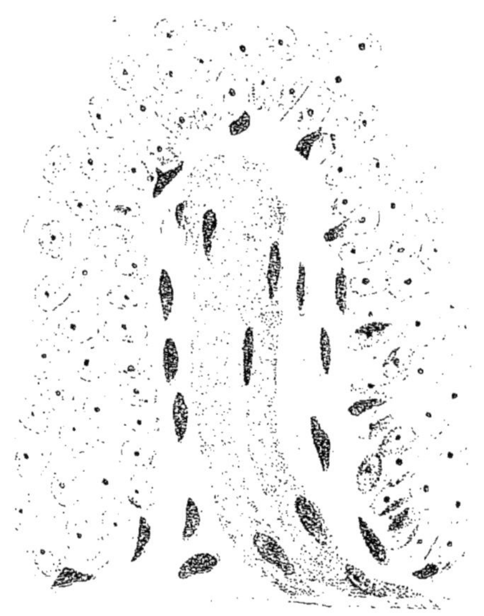

Fig. 64. — Dégénérescence hyaline d'un capillaire de la peau dans la maladie d'ADDISON (Gross. 650 diamètres).

Mise en présence des acides, des alcalis, ou soumise à la putréfaction, la substance hyaline est très résistante. Elle appartient, comme la matière amyloïde, aux composés albuminoïdes les plus stables. Elle ne se dissout qu'à l'ébullition dans les alcalis concentrés. Elle donne la réaction xanthoprotéique et celle de MILLON.

Par les différents colorants (carmin, éosine, picrocarmin, couleurs d'aniline) les fibres ayant subi la dégénérescence hyaline se colorent d'une façon très diffuse, mais plus intense que les fibres conjonctives normales. On obtient de belles préparations en employant le procédé de coloration de VAN GIESSON (coloration des noyaux par l'hématoxyline, suivie d'un bain dans une solution aqueuse faible d'acide picrique renfermant une petite quantité de fuchsine acide).

Dans ce bain colorant, véritable réactif de la dégénérescence hyaline, les tissus atteints se teignent en rouge (fig. 64). Les noyaux des cellules conjonctives qui se trouvent entre les fibres ne subissent pas la dégénérescence hyaline et restent longtemps intacts; ils finissent par s'atrophier progressivement et disparaître. On obtient dans ces cas des espaces homogènes d'un mat uniforme, dans lesquels il n'y a pas la moindre trace de structure ni de vie. Les fissures conjonctives s'effacent presque totalement, les éléments du parenchyme sont refoulés, s'atrophient ou participent à la dégénérescence.

Quand celle-ci s'installe dans le tissu conjonctif, sous la forme de foyers de sclérose insulaire, on rencontre ces derniers surtout dans les sièges des inflammations chroniques et des nécroses d'origine anémique. Ils se présentent sous la forme de dépressions d'un blanc cartilagineux, parfois de saillies ou d'épaississements noueux. On les a observés dans la plèvre, dans la muqueuse du canal intestinal, dans la région pylorique, où ils constituent la tumeur stomacale décrite par BRINTON sous le nom de linite plastique, dans la conjonctive, le péricarde, le muscle cardiaque (myocardite scléreuse), etc. L'intégrité des fibres élastiques, la conservation des fentes lymphatiques, l'ancienneté enfin du processus influent grandement sur le degré de consistance de ces scléroses insulaires.

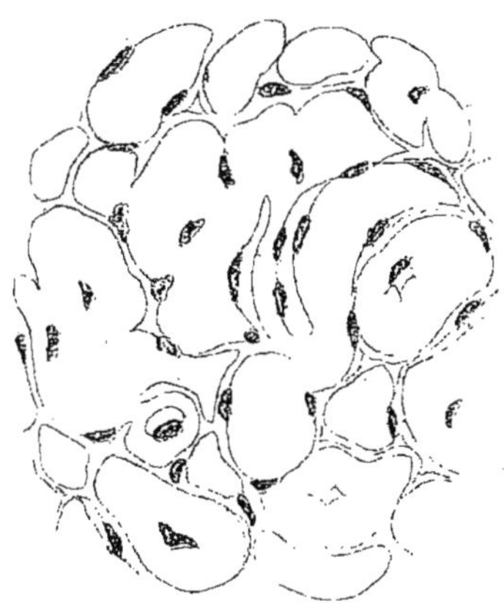

Fig. 65. — Dégénérescence hyaline du tissu conjonctif (Colorat. par l'hématoxyline et l'éosine. Gross. 180 diamètres).

Dans la *dégénérescence hyaline des parois vasculaires*, le processus débute par l'adventice, par la tunique moyenne et, le plus souvent, par la membrane interne ; il se propage progressivement dans toute l'épaisseur de la paroi et détermine sa tuméfaction.

Le calibre du vaisseau diminue progressivement, jusqu'à se transformer en une fente étroite et même disparaître. Les noyaux de l'adventice et de la tunique moyenne disparaissent très vite ; l'endothélium de l'endartère se conserve plus longtemps. Dans les *capillaires*, le processus se concentre sur la membrane propre, qui se gonfle et se transforme en un tractus épais homogène (fig. 64).

La dégénérescence hyaline du tissu conjonctif se rencontre dans une multitude de processus pathologiques. Elle a été vue dans les inflammations chroniques et les stases *de la rate et des ganglions lymphatiques* (ZIEGLER, SOKOLOFF, STILLING); c'est elle qu'on a constatée, sans déterminer sa nature précise, et qu'on a décrite dans différentes affections chroniques du myocarde (DEBOVE et LETULLE, RIGAL et JUHEL-RENOY,

WILD, M. NICOLLE, ODRIOZOLA, DEHIO, HURVICH, etc.). On l'a reconnue aussi dans différentes *tumeurs*, surtout dans les *sarcomes* et les *lymphomes*, dans les tumeurs adénoïdes de la conjonctive (RAEHLMANN, VOSSIUS, PORIVAEFF, KAMOTZKY, ROUMSCHEWITSCH, etc.).

Dans le groupe des maladies infectieuses, la dégénérescence hyaline se rencontre souvent; on la voit frapper différents organes et les parois vasculaires dans la *syphilis* et la *malaria chronique*. Dans la syphilis, elle constitue le processus pathologique qui détermine le plus fréquemment la genèse des phénomènes tertiaires graves.

Elle se montre très développée dans la maladie de BRIGHT, où elle frappe les tubes contournés, les glomérules et les petits vaisseaux. On la voit aussi dans les lésions anatomiques provoquées par la goutte, la maladie d'ADDISON, le sclérème des nouveau-nés (NAUWERK, LANGHANS, MÜLLER, OELLER, THOMA, W. AFANASSIEFF, KAHLDEN, JOUKOWSKY, etc.).

Une forme particulièrement intense de dégénérescence hyaline du tissu conjonctif cellulaire sous-cutané, allant jusqu'au gonflement généralisé, l'épaississement et l'homogénisation de la majorité des fibres conjonctives, s'observe dans cette affection des nouveau-nés que l'on décrit depuis longtemps sous le nom de *sclérème* et qui doit être désignée sous le nom de *dégénérescence vitreuse des nouveau-nés* (JOUKOWSKY). Cliniquement, cette lésion cutanée se manifeste sous forme d'induration ligneuse, amenant la rigidité du corps et l'immobilité des membres, et entraînant le refroidissement progressif du corps. La maladie se termine par la mort au bout de quelques jours. L'un de nous (PODWYSSOTSKY) a eu l'occasion d'examiner la peau et les organes d'un nouveau-né mort de sclérème très prononcé, et il a pu se convaincre que la cause de cette induration de la peau réside dans une dégénérescence hyaline envahissante du tissu conjonctif. Cette altération anatomique ne se borne pas à la peau, mais se propage aussi vers d'autres organes, le foie, la rate; elle présente son maximum de développement dans la peau.

La dégénérescence hyaline a une prédilection marquée pour les parois vasculaires, et l'étude des causes de cette dégénérescence nous donnera plus loin la raison de cette préférence.

Dans les vaisseaux de l'encéphale, on la rencontre souvent dans les cas d'hémorrhagie et de ramollissement; elle produit les anévrysmes miliaires, l'endartérite, etc.; on l'observe aussi dans les encéphalites, dans la paralysie générale, la chorée, la rage. Un grand nombre d'auteurs ont vu ces lésions vasculaires sans les rapporter à la dégénérescence hyaline (CHARCOT et BOUCHARD, PARROT, CORNIL et RANVIER, GOMBAULT); on a même signalé leur fréquence dans certaines familles (DIEULAFOY). Ce n'est que dans ces derniers temps qu'on a rattaché la nature de ces lésions à la grande classe de la dégénérescence hyaline (ARNDT, EPPINGER, KOLESNIKOFF, VASSILIEFF, LUBIMOFF, MAGNAN, NEELSEN, BENEDICT, KHOLSCHEWNIKOFF, BABES, etc.).

Connu depuis longtemps, appelé par BICHAT la rouille de la vie, se manifestant régulièrement dans l'âge avancé et aussi chez des individus jeunes encore, mais ayant subi des intoxications et des infections diverses (en particulier l'alcoolisme, le saturnisme, la syphilis), l'*athérome* est une maladie des vaisseaux qui a pour base fondamentale la dégénérescence hyaline. Dans les gros vaisseaux, cette dégénérescence est d'ordinaire précédée de l'épaississement des tuniques interne et moyenne : le tissu conjonctif nouvellement formé subit la dégénérescence hyaline et les portions épaissies de la paroi prennent une teinte homogène, blanchâtre, vitreuse, surtout chez des sujets épuisés, chez les syphilitiques, les alcooliques, etc. Dans cet épaississement, décrit d'abord par LOBSTEIN, ensuite par VIRCHOW, sous le nom de sclérose (σχληρός = dur, cassant), la dégénérescence hyaline des tuniques interne, moyenne et adventice, constitue la lésion fondamentale. L'étude microscopique détaillée des portions sclérosées des artères montre que les fibres élastiques de la tunique moyenne sont détruites, et, bien qu'il se produise une hypertrophie compensatrice de la membrane interne, avec néo-formation de fibres élastiques, ces dernières sont bientôt envahies par le processus de la dégénérescence hyaline.

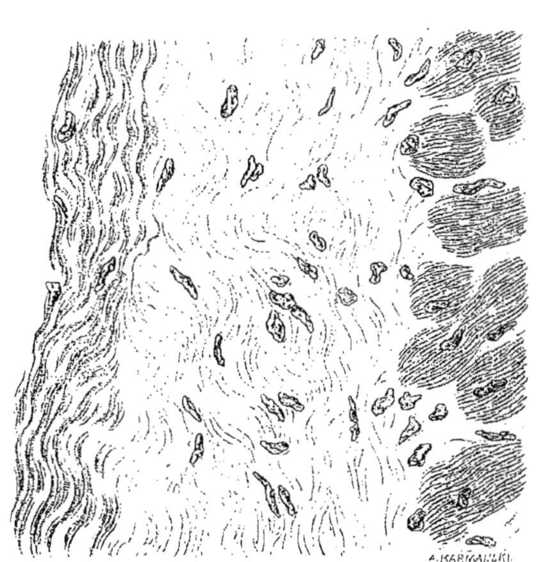

Fig. 66. — Cœur humain de typhique (région sous-endocardique). On distingue des fibres musculaires frappées de dégénérescence hyaline, roses, gonflées, méconnaissables. Au-dessous, des fibres musculaires à demi dégénérées ont encore quelques-uns des caractères de la substance striée (Gross. 600 diam. Colorat. par la méthode de VAN GIESSON).

Dans les formes avancées, on voit apparaître dans les parois vasculaires des lamelles blanchâtres, solides, de consistance cartilagineuse, dont la surface subit souvent un ramollissement, sous forme de bouillie jaunâtre dans laquelle nagent un grand nombre de très fines granulations formées de matière albuminoïde, de graisse (*athérome*) et de sels calcaires.

Les conséquences de la dégénérescence hyaline des parois vasculaires découlent naturellement de ce qui précède : rétrécissement du calibre des vaisseaux, afflux insuffisant du sang, nutrition imparfaite des parenchymes, fragilité des vaisseaux, etc. On conçoit toute la kyrielle de phénomènes cliniques graves qui peuvent être déterminés par cette

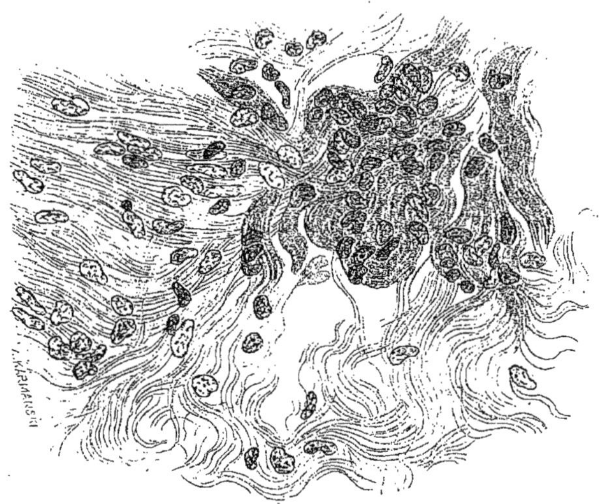

Fig. 67. — Plaque de dégénérescence hyaline d'un cœur de cobaye soumis à l'intoxication lente par la toxine typhoïde soluble. Des faisceaux de fibres musculaires gonflées, vitreuses, rappellent l'aspect des faisceaux de tissu conjonctif (Gross. 600 diam. Colorat. par la méthode de Van Giesson).

modification des parois vasculaires; plus important est l'organe, plus graves seront les conséquences de la sclérose des branches artérielles qui le nourrissent. Le cerveau, le cœur, le rein, se trouvent au premier rang des parenchymes qui accusent vite leur souffrance.

La dégénérescence hyaline de la charpente conjonctive des organes mène à la compression et à la dégénérescence des éléments parenchymateux, au rétrécissement des fentes, au ralentissement de la circulation de la lymphe et à la diminution de l'élasticité et de la résistance des tissus.

Les *causes* qui provoquent l'apparition de cette lésion anatomique peuvent se ranger sous trois ordres : elles sont diathésiques, toxiques ou infectieuses. Au nombre des diathèses ou tempéraments morbides jouant un rôle étiologique, il faut citer le rhumatisme chronique, dans ses formes articulaires et larvées (migraineuses, névralgiques, dermopathiques, asthmatiques), etc. Dans les localisations vasculaires, la *goutte* intervient puissamment ; on a dit que la goutte est aux artères ce que le rhumatisme est au cœur.

DUPUYTREN a signalé le premier la fréquence des lésions athéromateuses des artères dans le *diabète*; c'est à elles que se rattachent les hémorrhagies cérébrales ou rétiniennes, les faits d'asphyxie locale et de gangrène des extrémités qui se montrent dans cette maladie.

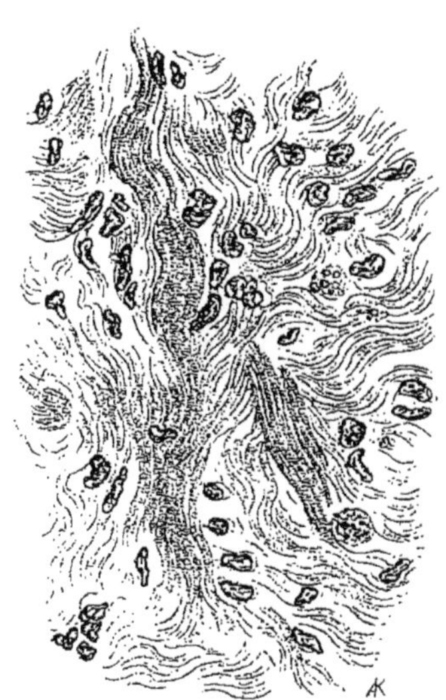

Fig. 68. — Dégénérescence hyaline d'un cœur de cobaye soumis à l'intoxication lente par la toxine typhoïde soluble. Certaines fibres musculaires ont perdu leur striation transversale ; elles sont devenues vitreuses, tuméfiées, et rappelent l'aspect des faisceaux du tissu conjonctif (Gross. 600 diam. Colorat. par la méthode de VAN GIESSON).

L'hérédité joue également un rôle dans l'étiologie de cette dégénérescence ; le fait a été mis hors de doute, pour les artères cérébrales, par DIEULAFOY.

Parmi les causes toxiques, il faut citer l'alcoolisme et surtout l'alcoolisme créé lentement, à petites doses, les toxines microbiennes, le saturnisme (ANDRAL, KUSMAUL et MAIER, LEUDET, ROBLOT), le tabagisme et l'intoxication lente par l'ergot de seigle, les écarts de l'alimentation, et en particulier l'alimentation carnée excessive, le surmenage, qui jette dans l'économie une quantité considérable de matières extractives, de déchets plus ou moins toxiques (leucomaïnes, etc.), les émotions morales déprimantes, enfin la vieillesse, qui est une sorte de maladie par intoxication lente.

Les maladies infectieuses qui provoquent cette dégénérescence agissent sous la forme aiguë ou sous la forme chronique. La fièvre typhoïde, la diphtérie, la scarlatine, la rougeole, la grippe, la tuberculose aiguë doivent être rangées parmi les premières; dans les secondes, il faut placer l'impaludisme et la syphilis, qui « aime les artères ».

Les maladies microbiennes agissent naturellement par les toxines que sécrètent les parasites. Dans les fièvres typhoïdes de longue durée terminées par la mort, il est rare que l'on ne trouve pas dans le cœur des fibres musculaires donnant la réaction de la matière hyaline; on les rencontre surtout dans les couches situées immédiatement sous l'endocarde.

Si l'on veut étudier expérimentalement la production de la substance hyaline, il n'est pas de meilleur procédé que celui qui consiste à empoisonner lentement des cobayes par des doses faibles et renouvelées de toxine typhoïde soluble. L'un de nous (CHANTEMESSE) a fait cette recherche systématique et il a obtenu les résultats suivants, qui se lisent sur les figures ci-jointes (fig. 67, 68, 69). Lorsqu'on injecte sous la peau de cobayes neufs une petite dose de toxine typhoïde soluble et que l'on renouvelle cette injection une ou deux fois par semaine, suivant l'effet produit, les animaux, après avoir maigri, reprennent peu à peu leur poids et leur santé apparente. Lorsqu'on

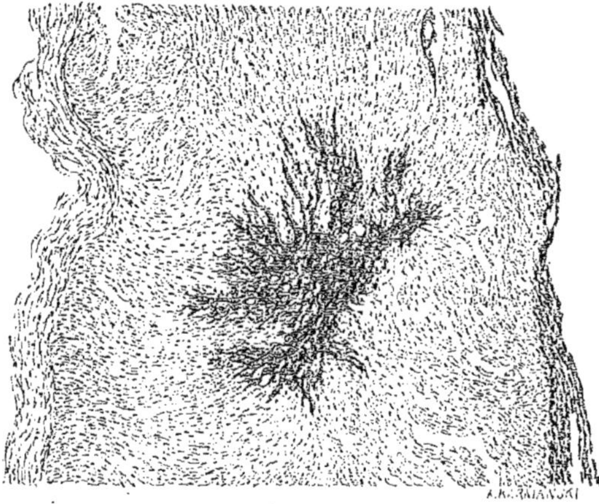

Fig. 69. — Plaque de dégénérescence hyaline (sclérose insulaire) dans la paroi cardiaque d'un cobaye soumis à l'intoxication lente par la toxine typhoïde soluble (Gross. 55 diam. Colorat. par la méthode de VAN GIESSON).

les sacrifie au bout de six semaines, trois mois, six mois et même davantage, on trouve dans divers organes, et en particulier dans le cœur, des lésions plus ou moins avancées qui donnent à l'œil nu l'image du cœur atteint de sclérose. L'examen microscopique, fait après coloration par la méthode de VAN GIESSON, laisse reconnaître, de la manière la plus nette, l'existence de la dégénérescence hyaline ayant frappé d'abord les capillaires et ensuite les fibres musculaires elle-mêmes. La lésion se montre avec son maximum d'intensité dans les couches contractiles qui sont le plus immédiatement en contact avec le sang qui charriait la toxine. Quand un cobaye a été soumis à l'intoxication expérimentale pendant trois mois et que celle-ci a cessé depuis cette époque, les lésions de la dégénérescence hyaline poursuivent leur évolution, et il ne faut sacrifier l'animal que sept ou huit mois plus tard, pour juger du développement complet de cette dégénérescence. On constate alors — indépendamment des lésions du rein et des autres organes sur lesquels nous n'insistons pas — des altérations diffuses ou localisées de sclérose cardiaque formée par la matière hyaline. Les fibres musculaires atteintes ont perdu leur striation; elles sont franchement rouges et compactes; l'espace lymphatique ou sanguin qui les sépare est lui-même souvent le siège d'une infiltration de cette matière hyaline, si bien que le tissu paraît être infarci d'une

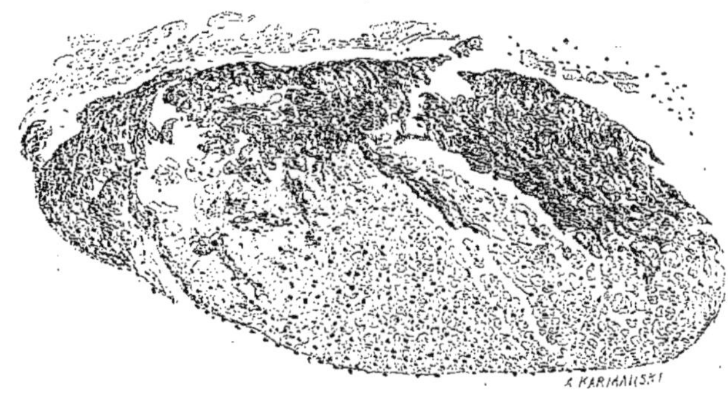

Fig. 70. — Dégénérescence hyaline d'un pilier de cœur de cobaye soumis à l'intoxication lente par la toxine typhoïde soluble (Gross. 100 diam. Colorat. par la méthode de Van Giesson).

plaque de cette sclérose. Parfois la cellule musculaire n'est pas transformée en un bloc de tissu hyalin compact; la striation transversale ne se reconnaît plus, mais les fibrilles sont encore distinctes les unes des autres, dans leur longueur. Comme elles sont en même temps devenues gonflées, vitreuses et homogènes, elles prennent, sous l'influence du réactif de Van Giesson, la coloration rose ou rouge; elles ne ressemblent plus alors à une fibre musculaire, mais bien à une fibre conjonctive.

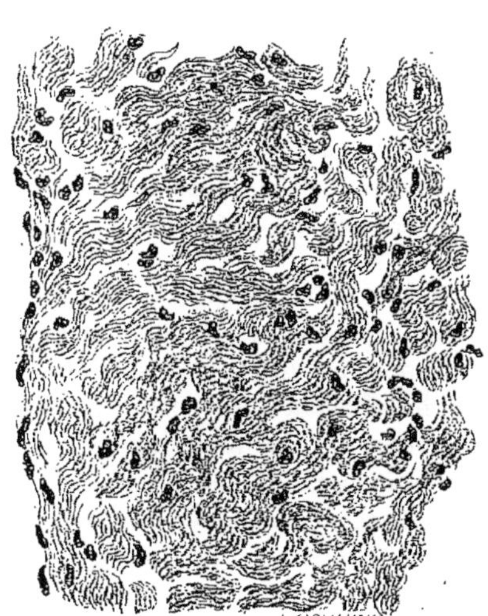

Fig. 71. — Figure précédente vue à un plus fort grossissement (Gross. 400 diam.).

Ces plaques de dégénérescence hyaline se voient dans les ventricules, mais surtout vers la surface libre des piliers et principalement au niveau des parois des oreillettes, comme si la minceur de ces parois rendait plus facile leur imprégnation par le sang toxique et facilitait leur dégénérescence. Cette dernière frappe aussi les vaisseaux, les capillaires et même les ramifications vasculaires artérielles assez volumineuses. Les figures ci-jointes montrent une endartérite végétante avec hyalinisation de la membrane interne; les préparations ont été prises sur un cobaye sacrifié huit mois après le début d'une intoxication typhique graduelle, laquelle n'avait été poursuivie que pendant trois mois.

Le phénomène pathogénique essentiel est donc l'action d'un poison qui, circulant dans le sang, agit d'abord sur les petits vaisseaux, plus tard sur le tissu conjonctif, et aussi sur les éléments nobles des organes, pour produire les scléroses insulaires. On s'explique ainsi les endo et péri-artériolites, les capillarites, les lésions mêmes des grosses artères consécutives à l'imbibition de la tunique interne par un sang adultéré et la friabilité des parois par le fait de l'altération des vasa-vasorum. Ainsi naissent les scléroses insulaires plus ou moins étendues dans le

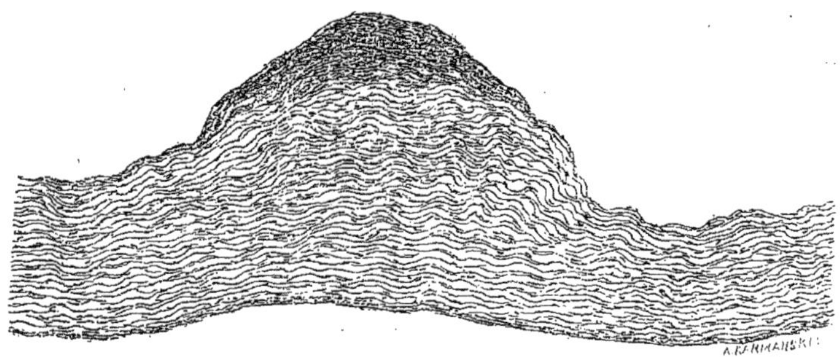

Fig. 72. — Plaque d'aortite expérimentale avec dégénérescence hyaline ; aorte du cobaye intoxiqué pendant huit mois avec la toxine typhoïde soluble (Gross. 100 diam. Colorat. par la méthode de Van Giesson).

cœur, dans les reins, scléroses dans la pathogénie desquelles interviennent le poison sanguin et aussi les troubles par insuffisance de circulation due aux diminutions du calibre des vaisseaux.

L'influence du système nerveux sur la résistance des tissus, à l'apparition de la dégénérescence hyaline, n'est pas encore bien connue ; il est vraisemblable que son rôle est important. Giovanni a sectionné chez les chiens, à travers deux espaces intercostaux, les cordons du grand sympathique. Au bout de quelques mois ou de quelques semaines, il trouvait sur l'aorte descendante des animaux des taches jaunâtres athéromateuses. Dans un cas de névralgie brachiale rebelle, Huchard a constaté que les artères du bras et de l'avant-bras gauche, siège des douleurs névralgiques, étaient devenues dures, flexueuses et très athéromateuses, tandis que celles du côté droit avaient gardé leurs caractères normaux. Cette intervention du système nerveux dans la pathogénie de la dégénérescence hyaline jette une certaine lumière sur le rôle de l'hérédité (Dieulafoy), du surmenage, des émotions morales et peut-être aussi sur l'influence de maladies toxiques dans lesquelles le poison n'a pas toujours le rôle simpliste qu'on lui accorde d'ordinaire, c'est-à-dire le pouvoir de créer une lésion locale par action directe. Parfois ce poison agit d'une manière indirecte, en portant son action primitive sur le système nerveux central. Il devient nécessaire, dans la pathologie, d'envisager plus qu'on ne le fait les altérations des organes qui, au cours des maladies infectieuses et toxiques, sont d'origine trophique centrale.

Dégénérescence amyloïde.

Elle est caractérisée par une transformation à type de coagulation du protoplasma, transformation qui a des analogies étroites, au point de vue de l'étiologie et de la morphologie, avec la dégénérescence hyaline.

Historique et nature. — Décrite d'abord sous les noms de *dégénérescence lardacée* par Rokitansky (1842) et de dégénérescence cireuse par Christensen (1844), en raison de l'aspect de lard ou de cire qu'elle donne aux organes atteints, cette lésion anatomique reçut de Virchow le nom de *dégénérescence amyloïde* qu'elle conserve encore aujourd'hui. Meckel étudia le premier ses caractères chimiques (1853). Appliquant la teinture d'iode sur les tissus, il remarqua l'apparition d'une teinte brun foncé sous l'influence de ce réactif et le passage aux colorations diverses, verte, bleue, violette, rouge, lorsqu'on venait à toucher l'organe avec l'acide sulfurique. Meckel crut pouvoir attribuer cette lésion à la présence de véritables dépôts de cholestérine dans les organes, les réactions connues de cette dernière substance se rapprochant beaucoup de celles des tissus lésés. La même année, Virchow montra que les réactions de la cholestérine, au contact de l'iode et de l'acide sulfurique, différaient totalement de celles propres à la dégénérescence en question. Pour celle-ci, en effet, l'iode, employé seul, colore les tissus en rouge brun et ne teint pas la cholestérine ; au contraire, l'acide sulfurique, utilisé seul, colore la cholestérine en rouge brun et ne modifie pas la coloration des tissus atteints de dégénérescence amyloïde. Ces constatations amenaient Virchow à conclure que la substance lardacée n'était pas, comme l'avait dit Meckel, formée de cholestérine ; elle présentait, au contraire, toutes les réactions que montrent les substances amylacées en présence des mêmes agents chimiques. A cette époque (1853), les doctrines régnantes avaient montré l'analogie des processus chimiques dans les règnes végétal et animal, mais cependant on n'avait pas encore signalé dans le règne animal la présence d'un hydrate de carbone (ce n'est que plus tard que Cl. Bernard découvrit le glycogène). Virchow conclut que la substance inconnue qui donnait aux organes une dureté particulière était un corps semblable à l'amidon et lui imposa le nom de substance amyloïde. Cependant, KÉKULÉ (1858), SCHMIDT (1859) entreprenaient l'analyse élémentaire de la matière amyloïde. Des fragments de rate dégénérée étaient soumis à une série de lavages à l'eau froide pour entraîner l'albumine, à l'eau chaude pour éliminer les substances minérales, à l'alcool, à l'éther pour enlever la cholestérine et les graisses. On obtenait, à la suite de ces lavages, un corps blanchâtre qui offrait les caractères de coloration propres à la matière amyloïde et qui était formé de carbone, d'hydrogène, d'azote. Ces résultats furent confirmés par KÜHNE et ROUDNEFF, qui signalèrent, en outre, la présence du soufre, et virent les réactions de cette matière amyloïde vis-à-vis du réactif de MILLON. Il s'agissait donc, non d'une matière amylacée, mais d'une matière albuminoïde qui différait de l'albumine ordinaire parce qu'elle était insoluble dans les acides dilués et le suc gastrique.

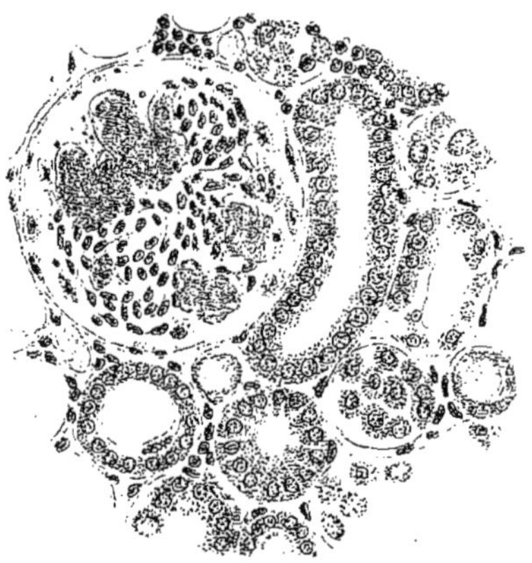

Fig. 73. — Dégénérescence amyloïde du rein (cas de ZIEGLER). Colorat. par le violet de méthyle. Le tissu dégénéré (anses du glomérule, capillaires) a pris la teinte métachromatique (Gross. 300 diam.).

Les recherches récentes de KRAVKOFF (1897), faites au laboratoire de SCHMIEDEBERG, ont fait faire un progrès à l'étude de cette question. Après avoir débarrassé la substance amyloïde de tout mélange de nucléine et de fibres élastiques, l'auteur a pu se convaincre, à l'aide d'une analyse chimique, que la substance amyloïde représentait une combinaison d'albumine et d'acide chondrotinosulfurique (trouvé par SCHMIEDEBERG dans les cartilages normaux). Il suffit d'enlever l'acide chondrotinosulfurique à la substance albuminoïde (par un alcali, par exemple) pour que cette dernière se transforme en une albumine ordinaire. Une analyse élémentaire montre sa pauvreté relative en azote et sa richesse en soufre.

La dégénérescence amyloïde est une lésion particulière, à marche lente, frappant les petits vaisseaux, artérioles et capillaires tout d'abord, puis s'étendant progressivement. Lorsque la lésion est à son début, on ne peut la reconnaître à l'œil nu; plus tard, elle se révèle à la simple inspection macroscopique. Les organes qui en sont atteints sont, par ordre de fréquence, les ganglions lymphatiques, le foie, la rate, les reins; viennent ensuite la muqueuse du tube digestif, l'épiploon, les capsules surrénales. Les muscles de la vie de relation et la peau en sont très rarement atteints. L'organe frappé de dégénérescence amyloïde conserve sa forme normale, mais son volume et son poids augmentent. Le foie est très volumineux, lisse; la palpation permet de sentir sur le vivant son bord inférieur mousse. La rate atteint 25 à 30 centimètres de longueur. La tuméfaction du foie et de la rate n'est pas douloureuse; elle se traduit tout au plus par un sentiment de poids ou de pression. Elle n'est pas accompagnée d'ictère. Si le rein est atteint, on voit survenir, avec une albuminurie persistante, tout le cortège symptomatique du mal de BRIGHT. Tels sont les seuls phénomènes constants.

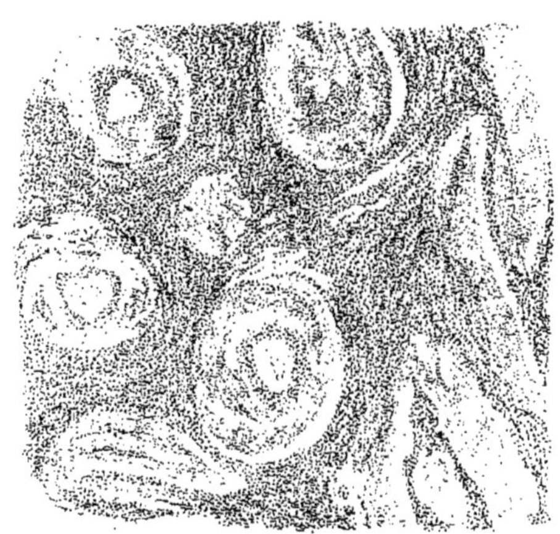

Fig. 74. — Rate amyloïde. Rate dite en grains de sagou. Les grosses granulations sont formées par les corpuscules de MALPIGHI ayant subi la dégénérescence amyloïde. Elles ont pris, par la coloration avec le violet de méthyle, une teinte métachromatique (Gross. 20 diam.).

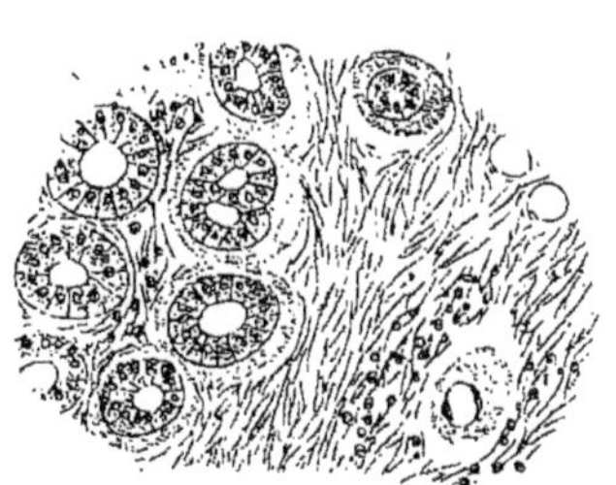

Fig. 75. — Dégénérescence amyloïde de la membrane propre des glandes dans la palpébrale (cas de VOSSIUS).

Sur la table d'autopsie, l'apparence des organes est homogène, sèche, exsangue; généralement une teinte grise ou gris blanchâtre y domine, et on remarque une sorte de transparence très caractéristique.

La lésion peut s'étendre à l'organe tout entier ou se limiter à certaines parties qui se présentent alors avec leurs caractères particuliers. Dans la rate, notamment, on trouve des grains arrondis, transparents, tranchant sur la couleur rouge de la coupe, et qui ont été comparés aux grains de sagou : ce sont les corpuscules de MALPIGHI, frappés par la lésion (fig. 74). Dans le rein, les glomérules sont les seuls parfois à revêtir cet aspect (fig. 73).

La réaction qui permet de faire le diagnostic de cette dégénérescence est simple. On utilise une solution iodée de 1/2 à 1 p. 100 dont on imbibe le tissu. Si celui-ci est normal, on obtient une teinte jaune; si le tissu est dégénéré, toutes les parties qui ont subi la transformation prennent une coloration rouge dont l'intensité varie suivant les cas. Une fois cette première teinte obtenue, on ajoute quelques gouttes d'une solution faible d'acide sulfurique ou de chlorure de zinc, et on voit la couleur rouge passer au violet, puis au violet bleuâtre. Un phénomène très caractéristique de la présence de la matière amyloïde est le *pouvoir métachromatique* dont elle fait preuve à l'égard d'un grand nombre de couleurs d'aniline. Sous l'action d'une de ces couleurs, les parties dégénérées prennent une teinte un peu différente de celle de la substance colorante

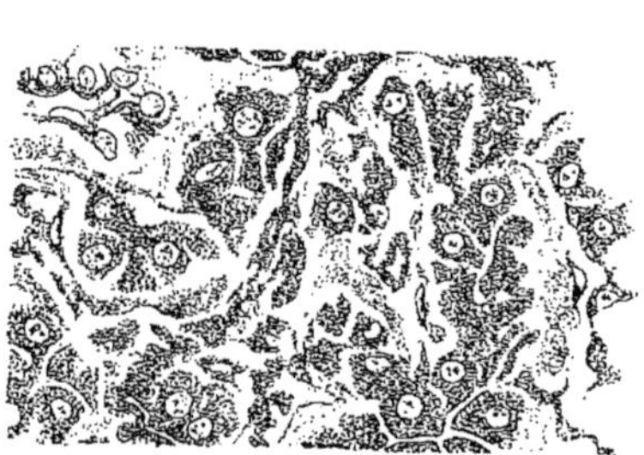

Fig. 76. — Dégénérescence amyloïde du foie de lapin infecté par le staphylocoque (d'après MAXIMOFF). Colorat. par le violet de méthyle. Le tissu dégénéré a pris la teinte métachromatique (Gross. 180 diam.).

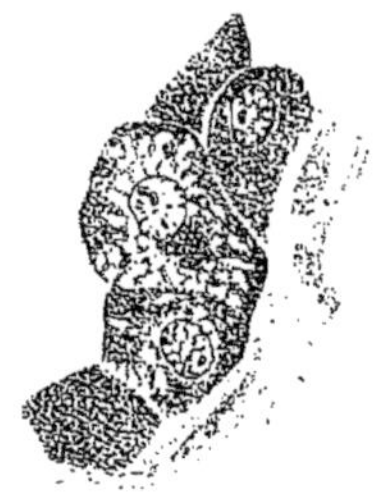

Fig. 77. — Dégénérescence amyloïde du foie de lapin infecté par le staphylocoque (d'après MAXIMOFF). Colorat. par le violet de méthyle. Le tissu dégénéré a pris la teinte métachromatique (Gross. 650 diam.).

elle-même. Aussi, traitées par le violet de méthyle ou le violet de gentiane, elles revêtent une coloration rosée, tandis que les tissus normaux conservent la couleur bleu violette de la matière colorante (fig. 74, 75, 76, 77).

Le même fait s'observe quand on utilise le vert de méthyle (CORNIL) : les tissus normaux prennent une couleur verte, les tissus amyloïdes une teinte violette. L'hématoxyline, le carmin, l'éosine, etc., ne colorent que faiblement et d'une manière diffuse la substance amyloïde (fig. 78 à 81). Les préparations fixées et non colorées, ou encore les préparations colorées par les dernières couleurs sus-indiquées (hématoxyline, etc.), montrent les tissus malades avec une apparence tout à fait semblable à celle des tissus atteints de dégénérescence hyaline arrivée à la dernière période. Les fibres conjonctives, les parois vasculaires, etc., apparaissent très gonflées, vitreuses, homogènes, amorphes et se décomposant en globes brillants vitreux (comparer la fig. 64 (matière hyaline) avec les fig. 78-81 (matière amyloïde sans coloration spécifique). Seules les réactions avec l'iode, ou mieux avec les couleurs d'aniline, permettent de distinguer l'une de l'autre ces deux dégénérescences. Étant donné ce degré de similitude des deux variétés de lésions protoplasmiques, *on est conduit à considérer la dégénérescence hyaline du protoplasma comme un stade précurseur de la dégénérescence amyloïde.* Dans les organes qui ont subi la dégénérescence hyaline, on peut presque toujours distinguer des points où les réactions spécifiques révèlent la présence de la substance amyloïde. Inversement, dans les organes frappés de dégénérescence amyloïde, parfois on trouve des portions qui ne présentent pas la réaction caractéristique de cette matière et qui offrent au contraire l'aspect typique de la dégénérescence hyaline. Sur les *tumeurs amyloïdes des paupières et de la conjonctive*, il est particulièrement facile de se convaincre de la parenté anatomique des substances amyloïde et hyaline.

Les recherches expérimentales plaident en faveur de l'hypothèse qui voit dans la substance hyaline un stade primitif de la matière amyloïde. Introduisant dans la cavité abdominale d'un animal sain des fragments frais d'organes en dégénérescence amyloïde et les y laissant pendant quelques semaines, Litten a constaté que la substance amyloïde était restée intacte en apparence, homogène et vitreuse, mais qu'elle avait perdu ses propriétés de teinture avec l'iode et les couleurs d'aniline. En d'autres termes, elle s'était transformée en une *substance amyloïde achromatique*, laquelle ne peut être jusqu'ici distinguée de la matière dite *hyaline*.

Un autre fait vient à l'appui de cette opinion : après un long séjour d'organes ayant subi la dégénérescence amyloïde, dans des liquides fixateurs ordinaires (alcool, liqueur de Müller, etc.), la réaction de l'iode et des matières colorantes d'aniline devient moins nette et disparaît même complètement; elle s'efface aussi si l'on soumet la substance amyloïde à l'action de solutions alcalines très faibles. Le tissu qui a subi la dégénérescence amyloïde se rapproche ainsi étroitement de celui qui a été frappé par la dégénérescence hyaline.

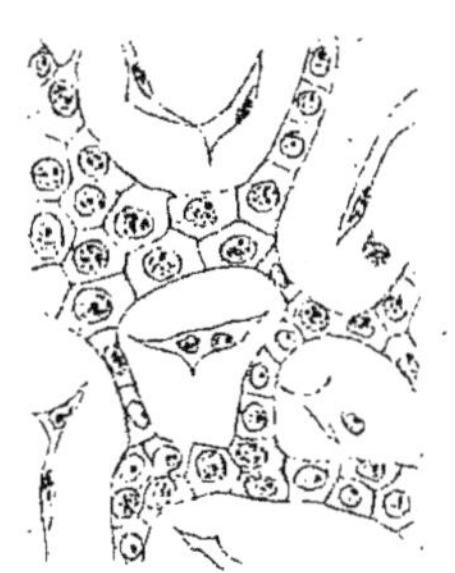

Fig. 78. — Dégénérescence amyloïde du foie. La lumière des capillaires a presque disparu à cause de la tuméfaction de leurs parois (Gross. 200 diam.).

La constatation de tous ces faits permet d'émettre l'hypothèse que la *matière amyloïde représente la combinaison de la substance hyaline et d'un autre élément inconnu* auquel appartient précisément la réaction sus-indiquée. Les recherches de Kravkoff ont démontré que cet élément inconnu n'est autre que l'acide chondrotinosulfurique, qui, à lui seul, donne la réaction typique de métachromasie avec les couleurs d'aniline. Grigorieff a fait récemment des expériences analogues à celles de Litten, et il a pu constater l'absorption progressive des fragments de substance amyloïde introduits sous la peau des chiens et la disparition graduelle des réactions spécifiques de cette matière.

Il n'est pas sans intérêt de noter que le tissu adipeux et les organes frappés de dégénérescence graisseuse acquièrent la propriété de donner, après un long séjour dans le liquide de Muller, la réaction amyloïde avec les colorants d'aniline. Les gouttes de graisse prennent une coloration rose, tandis que le reste de l'organe se teint en bleu violet (Uthoff, Stegerthal).

La substance amyloïde offre une grande résistance à l'action des agents chimiques et de la putréfaction. Les acides minéraux forts ne la dissolvent qu'à l'état de concentration, en la transformant en syntonine. L'acide acétique concentré ne la dissout pas. L'ammoniaque et les solutions alcalines concentrées en sont les meilleurs dissolvants. De ces solutions on peut, par la neutralisation, extraire la substance amyloïde à l'état de pureté apparente, sous forme de flocons blanchâtres qui ne donnent pas la réaction amyloïde.

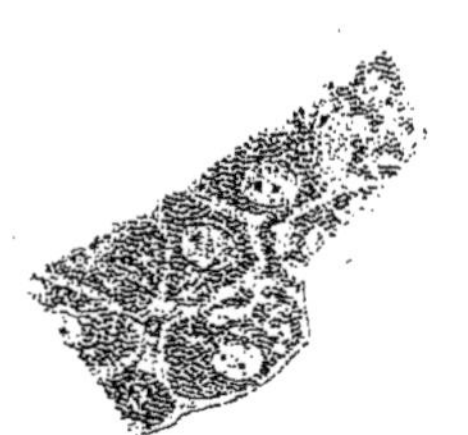

Fig. 79. — Foie normal avec coloration des granulations d'Altmann (Gross. 450 diam.).

On admettait autrefois que les éléments cellulaires des organes parenchymateux subissaient la dégénérescence amyloïde. Cette opinion n'a pas été confirmée par les recherches de Wagner, Eberth, Ziegler, Birch-Hirschfeld, Vossius, Wichmnan, Kravkoff, etc. Les résultats récents tendent à prouver que, sans se transformer elles-mêmes en matière amyloïde, les cellules prennent une certaine part à son élaboration. L'hypothèse émise à ce sujet par Verworn, que l'amyloïde est sécrétée par les cellules elles-mêmes, lesquelles subissent, pendant cette sécrétion, une nécrobiose progressive, est confirmée par le travail de Maximoff (1896). Cet auteur a établi *que l'apparition de la substance amyloïde dans les parois vasculaires du foie coïncide avec le gonflement trouble et avec une série de lésions nécrobiotiques du parenchyme hépatique, lésions qui se manifestent par la disparition et la désagrégation de la granulation acidophyle d'*Altmann (fig. 79). Aux degrés initiaux de formation de la substance amyloïde, on peut voir cette matière sortir pour ainsi dire des cellules, en restant liée avec elles par une série de filaments.

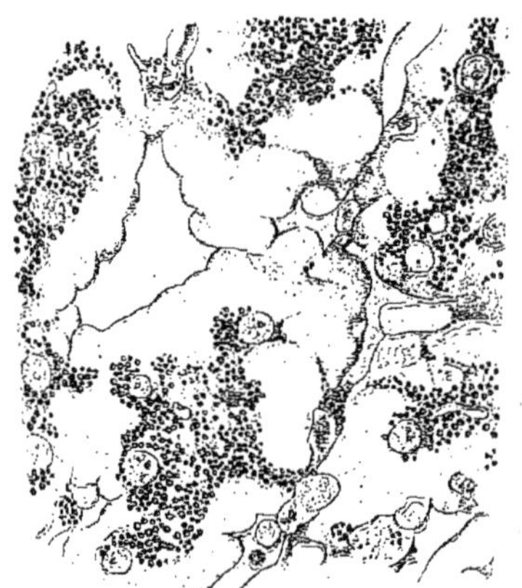

Fig. 80. — Dégénérescence amyloïde expérimentale du foie de la poule (Colorat. des granulations d'Altmann. Gross. 650 diam.).

La dégénérescence amyloïde commence par les parois vasculaires et se localise en général dans les éléments fibro-conjonctifs.

Les recherches expérimentales de Wichmann et surtout celles de Maximoff ont permis d'obtenir d'utiles renseignements sur les phénomènes anatomiques intimes qui président à la formation de la substance amyloïde. Elle commence ordinairement dans les parois vasculaires, le plus souvent dans les artérioles et les capillaires. La fine structure fibrillaire des fibres conjonctives disparaît et dans les espaces interfibrillaires, dans les parois des vaisseaux, entre les cellules musculaires et les fibrilles élastiques, se déposent des couches très minces d'une matière tirant probablement sa source de l'albumine précipitée. Les fibres et les parois vasculaires s'épaississent, se gonflent; la substance précipitée se confond avec les fibres conjonctives en des masses vitreuses, homogènes, absolument semblables à la substance hyaline. Ces masses épaisses se propagent vers la lumière des capillaires, laquelle se rétrécit et disparaît même par places (fig. 78-81). Dans les éléments parenchymateux on constate, dans ce cas, un gonflement trouble, des lésions atrophiques et même nécrobiotiques (disparition des granulations d'Altmann, etc.) se manifestant par la diminution progressive du volume des cellules, qui semblent fondre en quelque sorte, jusqu'à disparaître complètement. La région occupée par les cellules primitives du parenchyme est envahie de plus en plus par des masses homogènes de matière amyloïde.

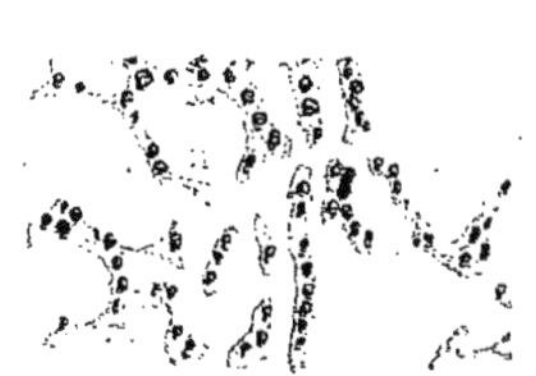

Fig. 81. — Dégénérescence amyloïde du foie (Colorat. par la vésuvine et l'éosine. Gross. 60 diam.).

Comment se fait cette accumulation? Il est probable que le même processus qui se déroule dans la formation de la substance hyaline reparaît ici. L'albumine circulante est précipitée; elle se dépose entre les molécules de l'albumine stable des fibres conjonctives et se confond avec ces dernières en une masse homogène. Par suite de la viciation des échanges organiques, les nouvelles portions d'albumine, apportées par le sang ou provenant de la destruction des cellules parenchymateuses, subissent le même processus de coagulation et, s'ajoutant ainsi à la fibre déjà gonflée, déterminent l'accroissement progressif de la substance homogène.

La diminution du réseau sanguin et la disparition de la lumière de capillaires entiers, et même d'artérioles, se voient avec la plus grande facilité dans un organe atteint de dégénérescence amyloïde, le rein en particulier, pourvu qu'on ait soin d'injecter le tissu, car la matière d'injection ne pénètre pas dans les artérioles dégénérées.

Dans le *foie*, le processus de dégénérescence est concentré dans les capillaires des lobules hépatiques et dans la tunique moyenne des artères; les parois de la veine porte ne sont atteintes que secondairement, au moins chez l'homme. Chez certains animaux, comme l'a constaté Maximoff (le lapin), la dégénérescence commence par les parois de la veine porte et n'envahit que plus tard les parois de l'artère hépatique.

Dans les *reins*, la lésion porte sur les petits vaisseaux — artères, veines et capillaires — et aussi sur la membrane propre des canalicules;

les anses des glomérules de Malpighi présentent à ce point de vue un aspect particulièrement typique : elles ressemblent à un cierge fin courbé et cassé sur différents points. Le gonflement de la membrane propre des capillaires peut aller jusqu'à l'oblitération et à la disparition complète de plusieurs glomérules, qui ne sont plus représentés que par un globe de substance homogène dans lequel on distingue des noyaux (fig. 73).

D'après les observations de Wichmann et de Maximoff, ce ne sont pas les tuniques propres qui, dans le foie et les reins, subissent tout d'abord la dégénérescence : celle-ci débute à la surface externe des membranes fibro-conjonctives ; là se dépose une mince couche de substance albuminoïde homogène, qui augmente peu à peu d'épaisseur et ne se confond que plus tard avec les fibres en une seule masse.

Dans les *ganglions lymphatiques* et dans la *rate*, la lésion se localise de préférence sur les cloisons conjonctives, le réseau adénoïde et aussi dans les parois des artères qui traversent les corpuscules de Malpighi. Quand elle est très avancée, les corpuscules ne forment plus que des masses amyloïdes homogènes et présentent l'aspect de grains de sagou qui parsèment le parenchyme, d'où la comparaison imagée de Rokitansky : la *rate de sagou* (fig. 74).

Dans la *muqueuse intestinale*, dans les glandes à sécrétion externe, la dégénérescence commence par la membrane propre des lobules et les parois des capillaires ; de là elle s'étend sur le tissu conjonctif environnant (fig. 75). Dans les villosités intestinales, la dégénérescence amyloïde débute souvent par la paroi du capillaire central.

Dans les *muscles*, c'est le sarcolemme, le périmysium interne et externe qui sont atteints.

Au point de vue de sa distribution, la dégénérescence amyloïde se généralise à plusieurs organes, ou se localise pour ne frapper qu'un seul ou quelques points d'un seul organe.

Dans le premier cas, la lésion se montre simultanément sur le foie, le rein, la rate, les ganglions lymphatiques, les capsules surrénales, la muqueuse intestinale (surtout celle du gros intestin). A un degré moindre, la dégénérescence amyloïde atteint encore les parois vasculaires et le tissu conjonctif d'autres organes : cœur, ovaires, testicules, glandes salivaires, pancréas, séreuses, etc. Cette constatation suffit déjà pour permettre de conclure qu'il existe certaines conditions générales favorables à la genèse de la substance amyloïde, conditions qui se trouvent réalisées dans le parenchyme des grands organes glandulaires les plus richement irrigués, *dans les organes qui supportent l'action nocive des toxines d'origine bactérienne circulant dans l'organisme*. C'est dans ce sens que Cornil a pu dire que la dégénérescence amyloïde était une affection viscérale.

Les vaisseaux de la *moelle osseuse*, et surtout ceux des systèmes nerveux périphérique et central, sont plus rarement frappés par la lésion, et avec moins d'intensité ; il est exceptionnel de trouver des traces d'amyloïde dans les parois vasculaires de ces organes. Egoroff a montré que cette dégénérescence, bien que très restreinte dans le poumon, ne respectait pas cet organe, comme on le croyait autrefois. Elle se montre dans les points irrigués par le système vasculaire des bronches, et encore les artères bronchiques avec leurs ramifications sont les seules, parmi ces vaisseaux, qui soient frappées.

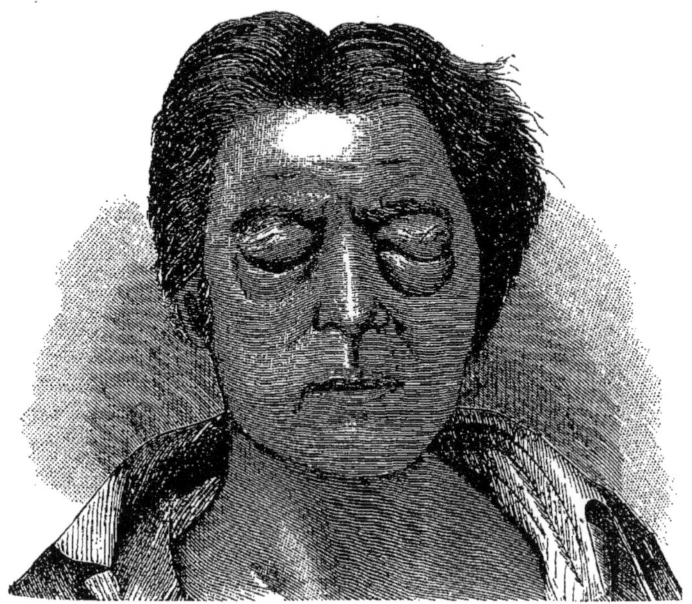

Fig. 82. — Noyaux d'amyloïde dans les deux paupières. Le sujet a les yeux fermés. Cas de Zwingmann.

A titre de maladie *locale*, la dégénérescence amyloïde se rencontre dans les formations granuleuses, dans les régions enflammées chroniquement, dans les néoformations phlegmasiques du tissu conjonctif, dans les muqueuses des voies respiratoires, dans les cicatrices syphilitiques, dans les ganglions lymphatiques enflammés, dans un certain nombre de tumeurs (fibrome, sarcome, etc.), dans les néoformations du tissu adénoïde, enfin dans les lésions des paupières, etc.

Dans ces cas de dégénérescence limitée, la substance amyloïde constitue une des formes de métamorphose régressive. Elle se présente sous l'aspect de noyaux, de *tumeurs* (fig. 82), dans lesquels on peut distinguer des stades intermédiaires entre la substance hyaline et la substance amyloïde.

La cause de la dégénérescence amyloïde, naguère totalement inconnue, s'éclaire chaque jour davantage, grâce aux résultats fournis par les

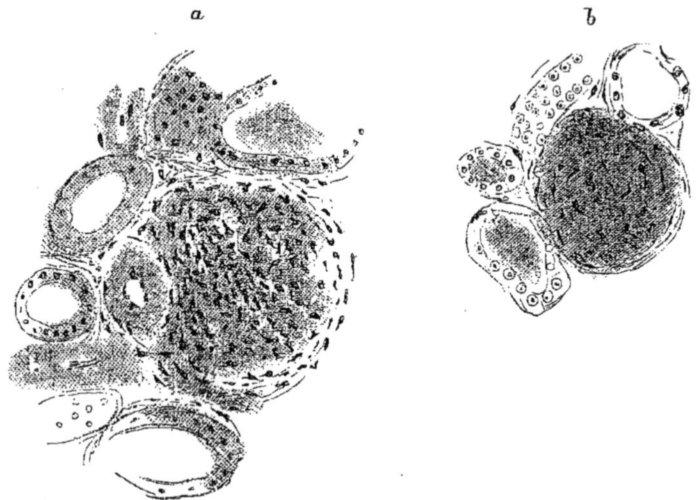

Fig. 83 et 84. — Dégénérescence amyloïde des reins. Les glomérules de MALPIGHI ont disparu ; ils sont remplacés par une masse homogène amorphe, au milieu de laquelle, seuls, les noyaux sont vivants. Dans les canalicules isolés on voit des cylindres hyalins (Colorat. éosine et hématoxyline).

recherches expérimentales. La clinique, l'anatomie pathologique et l'expérimentation ont établi que la *formation de l'amyloïde se trouve en rapport avec l'existence préalable d'un processus infectieux chronique*. Aussi, cette altération se développe-t-elle dans la phtisie pulmonaire chronique, dans la tuberculose osseuse, dans la syphilis, l'actinomycose, et surtout dans les suppurations chroniques des os, de la vessie, des bassinets, dans les pleurésies purulentes, etc. La dégénérescence amyloïde se rencontre parfois à la suite des formes graves de la malaria et quelquefois au cours de la leucémie et du cancer. En provoquant, pendant un mois ou deux, des inflammations chroniques répétées du tissu cellulaire sous-cutané chez le lapin, la poule et d'autres animaux, on arrive à obtenir par voie expérimentale une dégénérescence amyloïde étendue de certains organes. BIRCH-HIRSCHFELD a déterminé la dégénérescence amyloïde de la rate chez le lapin six semaines après la formation d'un vaste abcès chez l'animal. Bouchard et Charrin l'ont produite après infection lente des lapins par le bacille pyocyanique. Condorelli-Maugeri, Kravkoff, Koroleff, Czerny, Nowak, Maximoff, Gouhet, Fritch, Schepilevsky, ont réalisé aussi des dégénérescences amyloïdes expérimentales par infection des animaux avec des staphylocoques, du proteus vulgaris, des bacilles de la tuberculose, etc. Kravkoff et Maximoff ont apporté une contribution importante à l'étude des causes et du mécanisme par lesquels prend naissance cette altération. Ces données pathologiques réunies permettent d'affirmer que *l'apparition de l'amyloïde est la conséquence de l'action toxique des microbes ou plutôt de leurs toxines sur les parois vasculaires, c'est-à-dire sur la matière albuminoïde qui les compose*. Des recherches de Lübarsch, et de celles plus récentes de Schepilevsky (1899), il résulte que la dégénérescence amyloïde peut se produire aussi sous l'influence de pures toxines et même de ferments (lab-ferment, pancréatine).

Insoluble dans le plasma du sang, la substance amyloïde ne peut être véhiculée, au moins sous la forme liquide, ni déposée par celui-ci dans les organes.

Il y a quelques années, sous l'influence des travaux de Meckel, Kyber, Böttcher, Rindfleisch, etc., on pensait que cette dégénérescence atteignait les éléments parenchymateux, comme par exemple l'épithélium rénal, hépatique, etc.; on n'examinait microscopiquement à cette époque que les organes atteints de dégénérescence avancée, sur lesquels il est difficile de distinguer avec netteté les éléments cellulaires; les recherches étaient faites sur des coupes épaisses à l'aide de la réaction iodée, c'est-à-dire dans des conditions qui ne permettent pas d'obtenir des préparations faciles à interpréter.

F. Wagner a le premier émis un doute sur la dégénérescence amyloïde des cellules hépatiques et fait chanceler la doctrine régnante. Bientôt survinrent les constatations d'Eberth, de Ziegler, de Köster, Birch-Hirschfeld, Klebs et de la majorité des pathologistes modernes qui ont étudié la reproduction expérimentale et la genèse de la substance amyloïde (Czerny, Kravkoff, Maximoff, etc.). Les observations de Czerny (1893) et celles plus récentes de Schtchegoleff (1896), de Petrone, de Lubarsch et de Schepilevsky méritent une mention particulière. Elles montrent que, dans la dégénérescence amyloïde provoquée artificiellement en maintenant pendant quelques semaines une suppuration (par des injections de térébenthine ou de staphylocoque pyogène), le corps du délit apparaît tout d'abord dans les leucocytes et surtout dans la rate. Cette apparition de globes de substance amyloïde dans les leucocytes et dans des cellules de la rate, du foie et des ganglions lymphatiques (révélée par la réaction avec les couleurs d'aniline) se produit déjà tout au début même de l'expérience, alors que l'amyloïde ne peut être encore décelée dans l'économie. Les cellules chargées de cette matière se distinguent d'abord au niveau de la circonférence des abcès. Quant à la propagation plus rapide de la lésion chez les lapins que chez les chiens, SCHTCHEGOLEFF l'explique par une moindre résistance des leucocytes du lapin et par conséquent par une fragilité plus grande, favorisant le dépôt de l'amyloïde dans les tissus. Ces constatations légitiment l'hypothèse que la dégénérescence amyloïde des fibres conjonctives, des parois des capillaires et des artères, est précédée de l'accumulation dans l'économie, et avant tout dans les leucocytes, d'une substance particulière, laquelle serait transportée, par l'intermédiaire des globules blancs, des foyers de suppuration vers les ganglions lymphatiques, la rate, le foie et d'autres organes, et là, à mesure que les leucocytes périraient, se déposerait sur les parois vasculaires. Cette hypothèse mérite de susciter de nouvelles recherches.

Les suites et la gravité de la dégénérescence amyloïde pour les fonctions et l'harmonie de l'organisme sont faciles à apprécier. Anémie de l'organe, rétrécissement et fragilité des vaisseaux, atrophie des éléments parenchymateux, toutes ces conséquences acquièrent ici une gravité plus grande encore que dans la dégénérescence hyaline. Par le fait du rétrécissement, de l'oblitération des capillaires et de la diminution du sang dans les vaisseaux, la nutrition des organes et leur fonctionnement sont réduits au minimum. Les cellules du parenchyme subissent le gonflement trouble, la dégénérescence graisseuse ; un grand nombre d'entre elles périssent totalement. La dégénérescence amyloïde frappe d'ordinaire les organes essentiels à la vie : le foie, les reins, etc., dont une portion se trouve supprimée. Aussi l'anémie, l'épuisement général progressif, l'auto-intoxication par les déchets organiques insuffisamment éliminés et neutralisés, sont-ils les conséquences obligées et mortelles de cette dégénérescence.

L'évolution est ordinairement chronique et les cas où la lésion s'est développée en l'espace de quelques mois sont tout à fait rares. Au nombre des symptômes fréquents comptent les hémorrhagies viscérales, par suite de la fragilité des parois vasculaires. La mort est la terminaison fatale de la dégénérescence généralisée.

Dans les cas où la lésion s'est localisée et persiste longtemps, les globules de substance amyloïde jouent le rôle de corps étrangers irritant les tissus environnants et provoquant la formation de *cellules géantes*, lesquelles entourent progressivement les globes amyloïdes et finissent par les absorber. Ce processus a été observé dans la dégénérescence amyloïde chez l'homme et surtout dans l'altération localisée de la paupière (MANDELSTAMM, ROGOWITSCH, RAEHLMANN). On l'a constaté aussi à la suite de l'introduction artificielle d'organes amyloïdes dans le tissu cellulaire sous-cutané des animaux ou dans leur cavité abdominale (GRIGORIEFF).

Dégénérescence amyloïde chez les animaux. — La dégénérescence amyloïde se rencontre non seulement chez l'homme, mais encore et plus souvent chez le cheval

(RABE) et chez les bêtes à cornes. Chez le lapin, il est facile de déterminer cette dégénérescence (BIRCH-HIRSCHFELD, BOUCHARD et CHARRIN, KRAVKOFF, MAXIMOFF, SCHTCHEGOLEFF, MIKHAILOVITCH, DAVIDSON, LÜBARSCH, SCHEPILEVSKI, etc.); elle se développe très rapidement, au bout de six semaines à deux mois, parfois encore plus vite. *Cette forme aiguë* se rencontre assez rarement. On peut la faire apparaître avec une très grande rapidité chez la *poule*; chez *le pigeon*, au contraire, elle est beaucoup plus lente à se montrer. Chez le chien, il est presque impossible de provoquer sa formation : cet animal résiste énergiquement aux microbes (staphylocoque pyogène, bacille pyocyanique) dont les toxines déterminent la dégénérescence amyloïde. Cette sorte d'immunité se trouve en rapport avec ce fait, constaté par SCHTCHEGOLEFF, que chez le chien on voit apparaître dans la rate, au bout de deux mois d'intoxication térébenthinée, un nombre considérable de grosses cellules (probablement endothéliales vasculaires) qui contiennent des globes sphériques donnant la réaction de l'amyloïde. On peut supposer que, chez le chien, les leucocytes et l'endothélium des vaisseaux détruisent énergiquement la substance amyloïde laquelle, chez des êtres moins résistants, aurait infiltré les parois vasculaires et les fibres conjonctives.

KRAVKOFF a montré que le suc gastrique était doué, vis-à-vis des substances qui produisent l'amyloïde, d'une sorte de pouvoir antiseptique; il n'a jamais pu arriver à déterminer la dégénérescence amyloïde du foie chez le lapin, en introduisant dans l'estomac de très grandes quantités de staphylocoque pyogène. Il provoquait dans ce cas un processus de cirrhose hépatique, mais jamais de dégénérescence amyloïde.

Dégénérescence cornée.

Dans le groupe des dégénérescences protoplasmiques à type de coagulation, où le protoplasma devient solide, homogène, perd sa structure réticulée et sa consistance semi-liquide normale, vient se placer une modification atrophique régressive, spéciale à l'épithélium, modification très fréquente à l'état normal et qui est connue sous le nom de dégénérescence kératinique ou cornée. La substance cornée prend naissance au cours même des conditions physiologiques. L'action des influences extérieures sur l'épithélium, l'insuffisance même de la nutrition de cet épithélium situé loin des capillaires, font apparaître la kératinisation sur toute la surface de la peau, où elle constitue une sorte de carapace protectrice des couches profondes de la membrane. La dégénérescence cornée n'acquiert la désignation de processus *pathologique* que lorsque son développement prend des proportions excessives ou qu'elle se produit en des régions privées normalement de tissu corné. Le mode de formation de la substance cornée reste, dans les états pathologiques, le même que dans l'état normal; il résulte toujours d'une transformation particulière de l'épithélium de revêtement. On a donné au produit chimique de cette transformation le nom de *kératine*. Dans le règne animal, la métamorphose cornée est très répandue : l'ectoderme de tous les animaux subit, sous l'influence des injures extérieures (air, etc.), une condensation et une homogénisation qui aboutissent à la formation de revêtements imperméables, désignés sous des noms différents : *spongine* (dans les éponges), *fibroïne*, *séricine*, etc.

Le groupe des substances kératiniques ou cornées est caractérisé par les propriétés chimiques suivantes : insolubilité dans l'eau froide et bouillante, dans les acides dilués et les carbonates alcalins; résistance aux sucs digestifs et aux germes de la putréfaction; transformation, sous l'influence d'alcalis caustiques concentrés, en albuminates alcalins et en hémialbumose. La décomposition finale de la matière cornée fait même apparaître la leucine et la tyrosine. La kératine est bien, à proprement parler, une matière albuminoïde. L'analyse élémentaire décèle, chez diverses sortes de substances cornées, la présence d'azote (16 à 19 °/₀), de soufre (jusqu'à 5 °/₀), et, comme dans l'albumine, jusqu'à 50 °/₀ de carbone. Quelques-unes des substances de ce groupe, par exemple la fibroïne, ne contiennent pas de soufre; en revanche, elles renferment une très grande quantité d'oxygène, jusqu'à 26 °/₀ d'après GAUTIER.

L'*histogenèse de la substance cornée* mérite d'attirer l'attention plus qu'elle ne l'a fait jusqu'à présent. Les étapes histologiques de cette dégénérescence, suivies pas à pas, auraient permis d'éviter les erreurs qui se sont glissées dans l'étude du cancer, et qui ont fait confondre avec des protozoaires les formes bizarres qu'affectent les cellules épithéliales dégénérées. On a cru voir le cycle de développement d'un parasite imaginaire dans les divers stades de la dégénérescence cornée de l'épithélium. La formation de la substance cornée n'obéit pas dans tous les cas au même processus pathogénique. Le *mode* de production le plus fréquent et, pour ainsi dire, *typique*, est celui où la formation de la substance cornée *est précédée de l'apparition*, dans le corps de la cellule épithéliale, de petites *granulations brillantes de kérato-hyaline* (fig. 90, 91, 92). Plus rare est la transformation *kérato-colloïde des cellules épithéliales*, sans formation préalable de granulations kérato-hyalines. Très souvent les deux procédés se combinent.

Il est acquis maintenant que le processus de formation de kérato-hyaline dans la couche de l'épithélium dite granuleuse (*stratum granulosum*) est une modification régressive particulière du corps cellulaire, qui a pour résultat sa déchéance organique progressive. Pour qu'il se forme de la substance cornée proprement dite, c'est-à-dire des lamelles homogènes de revêtement épidermique, les granulations d'éléidine et de kérato-hyaline se fusionnent en globes plus volumineux (*stratum lucidum*) et enfin disparaissent complètement. Elles fondent en quelque sorte dans une combinaison avec le reticulum protoplasmique des cellules et se transforment en kératine. C'est dans ce sens qu'on peut, d'après WALDEYER, donner à la kérato-hyaline le nom de *prokératine*.

En traitant, comme l'a fait ERNST, la substance cornée par le procédé de coloration de GRAM, on voit dans la couche cornée homogène une texture finement granuleuse, fixant intensivement la matière colorante : ce sont les granulations kératiniques d'ERNST.

La cause de la déchéance progressive de l'épithélium réside dans l'insuffisance alimentaire, créée par la situation topographique des capillaires. La substance chromatique du noyau participe à la formation des granulations kérato-hyalines; elle est progressivement enlevée de la charpente du noyau et, se fondant avec les granulations du protoplasma cellulaire, réapparaît sous forme d'une nouvelle substance constituée par des granulations brillantes (fig. 90, 91, 92). Quel rapport y a-t-il entre les granulations kérato-hyalines et cette substance formée de gouttelettes semi-liquides, à l'état vivant, qui, sur des préparations fixées dans l'alcool, prend l'aspect de très fines granulations brillantes et qui a été décrite pour la première fois, en 1879, par RANVIER, sous le nom d'*éléidine*? — La question n'est pas encore tranchée.

Autant que le montrent les réactions microchimiques, la kérato-hyaline et l'éléidine, qui ont certains caractères communs, ne peuvent être entièrement confondues, comme il résulte des travaux d'UNNA, de BUZZI, de DREYSEL et d'OPPLER. Cependant, la plupart des auteurs n'admettent aucune différence entre ces deux corps.

La formation de la kérato-hyaline dans l'épithélium et la dégénérescence cornée de celui-ci, apparaissent pour la première fois, chez l'embryon humain, entre le deuxième et le septième mois de la vie fœtale (J. PAVLOFF).

La *métamorphose cornée de l'épithélium des muqueuses* est très répandue dans le règne animal et constitue une adaptation indispensable au maintien de l'existence de certaines espèces. Chez les oiseaux qui se nourrissent de graines, la muqueuse stomacale présente des formations cornées normales, destinées à la trituration des aliments.

La formation de la substance cornée a, ici encore, pour base l'apparition des granulations kérato-hyalines (POSNER). Les recherches d'OUDIN, de BARTHELEMY et de DARIER (1897) ont montré que, sous l'influence de l'action des rayons X sur la peau, il se développe dans l'épiderme une grande quantité de granulations kérato-hyalines et que le processus de kératinisation devient plus actif.

A l'état normal, la métamorphose cornée de l'épithélium est soumise à de très grandes variations. Toute portion de la peau exposée à des pressions, des frottements, réagit par une surproduction de substance cornée (durillons). Cependant, la formation en excès de cette matière sur la peau est parfois le résultat de troubles trophiques (mal perforant) et du développement insuffisant des réseaux capillaires sous la couche de MALPIGHI. La symétrie des lésions plaide en faveur de leur origine trophonévrotique; telle est, par exemple, la *kératodermie symétrique des extrémités*, décrite par E. BESNIER, dans laquelle se développent, sur la face palmaire des doigts des adolescents, sans aucune cause apparente, des épaississements cornés. L'étiologie de la majorité des hyperkératoses n'est pas encore bien élucidée.

Au point de vue *pathologique*, le développement de la substance cornée peut atteindre des proportions considérables. Les conditions anatomiques de sa formation restent les mêmes qu'à l'état normal, c'est-à-dire que la *kératinisation commence toujours dans les couches épithéliales les plus éloignées des capillaires*. La kératinisation intensive est précédée d'une multiplication de l'épithélium de la couche de MALPIGHI et de la formation active de la kérato-hyaline dans les stratum granulosum et lucidum. Ces kératinisations, se manifestant parfois sous l'aspect de formations épidermoïdes limitées, sont connues sous différentes dénominations : *kératome*, *kératosis*, *acanthome*, etc. La dermatologie comprend l'étude d'une série d'hyperkératoses et de kératomes observés dans les catarrhes des muqueuses, dans les inflammations chroniques de la peau (hypertrophies, durillons, cancers cutanés), etc., et, en général, dans toutes les conditions qui favorisent la prolifération excessive de l'épithélium cutané et ensuite sa destruction lente.

La kératinisation exagérée, généralisée à tout le tégument cutané, est connue sous le nom d'*ichtyose* ou de *kératosis multiplex*. Parfois, la lésion atteint des proportions colossales, et sur la peau se montrent des formations cornées, isolées ou multiples (cornes cutanées, semblables aux cornes d'animaux). On a observé des productions de cette nature longues de 12 à 14 centimètres (cas de COUILLAUD, où, chez un vieillard de 70 ans, en l'espace de 3 ans, a poussé une corne longue de 14 centimètres dans la région sterno-claviculaire). Un autre cas remarquable de cornes multiples développées sur toute la région cutanée, chez une jeune fille de 17 ans, a été décrit par SMIRNOFF (fig. 85). On en a même vu sur la cornée, et, en particulier, sur l'œil de la vache (keratokeras) (PERLS, NAELSEN, BAAS).

La dégénérescence cornée peut se rencontrer dans des régions (*parakératose*) où le revêtement épidermique fait défaut d'ordinaire, par exemple sur les muqueuses de la bouche, de l'œsophage, de la trachée, du vagin, de l'uretère, de l'utérus (*psoriasis buccal*, *lingual*, *utérin*, etc.) (CORNIL, BESNIER, FOURNIER, NAELSEN, VIRCHOW, ZELLER, POSNER, LAZANSKY, SKLAVUNOS, ERNST, etc.). Il est évident que l'épithélium des muqueuses, dont la structure se rapproche de celle de l'épiderme cutané, devient, sous l'influence de troubles prolongés de la nutrition ou de conditions encore insuffisamment connues, semblable à cet épiderme et subit la dégénérescence cornée. On peut alors constater la formation de cellules

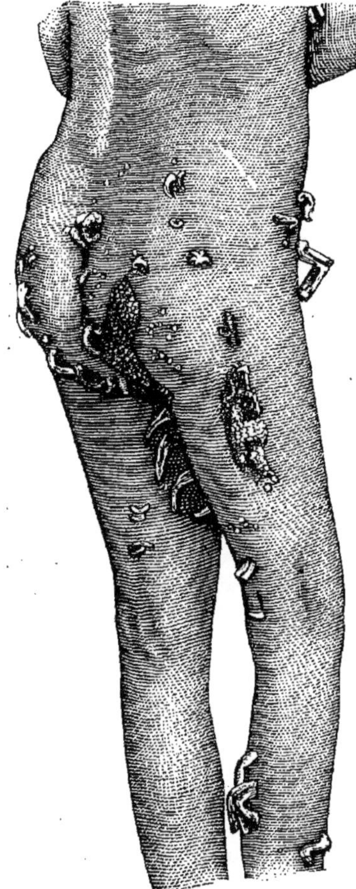

Fig. 85. — Kératose circonscrite.

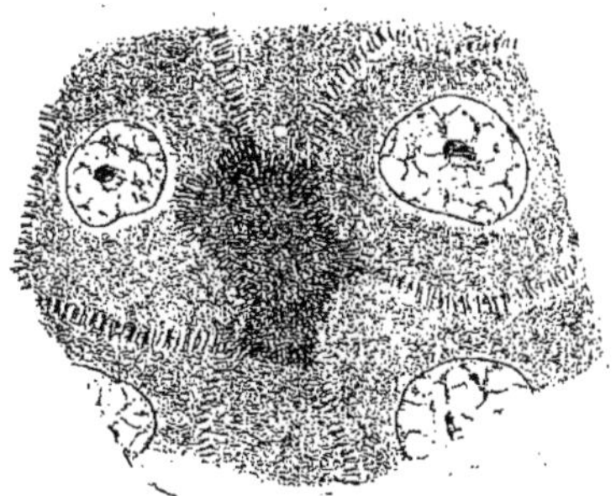

Fig. 86. — Dégénérescence cornée de cellules de l'épiderme, au milieu de cellules saines (cancer cutané). (Colorat safranine et picro-indigo-carmin).

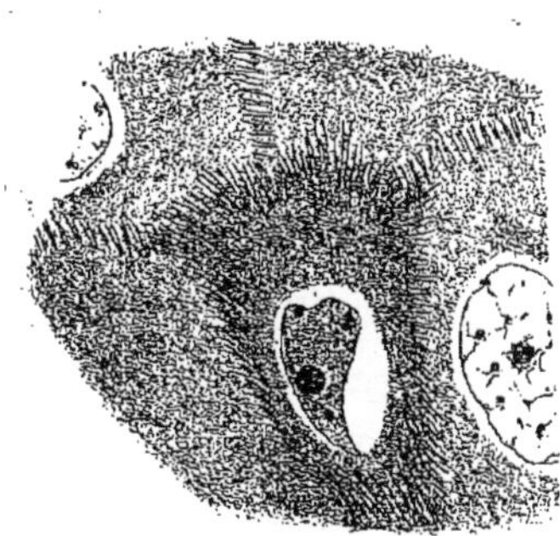

Fig. 87. — Dégénérescence cornée de cellules de l'épiderme au milieu de cellules saines (cancer cutané). (Colorat. safranine et picro-indigo-carmin).

contenant des granulations de *kérato-hyaline*, précédant la dégénérescence cornée proprement dite.

Cette dégénérescence cornée *typique* affecte des rapports avec une modification épithéliale qui mérite, d'après nous, le nom de dégénérescence localisée *hyalino-cornée* ou *colloïdo-cornée*. La lésion en question frappe, dans les processus pathologiques, non des couches entières d'épithélium, mais ordinairement des cellules épithéliales *isolées*, qui se trouvent au milieu de l'épithélium normal. La dégénérescence commence dans les régions épithéliales qui sont le plus éloignées des capillaires nourriciers : c'est la cellule la plus mal nourrie, la plus proche, pour une raison quelconque, de la déchéance, qui subit la première les modifications pathologiques. Le début apparent de cette métamorphose consiste en une *condensation plus prononcée du spongioplasme cellulaire*, et la lésion se manifeste par une coloration plus intense de la cellule malade. Les prolongements cellulaires deviennent aussi plus denses et fixent mieux les matières colorantes, ainsi qu'on le constate sur des préparations fortement décolorées. Dans les cellules saines, les prolongements se décolorent, tandis que dans l'élément malade ils restent colorés.

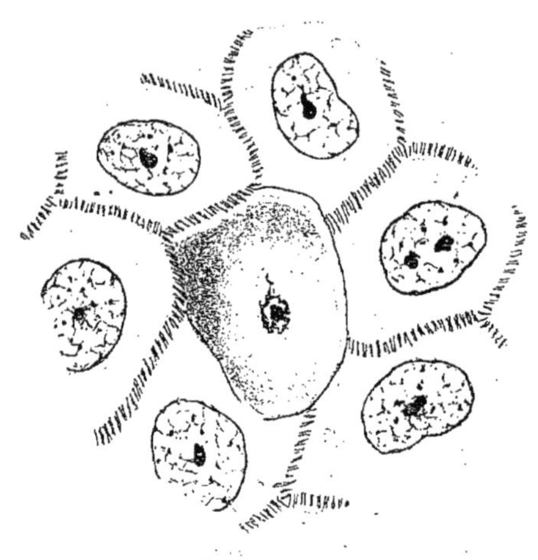

Fig. 88. — Cellule d'un cancer cutané. Dégénérescence kérato-colloïde (Colorat. violet de gentiane et éosine).

A un degré de dégénérescence plus marqué, les liens de la cellule malade avec ses voisines sont rompus ; les prolongements protoplasmiques en épines, formations délicates, succombent les premiers. Cette destruction et les progrès de la transformation hyaline du protoplasma font perdre à la cellule sa forme polygonale; elle s'arrondit et finalement se transforme en un bloc ovoïde dans lequel on voit encore des traces du noyau coloré (fig. 86-89). Ces figures ont été prises bien des fois pour des coccidies et, dernièrement, pour des cellules de levure. Elles ont été la source d'erreurs commises par des observateurs qui recherchaient la présence de parasites dans le cancer cutané et dans la maladie dite *psorospermose* de la peau, etc. Ces globes fixent énergiquement les

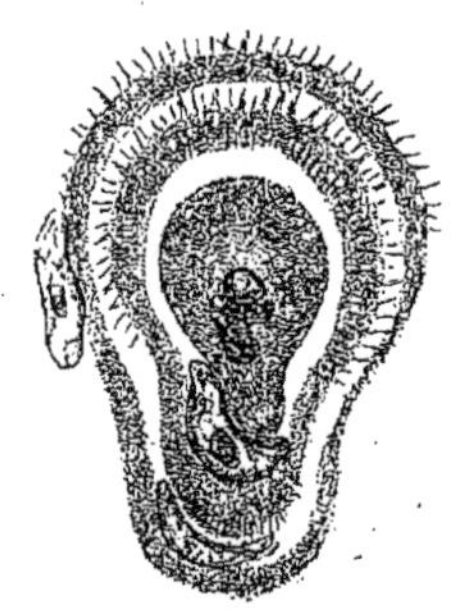

Fig. 89. — Cellule d'un cancer cutané. Dégénérescence colloïde qui a été attribuée par certains auteurs à la présence d'un parasite (Colorat. safranine et picro-indigo-carmin).

couleurs d'aniline, surtout les couleurs acides, et, grâce à cette particularité, se distinguent nettement des autres cellules épithéliales saines. L'histogenèse de ces cellules épithéliales ayant subi la dégénérescence hyaline a été décrite en détails, dans ces derniers temps, dans les cancers cutanés, par UNNA et surtout par FABRE-DOMERGUE et PIANESE, qui ont joint à leurs travaux d'excellents dessins. La cellule morte de cette façon peut subir des modifications ultérieures. Se trouvant au milieu et dans la profondeur de la membrane épithéliale, et non à sa surface, incapable par conséquent de quitter sa place, le globe homogène peut s'infiltrer du suc des tissus, se liquéfier quelque peu et changer de forme ; alors, comme une pâte peu résistante, on le voit s'allonger, s'écouler, en quelque sorte, par les fissures environnantes. Ainsi prennent naissance des formes bizarres, qui ont donné le change à certains auteurs et qui ont été décrites comme des parasites du genre des grégarines (fig. 90, 91).

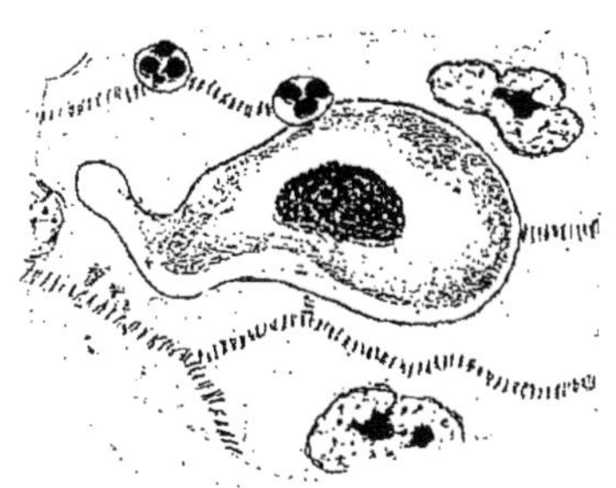

Fig. 90. — Cellule d'un cancer cutané. Dégénérescence kérato-colloïde (Colorat. violet de gentiane et éosine).

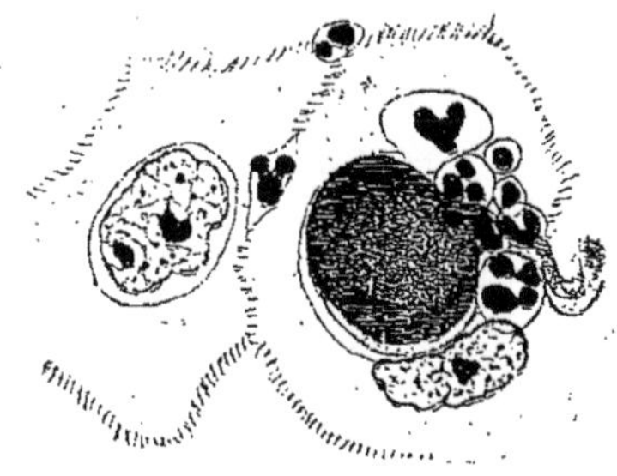

Fig. 91. — Cellule d'un cancer cutané. Dégénérescence kérato-colloïde (Colorat. violet de gentiane et éosine).

La cellule épithéliale, ainsi modifiée, sécrète probablement une substance exerçant une action attractive sur les leucocytes, car ces derniers s'élancent des capillaires les plus proches vers le globe mort qu'ils entourent et digèrent progressivement (*nécrophagisme*) (fig. 91, 92). Le plus souvent, ces globes colloïdo-cornés servent de centre autour duquel les cellules voisines frappées de dégénérescence cornée viennent se déposer en couches concentriques.

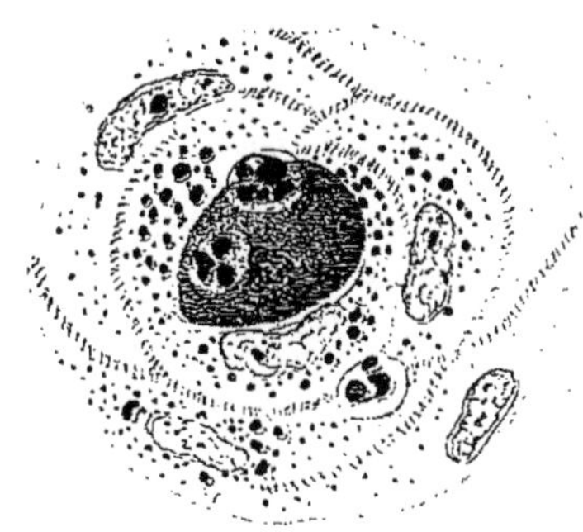

Fig. 92. — Cancer cutané. Dégénérescence kérato-colloïde (Colorat. violet de gentiane et éosine).

Lorsque l'épithélium est le siège d'un développement pathologique, comme cela se produit dans les cancers cutanés, il se forme, au centre des végétations épithéliales, des amas plus ou moins volumineux de cellules ayant subi la dégénérescence cornée et qu'on désigne depuis longtemps sous le nom de *perles* (fig. 93).

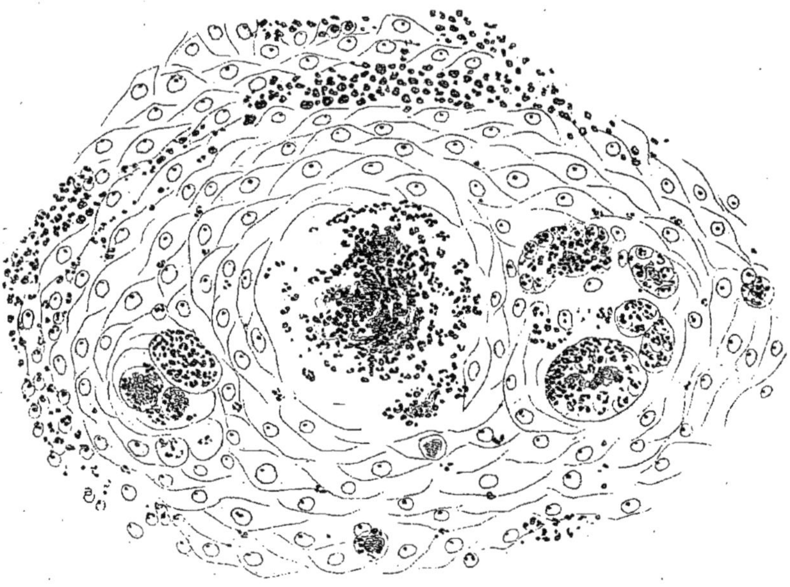

Fig. 93. — Cancroïde perlé. Cellules épithéliales en dégénérescence cornée. Infiltration des parties dégénérées par des leucocytes polynucléaires (actes de phagocytose). (Colorat. hématoxyline et éosine).

Cette dégénérescence cellulaire *hyaline-cornée* peut être totale, ou, d'après les observations de l'un de nous à Kiew, limitée à quelques-uns des segments de la cellule. Cette *dégénérescence partielle* commence par un point quelconque du protoplasma, qui devient plus dense : le reticulum s'épaissit en ce point, les fibrilles isolées du protoplasma se fusionnent, et il en résulte l'apparition, dans l'intérieur de la cellule, d'un globe de substance homogène fixant avec énergie les matières colorantes. Cette modification, après avoir pris naissance dans une cellule quelconque, se propage par le système de prolongements fibrillaires protoplasmiques vers les cellules voisines; ainsi se forment des tractus homogènes plus ou moins longs, pourvus parfois de prolongements latéraux qui s'étendent dans différentes directions. Ultérieurement, ces tractus se transforment vraisemblablement en une masse semi-liquide, de la consistance du goudron, comme on peut en juger d'après les formes singulières qu'ils revêtent et qui rappellent les ramifications du corail, avec des épaississements disséminés en tête de massues.

On conçoit que de tels aspects anatomiques évoquent l'image des moisissures.

APPENDICE

Sphères hyalines ; corpuscules amyloïdes et concentriques ; métamorphose hyaline de la fibrine et des exsudats pathologiques albumineux.

Au groupe des modifications du protoplasma marquées par un caractère d'homogénisation, il faut ajouter encore tous les cas où la substance hyaline se forme à l'intérieur de cellules isolées et aussi les faits où des cellules entières, déjà mortes, se transforment en des masses homogènes, vitreuses. Ces masses peuvent aussi s'infiltrer de la substance qui donne la réaction métachromatique de l'amyloïde.

Les faits dont nous parlons en ce moment constituent un chapitre d'attente où trouvent place des altérations anatomiques qui n'ont de commun jusqu'ici que leurs caractères physiques : la transformation de la matière albuminoïde en une masse homogène sans structure. Aux recherches futures appartiendra l'étude des propriétés chimiques des substances qui font partie de ce groupe et par suite le jugement qu'il conviendra de porter sur une pareille unification. On peut toutefois supposer que ces altérations cellulaires, avec leur caractère physique d'homogénisation du protoplasma, relèvent de processus chimiques différents.

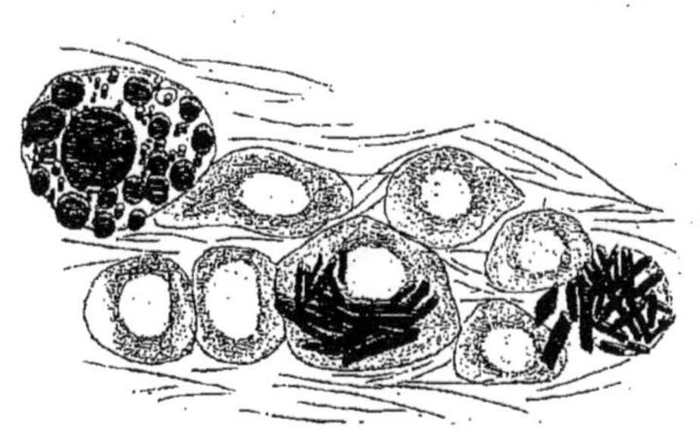

Fig. 94. — Globes hyalins et cristaux dans un granulome des fosses nasales (Colorat. carmin et gram).

Il est permis, dès à présent, de séparer du groupe une variété particulière d'élaboration de la substance hyaline, caractérisée par une exsudation intra-cellulaire d'une substance d'abord semi-liquide en apparence, formée ensuite de gouttes très fines qui se confondent peu à peu en des globes ou sphères solides et volumineuses (fig. 94, 95). Comme *prototype physiologique* montrant cette formation dans l'intimité du protoplasma, on peut citer les *leucocytes éosinophiles* (voir le chapitre sur le sang) et aussi tout un groupe de cellules mésodermiques connues sous le nom de *Mastzellen*. Le rôle de ces cellules chargées de granulations et la nature même du phénomène de leur apparition sont mal connus.

Les *sphères hyalines*, qui apparaissent dans des conditions *pathologiques*, le plus souvent dans les cellules nouvellement formées du mésoderme, se rencontrent dans un grand nombre de *néo-formations granuleuses inflammatoires chroniques* et surtout dans les lésions infectieuses

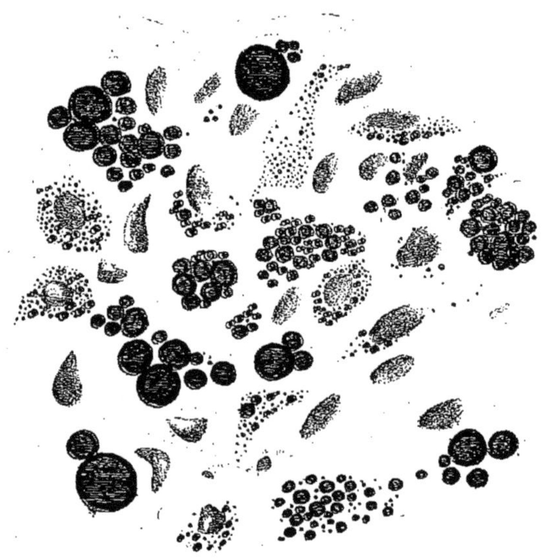

Fig. 95. — Globes hyalins dans un granulome de la paupière (Colorat. carmin et gram).

du rhinosclérome, de la syphilis, de la tuberculose, de l'actinomycose et aussi dans quelques sarcomes de la peau, dans les inflammations nécrosantes chroniques de l'antre d'HYGMORE, dans quelques lymphomes malins. Elles ont été décrites pour la première fois dans le rhinosclérome par CORNIL et ALVAREZ. Au même type de sécrétion intracellulaire de la substance hyaline se rapportent les sphères considérées indûment comme des cellules de levure par RUSSEL, dans un cas de cancer (corpuscules de RUSSEL), et étudiées d'une façon très détaillée par V. FOX, NIEHUS, GOLDMANN, KLIEN, TOUTON, LUBARSCH dans les polypes du nez, dans diverses formes de cancer cutané, dans l'infiltration inflammatoire des tumeurs cancéreuses, dans les lymphomes malins, etc., etc. Parfois le nombre de ces globes hyalins est si considérable, que le champ visuel en est rempli (fig. 95). Des sphères hyalines peu volumineuses se rencontrent à l'état normal, surtout dans la muqueuse de l'estomac et de l'intestin, dans la cavité nasale, dans les follicules lymphatiques, dans le cerveau, la moelle, etc.

Sur des préparations fixées dans l'alcool et non colorées, les formations hyalines se présentent sous l'aspect de granulations sphériques brillantes, légèrement jaunâtres ; les plus petites infarcissent les cellules granuleuses, les remplissent parfois complètement et se fusionnent les unes avec les autres, pour former de grosses gouttes. Les granulations plus volumineuses, ordinairement de forme sphérique, irrégulière ou ovalaire, sont situées librement dans les tissus, entre les cellules et les fibres. Ces globules témoignent de la même résistance aux réactifs que les fibres qui ont subi la dégénérescence hyaline. Sur des préparations non colorées, les sphères et les globes hyalins ressemblent beaucoup à des gouttes de graisse et ne s'en distinguent que par leur solidité et leur éclat. *Sur des préparations colorées, les sphères hyalines apparaissent plus nettement* : les granulations et les globes se teignent d'une façon très intense par la plupart des couleurs d'aniline, et, après l'usage de décolorants, retiennent la matière colorante plus longtemps que les autres tissus (fig. 95), d'où le nom qui leur a été donné de *corpuscules fuchsinophiles*. Tout récemment, on a confondu plusieurs fois ces corpuscules avec des cellules de levure.

Dans un cas de lupus phagédénique de la muqueuse de la cavité nasale et de l'antre d'Hygmore, l'un de nous (PODWYSSOTSKY) a vu un exemple remarquable de corpuscules formés de la substance dont se composent les sphères hyalines et il a pu suivre en quelque sorte le lien génésique incontestable qui les relie (fig. 94).

L'histogenèse de toutes les espèces de globes hyalins n'est pas définitivement établie. On peut toutefois affirmer qu'ils se forment à l'intérieur des cellules du mésoderme, grâce à la sécrétion intra-cellulaire d'une substance de nature colloïdale à laquelle s'ajoutent la matière nucléinique précipitée du noyau, les granulations d'ALTMANN et aussi les produits de décomposition des globules rouges sortis des vaisseaux. On peut supposer que l'apparition des sphères hyalines se trouve en rapport avec la mort physiologique ou pathologique des éléments cellulaires et principalement de leurs noyaux. Dans la formation des globes hyalins intervient probablement un phénomène qui rappelle la production de certaines espèces de mélanine dans les mélanocytes et dans les hématozoaires de la malaria, aux dépens du pigment sanguin soluble. Dans les deux cas, la cellule assimile la matière ambiante et la transforme, en y ajoutant quelques substances qui lui appartiennent en propre. Sous l'influence des métamorphoses nutritives, les matières étrangères assimilées se combinent intimement avec quelques-uns des éléments composants du protoplasma cellulaire. Il en résulte ici la formation de grains de mélanine, là celle de granulations acidophiles, qui se fusionnent en formant des sphères hyalines. Dans les cellules, c'est la substance nucléaire qui prend une part active à ces néoformations.

Il serait cependant prématuré de nier toute participation des globules rouges décomposés à l'apport des matériaux fournis aux cellules granuleuses pour la création des globes hyalins. C'est dans ce sens que pourrait se soutenir l'opinion de Touton sur la part prise, par les hématies, à la formation de ces sphères. Il est difficile d'admettre la transformation immédiate d'un thrombus capillaire hyalin en globe hyalin intracellulaire, comme le font certains auteurs; les constatations microscopiques n'autorisent pas une semblable déduction.

Entre les globes hyalins pathologiques et les diverses substances chromatophiles qui se montrent à l'état normal dans l'intérieur du protoplasma, substances qu'on

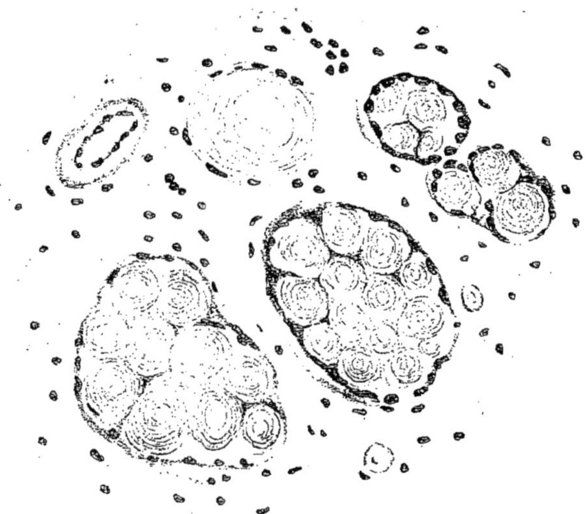

Fig. 96. — Corps amylacés (coloration métachromatique) formés aux dépens de l'épithélium desquamé dans de petites bronches (chien) (Colorat. par la thionine. Gross. 120 diam.).

désigne sous le nom de granulations acidophiles ou éosinophiles, il existe une certaine analogie. La différence qui les sépare réside peut-être uniquement dans l'inégalité de leur volume. Il s'agit dans les deux cas de la sécrétion, à l'intérieur même de la cellule, de gouttelettes qui fixent d'une manière à peu près identique les substances colorantes. Dans les conditions normales, la granulation est plus uniforme (*cellules éosinophiles* et *Mastzellen*); dans les états pathologiques, les granules se fusionnent et forment des gouttes plus volumineuses, des sphères, des globes hyalins.

Klien a signalé les analogies entre les granulations d'Altmann et les globes hyalins. Prus (1895), dans un cas d'infiltration inflammatoire développée autour d'un foyer hémorrhagique de la paroi intestinale, a vu les *corpuscules fuchsinophiles* ou les *sphères hyalines* se constituer progressivement à l'intérieur des cellules (Mastzellen) dégénérées : les particules issues de la sécrétion se fusionnaient et sortaient des cellules sous forme de grosses gouttes.

Quand le processus d'homogénisation ou d'hyalinisation frappe des cellules déjà mortes, accumulées dans un espace étroit ou dans une cavité close, il se forme des *corpuscules concentriques* ou *stratifiés*, qui rappellent par leur structure les grains d'amidon (fig. 96). En réalité, ces corpuscules n'ont rien de commun avec l'amidon ; ils ne se transforment jamais en dextrine ni en glucose, bien que quelques-uns d'entre eux donnent, dans telle ou telle de leurs couches, la réaction de l'amidon avec l'iode (coloration bleuâtre), fait qui avait amené VIRCHOW à les rattacher à cette substance; d'où le nom de *corps amyloïdes* qui leur fut imposé par cet auteur.

Ces corpuscules appartiennent manifestement à deux groupes : les uns qui donnent la réaction de l'amyloïde avec l'iode et le violet de méthyle et méritent, pour cette raison, le nom de *corps amylacés* ou *amyloïdes*, et les autres qui ne donnent pas la réaction de l'amyloïde et qui, par conséquent, représentent les *corpuscules hyalins concentriques* proprement dits. Les recherches de KRAVKOFF ayant établi que la réaction métachromatique proprement dite de la substance amyloïde avec le violet de méthyle est déterminée par la présence de l'acide chondrotino-sulfurique en combinaison avec l'albumine devenue hyaline, on a le droit de supposer que les corpuscules amyloïdes, eux aussi, ne sont que des corps hyalins stratifiés, infiltrés, soit en totalité, soit en partie, par le même acide. Cette hypothèse trouve un appui dans la constatation de la présence, à côté d'éléments qui donnent la réaction amyloïde, de corps identiques morphologiquement aux premiers, mais qui se distinguent d'eux par leur défaut de réaction. Il existerait donc des stades intermédiaires entre les uns et les autres. Quelques-uns, les corps stratifiés, donnent avec le violet de méthyle la métachromasie franchement caractéristique de l'amyloïde; mais tous ont la propriété de posséder un certain pouvoir de *métachromasie à l'égard des couleurs d'aniline*. Le fait est particulièrement remarquable quand on utilise la thionine (surtout après décoloration de la préparation fortement colorée avec de l'alcool légèrement acidulé) : cette matière colorante teint toutes les régions normales en violet, tandis que les corpuscules concentriques prennent une coloration verdâtre (fig. 96).

Les corpuscules concentriques, ainsi que les corpuscules amyloïdes, se rencontrent d'ordinaire dans les régions où existent de petites cavités closes tapissées d'épithélium ; celui-ci, desquamant progressivement et restant dans la cavité, subit la transformation hyaline en même temps qu'il s'aplatit pour donner des lamelles fines. Disposées en couches, autour d'un centre qui est constitué lui-même par un globe de pigment sanguin, par un amas de coagulum albuminoïde, ou par une parcelle de poussière de charbon (dans le poumon, par exemple), ou simplement par une cellule desquamée et morte, ces lamelles sont infiltrées par l'albumine circulante et forment progressivement des corpuscules stratifiés de dimensions variables. On voit aussi les corpuscules hyalins et amyloïdes prendre naissance aux dépens des fibres nerveuses, lentement tuméfiées, dans la moelle et le cerveau (STROEBE).

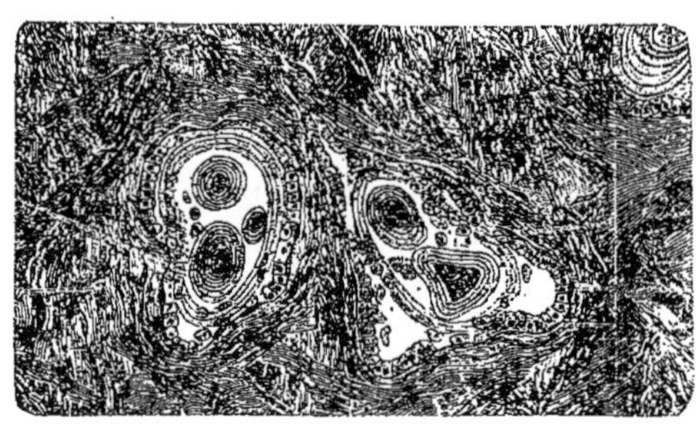

Fig. 97. — Corpuscules amyloïdes formés dans la prostate (d'après ZEMLIANITZINE).

A l'état de santé, les sièges de prédilection des corpuscules concentriques sont la prostate (fig. 97), surtout chez le vieillard, l'épendyme des ventricules cérébraux, etc. Dans les *conditions pathologiques*, les corpuscules stratifiés se rencontrent le plus souvent dans le tissu cérébral atteint de sclérose et dans toutes sortes d'altérations chroniques du système nerveux central, dans les troncs nerveux dégénérés, dans les vésicules de la glande thyroïde, les canalicules urinaires dilatés en kystes, dans les points où se sont produites des hémorrhagies anciennes, dans les foyers du tissu pulmonaire chroniquement enflammé (fig. 95), dans les tumeurs, et particulièrement dans les endothéliomes connus sous le nom de *cylindromes*, etc.

L'origine des corpuscules concentriques a été surtout étudiée dans la prostate, le poumon (FRIEDREICH, PAOULITZKY, FURBRINGER, ZEMLIANITZINE, ZAHN, FAVRE, STILLING, POSNER, SIEGERT, LUBARSCH, EASTMAN) et aussi dans le système nerveux central (REDLICH, STROEBE). Les travaux de ZEMLIANITZINE, de STILLING et de POSNER ont démontré qu'au centre des corps amylacés glandulaires de la prostate se trouvent des éléments épithéliaux nécrosés et que les corpuscules se forment par accumulation progressive de nouvelles cellules déposées concentriquement autour de la masse centrale primitive; ces cellules subissent le gonflement trouble, suivi de nécrose, et perdent leurs contours en se fusionnant avec les cellules voisines (fig. 97). Il est très probable qu'à la masse de cellules fusionnées s'ajoute la substance albuminoïde qui infiltre toute la formation en se précipitant progressivement et se transformant en un bloc hyalin homogène. Un grand nombre des corpuscules amyloïdes présentent une structure concentrique et aussi une striation radiée; à ce point de vue, ils ressemblent aux concrétions calcaires. Dans un certain nombre de corpuscules amyloïdes il se produit d'ailleurs un dépôt de sels calcaires. C'est ainsi que se forment les corpuscules du système nerveux appelés *psammomes*.

Comme le montrent les recherches de Posner, le corpuscule peut s'infiltrer plus ou moins de *lécithine*, qui apparaît sous la forme de cristaux et qui détermine la striation radiée.

Les corps amylacés se créent ainsi d'après le type des concrétions et des calculs. Les corps *amylacés du cerveau* contiennent une grande quantité de lécithine qui provient du tissu nerveux dégénéré; ceux des foyers inflammatoires reçoivent leur lécithine du sang. Parfois les corps amyloïdes donnent la réaction du *glycogène* : nous avons pu nous en convaincre sur les poumons d'un chien.

Le terme de corps amylacé ne correspond pas à la nature de la substance qu'il désigne; c'est ce qui justifie la critique de Siegert, qui veut remplacer cette expression par une autre plus exacte. Les corpuscules qui se forment dans l'économie aux dépens du protoplasma cellulaire et qui se distinguent par leur réfraction et leur résistance aux agents chimiques, sont désignés par Siegert sous le nom de *corps colloïdes*; il les divise en *corps versicolores et corps jaunes*. Les premiers correspondent aux corpuscules amyloïdes proprement dits de Virchow : ils donnent, avec les couleurs d'aniline, la réaction de l'amyloïde et ne subissent jamais la calcification. Les seconds se rapprochent en partie des corpuscules hyalins et en partie des concrétions calcaires : ils se composent d'amas de cellules ayant subi la dégénérescence hyaline; ils ne donnent pas la réaction amyloïde et se colorent par l'iode en jaune comme les autres tissus.

La présence des *corpuscules amyloïdes dans le système nerveux central* peut être considérée comme une des expressions de sa vieillesse. Ainsi, d'après les observations de Redlich, avant l'âge de 30 ans la moelle ne contient pas de ces corpuscules : ils apparaissent chez tout individu entre 30 et 40 ans et représentent un phénomène physiologique indépendant de toute modification vraiment pathologique du système nerveux. L'auteur pense que les corpuscules se forment aux dépens des cellules dégénérées de la névroglie, tandis que Stroebe les fait dériver des fibres nerveuses tuméfiées. Cette question mérite des recherches plus complètes.

La présence de la lécithine dans les corps amyloïdes est aussi très discutée. Dans ces derniers temps, Siegert et Lubarsch se sont prononcés pour la négative.

Avant la formation de la masse hyalinoïde proprement dite, les filaments de fibrine et les exsudats albuminoïdes enfermés dans des cavités closes, vaisseaux, bourses muqueuses ou canaux glandulaires, peuvent déjà revêtir un caractère d'homogénéité. On les voit donner naissance soit à des tractus, des globes de matière albuminoïde homogène hyaline, offrant parfois une disposition stratifiée, soit simplement à des masses hyalines qui prennent la forme du canal enchâssant le coagulum.

Les *cylindres hyalins* qui infarcissent les canalicules urinaires dans certaines formes de néphrite constituent un type de cette production. Parfois l'exsudat bronchique subit aussi la transformation hyaline; rejeté dans les efforts de toux, il apparaît sous forme de bouchons pseudo-membraneux, hyalins, homogènes, sorte de moulage de la lumière des bronches.

Dans les inflammations fibrineuses chroniques développées dans les cavités séreuses du péritoine, de la plèvre, du péricarde et des articulations, la fibrine épanchée devient souvent hyaline. Ici, la présence de conditions anatomiques particulières, les frottements continus et la pression réciproque que subissent les petits amas de fibrine leur donnent une structure stratifiée concentrique et les transforment en petites masses sphéroïdes, qu'on désigne dans les articulations sous le nom de *grains riziformes*.

La même transformation peut être subie par la fibrine des coagulations sanguines à l'intérieur des jointures. N. Volkovitsch a consacré récemment une longue étude aux altérations de la fibrine épanchée dans les cavités articulaires.

Les *globules rouges* morts en se fusionnant deviennent aussi hyalins et forment de véritables globes ; ceux-ci apparaissent le plus souvent dans les vaisseaux et le tissu cérébral, chez les individus atteints de chorée, de rage et aussi de certaines maladies infectieuses (fièvre typhoïde, érysipèle, pneumonie, etc.). Ainsi se forment parfois des thrombus hyalins remplissant entièrement la lumière des vaisseaux (Klebs, Manasse, etc.). On suppose que des hématies accumulées en un même point peuvent se transformer en de véritables corpuscules amyloïdes stratifiés. Romanoff a révélé dans les corpuscules stratifiés amyloïdes et calcaires la réaction du fer (bleu de Prusse), ce qui ne laisse pas que de donner une base solide à cette hypothèse.

Dégénérescences avec liquéfaction du protoplasma.

Par opposition aux modifications du protoplasma que nous avons étudiées jusqu'à présent, et qui sont caractérisées par la solidification et même la coagulation de la substance, nous avons réuni dans ce chapitre les formes de troubles atrophiques de la cellule et de ses dérivés qui présentent une même propriété générale : la liquéfaction ou la fonte du protoplasma, avec conservation des qualités chimiques fondamentales de l'albumine. Le terme de *dégénérescence colliquative* (*colliquare* — faire fondre) correspond bien à l'état physique du processus qui se déroule, à un degré plus ou moins marqué, dans la substance albuminoïde cellulaire.

Le protoplasma peut se montrer plus liquide qu'à l'état normal dans trois conditions : quand une grande quantité d'eau s'est accumulée entre ses molécules en les disjoignant; quand les molécules séparées se sont fondues et que, dans chaque cellule, la quantité de l'albumine circulante a augmenté ; enfin, lorsque les molécules albuminoïdes isolées se sont transformées en une nouvelle variété d'albumine, le mucus. Parfois ces trois conditions de dilution protoplasmique se combinent, pour donner naissance à la *transformation muqueuse.*

La dilution du protoplasma, avec accumulation d'une quantité d'eau ou de liquide plus grande qu'à l'état normal, formant des bulles plus ou moins volumineuses, mérite le nom de *dégénérescence aqueuse et vésiculaire* ou *vacuolaire. La particularité morphologique de ce groupe pathologique* réside dans l'augmentation de volume et l'apparition de la forme ronde sous laquelle se présentent les cellules. A cette modification de l'état physique s'ajoutent la diminution de la consistance du protoplasma et l'accroissement de sa transparence, qui lui impriment un caractère de distinction tranché à l'égard des cellules voisines normales. Lorsque les vésicules sont remplies de mucus, on constate la *réaction métachromatique* spéciale que donne le mucus avec certaines substances colorantes.

Dégénérescence aqueuse et vacuolaire.

La proportion d'eau contenue dans le protoplasma est soumise à de grandes variations, même à l'état normal; on ne peut juger de l'existence d'une dilution pathologique que dans les cas où elle se manifeste par des signes morphologiques évidents, lorsque apparaissent dans la cellule des *vésicules* remplies de liquide. Ces vésicules peuvent rester isolées ou se fondre les unes avec les autres, augmenter de volume, occuper la plus grande partie de la cellule et accroître le volume de celle-ci au delà des dimensions normales (fig. 101-103).

Suivant la cause qui détermine une telle modification du protoplasma, on peut distinguer deux espèces de dégénérescence vésiculeuse : la dégénérescence *aqueuse* proprement dite où *non parasitaire* et la dégénérescence *parasitaire.*

La *vacuolisation aqueuse* se rencontre de préférence dans les cellules épithéliales et nerveuses. Dans les épithéliums et les glandes, elle a été déjà décrite par O. Weber en 1865, sous le nom de *dégénérescence aqueuse* (hydropische degeneration) ; elle a été constatée ensuite par tous les observateurs dans les *états inflammatoires* ou *hydropiques* des organes parenchymateux, dans les épithéliums de revêtement cutanés et muqueux, dans toutes sortes d'affections exsudatives de la peau, infectieuses ou non (*variole*, *pemphigus*, *sudamina*, *brûlures*, etc.). La cellule épithéliale se remplit de bulles de liquide aqueux; le spongioplasme se distingue encore, sous forme de cloisons très minces, entre les bulles (fig. 106). Le noyau est diminué de volume, ratatiné, et se colore mal. En même temps que se forment des bulles aux dépens du protoplasma, il se produit souvent une dégénérescence graisseuse qui permettrait de décrire un type particulier : la dégénérescence *adipo-aqueuse.*

Les vacuoles se forment en différents points du corps cellulaire ou seulement dans les régions centrales de la cellule, autour du noyau. Parfois la dégénérescence vésiculo-aqueuse se combine avec la dégénérescence muqueuse ; tel est le cas dans le myxœdème.

Au milieu du tissu normal, les cellules en dégénérescence aqueuse et vésiculaire sautent nettement aux yeux par leur volume et leur aspect clair. Quand la lésion est très prononcée, elle aboutit à la *nécrose colliquative* de la cellule, comme on le voit dans les pustules de la variole et aussi dans les phlyctènes des brûlures, du vésicatoire, etc. Dans ces cas, quelques-unes des cellules ainsi modifiées se fusionnent en une seule, visible à l'œil nu, remplie d'un exsudat séreux ou fibrineux.

La *dégénérescence vacuolaire des cellules nerveuses*, décrite maintes fois dans divers processus pathologiques du système nerveux ganglionnaire

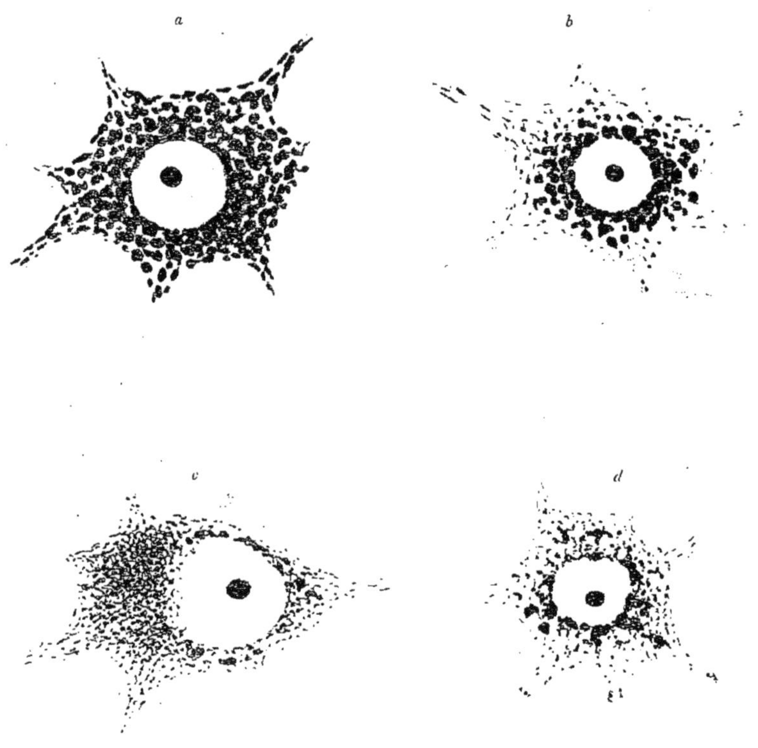

Fig. 98. — Corpuscules de Nissl.
a, cellule normale. *b*, *c*, *d*, divers stades de dégénérescence chromatolytique dans l'intoxication morphinée (Gross. 700 diamètres).

et central, présente une variété particulière de vacuolisation non parasitaire Elle constitue un des phénomènes dégénératifs satellites de la tuméfaction, qui accompagne les troubles circulatoires locaux et les inflammations; on la constate notamment dans la *méningite tuberculeuse en plaques* (Chantemesse), dans les *intoxications*, le *jeûne*, l'*éclampsie* des femmes enceintes, dans l'*urémie*, dans quelques *maladies infectieuses*, surtout dans la *fièvre typhoïde*, la *rage*, le *tétanos*, la *tuberculose*, le *choléra asiatique*, la *diphtérie*, etc.

Dans ces derniers temps, grâce aux travaux de Golgi, Ramon y Cajal, Benda, de Lenhossek, Marinesco, Van Gehuchten, Nissl, Held, etc., d'immenses progrès ont été faits dans la connaissance de la morphologie du système nerveux central. La technique d'examen du tissu nerveux est arrivée à un haut degré de perfection; le chapitre de la dégénérescence colliquative du protoplasma cellulaire s'est enrichi de nouvelles acquisitions, et l'on sait aujourd'hui que les cellules nerveuses subissent fréquemment des phénomènes de dilution et de fonte de la substance protoplasmique, se manifestant par l'apparition de vacuoles plus ou moins volumineuses.

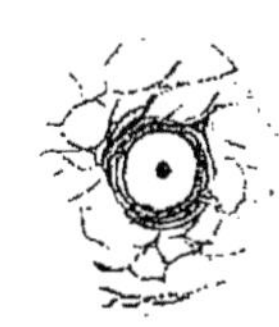

Fig. 99. — Cellule nerveuse; chromatolyse des corpuscules de Nissl sous l'influence de la toxine diphtérique.

L'application de la méthode de Nissl à la coloration des cellules nerveuses montre que même les influences de faible énergie agissant sur les cellules nerveuses amènent la dilution de la partie du protoplasma avide de couleurs, laquelle dilution se manifeste par l'éclaircissement de la couche périphérique, par un certain gonflement et un œdème de toute la cellule (fig. 98). Les modifications ultérieures sont représentées par la vacuolisation, qui fait apparaître un état cellulaire spongieux, criblé de trous et comme rongé aux bords (fig. 99). Tant que le noyau n'est pas mort, ces cellules, en apparence mortifiées, peuvent se régénérer et revenir à la vie normale (voir les détails dans le chapitre sur la régénération).

Une dégénérescence vésiculeuse particulière et très accentuée s'observe dans la tumeur épithéliale assez rare qu'on appelle *molluscum contagiosum*. La cellule de l'épithélium cutané se transforme en une grande vésicule remplie de corpuscules ronds. La cause de cette dégénérescence n'est pas encore connue jusqu'à présent. Plusieurs auteurs pensent que ces corpuscules sont d'origine infectieuse (Neisser, Jouton, Vinogradoff, etc.). D'autres, tels que Kromayer, Kusnitzky, etc., considèrent cette modification épithéliale comme une dégénérescence spéciale, non parasitaire.

La *dégénérescence vacuolaire d'origine parasitaire* consiste dans la formation intra-cellulaire de vacuoles de volume variable autour des microbes qui ont été absorbés par la cellule elle-même ou qui ont pénétré dans son intérieur (fig. 101, 102, 103). L'origine de ces productions vacuolaires est multiple : elles sont le résultat tantôt d'un phénomène *physique*, expression de la contraction du protoplasma, de son écartement d'un corps étranger vivant ou mort, tantôt d'un acte de *fermentation* lié aux processus de la *digestion intra-cellulaire* du microbe parasite de la cellule. Ce dernier mode de formation des vacuoles est le plus fréquent, bien qu'on ne puisse perdre de vue que dans l'apparition de la

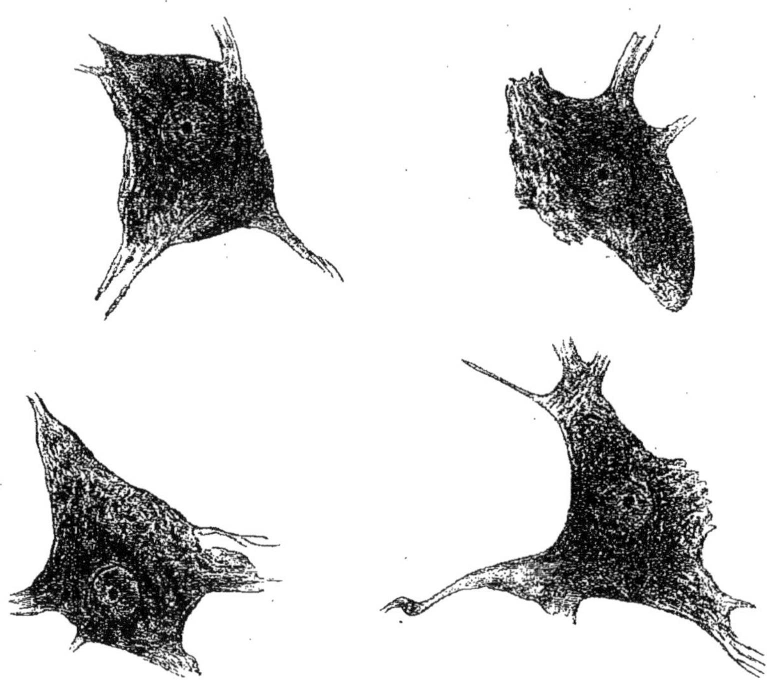

Fig. 100. — Chromatolyse des cellules de la moelle de cobaye ayant succombé en trois jours à l'inoculation d'un millième de centimètre cube de toxine tétanique. Les lésions consistent dans la tuméfaction du corps cellulaire, la coloration diffuse de la substance achromatique, la destruction des éléments chromatophiles qui sont réduits de nombre et de volume et ont perdu leur orientation régulière. Les mailles du réseau achromatique sont élargies et détruites partiellement. Dans certaines cellules, la membrane d'enveloppe du noyau a perdu la netteté de son contour et le nucléole est réduit de volume (d'après Chantemesse et Marinesco).

vésicule péri-microbienne intervient toujours, jusqu'à un certain point, le phénomène physique, c'est-à-dire l'écartement et la contraction du protoplasma qui entoure le parasite. Metchnikoff a le premier étudié la formation de ces vésicules, au fur et à mesure de la *digestion des bactéridies du charbon*, dans le corps cellulaire, et il a donné à ce processus digestif le nom de *phagocytose*. Après lui, tous les auteurs qui étudiaient la mort des bactéries dans les cellules ont pu constater cette vacuolisation parasitaire. Elle se rencontre le plus souvent dans certaines cellules conjonctives et d'une manière très générale dans les cellules mésodermiques, lesquelles possèdent un pouvoir presque spécifique de cette digestion intra-cellulaire. Il est vrai que cette propriété se manifeste aussi dans les cellules nerveuses dès qu'elles renferment des bactéries. La vacuolisation peut être tellement accentuée, que toute la cellule se transforme en une sorte de tamis, de tissu de gaze (fig. 101). Dans certaines vésicules on distingue encore des bactéries; dans d'autres, altérées par les sucs digestifs intra-cellulaires, elles ne sont plus reconnaissables. Les cloisons qui séparent les vacuoles isolées sont constituées par les fibrilles du réseau protoplasmique.

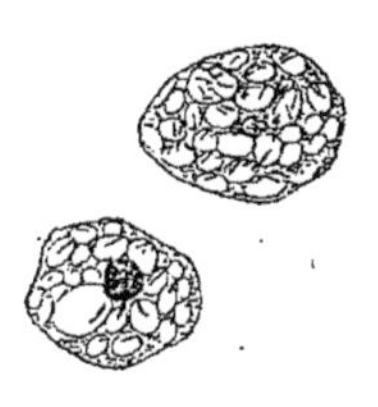

Fig. 101. — Vacuolisation parasitaire produite par des bacilles de la lèpre (Gros. 1 000 diam.).

Les acquisitions récentes touchant le parasitisme intra-cellulaire des sporozoaires laissent supposer que le chapitre concernant la dégénérescence vacuolaire doit être considérablement élargi. Les *sporozoaires et les myxomycetes qui vivent à l'intérieur de la cellule* provoquent autour d'eux une contraction et même une dilution du protoplasma cellulaire, de sorte qu'au bout de peu de temps le parasite se trouve logé au milieu d'une énorme vacuole.

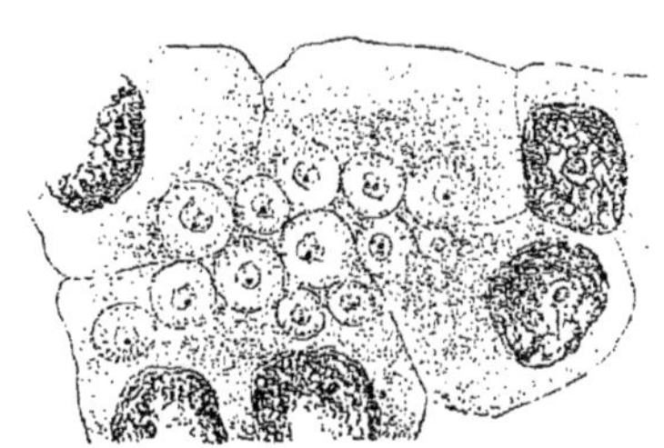

Fig. 102. — Vacuolisation de cellules cancéreuses. Au centre des vacuoles qui prennent une teinte métachromatique, on distingue de petits corpuscules munis d'un point rouge. Ces corpuscules et le point rouge qu'ils renferment ont été considérés par SAVTCHENKO comme des parasites (Gros. 1 000 diamètres. Fixation dans le liquide de FLEMMING et coloration par la safranine).

Souvent une partie du protoplasma subit la dégénérescence muqueuse, comme on peut s'en convaincre facilement à l'aide de la réaction micro-chimique du mucus. Les cellules cancéreuses, ainsi que l'épithélium des canaux biliaires atteints de coccidiose, fournissent un exemple typique de dégénérescence muco-vésiculeuse des cellules épithéliales (fig. 102, 103, 104). Cependant l'épithélium, dans sa multiplication pathologique, subit très souvent, et cela sans l'intervention de parasites, la dégénérescence aqueuse et muqueuse; il faut donc user d'une grande circonspection *pour ne pas confondre la dégénérescence vacuolaire parasitaire avec la dégénérescence non-parasitaire*. Plus d'une fois des erreurs de cette nature ont été commises, qui faisaient prendre la vésicule de l'intérieur de la cellule, remplie de mucus

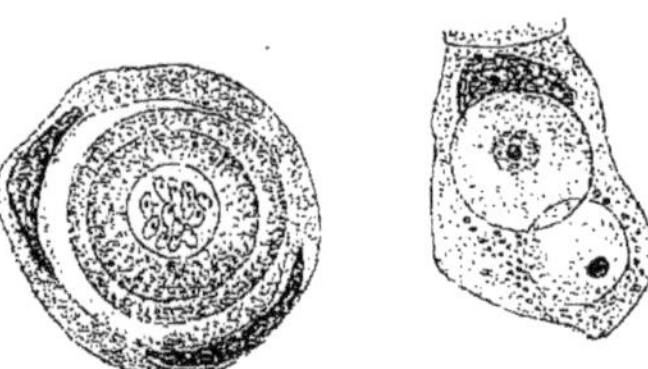

Fig. 103. — Cellules cancéreuses, vacuolisations prenant par les matières colorantes une teinte métachromatique et considérées par certains auteurs comme des parasites (coccidies).

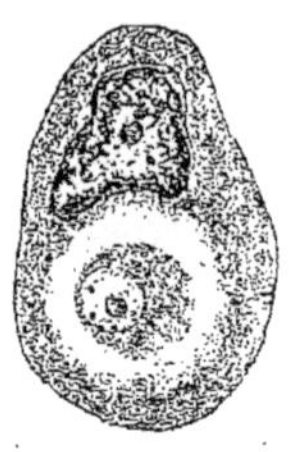

Fig. 104. — Vacuolisation parasitaire. Cellule d'un conduit biliaire (lapin) ayant englobé une coccidie.

ou de liquide aqueux, pour le parasite lui-même. La question des pa-

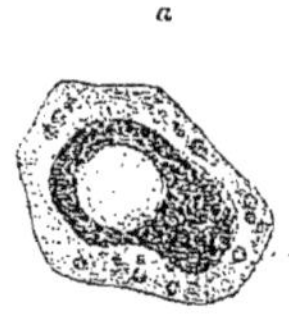

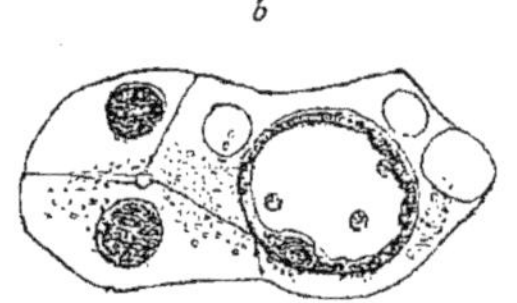

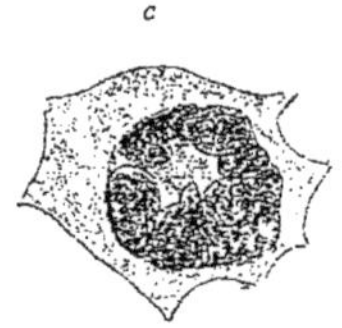

Fig. 105. — Dégénérescences vacuolaires des noyaux.
a, *b*, cellules hépatiques ; *c*, cellule d'un sarcome.

rasites des tumeurs cancéreuses a fait naître quantité d'opinions et de travaux entachés d'erreur.

Dégénérescence vacuolaire des noyaux cellulaires. — Nous ne saurions terminer la description précédente sans mentionner la vacuolisation des noyaux eux-mêmes, lésion qui n'est point rare dans beaucoup de processus pathologiques. Elle s'observe surtout dans les affections de l'épithélium cutané. L'un de nous (PODWYSSOTSKY) l'a signalée dans les noyaux des cellules hépatiques, dans *le diabète*, dans certaines cirrhoses du foie et aussi dans les noyaux de nombreuses tumeurs, *sarcomes* et *cancers* (fig. 105). Des observations analogues ont été faites par STEINHAUS, LEVINE, JRAMBUSTI, PIANESE, GALEOTTI, FABRE-DOMERGUE, etc. D'ordinaire, à l'intérieur du noyau,

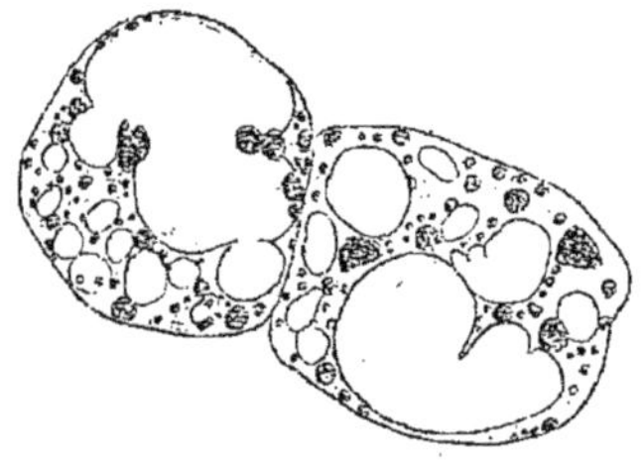

Fig. 106. — Cellules hépatiques en dégénérescences aqueuse et graisseuse. Fixat. par le FLEMMING (Colorat. par la safranine. Gross. 500 diam.).

près du nucléole, apparaît une vésicule ronde, remplie de substance homogène (après fixation), qui ne se teint que faiblement par les colorants nucléaires communs; parfois, le nucléole lui-même se transforme en vésicule. On a considéré récemment ces nucléoles gonflés comme de jeunes sporozoaires; c'est une illusion. Les dimensions de ces vacuoles sont variables. Elles peuvent distendre le noyau en le transformant presque tout entier en une grande vésicule; il ne reste alors à sa périphérie qu'une mince couche de substance nucléaire (fig. 106). Dans ces cas, les vésicules sont vides ou bien contiennent des globules d'albumine. La ressemblance de ces noyaux en dégénérescence vésiculeuse avec certaines coccidies à siège intra-nucléaire est tellement grande, qu'il est parfois fort difficile de faire la distinction. Dans quelques cas, la formation de la vacuole dans le noyau prépare sa décomposition en deux ou trois parties (fig. 106) et sa division, comme PODWYSSOTSKY l'a décrit en 1888 et comme aussi l'a vu plus tard FLEMMING.

Dégénérescence muqueuse.

Dans la dégénérescence muqueuse il se produit non seulement un *gonflement* et une *liquéfaction de l'albumine*, mais encore une modification chimique de sa composition. L'altération consiste essentiellement dans la transformation de l'albumine en une substance donnant du mucus et contenant de la mucine. Cette mucine, bien qu'elle se rattache aux corps albuminoïdes, ne présente pas une composition chimique constante, car elle varie suivant ses origines (glandes salivaires, bile, tendons, etc.). Le tableau suivant en fournit la preuve.

	C	H	AZ	O	S	
Mucine du cordon	51,3	6,69	13,90	26,80	1,04	JERNSTRÖM.
— du tendon	48,3	6,84	11,75	32,70	0,81	LŒBISCH.
— de la bile	53,09	7,60	13,80	24,41	1,1	LANDVEHR.
— de la glande sous-maxillaire	48,84	6,80	12,32	»	0,84	HAMMARSTEN.
— de l'ovaire de grenouille	52,70	7,10	9,33	»	1,32	GIACCOSA.
— d'escargot	50,30	6,84	13,65	»	1,75	HAMMARSTEN.

La mucine est une substance albuminoïde modifiée par la présence d'un hydrate de carbone.

Eichwald le premier, et après lui Landvehr, ont découvert la présence de cet hydrate de carbone dans la mucine.

Par l'ébullition en présence de l'acide sulfurique dilué, ou encore par d'autres procédés, ou peut extraire de la mucine un corps non azoté qui réduit les sels d'oxyde de cuivre et de bismuth et qui prend une coloration brune lorsqu'on le fait bouillir avec des alcalis caustiques. Landvehr a appelé ce corps *achrooglycogène*, parce qu'il ne se colore pas par l'iode. Le corps qu'il a extrait de la mucine, et qu'il a nommé « gomme animale », contient — 40,90 de carbone, 7,37 d'hydrogène, 52,73 °/₀ d'oxygène et correspond à l'hydrate de carbone de la formule $C^6H^{10}O^5$. Il ne réduit pas par lui-même les sels d'oxyde de cuivre, mais acquiert cette propriété après avoir été soumis à l'ébullition avec de l'acide sulfurique à 10 °/₀; il se transforme alors en gommose. Après l'action prolongée d'acides minéraux, la gomme animale donne l'acide métyl-propionique β, qu'on désigne ordinairement sous le nom d'acide lévulinique, et qui constitue le produit caractéristique de décomposition des hydrates de carbone. En outre, dans ces derniers temps, Muller a constaté que la décomposition de la mucine donne, à part la gomme animale et l'acide lévulinique, une hexose qui fond à 198° et qu'il a appelée *mucose*.

Parmi les glyco-protéides, c'est-à-dire les substances albuminoïdes qui donnent en se décomposant de l'hydrate de carbone, quelques corps nucléiniques, à part la mucine déjà connue depuis longtemps, méritent l'attention. Ainsi l'acide adénilique, découvert en 1894 par Kossel et Neumann dans le thymus, donne, par l'ébullition avec des acides, l'acide lévulinique. Lilienfeld a montré en 1892 que, parmi les produits de décomposition du *nucléo-histone* tiré de la même glande, se trouve une substance hydro-carbonée.

Hammarsten, et après lui Salkowski, ont reconnu dans le pancréas la présence d'une nucléoprotéide analogue, qui, soumise à l'ébullition avec des acides, donne un corps hydro-carboné.

F. Blumenthal a étudié dernièrement (1897) avec plus de détails les nucléo-glycoprotéides de différents organes (pancréas, thymus, foie, glande thyroïde, rate, cerveau). D'après ses recherches, l'hydrate de carbone qui se forme pendant la décomposition de ces corps appartient aux pentoses.

Les résultats obtenus par l'analyse chimique de la mucine et la découverte de la substance hydro-carbonée qu'elle contient correspondent aux apparences histologiques que l'on constate dans la formation du mucus. Dans les glandes salivaires de quelques mollusques, à une certaine période d'activité de la cellule mucinogène, Barfurth a pu constater, à l'aide de la réaction iodée, la présence de très fines granulations de glycogène. Il est certain que, dans la transformation de la substance mucinogène en mucine, le glycogène entre en combinaison intime avec l'albuminoïde de la mucine et subit déjà une certaine modification, car, pour découvrir l'hydrate de carbone dans cette substance, il faut la soumettre à l'action de l'acide sulfurique, etc.

Les *propriétés physiques* de la mucine sont caractéristiques et correspondent à la notion vulgaire d'une substance muqueuse, c'est-à-dire d'une matière semi-liquide, visqueuse, filante, qui se gonfle fortement dans l'eau sans s'y dissoudre. Elle entre en solution dans les alcalis caustiques et les carbonates alcalins, se transformant progressivement (surtout sous l'influence de la chaleur) en albuminates alcalins. En présence de l'acide acétique, la mucine laisse apparaître un précipité réticulé de filaments délicats et de granulations (ce qui la distingue de la substance colloïde) ; sous l'influence de l'alcool, elle donne de fins réseaux et filaments. L'ébullition avec des acides minéraux dilués la transforme en acide-albumine et en hydrate de carbone réduisant les sels d'oxyde de cuivre. L'eau de chaux ou de baryte est le meilleur dissolvant de la mucine et ne modifie pas ses propriétés chimiques. Pour extraire la mucine des tissus, on les coupe en tout petits fragments, on les fait infuser avec l'eau de baryte et on précipite par l'acide acétique.

L'apparition du mucus dans le contenu cellulaire a fait l'objet de nombreuses recherches. (Lavdowski, Schieffeudecker, Langley, List, Barfurth, Loukianoff, Steinhaus, Paneth, Stöhr, Ranvier, Hoyer, Lankowski, Pianese, Landel, Podwyssotsky, etc.) La mucine se forme, à proprement parler, aux dépens du paraplasme cellulaire et des corpuscules albuminoïdes brillants particuliers contenus dans ce paraplasme (corpuscules mucinogènes). L'escargot et, d'une manière générale, le tégument externe de tous les invertébrés, fournissent, après fixation du tissu dans le liquide de Flemming et coloration par la safranine, d'excellents matériaux d'étude de ces granulations et de leur transformation en mucus. La réaction métachromatique des granulations muqueuses, qu'on obtient par ce procédé de coloration, donne un exemple très net de l'apparition des granulations dans le corps de la cellule et de leur dissolution progressive pour la formation du mucus (fig. 107). La base réticulée du corps cellulaire, c'est-à-dire le spongioplasme ou protoplasme proprement dit, ne se transforme pas en mucus ; il fournit seulement les matériaux albuminoïdes nécessaires à la réparation des pertes que subit le protoplasma pendant la formation de la mucine. La cellule, débarrassée de ces granulations mucinogènes, se ratatine, diminue de volume et subit en quelque sorte un repos momentané (comparez les deux cellules fig. 107). L'application des colorants qui donnent la réaction métachromatique avec le mucus (safranine, thionine, magenta, etc.) permet de mettre en évidence la présence de la substance muqueuse dans les cellules, même lorsque cette substance s'y trouve en quantité très minime.

La formation de la mucine peut être considérée comme le résultat d'une dégénérescence de la molécule albuminoïde à la fois physique et chimique. La présence de l'hydrate de carbone dans la mucine permet, dans une certaine mesure, de regarder cette forme de dégénérescence comme un chaînon de transition entre le groupe des dégénérescences albuminoïdes et celui des hydro-carbonées.

Le caractère morphologique principal de la dégénérescence muqueuse consiste dans l'augmentation de volume, le gonflement et la transparence de la cellule. Cette dernière prend la forme ovalaire.

A l'état *physiologique*, la métamorphose muqueuse est un processus très répandu dans le règne animal; on l'observe chez les invertébrés, où sa présence prend le caractère d'une adaptation défensive, et aussi chez les mammifères et chez l'homme.

Sa production aux dépens de la molécule albuminoïde est un phénomène de sécrétion ou d'excrétion par la cellule ectodermique, lequel répond à une nécessité plus ou moins impérieuse. L'analogie est évidente entre la fonction de l'épithélium qui produit le mucus et celle de l'épithélium qui sécrète les ferments. Ici et là, il y a formation, aux dépens du protoplasme, d'éléments qui se séparent sous la forme de granules : dans un cas ce sont des granulations *mucinogènes*, dans l'autre des granulations *zymogènes*. Au point de vue philogénique, on peut donc considérer la sécrétion muqueuse épithéliale comme un stade précurseur du phénomène où l'épithélium plus différencié élaborera et sécrètera les véritables ferments solubles.

La transformation de l'albumine en mucine, chez tous les vertébrés et chez l'homme, s'effectue constamment dans les glandes salivaires, dans les glandes muqueuses des voies respiratoires et digestives, et aussi dans certaines cellules épithéliales (cellules caliciformes) de la tunique muqueuse de ces canaux. En outre, les substances fibro-conjonctives peuvent subir cette transformation lorsque la plus grande partie du corps cellulaire présente la métamorphose muqueuse.

L'état muqueux des formations fibro-conjonctives est particulièrement prononcé chez l'embryon.

Chez les invertébrés, surtout chez l'escargot et certains coquillages marins, les cellules ectodermiques mucipares sont séparées du revêtement ectodermique général et se trouvent enfoncées parfois assez profondément entre les fibres conjonctives et les muscles. Ce fait anatomique curieux, noté par l'un de nous (PODWYSSOTSKY), laisse saisir le mécanisme par lequel le moindre mouvement de l'animal amène l'expression du mucus; le fait ne pourrait se produire si les cellules mucipares restaient, comme chez les vertébrés, au milieu de l'ectoderme (fig. 107).

Au point de vue *pathologique*, la dégénérescence muqueuse se rencontre souvent; les cas ou où l'observe peuvent être rangés dans les trois catégories suivantes.

1° *Augmentation de l'activité du processus physiologique* de formation du mucus, résultant d'une irritation plus forte de l'épithélium;

2° *Dégénérescence muqueuse localisée* d'éléments qui ne subissent pas normalement cette métamorphose ;

3° *Dégénérescence muqueuse diffuse généralisée* à toute l'économie.

Les exemples du *premier groupe* se constatent dans les muqueuses des voies respiratoires, génito-urinaires et surtout digestives, au cours du processus pathologique désigné sous le nom de *catarrhe des muqueuses*

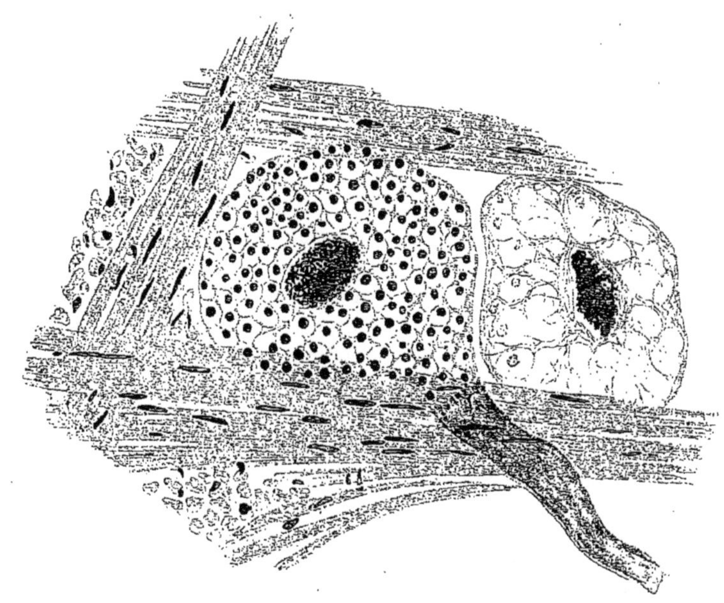

Fig. 167. — Cellule chargée de corpuscules mucinoïdes, intercalée entre des fibres musculaires (colimaçon). Coupe colorée par la safranine ; les corpuscules ont pris une teinte métachromatique (Gross. 1 000 diam.).

(coryza, catarrhe muqueux de l'estomac, de l'intestin, etc.). La muqueuse des voies respiratoires présente, à l'état normal, un nombre relativement faible de cellules (cellules caliciformes) qui sécrètent du mucus. Dans les catarrhes muqueux on trouve une énorme quantité de cellules qui sont devenues gonflées, transparentes, et qui ont subi la dégénérescence muqueuse. Ces cellules dégénérées se séparent parfois de la membrane et nagent dans l'exsudat liquide qui la recouvre.

Lorsque les phénomènes inflammatoires proprement dits sont peu prononcés, l'exsudat ne renferme qu'une faible quantité de liquide ; il est épais et se compose entièrement d'un mucus visqueux et transparent, dans lequel nagent un petit nombre de globules blancs. La dégénérescence muqueuse est particulièrement prononcée dans le catarrhe de l'estomac et de l'intestin, surtout à la suite de l'abus des boissons alcooliques et des aliments indigestes; les catarrhes muqueux gastriques des alcooliques fournissent les pituites matutinales. La muqueuse stomacale est couverte de couches épaisses de mucus, comme on peut s'en convaincre expérimentalement en introduisant pendant quelques jours de l'alcool dans l'estomac d'un animal. Les sensations subjectives nauséeuses sont en rapport avec cette accumulation de mucus dans l'estomac.

Quand la lésion frappe l'épithélium des glandes, à la suite de l'obstruction des canaux excréteurs, le mucus dilate les vésicules glandulaires et provoque la formation des *kystes muqueux par rétention* (œufs de Naboth, etc.).

Le *second groupe* des dégénérescences muqueuses pathologiques comprend les cas dans lesquels le mucus apparaît au sein des tissus et cellules qui en sont dépourvus à l'état normal, par exemple dans les cartilages, les os, le tissu conjonctif, la moelle osseuse, le tissu adipeux, les muscles, les nerfs et aussi dans différentes *tumeurs*. Il se montre alors comme une forme particulière de métamorphose régressive du tissu de la tumeur (sarcome, cancer, chondrome, etc.), ou comme une véritable néoformation de tissu (myxome).

Récemment la dégénérescence muqueuse a attiré l'attention à un point de vue spécial, celui de la présence *de parasites dans les tumeurs malignes* (cancers et sarcomes). On a vu que le protoplasma des cellules de cancers glandulaires et de certains sarcomes (surtout l'endothéliome) pouvait subir une dégénérescence muqueuse partielle. Celle-ci a été attribuée le plus souvent à la métamorphose régressive de l'épithélium des muqueuses, parfois à la présence hypothétique de sporozoaires inclus dans la cellule. Dans l'un et l'autre cas, on voit dans la cellule une vacuole remplie de mucus : celle-ci affecte une forme ovoïde ou sphérique; elle peut augmenter de volume, et alors le noyau cellulaire refoulé cède à la pression, tandis que la cellule accroît ses diamètres et se transforme en une grande vésicule. En appliquant certaines colorations, on peut obtenir la *métachromasie* typique de ces vésicules (sous l'action du magenta et de la safranine, par exemple, apparaît la teinte violette, tandis que le fond est coloré en rouge), métachromasie qui dénonce la présence d'une substance muqueuse dans le contenu cellulaire. A l'époque de l'engouement général provoqué par la constatation de ces sortes de corps sphériques à l'intérieur des cellules cancéreuses, ces vacuoles muqueuses étaient prises à tort pour le parasite lui-même : une coccidie. En effet, si dans certaines de ces vacuoles se distinguent des corps considérés par quelques-uns comme des sporozoaires, les images qu'ils forment, indice de parasites très hypothétiques, sont petites et n'occupent qu'une minime partie de la vacuole (tout le reste étant rempli de substance muqueuse), laquelle, en se coagulant sous l'action de liquides fixateurs, apparaît tantôt sous forme de filaments délicats et de rayons, tantôt sous celle de fines granulations, tantôt sous l'apparence de cercles concentriques, etc. (fig. 104, 105).

La gélatine de Warton et les bourses séreuses peuvent servir de *prototype physiologique de la dégénérescence muqueuse du tissu conjonctif.* Dans celui-ci, le processus s'accomplit par un mécanisme tout différent de celui qui donne naissance au mucus à l'intérieur des cellules épithéliales. En effet, la dégénérescence présente un caractère de désorganisation, de décomposition immédiate de l'albumine des cellules conjonctives. Elle n'est pas précédée de l'apparition de granulations mucinogènes. Il s'agit en somme de la transformation d'une partie du corps cellulaire ou de la fibre en une masse homogène, fibrillaire ou finement granuleuse, contenant de la mucine. Il n'est pas douteux que la chimie ne finisse par établir une différence entre les compositions élémentaires de ces deux variétés de substances muqueuses.

Souvent la dégénérescence muqueuse, qui se montre dans les os, les cartilages et les muscles, est précédée d'un processus de décomposition de la substance fondamentale en fibres séparées; la fibrillation du cartilage est le premier acte du phénomène pathologique.

La nature intime du processus de la dégénérescence muqueuse des tissus fibro-conjonctifs est encore loin d'être élucidée. La même obscurité règne au sujet de la dégénérescence muqueuse du tissu adipeux, qui se rencontre dans certaines affections de la moelle jaune des os et, en général, dans l'*atrophie du tissu adipeux.* Dans tous ces cas, la cause de la dégénérescence muqueuse réside dans des troubles de nutrition purement locaux de telle ou telle région du corps, troubles dont l'origine et le mécanisme ne sont pas suffisamment connus.

Nous avons passé en revue jusqu'ici des exemples de dégénérescence muqueuse localisée. Il nous faut étudier maintenant des faits de dégénérescence muqueuse d'un tout autre caractère, constituant un groupe nouveau. Ce groupe pathologique est caractérisé par un trouble de la nutrition, dans lequel la mucine envahit le tissu conjonctif de divers organes et, en particulier, le tissu cellulaire sous-cutané. L'infiltration muqueuse s'accompagne d'une dépression spéciale du système nerveux. C'est la *cachexie pachydermique* des auteurs français, ou *myxœdème.* Les détails dans lesquels nous allons entrer ne fourniront pas les éléments d'une lumière complète dans cette obscure question, mais ils apporteront cependant, par des emprunts faits à la clinique et à la pathologie expérimentale de l'homme et des animaux, des renseignements qui intéressent au plus haut point la physiologie, la pathologie et la thérapeutique.

En octobre 1873, W. Gull signalait à la Société clinique de Londres quelques cas d'une maladie caractérisée par un gonflement de la peau et un état d'indifférence complète des malades. Il la désignait sous le nom d'état crétinoïde survenant chez les femmes à l'état adulte. Quatre ans plus tard, Ord publiait six observations de cette nouvelle maladie, et, ayant constaté dans une autopsie l'infiltration muqueuse du tissu cellulaire sous-cutané, l'œdème muqueux, il proposa le nom de myxœdème, qui a fait fortune.

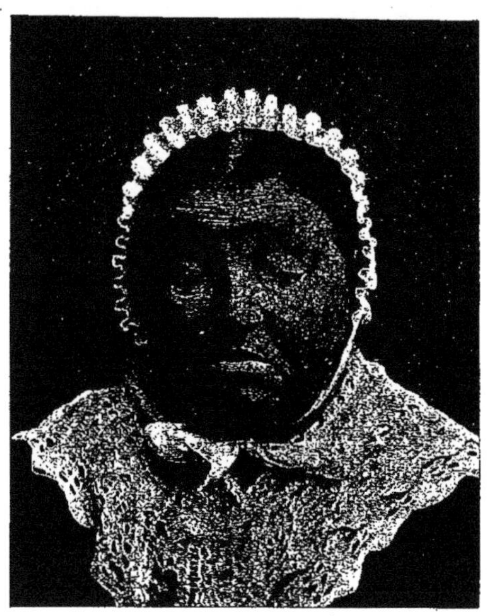

Fig. 108.
Myxœdème dit spontané (Coll. A. Londe).

Depuis plusieurs années, Charcot avait observé quelques cas de cet état pathologique et comptait en donner la description sous le nom de cachexie pachydermique. En 1880, Ballet publia la première observation française recueillie dans la clientèle de Charcot. Cependant, la maladie avait été observée en France, en 1875, par Morvan (lettre à Charcot), et cet auteur, en 1881, en fit connaître cinq nouveaux cas.

Voici quels étaient les caractères cliniques qui avaient frappé l'attention de William Gull, de Ord, de Morvan, de Charcot. L'affection débute d'ordinaire lentement et progressivement ; parfois le début en est rapide, à la suite d'hémorrhagies, de rhumatisme articulaire aigu, *après une période de tuméfaction passagère du corps thyroïde* (Ord). On voit déjà poindre dans cette première remarque de Ord l'intervention d'un facteur étiologique *infectieux* capable de modifier l'état anatomique du corps thyroïde.

Trois symptômes principaux occupent la scène morbide : l'aspect extérieur, qui est sous la dépendance de l'état du tissu cellulaire sous-cutané; les troubles intellectuels; la modification de volume du corps thyroïde. D'autres viennent s'y joindre, mais moins importants. La face est large, arrondie, en pleine lune (W. Gull), les yeux rapetissés par l'infiltration œdémateuse des paupières, le nez épaté, les lèvres bouffies, un peu cyanosées (fig. 108). Les téguments de la face sont d'un blanc jaunâtre sur lequel se détachent des zones rosées. Les traits ont une immobilité remarquable qui leur donne un air de stupidité (état crétinoïde de Gull). Sur le reste du corps, les téguments sont jaunâtres, épaissis, infiltrés, mais résistants au doigt qui les presse, ne laissant pas former de godets, comme la peau œdémateuse des brightiques ou des cardiaques. Les sécrétions sudorales et sébacées sont supprimées. La peau est sèche et se couvre d'une desquamation pytiriasique sur le tronc, squammeuse et parfois écailleuse aux extrémités (Thibierge).

Les poils tombent, les sourcils et les cils manquent presque complètement, et les cheveux deviennent secs et cassants. Les extrémités des membres, mains et pieds, se gonflent et s'élargissent. Les doigts forment de gros boudins arrondis qui se meuvent difficilement; les ongles sont petits, cassants, fendillés et striés.

L'infiltration muqueuse du tissu cellulaire sous-cutané rend le tronc difforme; on voit des saillies (pseudo-lipomes) dans les creux sus-claviculaires. Comme la peau, les muqueuses des gencives, de la langue, du voile du palais, du larynx, sont tuméfiées.

Les troubles intellectuels consistent dans la défaillance de la mémoire et la lenteur de l'idéation. Les malades répondent lentement et comme à regret aux questions; ils s'irritent dès qu'on leur témoigne de l'intérêt et qu'on les presse de questions; somnolents et hébétés pendant le jour, ils sont tourmentés la nuit par des insomnies et des cauchemars. Les mouvements sont lents, torpides, inhabiles, la démarche peu sûre, et l'inclinaison de la tête en avant achève de leur donner l'aspect crétinoïde.

Dans l'immense majorité des cas, le corps thyroïde est diminué de volume, autant que permet d'en juger l'épaississement des téguments. Parfois, cependant, l'atrophie a été précédée d'une période de tuméfaction de l'organe (Ord).

Les phénomènes de moindre importance qui accompagnent les trois symptômes cardinaux du myxœdème sont : l'abaissement thermique, les irrégularités du pouls, la carie des dents, des troubles divers de la sensibilité cutanée.

La marche de la maladie est lente et il se fait parfois des rémissions après une grossesse, laquelle a pour effet, comme on sait, de provoquer quelquefois une hypertrophie partielle de la glande thyroïde. Ord a observé qu'aux périodes terminales de la maladie, l'infiltration muqueuse du tissu cellulaire sous-cutané pouvait disparaître. Lorsque les symptômes du myxœdème acquièrent un tel développement, les caractères en sont frappants. Parfois on n'observe que des formes frustes, dont le diagnostic n'est pas toujours facile à porter. L'un de nous (Chantemesse, 1894) a attiré l'attention sur les cas de myxœdème fruste ayant débuté chez des femmes au moment de la ménopause, lorsque l'utérus et le corps thyroïde subissent un mouvement simultané de régression. Plusieurs malades observées à l'hospice des Ménages présentaient une infiltration modérée et dure du tissu cellulaire sous-cutané, en particulier des régions antérieures du cou, de la poitrine et de la partie inférieure de la face, du lobe inférieur des oreilles. La peau du front était lisse, indurée, couverte d'une teinte rosée. Les poils des cils et des sourcils étaient absents, les cheveux rares et secs. Le corps thyroïde n'était plus appréciable à la palpation. Le caractère de ces malades se faisait remarquer par un état de torpeur, d'indifférence et aussi d'irritabilité.

Les *causes* du myxœdème ont été longtemps très obscures. Dans trois autopsies, Ord et Lloyd avaient signalé la présence, dans différents tissus, d'une matière mucoïde très riche en mucine; Ord, en 1880, avait remarqué sur un cadavre l'atrophie du corps thyroïde, sans y attacher grande importance. Des données nouvelles, qui allaient jeter une vive lumière sur ce sujet, furent tout à coup apportées par un chirurgien de Genève, J. Reverdin (1882), et, l'année suivante, par Kocher (de Berne).

A la suite de la thyroïdectomie pratiquée pour guérir le goitre, J. Reverdin avait observé chez plusieurs de ses opérés des symptômes singuliers : il avait vu se développer chez eux des phénomènes nerveux précoces et, plus tard, des œdèmes bizarres qu'il désigna sous le nom de *myxœdème opératoire*. Parmi les phénomènes précoces qui surviennent assez fréquemment, mais non toujours, après la thyroïdectomie, il faut citer la tétanie. Les spasmes cloniques et toniques, qui caractérisent cette complication, se manifestent généralement du troisième au huitième jour qui suit l'opération, rarement plus tard, quelquefois plus tôt, puisqu'on les a vus apparaître le jour même de l'intervention. Ils peuvent intéresser toute l'étendue du corps et sont d'ordinaire localisés aux membres, principalement aux deux bras; quelquefois même un seul groupe musculaire est atteint. Le signe de Trousseau y est fréquemment observé. Le spasme du diaphgrame peut entraîner la mort. Une autre complication moins redoutable, mais aussi fréquente que la précédente, est l'apparition de crises hystériformes (paralysies, contractures, anesthésies). D'autres fois, ce sont des troubles psychiques qui ouvrent la scène, lypémanie, délire de persécution, manie des grandeurs, manie aiguë accompagnée d'agitation, d'hallucinations. Les accidents tardifs surviennent trois ou quatre mois après la thyroïdectomie. Le malade se plaint d'une faiblesse générale extrême, qui l'amène peu à peu à un degré d'asthénie complet ; il devient apathique et se résigne à un repos absolu. Les membres sont alourdis, sillonnés de douleurs vagues, et le corps ne tarde pas à revêtir un aspect caractéristique. Un œdème dur infiltre tous les tissus. Le visage déformé, bouffi, pâle, est devenu méconnaissable. Les paupières tuméfiées, demi-translucides, recouvrent les yeux à la façon d'énormes bourrelets. Le nez est élargi, les lèvres énormes ; la langue même participe à l'infiltration et à l'induration des tissus. Les membres ressemblent à des cylindres tuméfiés appendus au corps. Cette infiltration offre à la pression une élasticité spéciale. Les téguments, d'une pâleur terreuse, sont secs, rugueux au toucher ; ils prennent les caractères de l'ichthyose. Les poils sont rares et cassants, les cheveux épaissis et clairsemés, les ongles striés et friables. Les troubles de la sensibilité générale et sensorielle ne sont pas rares. Parallèlement aux désordres somatiques, à l'anémie générale, des phénomènes psychiques graves se manifestent : affaiblissement des facultés, paresse des conceptions et des actes de mémoire, tristesse, mélancolie, sensation d'un état d'infériorité dont parfois les petits opérés ont conscience. Autrefois, avant l'application d'un traitement convenable, ces formes progressives étaient incurables et aboutissaient à la mort, après des rémissions plus ou moins prolongées. J. Reverdin et P. Berger ont vu des cas atténués s'amender spontanément. J. Reverdin a observé des faits de myxœdème opératoire léger, fruste, capables d'amélioration et qui, à la période d'état, par leur symptomatologie, ressemblaient aux formes frustes spontanées que l'un de nous a décrites avec René Marie. L'âge des opérés, comme l'a fait remarquer Kocher, joue un grand rôle dans la gravité du myxœdème opératoire : chez les sujets qui sont encore dans la période d'accroissement actif, le développement du corps en longueur s'arrête et les troubles intellectuels sont particulièrement accusés. Les opérés arrivent à un état qui les rapproche un peu des idiots myxœdémateux. La thyroïdectomie partielle expose moins que l'opération totale à la cachexie pachydermique, et si cet accident survient, il revêt toujours une forme incomplète.

Nous venons d'étudier deux types cliniques de myxœdème, l'un qui survient spontanément, dans l'âge adulte ; l'autre qui diffère un peu du précédent par ses allures et surtout par son étiologie chirurgicale, l'extirpation totale ou partielle du corps thyroïde. A côté de ces deux tableaux pathologiques, il faut en placer un troisième, celui de certains idiots qui sont nains et qui présentent une dégénérescence mucoïde du tissu conjonctif sous-cutané. Ils constituent le type de l'*idiotie myxœdémateuse* et de *myxœdème infantile*, remarquablement décrit par Bourneville (fig. 109). Cette maladie débute peu après le sevrage et se déroule, si la médication n'intervient pas, avec une uniformité parfaite. La taille des idiots myxœdémateux est petite; la tête est volumineuse en arrière, rétrécie en avant; le front est bas, étroit. La physionomie exprime l'hébétude. Les paupières sont bouffies, bleuâtres, le nez camus, les joues tombantes; la bouche est grande, entr'ouverte, et laisse écouler la salive. La langue, volumineuse, fait saillie hors de la bouche; les dents sont cariées, irrégulièrement implantées. Le menton est petit, les oreilles sont épaisses, blafardes, les cheveux rudes, bruns ou roux, semblables à des crins. La fontanelle antérieure persiste, même chez les sujets ayant dépassé la trentaine; on constate facilement sa présence au-dessous du cuir chevelu, qui est atteint d'éruption eczémateuse. Le cou est gros, court; dans les creux susclaviculaires et axillaires, on trouve des masses mal délimitées, de consistance lipomateuse. Le rachis est plus ou moins dévié, le ventre gros et large; la peau glabre, sèche, jaunâtre, se montre parsemée de taches de lentigo. La barbe et les poils font défaut. Les organes génitaux sont arrêtés dans leur développement. La température centrale est abaissée. Les idiots myxœdémateux ont une grande répugnance pour le mouvement; leur état intellectuel est susceptible d'une certaine amélioration; ils peuvent atteindre un âge relativement avancé. L'autopsie montre deux lésions caractéristiques : l'infiltration mucoïde du tissu cellulaire sous-cutané et l'absence complète du corps thyroïde.

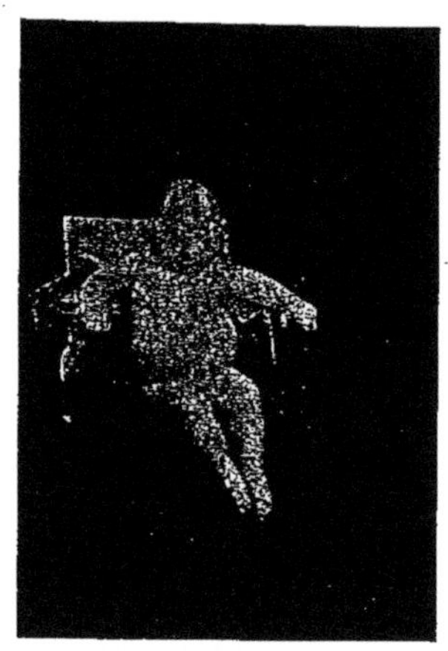

Fig. 109. — Idiotie myxœdémateuse (Coll. A. Londe).

Dans les trois formes cliniques que nous venons de passer en revue, *myxœdème spontané*, *myxœdème opératoire*, *idiotie myxœdémateuse*, l'analyse fait ressortir la présence de traits communs : l'état de l'appareil tégumentaire, les troubles intellectuels, la lenteur de l'idéation, la perte de la mémoire, le refroidissement central et périphérique, la cyanose des extrémités, et surtout, comme lésion anatomique essentielle, l'absence congénitale, l'extirpation ou encore l'altération, aboutissant à la suppression fonctionnelle, du corps thyroïde.

La suppression, matérielle ou fonctionnelle, de cette glande est, en effet, le phénomène capital qui domine toute l'histoire du myxœdème. Dans les autopsies de myxœdème spontané, on a toujours trouvé l'organe diminué de volume, de coloration pâle, blanche ou jaunâtre, d'apparence fibreuse. L'enquête entreprise par la Société clinique de Londres a recueilli, à des sources diverses, 109 observations de myxœdème, où 13 fois l'examen histologique de la glande avait été pratiqué. Les lésions du corps thyroïde portaient sur le parenchyme et sur le tissu interstitiel; elles avaient un caractère inflammatoire et avaient abouti à la sclérose. Dans le myxœdème, la peau, le tissu cellulaire, les viscères présentent souvent une infiltration de mucine. On a fait jouer un grand rôle à la présence de cette substance, pour expliquer la pathogénie de la maladie. Horsley a montré que, chez le singe atteint de myxœdème, après la résection de la thyroïde, il se faisait dans le tissu cellulaire sous-cutané une augmentation de mucine; il a aussi signalé l'accumulation de cette substance dans le tissu cellulaire sous-cutané, dans un cas de cachexie strumiprive postopératoire. Cependant, Halliburton, Munk, qui ont obtenu chez des animaux, après l'extirpation de la glande, un état d'indolence, d'apathie, de contractures, n'ont pas retrouvé la mucine dans les tissus. Bruns, Gründler, Baumgärtner ont vainement cherché trace de mucine dans le tissu cellulaire d'individus morts de cachexie strumiprive.

Les résultats de l'étude des modifications histologiques de la peau dans le myxœdème sont loin d'être suffisants. Les curieuses observations de Virchow, Caspary, Baumgarten ne concordent pas les unes avec les autres. Tandis que Virchow et Baumgarten signalent un développement exagéré et une multiplication des cellules du tissu cellulaire sous-cutané, Caspary n'a pu constater ces lésions. Ce dernier auteur attire au contraire l'attention sur l'augmentation des fibres élastiques. Ord, Campana, Strass ont remarqué que les fibrilles du tissu conjonctif avaient en partie disparu ou étaient remplacées par une masse homogène qui rappelait l'aspect de la gélatine refroidie. Dans ces derniers temps, Unna a décrit avec plus de détails les modifications du tissu conjonctif de la peau chez les myxœdémateux; il considère les lésions anatomiques comme le fait d'une dégénérescence particulière rappelant la dégénérescence hyaline.

D'après lui, les fibres élastiques disparaissent et dans les fentes lymphatiques s'accumule une substance homogène d'apparence mucoïde.

Sur des lapins, sacrifiés quelques mois après la thyroïdectomie, Rogowitch, I. Wagner, Colzi ont constaté l'hypertrophie compensatrice de la portion glandulaire de l'hypophyse. Hofmeister a signalé, en outre, l'existence d'altérations vacuolaires dans les cellules épithéliales des tubes contournés, l'atrophie des ovaires et parfois leur hypertrophie, la déchéance fonctionnelle des testicules, enfin et surtout un ralentissement considérable dans l'accroissement en longueur des os, ralentissement qu'il rattache à la dégénérescence des cartilages épiphysaires. Cette dégénérescence se manifeste par la destruction partielle des cellules et par l'épaississement, la fibrillation et la dilatation vésiculaire de la substance fondamentale. La peau est simplement amincie et atrophiée. Les expériences récentes de Goldberg (1897) ont mis en évidence l'influence qu'exerce la glande thyroïde sur la croissance des os du squelette.

Chez des individus ayant succombé à des accidents tétaniques, consécutifs à l'extirpation de la thyroïde, Weiss a décrit des altérations cellulaires au niveau des cornes antérieures de la moelle. Expérimentant sur le lapin, Rogowitch a constaté des lésions d'inflammation subaiguë portant sur les cellules du cerveau et de la moelle. Autokratoff a montré que les renflements lombaires et cervicaux de la moelle présentent les premières modifications pathologiques. Langhans et son élève Knopp, après l'extirpation de la glande thyroïde (chez le chien), ont constaté, sur le trajet des fibres nerveuses, dans différentes régions du corps, une altération de la zone externe du tronc nerveux correspondant à l'espace du périnèvre. Sur une coupe du muscle et des faisceaux de fibres nerveuses qui le traversent, cette modification est déjà visible à la loupe, sous la forme d'un éclaircissement ou d'une dilatation de l'espace périneural. Dans cette zone claire se trouvent des cellules gonflées, transformées en vésicules tantôt uniloculaires, tantôt multiloculaires. Ces vésicules représentent les cellules de l'endothélium endo et périneural qui ont subi *la dégénérescence vésiculeuse*.

Des modifications analogues ont été trouvées par Langhans sur le trajet des nerfs chez les individus atteints de cachexie strumiprive et de crétinisme. Ici encore, l'état œdémateux des fentes lymphatiques péri et endoneurales et la dégénérescence vésiculeuse des cellules endothéliales attirent tout d'abord l'attention. Par places, une partie du faisceau nerveux apparaît œdématié et il ne reste des fibrilles nerveuses que les tractus fibro-conjonctifs. La modification du tissu conjonctif, si caractéristique dans le tégument cutané, peut se rencontrer également en d'autres régions du corps.

Nous avons passé en revue les principaux symptômes et les lésions qui s'observent dans le myxœdème. La pathologie expérimentale et comparée a jeté la lumière sur quelques-uns des phénomènes qui font suite à la disparition de la glande.

La physiologie du corps thyroïde a été longtemps méconnue. On accordait à cet organe depuis Maignien (1842) un rôle de régulation sur la circulation cérébrale : les uns voyaient en lui une sorte de réservoir pouvant emmagasiner un trop-plein de sang, d'autres lui reconnaissaient le pouvoir de comprimer les carotides pendant le phénomène de l'effort et d'empêcher l'afflux sanguin au cerveau. Schiff, en 1859, avait bien montré que la thyroïdectomie déterminait la mort chez le chien, mais son observation n'avait pas attiré l'attention. Ce ne fut qu'après la publication des travaux des deux Reverdin et de Kocher que Schiff rappela les recherches qu'il avait faites autrefois et qu'il en entreprit de nouvelles. Il fit voir (1884) que, tandis que les rongeurs supportent assez bien la thyroïdectomie, les carnassiers y succombent le plus souvent. Sur soixante chiens opérés par lui, un seul survécut, bien qu'ayant présenté d'abord les mêmes troubles que les autres. Trois ou quatre jours après l'opération, les animaux devenaient apathiques; bientôt survenaient des tremblements, des convulsions cloniques et tétaniques, et enfin de la dsypnée; la mort apparaissait du sixième au neuvième jour. Schiff signala que la mise à nu de la glande et la section des nerfs qui s'y rendent ne déterminaient pas les accidents; il montra surtout que l'introduction préalable, dans la cavité abdominale, de glandes thyroïdes de la même espèce animale supprimait les dangers de la thyroïdectomie. Il en conclut que la glande élaborait une substance chimique qui, emportée par le torrent circulatoire, jouait un rôle dans la nutrition du système nerveux.

La netteté des expériences de Schiff et la logique de ses déductions frappèrent les esprits. De tous côtés, les expériences se multiplièrent. Rogowitch, Colzi, Wagner, Sanguirico et Canalis, Horsley, Ughetti et di Mattei, Albertoni et Tizzoni, Gibson, Fuhr, Herzen, Ewald confirmèrent les observations de Schiff sur le chien et le chat, Horsley sur le singe, Rogowitch sur le lapin, Sanguirico et Orecchia sur l'agneau, Allara sur le poulet, Ewald sur le pigeon. Dans cette nomenclature, les expériences d'Horsley, par leur nombre, leur importance et leur précision, méritent une place à part. Dans ses expériences de thyroïdectomie chez le singe, Horsley obtint tantôt des phénomènes qui rappelaient entièrement ceux qui constituent la physionomie du myxœdème opératoire aigu et tantôt les symptômes du myxœdème spontané chronique.

Dans ce cas, les animaux survivaient plusieurs mois et on trouvait de la mucine dans le tissu cellulaire et même dans le sang. En faisant connaître ses recherches (1885), Horsley admit que le corps thyroïde possédait une action hématopoétique et, en outre, une influence régulatrice sur le métabolisme des corps protéiques; il affirma qu'après l'extirpation de la thyroïde les tissus subissaient une dégénérescence mucinoïde.

Les faits expérimentaux qui s'accumulaient montraient avec une netteté de plus en plus grande le rôle de la suppression de la glande thyroïde dans l'apparition du myxœdème. Arthaud, Magon, Munck, Drobnick ont cependant soulevé des protestations. Ils ont soutenu que les convulsions et la cachexie étaient d'ordre réflexe et dues à l'irritation des nerfs résultant du processus inflammatoire qui se développe à la suite de l'opération. Les expériences de von Eiselsberg ont mis fin à ces controverses. Ce savant enleva sur des chats un des lobes de la glande et le greffa dans la paroi abdominale : quand il supposa que la greffe avait réussi, il extirpa le second lobe et l'animal resta bien portant; puis, quatre mois après la transplantation, il enleva le lobe greffé. Dès le lendemain, l'animal fut pris de convulsions et mourut le troisième jour.

Cependant, la question du rôle de la glande thyroïde allait prendre encore de l'ampleur avec les travaux de Bourneville. Dans un mémoire (Associat. franç. pour l'avancement des sciences, 1889), cet auteur s'exprimait ainsi, à propos de l'idiotie myxœdémateuse :

« Le fait qui domine la situation c'est l'absence de la glande thyroïde; « c'est à lui que nous rattachons non seulement l'idiotie, mais encore les « modifications de la voix, les manifestations scrofuleuses, les déformations rachitiques, la persistance de la fontanelle antérieure, le na-« nisme, etc. D'où il résulte que la glande thyroïde exercerait une « action très importante sur la *nutrition* générale et en particulier sur « celle du cerveau, dont les circonvolutions ont un aspect gélatiniforme « rappelant celui du cerveau des nouveau-nés. Le défaut d'action de la « glande thyroïde se traduit, pour le système osseux, par la persistance « de la fontanelle antérieure, le nanisme et les déformations rachitiques « (rachis, thorax, os des membres). En ce qui concerne la peau et le « tissu cellulo-adipeux, elle se manifeste par des éruptions diverses, une « coloration toute particulière, le relâchement des anneaux ombilicaux « et inguinaux, une diminution de la fonction sudorale, un état de mol-« lesse spéciale et une hypertrophie du tissu adipeux, surtout dans « certaines régions.

« Le rôle capital que nous faisons jouer à l'absence de la glande

« thyroïde trouve un appui dans la constatation, à l'autopsie des adultes « atteints de cachexie pachydermique, de lésions sérieuses de la glande « thyroïde et dans l'apparition de tous les symptômes de la cachexie « pachydermique chez les sujets auxquels on a pratiqué la thyroïdec- « tomie complète (myxœdème opératoire). Si, dans le myxœdème des « adultes et le myxœdème opératoire, on n'observe pas de symptômes « physiques et intellectuels aussi accusés que ceux qu'offrent les idiots « myxœdémateux, c'est que la lésion pathologique (cachexie pachyder- « mique des adultes) ou l'opération chirurgicale (myxœdème opératoire) « interviennent alors que le corps s'est développé, que les circonvolu- « tions cérébrales ont atteint leur volume normal et leur conformation « régulière. »

Les observations recueillies depuis cette époque n'ont fait que confirmer la justesse des vues de BOURNEVILLE. *La glande thyroïde agit sur la nutrition en sécrétant une substance indispensable au bon fonctionnement des centres trophiques*; chez le myxœdémateux, la fatigue est insurmontable, la torpeur intellectuelle grande, le pouls ralenti, la température abaissée, les échanges réduits au minimum : l'être est comme en sommeil. Quand cet état survient dans le tout jeune âge, on assiste à l'arrêt de la croissance ; l'idiotie myxœdémateuse se développe. Si le myxœdème apparaît à un âge plus reculé, on obtient ces êtres difformes, à la physionomie bestiale, qui, sous le nom de crétins, peuplent certaines vallées des Alpes. Ces derniers n'offrent pas, comme l'idiot myxœdémateux, une absence matérielle du corps thyroïde, mais chez eux l'organe est kystique et a perdu tout attribut fonctionnel.

A un degré moins éloigné de dégradation apparaît l'imbécile, puis l'arriéré, enfin l'infantile (BRISSAUD). Il reste ici assez de tissu glandulaire pour que la fonction trophique générale ne soit pas gravement endommagée, juste assez pour que l'intelligence suffise à certains emplois. Les expériences d'HOFMEISTER que nous avons citées plus haut sur la thyroïdectomie des jeunes lapins, permettent de se rendre compte de ces arrêts de croissance. Ces observations par la constatation de l'hypertrophie compensatrice de l'hypophyse sont encore du plus grand intérêt. Les ingénieuses expériences de LANZ méritent une mention particulière. « De deux poules provenant d'une même couvée l'une fut éthyroïdée: elle pondit un œuf ayant les dimensions d'un œuf de pigeon et ne pesant que 5 grammes, puis elle devint stérile. L'autre reçut avec sa nourriture d'abord 10 grammes, puis jusqu'à 30 grammes de glande thyroïde fraîche: elle pondit trois fois plus que les autres poules et ses œufs augmentèrent graduellement de poids, les derniers pesant 10 à 12 grammes de plus que les premiers » (GUIART).

Mais comment la glande thyroïde agit-elle à la fois sur la croissance, sur l'intelligence et sur la reproduction ? Sans doute par l'effet d'une substance chimique dont l'existence avait déjà été invoquée par SCHIFF. Quelle est cette substance et quel est son mécanisme d'action ? Agit-elle en détruisant une matière toxique qui, après la thyroïdectomie ou l'atrophie spontanée de l'organe, s'accumule dans l'organisme et exerce une action nocive sur le système nerveux (SCHIFF, ROGOWITCH, HORSLEY, etc.) ? ou bien fournit-elle, elle-même, la matière indispensable au fonctionnement régulier des mêmes centres trophiques ? Ces deux hypothèses ne sont pas inconciliables.

Pour démontrer que la sécrétion du corps thyroïde détruit, à l'état normal, un principe toxique qui se trouve dans le sang et dont l'accumulation produit le myxœdème, on a étudié tour à tour, après l'extirpation de la glande, la toxicité des tissus, du sang et de l'urine. Les extraits des tissus ont été analysés par SGOBBO et LAMARI et ne se sont pas montrés particulièrement toxiques. UGHETTI et DI MATTEI, ROGOWITCH reconnurent que l'injection du sang d'un chien thyroïdectomisé ne produit rien chez un chien normal, mais amène un tremblement continuel, suivi des autres accidents, chez un animal dont on vient d'extirper la glande thyroïde. GLEY vit que le sang, après la thyroïdectomie, possède la propriété de produire des contractions fibrillaires. Les expériences de LAULANIÉ, de MASOIN montrèrent aussi que l'urine des chiens opérés était plus toxique qu'à l'état normal. Restait à préciser la nature du poison. En 1885, HORSLEY avait émis l'idée, adoptée par VON EISELSBERG, que cette substance était la mucine. Plus tard, on invoqua l'influence d'autres corps toxiques ; le problème n'est pas encore résolu à l'heure actuelle.

On n'avait jusque-là étudié qu'un côté de la question : l'empoisonnement du corps résultant du défaut d'action du corps thyroïde. Il fallait se demander si ce suc thyroïdien, qui jouait un rôle de contrepoison, n'était pas lui-même, à une dose minime, toxique pour les organismes bien portants. CHANTEMESSE et RENÉ MARIE ont fait voir les premiers que ce suc thyroïdien, inoculé à des animaux sains et à l'homme, provoquait à une certaine dose l'apparition de phénomènes graves. Un mouton jeune et vigoureux était soumis à des injections de suc thyroïdien : à faibles doses, ces injections étaient bien tolérées ; à dose forte, elles déterminaient chez l'animal une agitation vive, l'accélération du pouls, l'augmentation de la température, un amaigrissement notable et une excitation qui le faisait se jeter avec violence sur les personnes qui s'approchaient de lui et sur les parois de sa cage. La suspension du traitement amenait un retour complet et rapide à la santé ; sa reprise faisait recommencer le cycle des accidents. L'étude expérimentale de la toxicité du suc thyroïdien a été faite par BECLÈRE qui, ajoutant à la nourriture d'un singe macaque des glandes fraîches de moutons récemment égorgés, le fit mourir en dix jours. Les recherches de BALLET et ENRIQUEZ sur le chien les ont conduits aux mêmes conclusions. Nous reviendrons plus loin sur ces expériences, à propos de la pathogénie du goitre exophtalmique.

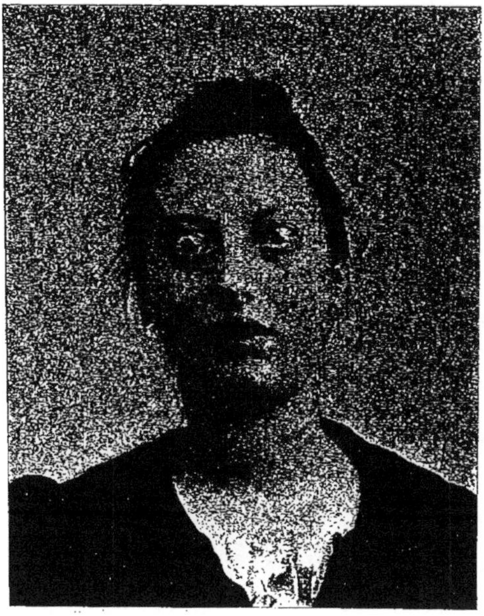

FIG. 110.
Goitre exophtalmique (Coll. A. LONDE).

Pour connaître la nature du poison dont l'accumulation dans l'organisme provoque le myxœdème, des travaux récents ont été entrepris. Au début de l'année 1895, NOTKIN réussit à retirer de la glande thyroïde du bœuf, du mouton, du cochon, du chien, une substance albuminoïde, la *thyroprotéide*, dont l'inoculation aux animaux fait apparaître les symptômes de la cachexie strumiprive. D'après NOTKIN, cette thyroprotéide, qui représente la plus grande partie de la substance dite colloïde, serait non pas un résultat de sécrétion de la glande, mais un produit d'emmagasinement d'une substance circulant dans l'organisme à l'état normal et représentant un déchet des échanges organiques.

Le véritable produit de sécrétion de la glande renfermerait un ferment (enzyme) : à l'état normal, ce poison organique serait détruit par le ferment; après la suppression de la fonction thyroïdienne, le poison s'accumulerait dans l'organisme et produirait les accidents de la cachexie strumiprive. L'enzyme en excès donnerait naissance à la maladie de BASEDOW.

Dans un travail récent, MORKOTOUNE dit avoir retiré de la glande thyroïde un corps albumineux *phosphoré*, qui correspondrait à la thyronucléo-albumine de HAMMARSTEN. D'après cet auteur, le corps thyroïde recueillerait la mucine contenue dans le sang et la transformerait, par une sorte de synthèse, en thyro-nucléo-albumine, laquelle, déversée ensuite dans l'appareil circulatoire, irait servir à la nutrition de la substance grise du cerveau. En opérant avec une méthode différente, Fränkel a retiré de la glande thyroïde, indépendamment des matières albumineuses qu'il éliminait par précipitation et par filtration, un produit cristallin donnant les réactions alcaloïdiques. L'injection de ce produit provoque l'accélération du pouls et fait disparaître les convulsions chez les animaux thyroïdectomisés, sans toutefois les empêcher de mourir. Là encore, dans ces expériences, on voit apparaître la dualité, ou mieux la multiplicité des substances extraites de la glande thyroïde : à côté de corps albumineux et phosphorés exerçant un rôle dans la nutrition (thyro-nucléo-albumine), on distingue l'action concomitante d'une substance agissant comme un élément antitoxique (enzyme de Notkin, thyro-antitoxine de Fränkel). — Baumann a poussé plus loin cette étude. Traitant les glandes fraîches par l'acide sulfurique, à ébullition prolongée, il a obtenu une poudre brune, soluble seulement dans les alcalis, et dont la teneur en iode est de 10 p. 100 : c'est l'iodothyrine.

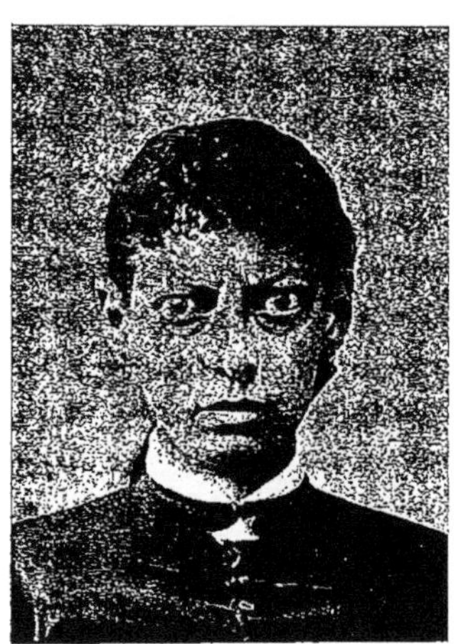

Fig. 111.
Goitre exophtalmique (Coll. A. Londe).

Pour Baumann et Roos, l'iodothyrine est combinée à une matière albuminoïde et c'est à peine si l'on en trouve quelques traces à l'état libre. Parmi ses combinaisons albuminoïdes, deux surtout sont bien connues : la *thyro-iodalbumine* et la *thyro-iodoglobuline*, celle-ci en faible proportion. Baumann et Roos ont tenté le dosage de la quantité d'iode renfermée dans le tissu thyroïdien chez divers animaux ; leurs conclusions signalent des variations suivant les espèces, les individus, la race, et même suivant le régime alimentaire et médicamenteux. Pour Baumann, l'iode manque dans le corps thyroïde des goitreux, et, dans les cas rares où il s'y rencontre, on ne peut en extraire qu'une quantité infinitésimale. Si l'on prescrit la médication iodurée, le métalloïde fait son apparition ou augmente de quantité dans toute l'étendue de la glande. Ainsi se trouve fondée une des théories pathogéniques du goitre et son traitement par l'iode.

Ce n'est plus à la chimie pure, mais aux réactions cellulaires histo-chimiques, que Renaut (de Lyon) a demandé des éclaircissements au sujet des propriétés des sécrétions thyroïdiennes. Par la coloration à l'éosine hématoxylique ce savant a constaté que l'épithélium thyroïdien sécrète, lorsqu'il est jeune, une substance particulière, la thyro-mucoïne, qui ne se colore pas par l'éosine, tandis qu'à l'âge adulte, il en fournit une autre, la thyro-colloïne, répondant comme constitution histo-chimique à la substance colloïde. C'est la thyro-mucoïne qui serait le produit direct de l'activité sécrétoire de la glande. La thyro-colloïne ne constituerait que le résultat de réactions secondaires ayant lieu dans la cavité de chaque vésicule; elle répondrait à l'état de maturité de la sécrétion thyroïdienne.

La thyro-mucoïne, d'après le professeur lyonnais, représente le vrai poison thyroïdien, celui qui, fabriqué ou absorbé en trop grande quantité, provoque le goitre exophtalmique. En effet, chez les Basedowiens, d'après Renaut, les lymphatiques n'existent qu'à la périphérie du lobule; or, comme ceux-ci sont les excréteurs normaux de la thyro-colloïne, il en résulte que les vésicules périphériques seules produisent cette substance, tandis que les vésicules centrales ne fournissent que de la thyro-mucoïne, laquelle, entraînée directement par les veines, va intoxiquer les centres nerveux. D'après la théorie de Renaut, Brissaud donne du goitre exophtalmique une explication pathogénique. De même que la fonction glycogénique du foie, la fonction de la glande thyroïde est sous la régulation d'un centre nerveux (bulbo-protubérantiel). Le signal de l'hyperfonction glandulaire est donné par le système nerveux central. Un primum movens quelconque, mettant le corps thyroïde en hyperactivité, fait apparaître dans la glande un mouvement subinflammatoire, d'où sortira un retour à l'état fœtal des éléments sécréteurs, un effacement des lympathiques par la sclérose et une élimination dans le sang d'un produit de sécrétion fœtal, toxique pour le système nerveux et créateur du syndrome de Graves. — Reprenant les expériences que l'un de nous et René Marie avaient faites sur le mouton, Ballet et Enriquez ont pratiqué, chez le chien, des injections sous-cutanées d'extrait thyroïdien. Ils ont pu faire apparaître les principaux symptômes de la maladie de Graves, le goitre, l'exophtalmie, le tremblement. Chez les animaux soumis aux injections ils ont constaté que les lobes thyroïdiens devenaient plus volumineux, plus vascularisés, qu'ils subissaient une certaine transformation scléreuse et que les voies lymphatiques étaient moins perméables. Or ce sont là précisément les lésions décrites par Renaut dans la glande thyroïde des Basedowiens.

Innervation du corps thyroïde. — La glande thyroïde a une innervation très riche qui lui vient de deux sources : le *pneumo-gastrique*, qui fournit le nerf thyroïdien supérieur et le nerf thyroïdien inférieur (ce dernier par l'intermédiaire du récurrent) — et le *grand sympathique*, dont les filets thyroïdiens accompagnent les artères thyroïdiennes, supérieure et inférieure. La sécrétion thyroïdienne, comme toutes les sécrétions glandulaires, est influencée par le système nerveux ; et il y aurait grand intérêt à déterminer de quelle façon s'exerce cette influence. Il est malheureusement impossible d'étudier directement les modifications sécrétoires provoquées par les excitations nerveuses dans une glande dépourvue de canal excréteur. On pourrait, il est vrai, rechercher les modifications histologiques de la glande à la suite de telle ou telle excitation, en prenant soin de fixer les éléments de façon à les surpendre, en quelque sorte, en pleine activité sécrétoire. Mais ces « signes histologiques de l'activité cellulaire » (Renaut) ont-ils une valeur assez certaine pour que nous puissions en tirer des conclusions au point de vue physiologique ; il est permis d'en douter.

Si l'on n'a pu jusqu'ici aborder directement l'étude des nerfs excito-sécrétoires de la thyroïde, l'expérimentation a permis de déterminer le rôle du système nerveux dans les changements de calibre des vaisseaux de la glande (Cyon, Morat, F. Franck). Or nous savons que, dans tout organe qui entre en fonction, le sang afflue plus abondamment, autrement dit que tout effet excito-sécrétoire est en même temps vaso-dilatateur. Il est donc logique de penser que, inversement, toute excitation produisant la vaso-dilatation dans une glande aura pour effet d'en exciter la sécrétion.

Si l'on interroge, au point de vue des réactions vasculaires, tour à tour les nerfs qui se rendent à la thyroïde, voici les résultats que l'on obtient, d'après F. Franck.

1° L'excitation du grand sympathique, depuis la 6e paire dorsale jusqu'au ganglion cervical supérieur, produit *toujours la vaso-constriction* dans le lobe thyroïdien du côté correspondant;

2° L'excitation du nerf laryngé supérieur produit constamment une *vaso-dilatation* très nette et très marquée, qui survit longtemps à l'excitation provocatrice.

Si les nerfs excito-sécrétoires se confondent avec les nerfs vaso-dilatateurs, comme il est permis de le penser, c'est dans le nerf *laryngé supérieur* (pneumogastique) qu'il faut les localiser.

D'autres excitations expérimentales permettent aussi de produire une vaso-dilatation active dans le corps thyroïde : celles du *cerveau*, du *cœur* et *surtout de l'aorte*. Ces résultats offrent un intérêt tout particulier, car ils nous amènent à comprendre certains faits pathologiques. Ainsi, l'excitation du gyrus sigmoïde, chez le chien, a pour conséquence une vaso-dilatation des plus actives du corps thyroïde : il semble qu'il y ait là une action vraiment élective de l'excitation cérébrale sur la glande. N'est-il pas intéressant de rappeler, à ce propos, que le syndrome basedowien peut se constituer d'emblée chez l'homme, à la suite de grands chocs nerveux ? L'irritation des plexus aortiques, principalement vers la base du cœur, est suivie du même effet vaso-dilatateur prolongé, et la clinique a montré la coexistence fréquente de l'aortite et du syndrome de Basedow.

Le trajet suivi par ces excitations éloignées nous est connu : elles mettent en jeu la sensibilité du sympathique dans le sens centrifuge et arrivent à l'organe thyroïdien par le pneumogastrique et le laryngé supérieur. Quand le chirurgien sectionne le sympathique dans un but thérapeutique, il ne supprime nullement les vaso-dilatateurs thyroïdiens, comme on l'a dit, puisque le nerf est exclusivement constricteur; mais, pour expliquer certains succès obtenus par la sympathectomie dans le goitre exophtalmique, on peut admettre que la section arrête la transmission des irritations pathologiques ayant leur point de départ dans la région cardio-aortique, et refrène ainsi l'excitation thyroïdienne permanente.

Nous avons vu précédemment qu'à la suite de l'extirpation des glandes thyroïdes chez de jeunes lapins, Hofmeister avait constaté l'hypertrophie compensatrice de l'hypophyse. Il est d'autres organes auxquels on a voulu faire jouer un rôle de suppléance possible de la grande glande thyroïde et qu'on a gratifiés du nom de glandes thyroïdes accessoires. Leur présence a d'abord été signalée par Remak chez le poulet. Une description très complète en a été donnée, en 1880, par un anatomiste suédois, Sandström. Celui-ci les a décrites chez l'homme (cinq cas), chez le chat, chez le chien, le cheval, le bœuf, le lapin. L'exactitude de sa description fut vérifiée par Krauss (anatomie du lapin) et plus tard par Gley chez le lapin, par Nicolas, Hofmeister, Kohn, Rouxeau, par René Marie et l'un de nous chez l'homme. Sandström avait eu la prudence de ne rien préjuger de leur action et de les nommer glandes parathyroïdes.

Chez l'homme, d'après nos recherches personnelles, ces dernières glandes forment, au niveau du bord postérieur de chaque lobe, deux groupes accompagnant chacun une des artères thyroïdiennes. Le groupe supérieur est le plus inconstant. Ces glandes sont situées très près du corps thyroïde, dans sa capsule ou dans le tissu cellulo-adipeux environnant. Leur couleur se rapproche beaucoup de celle de la glande principale et elles sont réunies à une des branches des vaisseaux thyroïdiens par un petit pédicule vasculaire. Leur grosseur varie du volume d'un grain de blé à celui d'une lentille. Leur structure histologique les rapproche des glandes thyroïdes embryonnaires. Ce sont des tubes pleins : en de très rares points seulement l'on voit quelques vésicules se former et se remplir de matière colloïde.

Chez le rat (Christiani), chez le chien (Gley, Phisalix), elles sont enchâssées dans la glande thyroïde, mais cependant leur fusion avec elle est loin d'être complète.

L'existence de ces glandules étant connue depuis longtemps, on a pensé que c'était à elles qu'on devait attribuer l'absence ou la guérison des accidents de cachexie pachydermique, après la thyroïdectomie totale. A cette explication s'était rattaché Thibierge (1891). Cependant, le rôle de ces organes, envisagé au point de vue de la suppléance qu'ils exercent à l'égard des fonctions de la glande thyroïde, a été surtout exposé par Gley. Ce savant enlève le corps thyroïde à des lapins : les animaux survivent ; il extirpe, en même temps ou peu après, les glandes thyroïdes accessoires (glandes parathyroïdes), et les animaux succombent. Donc, conclut-il, les glandes thyroïdes accessoires suppléent l'action de la glande principale. A ces expériences et à ces conclusions Moussu est venu opposer récemment des faits et des conclusions contraires. Dans une longue série d'expériences faites sur les porcs, les chèvres, les chiens, les chats, les lapins et les gallinacés, Moussu a extirpé le corps thyroïde de ces animaux, en laissant intactes les glandes parathyroïdes (en laissant deux glandules tout au moins intactes). A la suite de ces opérations il s'est toujours produit des troubles trophiques (retard de croissance, crétinisme), d'autant plus développés que le sujet était plus jeune au moment de l'intervention. Chez le chien et le cochon, le crétinisme s'est montré sous la forme myxœdémateuse, tandis qu'il revêtait la forme atrophique chez les chevreaux, les chats, les lapins, les oiseaux. Dans une autre série d'expériences faites sur le chien et le chat, Moussu n'a enlevé que les glandes parathyroïdes, en laissant intactes les thyroïdes. La suppression des parathyroïdes, lorsqu'elle était totale, a toujours entraîné la mort à bref délai ; lorsqu'elle était partielle, elle provoquait l'apparition de troubles alarmants : appétit capricieux, élévation légère et permanente de la température, tachycardie, dyspnée et polypnée, crampes, secousses fibrillaires, albuminurie légère et inconstante, etc., c'est-à-dire la venue de symptômes qui se rapprochent beaucoup de ceux du goitre exophtalmique. Moussu conclut qu'il existe une fonction thyroïdienne et une fonction parathyroïdienne distinctes l'une de l'autre; qu'ils n'y a pas de suppléance entre elles; que les accidents aigus, tétanie, tachycardie, polypnée, etc., consécutifs à l'opération du goitre, sont des accidents parathyroïdiens; que les accidents chroniques, abaissement thermique, troubles de croissance, affaiblissement des facultés intellectuelles, myxœdème, etc., sont des accidents exclusivement thyroïdiens.

Brissaud a tenté le premier de dégager dans la clinique humaine des types qui correspondraient aux lésions isolées de la thyroïde et des parathyroïdes. Les hypothèses qu'il conçoit sont conformes à l'esprit des expériences de Moussu, mais non pas tout à fait à la lettre. Brissaud, ayant observé des cas frustes de myxœdème où toutes les apparences morphologiques de cette maladie existaient, sans qu'il y eût le moins du monde torpeur de l'intelligence et de la mémoire, sans que « la lame fût assortie au fourreau », émit l'hypothèse que, chez ces malades, les parathyroïdes étaient restées intactes, tandis que le corps de la glande principale, comme la palpation permettait de le reconnaître, s'était atrophié. Pour cet auteur, on le voit, les troubles psychiques seraient sous la dépendance d'une lésion des parathyroïdes, tandis que le grand myxœdème spontané ou opératoire serait basé sur la suppression fonctionnelle ou matérielle plus ou moins complète des deux espèces de glandes.

Gley n'accepte pas la différence radicale établie par Moussu entre les fonctions thyroïdiennes et parathyroïdiennes. Ayant constaté, dans les parathyroïdes comme dans les thyroïdes, la substance iodée de Baumann, il maintient qu'il existe une association fonctionnelle entre la glande et les glandules, ces dernières préparant le produit de sécrétion qui se déposerait ensuite dans les glandes pour être utilisé selon les besoins de l'organisme. Cette hypothèse s'éloigne de l'idée de suppléance possible des deux appareils, pour se rapprocher de l'idée de synergie fonctionnelle établie entre eux.

L'expérience de Schiff (1884), montrant que la greffe thyroïdienne empêchait les accidents immédiatement consécutifs à l'opération, contenait en germe toutes les découvertes thérapeutiques qui ont si heureusement modifié l'évolution du myxœdème et d'autres états pathologiques. Lannelongue tenta la première greffe sur l'homme; Bircher, Kocher, Bettancourt et Serrano, Merklen et Walther l'imitèrent et obtinrent des résultats encourageants. En 1890, Vassale établit que les injections intraveineuses de suc thyroïdien pratiquées aux chiens thyroïdectomisés prévenaient ou faisaient cesser les manifestations convulsives; l'année suivante, Murray utilisa cette méthode, en injection sous-cutanée, pour le traitement du myxœdème par le suc thyroïdien; une année plus tard encore, Horwitz recommanda l'ingestion de lobes de la glande, méthode thérapeutique qui allait donner des résultats surprenants.

Situés obliquement sur le cartilage thyroïde du mouton, on trouve deux corps allongés, du volume et de la forme d'une grosse amande, rouges comme la chair musculaire, et que les bouchers nomment *cornets*. Ces corps sont ordinairement coupés à l'union de leurs deux tiers postérieurs et du tiers antérieur par le couteau qui sectionne le cou; ils constituent le corps thyroïde du mouton. Pour le traitement du myxœdème, après s'être assuré de la nature et de la fraîcheur du corps thyroïde de mouton, on donne au malade, dans du bouillon ou dans un cachet, un lobe chaque jour, pendant trois ou quatre jours, en surveillant l'apparition des phénomènes d'intoxication (céphalalgie, agitation, palpitations), puis un lobe tous les deux jours, ensuite tous les quatre jours. L'ingestion de glandes en nature est toujours préférable aux préparations des diverses substances desséchées. Chez les myxœdémateux ainsi traités, dès le second jour la température centrale s'élève, la polyurie s'établit, l'infiltration des téguments se résorbe. En quelques semaines, la métamorphose est complète : les ongles et les poils ont repoussé; le gonflement des téguments a disparu; l'intelligence est sortie de sa torpeur; l'amaigrissement a fait de notables progrès.

Cet amaigrissement a tellement frappé les observateurs que, dès 1894, Leichtenstern et Wendelstadt utilisaient la médication thyroïdienne pour la cure de l'obésité simple et obtenaient des résultats favorables, au moins momentanément, qui ont été contrôlés en France par RENDU, par CHARRIN et ROGER. Le même mode de traitement qui calme les crises de tétanie strumiprive a réussi, entre les mains de GOTTSTEIN, à modifier les symptômes de la tétanie idiopathique ; entre celles de BYROM-BRAMWEL, à améliorer trois cas de psoriasis rebelle.

BRUNS (1894) a étendu la même médication au traitement du goitre simple. Nous reviendrons plus loin sur ses résultats.

Dans la maladie de BASEDOW, qui est considérée par la majorité des auteurs comme un ensemble de phénomènes traduisant l'hyperthyroïdisation, la médication thyroïdienne semble *a priori* tout à fait contre-indiquée. Quand elle a été tentée, elle s'est montrée le plus souvent défavorable et quelquefois utile. Ce dernier résultat n'est pas en contradiction avec la théorie de l'hyperthyroïdisation. Comme le fait remarquer GUIART, l'ingestion de suc thyroïdien faisant cesser le gonflement du goitre simple, mettant la glande au repos, peut produire le même phénomène sur le corps thyroïde des Basedowiens et mettre fin à la sécrétion d'une substance anormale, toxique. En tout cas, le traitement de cette maladie devra être tenté par ce procédé avec une grande circonspection. Entre les mains de BOURNEVILLE, la médication thyroïdienne a donné de bons résultats, pour augmenter l'activité de la croissance des idiots myxœdémateux et aussi des enfants simplement arriérés.

APPENDICE

Élaboration de la matière colloïde.

La substance colloïde qui se trouve dans les vésicules du corps thyroïde, dans la partie antérieure de l'hypophyse, dans le follicule de DE GRAFF à sa période de maturation, a reçu son nom de LAËNNEC, qui voulait spécifier ainsi le caractère consistant de cette substance, analogue à celui de la colle forte. Nous devons conserver cette désignation purement physique, parce que la constitution de la matière colloïde varie suivant les régions et que les substances dites colloïdes ne représentent pas un composé chimiquement défini. Les recherches d'EICHWALD, d'OBOLENSKY, de HAMMARSTEN, de BOUBNOFF, de LANDWEHR ont montré que les composés colloïdes sont formés d'un mélange, en proportions variables, de mucine et de matières albuminoïdes modifiées (métalbumine de SCHERER, thyréoprotéine de BOUBNOFF). La mucine n'est pas elle-même un corps chimiquement pur, comme le croyaient VIRCHOW, SCHERER, mais un mélange d'un corps albuminoïde avec un hydrate de carbone gélatineux (gomme animale de LANDWEHR, qui, d'après cet auteur, répond à la formule $C^{12}H^{20}O^{10}$). Les analyses constatent des différences notables dans la composition chimique et aussi dans la consistance des corps colloïdes. Ils donnent cependant tous, quelle que soit leur provenance, la réaction des matières albuminoïdes (réaction xanthoprotéique, réaction de MILLON). La substance colloïde se distingue de la mucine pure en ce qu'elle se gonfle sous l'influence de l'acide acétique, mais ne fournit pas de précipité. Mise dans l'eau, elle se transforme en une masse filante, sans se dissoudre; l'addition d'alcool provoque alors la précipitation de flocons blancs solubles dans l'eau. Le corps ainsi obtenu rappelle les caractères de la gomme arabique. C'est la « colloïdine » de GAUTIER, que ce chimiste rapproche de la tyrosine. L'alcool, le formol, l'acide chromique et d'autres fixateurs habituels des matières albuminoïdes coagulent le corps thyroïde en une masse homogène, compacte, dont les vésicules présentent des vides créés par la rétraction de la masse au moment de la coagulation. Ces vacuoles s'observent donc à la périphérie, au contact de la substance colloïde et de l'épithélium qui tapisse la vésicule. Le coagulum reste relié à la paroi par de petites travées de substance. La matière colloïde prend avec avidité les matières colorantes, surtout l'hématoxyline et le picro-carmin. ERNST trouve dans la coloration de VAN GIESSON (hématoxyline suivie d'un bain dans l'acide picrique chargé de fuchsine acide) un moyen de distinguer ce qui appartient à une masse colloïde et ce qui relève d'une dégénérescence hyaline. Cette dernière se colore en rouge intense, tandis que la substance colloïde prend une coloration rouge orangé jaunâtre.

On a beaucoup discuté sur l'origine de la matière colloïde thyroïdienne. L'opinion la plus répandue veut qu'elle provienne des cellules qui, tapissant la paroi vésiculaire, subissent la dégénérescence colloïde (FRERICHS, ROKITANSKY, FREY, CORNIL et RANVIER). Pour DEFAUCAMBERGE, qui a fait ses recherches dans le laboratoire de CORNIL, la substance colloïde se formerait par augmentation de la matière chromatique des noyaux, lesquels éclateraient en envoyant leur contenu dans l'intérieur des alvéoles. BIONDI (1888) a étudié la glande thyroïde chez les amphibies, les oiseaux et les mammifères. D'après lui, la sécrétion est le produit de l'activité cellulaire, car on peut la reconnaître, par des réactions microchimiques, dans le protoplasma même des cellules épithéliales. LANGENDORFF (1889) a observé, vers le bord libre des cellules épithéliales, des granulations jaunâtres, arrondies, plus ou moins volumineuses; la matière qui en découle est trop visqueuse pour être entraînée par les lymphatiques et s'accumule dans les vésicules. Nous avons signalé plus haut l'opinion de RENAUT (de Lyon) sur la thyromucoïne et la thyro-colloïne.

Dans la glande pituitaire, la formation de la substance colloïde est liée à la présence de cellules particulières (chromatophiles), qui agissent suivant un mécanisme encore mal déterminé.

On trouve parfois dans les vésicules de la glande thyroïde des *sphères colloïdes* qui, par leur structure stratifiée, rappellent les corpuscules amyloïdes, mais qui ne donnent pas avec l'iode la réaction caractéristique. La substance colloïde, qui possède la propriété de se gonfler fortement, exerce une pression sur le parenchyme voisin et dilate parfois les vésicules jusqu'à les transformer en kystes colloïdes. A travers les cloisons fibro-conjonctives qu'ils rompent, ces kystes s'unissent les uns aux autres.

Les recherches de Babes, Biondi, Langendorff, Renaut, Pisenti, Viola, Podack, Hurthle, Bozzi, etc., ont montré que la substance colloïde pénétrait des vésicules dans les vaisseaux lymphatiques et, de là, dans la circulation générale. Parfois même, la présence du suc a été constatée dans la lumière des vaisseaux lymphatiques péri-thyroïdiens. D'ailleurs, cette matière colloïde étant en continuelle formation à l'état normal, on s'expliquerait mal, sans faire intervenir un phénomène d'excrétion, la conservation du volume invariable de la glande.

La sécrétion exagérée, pathologique, d'une substance colloïde, s'observe dans les tumeurs kystiques de l'ovaire et aussi dans certaines néoplasies cancéreuses de l'estomac ou du rectum, dans des tubes glandulaires du col utérin, dans ceux des capsules surrénales, dans les glandes gastriques, dans les tumeurs kystiques du cou développées au-dessus des vestiges des arcs branchiaux. Lorsque le processus de formation est très accusé, la distension des vésicules amène la rupture des vaisseaux et par suite des hémorrhagies, de sorte que le liquide colloïde est plus ou moins teinté de sang. Certains kystes de l'ovaire remplis de matière colloïde peuvent acquérir des dimensions considérables. Le contenu de ces poches renferme de la matière colloïde mélangée dans une proportion variable avec de la sérosité sortie des vaisseaux. A mesure que l'épithélium qui tapisse la vésicule s'atrophie, par le fait de la pression intra-vésiculaire, les vaisseaux mis à nu dans les cloisons versent leur sérosité, et le liquide épanché devient de plus en plus fluide. Ainsi s'opèrent les transformations des goitres ou des kystes de l'ovaire primitivement colloïdes en goitres et kystes séreux.

La cause du *goitre* endémique, c'est-à-dire de la production exagérée de substance colloïde dans le corps thyroïde, est encore obscure, malgré les travaux nombreux qui ont tenté d'éclairer son étiologie. La théorie qui rattache l'apparition du goitre à l'existence d'une maladie infectieuse n'a jusqu'ici fourni aucune observation positive. Ce goitre se voit dans les régions montagneuses de la Suisse, du Tyrol, du Caucase, de la Sibérie, des Pyrénées et des Alpes. En France, la Maurienne, c'est-à-dire le territoire de la vallée de l'Arc, a été toujours un des principaux centres de l'endémie goitreuse. Le Dr Repin, qui a fait sur les lieux une enquête, a bien voulu nous fournir (communication écrite au Dr Chantemesse) les renseignements suivants. Les habitants qui boivent de l'eau de puits ou de l'eau provenant directement de la fonte des neiges ne contractent pas le goitre. A Saint-Jean-de-Maurienne, les gendarmes et leurs chevaux prenaient le goitre jusqu'à ce que l'administration militaire eût fait creuser un puits dans la caserne. A partir de ce moment, le goitre disparut. Les eaux qui possèdent au plus haut point la propriété goitrigène sont des eaux limpides, provenant de petites sources très calcaires, sortant de terrains calcaires (schistes calcaires carbonifères, mélangés le plus souvent de gypse et de dolomie). Certaines de ces sources sont réputées pour donner le goitre et sont parfois fréquentées par des conscrits désireux d'acquérir le goitre, afin de se faire exempter du service militaire. L'absorption de l'eau de certaines petites sources calcaires, pendant un mois, suffit pour provoquer l'apparition du goitre. La tuméfaction du cou disparaît et reparaît de nouveau, si on cesse l'usage de l'eau mauvaise et si, plus tard, on la reprend. L'ébullition de l'eau goitrigène, ou sa filtration à travers un simple filtre de ménage, à sable, dépouille le liquide de sa nocivité. Dans un village où toutes les maisons contenaient des goitreux, deux maisons seules étaient indemnes, celles du maire et du curé. Le Dr Repin a pu s'assurer que, seules, ces maisons étaient pourvues d'un filtre à sable. Le transport des eaux dans une canalisation d'une certaine longueur, 3 à 4 kilomètres par exemple, les améliore beaucoup. Le mélange de l'eau avec le vin lui fait perdre également ses propriétés pathogènes. C'est par ce moyen que se protègent les familles aisées, chez lesquelles on ne trouve presque jamais de goitreux.

Dans les pays de goitreux, le myxœdème est d'une fréquence anormale. Le goitre n'est pas vraisemblablement d'origine infectieuse; son développement affecte un rapport étroit avec la quantité d'eau ingérée, et le volume du cou des patients cesse de grossir et diminue, dès qu'on supprime l'usage de l'eau nocive. Le goitre n'est incurable que lorsque des lésions chroniques se sont installées et que la glande thyroïde est devenue kystique ; en revanche, des personnes aboutissent au crétinisme sans avoir présenté à aucun moment d'hypertrophie apparente du corps thyroïde. Dans les eaux goitrigènes, le Dr Repin a trouvé en abondance une diatomée qui existe dans presque toutes les eaux calcaires et qu'on trouve même, quoiqu'en quantité moindre, dans les eaux des environs de Paris. Ces eaux nocives sont très limpides ; les sédiments en sont peu abondants et constitués uniquement par des débris de matières organiques et quelques infusoires. Le résidu obtenu par évaporation, à la température ordinaire, renferme surtout du carbonate et du sulfate de chaux, avec un peu de carbonate de magnésie. Un seul examen spectroscopique, qui sera repris dans des conditions plus favorables, n'a permis de reconnaître dans ces eaux, comme élément rare, que la présence de la lithine.

Dans ces vallées de la Maurienne, l'extension du goitre a notablement diminué sous l'influence de diverses causes, et aussi par l'effet du traitement préventif iodé auquel s'assujettissent les personnes dont le cou grossit. Les jours de marché, beaucoup de paysans vont chez le pharmacien faire leur provision d'éponge calcinée. A ce traitement on peut dès maintenant préférer celui de Bruns, qui guérit le goître simple en donnant, pendant trois ou quatre semaines, chaque jour deux tablettes de substance thyroïdienne aux adultes et une aux enfants. Des observations de Bruns il résulte que le traitement est surtout efficace quand le malade est jeune et la maladie récente. Quand le goitre est devenu kystique et qu'il se montre chez des sujets âgés, la guérison n'est souvent que partielle au point de vue morphologique; mais en pratique elle équivaut à une guérison complète.

Gaide a pratiqué en Savoie la médication thyroïdienne contre le goitre et le crétinisme endémiques et a obtenu des résultats favorables.

Il faut rapprocher de cette constatation les faits signalés par Rosinski. Dans des pays à endémie goitreuse (Sud-Autrichien), cet auteur a constaté que les glandes thyroïdes des habitants contenaient une proportion d'iode inférieure à celle que renferment les glandes thyroïdes des indigènes résidant dans les villes allemandes où le goitre est inconnu.

Dans la glande thyroïde, A. Gautier a signalé récemment la présence d'une notable proportion d'arsenic. C'est un fait important dont les conséquences, au point de vue de la physiologie et de la pathologie, ne sont pas déduites entièrement. On connaît les relations entre la menstruation et les fonctions du corps thyroïde; la clinique les a signalées. Or, tandis que le sang de la circulation générale ne renferme pas d'arsenic, le sang des règles en contient beaucoup (A. Gautier). Chez l'homme, l'élimination de l'arsenic se fait par le système pileux.

INDEX BIBLIOGRAPHIQUE

Dégénérescence parenchymateuse. — R. Virchow : *Virch. Arch.*, Bd. 4, 1852 et Bd. 14. — Zenker : *Ueb. d. Veränd. d. Musk. b. Typhus abd.*, Leipzig, 1864, — Waldeyer : *Virch. Arch.*, Bd. 34, 1865. — Weihl : *Ibid.*, 61. — N. Arndt : *Der Hitzschlag.* (Virch. Arch., Bd. 64.) — Erb : *Virch. Arch.*, Bd, 43., 1868. — E. Neumann : *Arch. d. Heilkunde*, 1868, Bd. 9. — Borchsénius : *Modification des vaisseaux dans la pyohémie.* Thèse russe, 1875. — L. Popoff : *Virch. Arch.*, 1874, Bd. 61. — Weigert : *Ibid.*, Bd. 70, 72, 77, 79 — Platen : *Ibid.* (Tumefact. trouble de l'épith. rén. après la ligature des artères rén.). — O. Roth : *Ibid.* 1881, Bd. 85. — Cornil et Ranvier : *Manuel d'histologie pathologique.* — Strahl : *Z. Lehre v. d. wachsart. Degen. d. quer. Musk.* Diss. 1880, Marburg. — Benecke : *Virch. Arch.*, Bd. 99. — P. Smirnoff : *Les modif. du tissu rénal dans les div. formes d'atrophie de cette glande*, 1883, Thèse de St-Pétersbourg. — Cohnheim : *Pathol. génér.* — J. Plouchtehevsky : *Anat. path. des muscles et du diaphragme dans les f. typh.* Thèse, 1883, St-Pétersbourg. — B. Pachoutine : *Path. génér.* Ire partie, 1885 (russe). — W. Iwanovsky : *Précis d'anat. path. génér.* (en russe), 1885. — Schæffer : *Virch. Arch.*, 1887, Bd. 110. — Milowsoroff : *Rigidité cadav. des muscl.* Thèse, 1888, St-Pétersbourg. — E. Klebs : *Allg. Path.*, Bd. II, 1889. — Chetveroukhine : *Altér. du noyau cellul. dans la dégén. album. du foie dans la fièvre typh.* Thèse de St-Pétersbourg, 1889. — Altmann : *Die Elementarorganismen*, Leipzig, 1892. — S. Loukianoff : *Éléments de la pathol. génér. de la cellule*, Varsovie, 1890. — G. Benario : *Die Lehre von der trüben Schwellung*, Würzburg, 1891. — Raum : *Zur Lehre von der Zellnecrose* (Centr. f. allg. Path., 1892, Bd. III); *Ueber granuläre Einschlüsse in Geschwulstzellen.* (Arch. f. mikr. Anat. Bd. 39.) — A. Kotzowsky : *Altérat. des cellules dans la mort lente* (Arch. russes des sciences biolog., vol. IV, fasc. I.) — Cl. Schilling : *Verhalten der Altmann'schen Granule bei der trüben Schwellung.* (Virch. Arch., 1894, Bd. 135.) — G. Galleotti : *Ueber Granulationen in den Zellen.* (Intern. Monatschr. f. Anat. und Physiol. 1895, Bd. XII.) — A. Jagodinsky : *Les altérat. du cerveau dans l'éclampsie.* Thèse de St-Pétersbourg, 1895. — S. Ouspensky : *Les altérat. de quelques gangl. périphér. dans le jeûne.* Thèse de St-Pétersbourg., 1896. — A. Trambusti : *Contributo alla studio della fisio-pathologia della cellula epatica*, Firenze, 1896. (Dégénérescence vacuolaire.) — Goldscheider et Flatau : *Beiträge zur Pathol. der Nervenzelle.* (Fort. d. Med., 1897, n° 7.) — Kempner und Pollack : *Die Wirkung des Botulismustoxins und seines specifischen Antitoxins auf die Nervenzellen.* (Deutsch. med. Woch., 1897, n° 32.) — N. Merkoulieff : *Les altérat. des cellules dans la dégénér. granul. albuminoïde.* Thèse de St-Pétersbourg, 1897. — A. Gautier : *Leçons de chimie biolog. norm. et pathologique*, Paris, 1897. — J. Korowine : *Anath. pathol. de l'urémie.* Thèse de St-Pétersbourg, 1897. — A. Khokhriakoff : *Les altér. anatomo-pathol. de la rétine dans l'urémie aiguë.* Thèse de St-Pétersbourg, 1897.) — Klippel : *Dégénérescence granul. et granulo-grais. du pancréas.* (Arch. génér. de médec., 1897.)

Dégénérescence hyaline. — Recklinghausen : *Allg. Path. des Kreislaufs u. d. Ernähr.*, Stuttgart. (Bibliographie étendue de la période antérieure à 1883.) — Cornil et Ranvier : *Manuel d'histologie pathologique.* — Weigert : *Deutsche med. Wochenschr.*, 1885. — Cornil et Alvares : *Arch. de physiol.*, 1885. — Wild : *Beiträge v. Ziegler*, Bd. I, 1886. — Nauwerek : *Ibidem.* — Langhans : *Virch. Arch.*, Bd. 99. — Porivaeff : *Jahresb. f. Ophthalm.*, 1886. — Kamotzky : *Centralblatt f. Augenheilkunde*, 1886. — Kholchewnikoff : *Virch. Arch.*, Bd. 112, 1888. — B. Affanassieff : *Wratch.*, 1888. — N. Wolkowitch : *Rhinosclerome.* Thèse de Kiew, 1888. — Vossius : *Beitr. v. Ziegler*, Bd. V., 1889. — Ziegler : *Allg. Path. Anat.*, 6° édit, 1889. — Russel : *Brit. Med. Journ.*, 1890. (Première descript. des corpuscules pris pour des levures.) — Wissokowitch : *Die Bezieh. d. Scrophulose zur Tuberculose.* Wiesbad, 1890. — P. Ernst : *Ueber Beziehungen d. Keratohyalins zum*

Hyalin. (Virch. Arch., 1892, Bd. 130); *Ueber Hyalin, insbesondere seine Beziehung zum Colloïd.* (*Ibid.*) — K. Touton : *Protozoen ähnliche Gebilde* (Russelsche Korperchen) *in den Hauttumoren*, München, 1892. — Klien : *Russelsche Körperchen und Altmannsche Granula.* (Beitr. Ziegler, 1892, Bd. XI.) — Goldmann : *Zur Lehre von malign. Lymphomen.* (Centr. f. allg. Path., 1892, Bd. III.) — S. Manasse : *Ueber hyaline Ballen in den Gehirnegefässen bei acut. Infektionskrankheiten.* (*Ibidem*, 1892, Bd. 130.) — Niehus : *Zur Path. d. Cavernitis Chronica.* (Virch. Arch., Bd. 118.) — Ernst : *Vorkommen von Fibrin in Harncylindern.* (Beitr. Ziegler, 1893, Bd. XII.) — E. Neumann : *Fibrinoide Degeneration des Bindegewebes bei Entzünd.* (Virch. Arch., Bd. 174, 1896.) — Lubarsch : *Natur und Entstehung d. Nierencylinder.* (Centralbl. f. allg. Path., 1893.) — Ottiger : *Reiskörperchen in den Schleimhäuteln*, Zürich, Diss., 1894. — K. Touton : *Ueber Russelsche Fuchsinkörp. und Goldmannsche Kugelzell.* (Ibid., Bd. 132.) — J. Prus : *Eine neue Form der Zellenartung, secretorische fuchsinophile Degeneration.* (Centralbl. f. allg. Path., 1895, Bd. VI.) — J. Prus : *Ueber Russelsche Fuchsinkörperch.*, Krakau, 1895. — N. Wolkowitch : *Altération de la fibrine sous l'influence des conditions mécaniques des articulations et formation des grains riziformes.* (Arch. de Path. de Podwyssotsky, 1896, v. I.) — W. Podwyssotsky : *De la formation des cristaux aux dépens des cylindres hyalins.* (*Ibid.*, 1896, vol. I.) — W. N. Joukowsky : *De la dégénérescence vitreuse des nouveau-nés.* (Sclerema neonatorum.) *Ibid.*, 1896, v. II, fasc. 6.) — M. Gurvitsche : *Myofibrosis cordis.* (Dent., 1896, Jurjew (Russie). — S. Michalsky : *Reiskörper in Gelenken.* Diss. 1897, Greifswald. — A. Dimitrieff : *Veränderung des elastischen Gewebes bei Arteriesclerros.* (Beiträge von Ziegler, 1897, Bd. 22, Heft 2.) — Pelagatti : *Blastomyceten und hyaline Degeneration.* (Virch. Arch., 1897, Bd. 150. — Dehin : *Myofibrosis cordis.* (Dent. Arch. f. kl. Med., 1898, Bd. 62.) — Freund : *Periarteriistis nodosa.* (*Ibidem*, 1899, Bd. 62, Neft, 5-6.) — L. Lindemann : *Casuistik und Therapie d. Sclerodermie.* (*Ibidem*, 1899, Bd. 66.) — Melnikoff-Rasvedenkoff : *Ueber elastich. gewebe versch. organe im normal. und path. Zustande.* (Beiträge *Ziegler*, 1899.)

Dégénérescence kératoïde. — Lebert : *Ueber Keratose*, 1864. — Bætge : *Ueber keratosis circumscripta.* Diss., 1875, Dorpat. — Waldeyer : *Untersuchung über d. Histogenese der Horngebilde*, Bonn, 1882. — Cornil et Ranvier : *Manuel d'histologie pathologique.* — Unna : *Monatschr. f. Dermat.*, 1882 et 1889. — Zeller : *Psoriasis uterina.* (Zeitschr. f. Gynaek., 1884, Bd. 11.) — Collin : *Contribution à l'étude de la sclérodermie.* Thèse, Paris, 1886. — Reinke : *Arch. f. mikr. An.*, Bd. 30. — Neelsen : *Viertelj. f. Derm.*, 1887. — Virchow : *Pachyderm. laryngis.*, Berlin, Kl. Woch., 1887. — Zander : *Arch. f. Anat. und Phys.*, 1888. — F. Asmus : *Ueber cornu cutaneum, insbesond. dessen Vorkom. an d. Glans penis*, Diss., 1888, Bonn. (Bibliographie étendue.) — Buzzi : *Monatschr. f. Dermat.*, 1889, Bd. VIII. — T. Pavloff : *Ibid.*, Bd. IX, 1889. — Klebs : *Allgem. Path.*, Bd. II, 1889. — Posner : *Virch. Arch.*, Bd. 118, 1889. — Besnier : *Symetr. keratodermie.* (Intern. Atlas der Hautkr., 1889, Heft II.) — L. Lazansky : *Zeitsch. f. Heilkunde*, Bd. XI, 1890. (Bibliogr. étendue sur la keratohyaline.) — Notzen : *Verhornung innerer Epithel.*, Kiel, 1890. — Mertsching : *Virch. Arch.*, Bd. 116, 1889. — Sklavunos : *Unters. über Eleidin und Verhornungsfr. d. Pars cardiaca d. Mag.*, Würzb., 1890. — Winkler und Schrötter : *Zur Eleidinfrage.* (Mittheil. d. embr. Inst. zu Wien, 1890. — W. Grosse : *Ueber Keratohyalin und Eleidin und ihre Beziehungen zum Verhornungsprocess.* Diss. Königsberg, 1892. — M. Derbe : *Ueber Vorkom. v. Pflasterepith in Cylinderepith. trag. Schleimhäut.* Diss., Königsb., 1892. — Unna : *Hyaline Degener. der Carcinomen-Epith.* (Dermathol. Zeitschr., 1894, Bd. I.) — Fabre-Domergue : *An. de Micrographie*, 1894. — Kutscher : *Wachsthum d. Hauthörner.* Diss., Freiburg, 1895. — Dreyser und Oppler : *Zur Kenntn. des Eleidin.* (Arch. de Pick, 1895, Bd. 30.) — Pianese : *Histologie und Aetiologie der Carcinome*, 1896. — Ernst : *Stud. über path. Verhornungen mit Hülfe d. Gram'schen Methode.* (Beiträge Ziegler, 1897, Bd. 21, Heft 3.). — K. Baas : *Das Hornhauthorn.* (Centr. allg. Path., 1897, N° 7/8.) — Mibeli : *Aetiologie und Varietäten der Keratosen.* (Monatschr. f. pr. Dermat., 1897, Bd. 24, N° 7/8.) — G. J. Jastreboff : *Contribution à l'étude des formations cornées de la peau chez l'homme et de leur rapport avec les divers cancroïdes.* (Ann. de Chir. russe, 1897, v. II, f. 6.) — E. Robert : *Cornes cutanées dans la blennorhagie.* Thèse, Paris, 1897. — Unna : *Wesen d. norm. u. path. Verhorn.* (Mon. f. prakt.

Dermat., 1897, Bd. 24.) — WASSMUTH : *Zur Lehre von d. Hyperkerathosis multipla.* (Beiträge ZIEGLER, 1899, Bd. 26.)

Dégénérescence amyloïde. — R. VIRCHOW : *Arch. Virch.*, Bd. 6, 8-11. — H. MECKEL : *Charité An.*, 1853. — PAULITZKY : *De prostatæ degeneratione amyloïdea.* Diss. 1867 et Virch. Arch., Bd. 16.) — FRIEDREICH : *Virch. Arch.*, Bd. 9-11. — FRIEDREICH und KEKULE : *Ibid.*, Bd. 16, 1859. — KUHNE und RUDNEW : *Ibid.*, Bd. 33, 1865. — LIOUBIMOFF : *Virch. Arch.*, Bd. 61. — E. WAGNER : *Arch. f. Heilk.*, Bd. II, 1861 et *Deutsch. Arch. f. Klin. Med.*, Bd. 28. — JURGENS : *Virch. Arch.*, Bd. 65. — FEHR : *Studien über Amyloid-degen.* Diss., Bern. — E. KYBER : *Stud. über amyl. Degen.*, Diss., Dorpat, 1871. (L'ancienne bibliograph. y est recueillie.) — BŒTTCHER : *Virch. Arch.*, Bd. 72.) — N. LEBEDEFF : *Recherches sur les rates amyloïdes*, Thèse, St-Pétersbourg, 1873. — D. ZEMLANITZINE : *Contribution à l'ét. de l'origine des corps amyloïdes de la prostate*, Thèse, St-Pétersbourg, 1876. — CURSCHMANN : *Virch. Arch.*, Bd. 79. — STRŒHMBERG : *Amyl. Degen. d. Augenl.*, Diss., Dorpat, 1877. — CORNIL : *Arch. de Physiol.*, 1875. — CORNIL ET RANVIER : *Manuel d'histologie pathologique.* — E. ZIEGLER : *Virch. Arch.*, Bd. 65. — EBERTH : *Virch. Arch.*, Bd. 80 u. Bd. 84. — RÄHLMANN : *Virch. Arch.*, Bd. 87. — A. FAVRE : *Recherches sur les corps amyloïdes de l'appareil uro-génit.*, Thèse, Genève, 1879. — MANDELSTAM et ROGOWITCH : *Arch. f. Ophtalm.*, 1879. — ZWINGMANN : *Die Amyloidtumoren d. Conjunctiva*, Diss., Dorpat, 1879. — GRAWITZ : *Virch. Arch.*, Bd. 94. — STILLING : *Virch. Arch.*, Bd. 98 et 103. — ZAHN : *Deutsch. Zeitschr. f. Chirurg.*, Bd. 22 ; ainsi que Virch. Arch., Bd. 72, 1878. (Corps amyloïd d. Lungen.) — HENNINGS : *Zur Statistik d. Aetiol. d. amyl. Entart.*, Diss., Kiel, 1880. — MODRZEJEWSKY : *Arch. exp. Path.*, Bd. I. — KUBLI : *Die klin. Bed. d. Amyloid. tum. d. Conjonct.*, Diss., Dorpat, 1881. — RABE : *Jahresb. d. Thierarzneisch.* z. Hannover, 1884. (Dégén. amyl. chez les animaux.) — A. COHEN : *Amyloidedegen. mehr. Organe*, Diss., München, 1887. — S. KOSTIOURINE : *Wratch*, 1886 et *Wien. med. Jahrbüch.*, 1886. — LITTEN : *Deutsche med. Wochenschr.*, 1887. — A. VOSSIUS : *Ziegl. Beitr.*, Bd. IV, 1888. (Bibliogr. sur la dégénér. amyl. de la paupière.) — BIRCH-HIRSCHFELD : *Ueber d. Verhalten d. Leberzellen in d. Amyloidleber.* (Wagner Festschrift, Leipzig, 1888.) — POSNER : *Zeitschr. f. klin. Med.*, 1889, Bd. XVI. — E. BURCHARDT : *Eine neue Amyloidfärbung.* (Virch. Arch., Bd. 117, 1889., Violet de gentiane dans l'eau d'aniline; décolorat. par l'acide chlorhydr. faible.) — A. PODBELSKY : *Dégénér. amyloïde du pancréas*, Wratch, 1889. — A. EGOROFF : *Dégénér. amyl. du poumon*, Thèse, St-Pétersbourg, 1890. — BOUCHARD et CHARRIN : *Progrès méd.*, 1888. (Dégénér. amyl. expér. chez le lapin.) — HIELMANN : *Studien öfver Amyloidujurens. etiologi och Symptomatologi.* Diss., Helsingfors, 1890. (Statist. de 11 ans sur la dégénér. amyl. dans la clinique loc.) — SCHAFFER : *Ziegler's Beiträge*, 1890, Bd. VII. (Les corpuscules concentriques dans le cerveau des chiens enragés. — S. ABRAHAM : *Eigenth. Form. d. amyl. Entart.; Ein Fall von Combination chronisch. hepatitis mit Amyloidenent.*, Freiburg, Diss., 1891. — REDLICH : *Die Amyloidkörperchen d. Nervensyst.* (Jahrb. f. Psychiatr., Bd. IX.) — KRUDENER : *Ein Beitrag zur path. Anat. der Amyloidtumor.*, Dorpat, Diss., 1892. — SIEGERT : *Unters. über d. Corp. amylacea.* (Virch. Arch., Bd. 129, 1892.) — Th. ROMANOFF : *La réaction micro-chimique du fer dans les corpuscules amyloïdes et calcaires*, Wratch, 1893. — CZERNY : *Arch. f. exper. Path. u. Pharm.*, 1893, Bd. 31 ; *Centralbl. f. allg. Path.*, 1896, Bd. VII. — WICHMANN : *Die Amyloiderkrankung.* Beiträge v. Ziegler, 1893, Bd. XIII (bibliogr. et historique jusqu'à 1893). — STROEBE : *Beiträge v. Ziegler*, 1898, Bd. XV (les corpuscules lamelleux du système nerveux central dans la cicatris. des plaies.) — L. KANTOROWICZ : *Thionienfärbung f. Balsampräpar. von amyl. Organen.* (Centralbl. f. allg. Path., 1894, Bd. V.) — N. KRAVKOFF : *De la dégénér. amyloïde, provoquée expérim. chez les animaux*, Thèse de St-Pétersbourg, 1894 ; *Ueber bei Thieren exper. hervorgeruf. Amyloid.* (Centralbl. f. allg. Path., 1895, Bd. VI.) *De la dégénér. amyloïde chez les animaux.* (Arch. de médec. expér. 1896. — M. SCHTCHEGOLEFF : *La suppuration, sa relation avec la réaction de l'iode dans les leucocytes du sang et rapport entre ces derniers et la dégénér. amyloïde.* (Travaux de la Soc. physico-médic. de Moscou, 1895) ; *De la dégénér. amyl. expér. chez les animaux* (Arch. de PODWYSSOTSKY, 1896.) — A. GRIGORIEFF : *Zur Frage d. Resorptionsfähigkeit des Amyloid.* (Beiträge v. Ziegler, 1895, Bd. XVIII.) — A. MAXIMOFF : *Hystogenèse de la dégénérescence amyloïde du foie chez les animaux.* (Arch. de PODWYSsotsky, 1896, v. I; bibliogr. étendue.) — Mikhailowitch : *Comment se comportent les cellules du foie dans la dégénér. amyl. de cet organe.* (Wratch, 1896, N° 37, 39.) — Eastman : *Zur Entstehung der corpora amylacea in d. Prostata*, Berlin, 1896, Diss. — Th. Lominsky : *Les produits patholog. et les œufs du distome dans les œufs de poule.* (Arch. de Podwyssotsky, 1896, v. I; *Descript. des corps lamelleux, formés aux dépens des différentes cellules embryon. dégénérées.* — Carrière : *Un cas de dégénéresc. amyloïde* (Journal de méd. de Bordeaux, 1896.) — Kravkoff : *De la dégénérescence amyloïde et des altérations cirrhotiques provoquées expériment. chez les animaux.* (Arch. de méd. expérim., Paris, 1896.) — Lindemann : *Bemerkungen zur Iodschwefelsäurereact. d. Amyloidsubst. in der Leber.* (Centralbl. f. allg. Path., 1897, N° 10.) — C. Davidsohn : *Ueber exper. Erzeugung von Amyl.* (Virch. Arch., 1897, Bd. 150, Heft I.) — Kravkoff : *Beiträge zur Chemie d. Amyloidentartung.* (Arch.) *Exper. Path. u. Pharmac.*, Bd. 40, Heft 3-4, 1897. — R. Kamm : *Ueber Amyloiddegenerat. des Fettgewebes.* (Centralbl. f. allg. Path., 1897, N° 23.) — Lubarsch : *Zur Frage d. exper. Erzeugung d. Amyloids.* (Virch. Arch., Bd. 150, 1897. — Petrone : *Recherches sur la dégénéresc. amyl. expériment.* (Arch. de méd. expériment., 1898.) — Schepilevsky : *Production expérim. de la dégénér. amyloïde.* (Arch. de Podwyssotski, 1889.) — P. Manasse : *Multiple amyloïd. geschwülste d. oberen Luftwege.* (Virchow. Arch., Bd. 159. 1900.)

Dégénérescence colloïde et muqueuse. — Pour la bibliographie de la morphologie du mucus et de la substance colloïde, voir Lavdowsky : *Anat. Microsc.* (en russe), 1887. — Cornil et Ranvier : *Manuel d'histologie pathologique.* — Frerichs : *Ueber Gallert. und Colloïdgeschw.*, 1897, Göttingen. — Sherer : *An. d. Chemie und Pharm.*, 1846. — Schlossberger : *Versuch einer Thierchemie*, 1856 (bibliogr. sur la mucine). — R. Virchow : *Virch. Arch.*, Bd. 6, 1854. — E. Eichwald : *De la dégénér. colloïde des ovaires*, St-Pétersbourg, 1863; ainsi que *Annal. d. Chemie und Pharm.* Bd. 134 (bibliogr. étendue); ainsi que *Chemie d. Gewebebild. Substanzen u. ihre. Abköm.*, 1873. — Freund : *Die Beziehungen d. Schilddrüse zu den weiblichen Geschlechtsorg.*, Diss., Strasbourg, 1882. — Obolensky : *Arch. d. Pflüger*, Bd. IV, 1871. — Wölfler : *Bau d. Kropfes*, Berlin, 1883. — Landwehr : *Zeitschr. f. phys. Chemie*, Bd. 5, 6, 8, 9; aussi que *Arch. v. Pflüger*, Bd. 39, 1886. — Boubnoff : *Zeit. f. phys. Chemie*, 1884, Bd. 8. — Paneth *Arch. f. mikrosk. Anat.*, 1888, Bd. 31. — Hammarsten : *Zeitschrift f. phys. Chemie*, Bd. 12; ainsi que les *Arch. Pflüger*, Bd. 36. — N. Rogovitch : *Beiträge v. Ziegler*, Bd. IV; ainsi les *Arch. de Physiol.*, 1880. — H. Stieda : *Beiträge Ziegler*, 1890, Bd. VII. — Langendorff : *Arch. d. Phys. u. Anat.*, 1889, Supplement-Heft. — Pisenti et Viola : *Centralbl. f. die med. Wiss.*, 1890, N. 26, 27. — Hoyer : *Ueber Nachweis. d. Mucins in Geweben mittelst der Färbemethode.* (Arch. f. Anat., 1890, Bd. 36.) — Lankowsky : *La cellule muqueuse* (caliciforme), Thèse, St-Pétersbourg, 1891. — Kossinsky : *Die Schleimmetamorph. d. Krebszellen.* (Centrbl. f. Allg. Path., 1891, Bd. III.) — Kickefel : *Zur Histologie u. zur systematisch. Stellung d. schleimig. oder gallertig. Colloïd in Strumen.* (Beiträge Ziegler, 1864, Bd. 16.). — C. Mörner : *Ueber eine im Hühnereiweiss vorkom. Mucoidsubstanz.* (Zeitschr. f. phys. Chemie, Bd. 18.) — Catherine Mitukoff : *Ueber das Paramucin.* Diss., Bern, 1895. — H. Weydemann : *Das thierische Gummi u. seine Darstellbarkeit aus Eiweiss.* Diss., Marburg, 1896. — M. Jatzewitch : *Du sucre de la substance muqueuse de l'organisme animal.* Thèse de St-Pétersbourg, 1897. — G. Landel : *Caractères micro-chimiques du mucus.* Thèse, Paris, 1897. — Ad. Schmidt : *Schleimabsonder in Magen.* (Deut. Arch. f. kl. Med., 1897, Bd. 47. — A. Kotzowsky : *Histologie de la dégénéresc. kystique congénitale des reins* (Arch. de Podwyssotsky, 1897, v. III.) — C. Heilmann : *Bildung der Gallerte in Carcinoma gelatinosum*, Diss., Greifsw., 1897. — L. Comte : *Thyreoïdea u. Hypophyse bei Cretinen.* (Virch. Arch., 1897, Bd. 147); *Hypophyse humain etc.* (Beiträge Ziegler, 1898, Bd. 23.) — P. Meyer : *Schleimfärbung.* (Mittheil. aus d. zool. Stat., Neapel, 1897, Bd. 12.) — Ad. Schmidt : *Die Schleimabsonderung.*, Leipzig, 1898.) — Frank : *Ueber Mucin-Gerinnsel im Harn.* (Zeit. f. Klin. Medicin., 1899, Bd. 38.)

Myxœdème et cachexie strumiprive. Goitre. — On trouve une bibliographie étendue sur la myxœdème dans la monographie de G. Buschan : *Ueber Myxœdem und verwandte*

Zustände, 1896. — W. Gall : *Transaction of the cl. Soc. of. London*, 1873. — Ord : *Ibid.*, 1877. — Charcot : *Myxodermie*, Gaz. Méd., 1880. — Ballet, Bourneville et Ollier : Progr. Méd., 1880. — Weiss : *Vollkmanns Vorträge*, 1881. — Reverdin : *Revue Méd. Suisse*, 1882, 1883. — Kocher : *Arch. f. klin. Chir.*, 1883. — P. Bruns : *Klin. Vortr.*, N. 200. — M. Schiff : *Revue méd. d. l. Suisse*, 1884, 1887. — R. Grundler : *Zur Cachexie strumipr.*, 1885, Tübing. — Hörsley : *Proceed. of the royal Society of London*, 1883, 1885, Bd. 35-36. — Sanguirico et Canalis : *Arch. ital. de biol.*, 1884., Bd. 5. — Jizzoni : *Richerche sperim. al. fisiopatologia del corpore Tiroide de Coniglio*, Bologna, 1885. — Wolkowitch : *Khirurg. Wiestnik* (russe), 1885. — Fuhr : *Arch. f. exp. Path. u. Pharm.*, Bd. 21, 1886 (bibliogr. ancienne). — R. Virchow : *Berl. klin. Woch.*, 1887, N. 8. — M. Mackew : *Contribution à l'étude du myxœdème*, Paris, Thèse, 1888. — Ribbert : *Die neuen Beobachtungen über d. Extirp. d. Schilddr. und d. Myxœdem.* Deut. med. Woch., 1887. — N. Rogowitch : *Les suites de l'extirpation de la glande thyr. chez les animaux.* (Bullet. de l'Univers. de Kiew, 1887, ainsi que les *Beiträge v. Ziegler*, Bd. IV, 1888 ; Arch. de Physiologie, 1888. — N. Autocratoff : *Influence de l'extirpation de la glande thyr. sur le système nerveux des animaux.* Thèse, St-Pétersbourg, 1888 (bibliogr. étendue). — Caspery : *Myxœdème.* (Berl. kl. Woch., 1888.) (Descript. des altér. histol. de la peau, hypertrophie des fibres élastiques.) — Mosler : *Virch. Arch.*, Bd. 114, 1888. — Langendorff : *Aeltere und neuere Ansichten über die Schilddrüse*, Biolog. Centralbl., 1889. — Drobnik : *Arch. f. exp. Path.*, Bd. 25, 1888. — A. Michelson : *Échanges gazeux après l'extirpat. de la glande thyr.* Thèse, St-Pétersbourg, 1889. — Schwarz : *Zur Myxœdemfrage.* (Berl. kl. Woch., 1889.) — Bourneville : *Cachexie pachydermique.* (Arch. d. Neurologie, 1890.) — H. Bircher : *Das Myxœdem u. die cretinische Degenerat.* (Volkmann's Sam., 1890, N. 3, 7.) — Brajnikoff : *La question du myxœdème.* (Méd. prat. (russe), 1890, N. 2, Revue générale.) — G. Rockwell : *Extirpation d. Thyreoidea an Tauben.* (Pflüg. Arch., Bd. 47.) — Hörsley : *Die Function d. Schilddrüse.* (Internat. Virchow's Festschrift, Bd. I, 1891.) — A. Schönemann : *Hypophysis. u. Thyroidea.* (Virch. Arch., Bd. 129, 1892.) — G. Naumann : *Ueber d. Kropf und dessen Behandlung*, London, 1892. — M. Podack : *Beitrag zur Histologie und Funktion d. Schilddrüse.* Diss., 1892, Königsberg. — G. Kopp : *Veränder. im Nervensystem, besonders in d. peripher. Nerven d. Hundes nach Extirpat. d. Schilddrüse.* (Virch. Arch., Bd. 129, 1892.) — Th. Langhans : *Ueber Veränd. in d. peripher. Nerven bei Cachexia thyreoipriva.* (*Ibid.*) — Saint-Remy : *Contribut. à l'histologie de l'hypophyse.* (Arch. de Biologie, 1892, tome 12 ; chez la salamandre et la grenouille.) — R. Boyse and Beadles : *Enlargement of the Hypophysis cerebri, in Myxœdema.* (Journ. of Path. and Bacter., 1893.) — Unna : *Die Histopathologie d. Hautkrankheit.*, Berlin, 1010. — Rosenblatt : *Cause de la mort des animaux après l'extirpat. de la gl. thyr.* (Thèse, St-Pétersbourg, 1894. (Altér. des reins.) — Bagenoff : *Des autointoxications, etc.*, Wratch, 1894. — B. Gueynatz : *Les idées anciennes et modernes sur la gl. thyr.*, Thèse, St-Pétersbourg, 1894. — O. Lanz : *Zur Schilddrüsenfrage*, Leipzig, 1894. — Tartarin : *Un cas de dégénér. myxomateuse généralisée des nerfs.* Paris, Thèse, 1895. — Bozzi : *Unters. über die Schilddrüse.* (Beiträge Ziegler, 1895, Bd. 18.) — Tchirkoff : *Le myxœdème et son traitem. par l'extrait de la gl. thyr.* (IXe congrès des naturalistes et médic. russes, 1894.) — Hoffmeister : *Beitr. zur kl. Chir.*, 1894. — Chantemesse et R. Marie : *Myxœdème fruste.* (Soc. médic. hôpit., 1894.) — Chantemesse et R. Marie : *Glandes parathyroïdes.* (Soc. médic. hôpit., 1894.) — Vassale : *Nouvelles expériences sur la glande thyroïde.* (Arch. ital. de biol., 1892.) — Verstraeten et Vanderlinden : *Étude sur les fonctions du corps thyroïde.* (Brux. Hayez, 1894.) — Revilliod : *Le thyroïdisme et le thyroproteïdisme et leurs équivalents patholog.* (Rev. méd. de la Suisse romande, Genèv., 1895.) — Christiani : *De la greffe thyroïdienne en général et de son évolution histologique en particulier.* (Arch. de phys. norm. et pathol., Paris, 1895.) — Jeanselme et Novarro : *Thyroïdite à streptocoques.* (Rev. génér. de clinique et de thérapeut., 1895.) — Christiani : *Effets de la thyroïdect. chez les serpents.* (Soc. de biol., 1895.) — Gley et Nicolas : *Recherches sur les modificat. histol. des glandules thyroïd. après la thyroïdect.* (Soc. de biol., 1895.) — Gley et Langlois : *Sur la résistance des glob. rouges du sang chez les lapins thyroïdectomisés.* (Soc. biol., 1895.) — Rouxeau : *Bronchop. consécutive à la thyroïd. chez le lapin.* (Soc. de biol., 1895.) — Semmola : *Lésions intestinales consécutives à la thyroïd. chez le chien.* (Congrès fr. de méd., 1895.) — Gley : *Détermination de toxicité du sérum sanguin chez chiens thyroïdectomisés.* (Arch. de phys., 1895, Paris.) — HOSKOVEC : *Note sur l'examen microscop. des organes de trois lapins morts de cachexie thyréoprive.* (Soc. de biol., 1895.) — FISCHER : *Rapports entre la glande thyroïde et l'appareil génital de la femme.* (Presse méd., 1895.) — LANZ : *Des effets de la thyroïdect. chez les animaux* (Trib. méd., 1895.) — RÉGIS : *Cas de myxœdème congénital. Début du traitement thyroïdien.* (J. de médec. de Bordeaux, 1895.) — ODDO : *Un nouveau cas d'idiotie myxœdémateuse traité avec succès par la méthode thyroïdienne.* (Marseille méd., 1895.) — NAVÉ : *Traitement chirurgical des accidents myxœdémateux et crétinoïdes par le thyréréthisme.* Thèse, Lyon, 1895. — MASOIN : *Note sur les modifications de la quantité relative d'oxyhémoglobine contenue dans le sang des myxœdémateux.* (Soc. biol., 1895.) — LEBRETON et VAQUEZ : *Modifications du sang dans le myxœdème.* (Soc. méd. des hôpitaux, 1895.) — HOUËL : *Note sur un malade présentant un état cachectique particulier (myxœdème) amélioré par des injections d'extrait thyroïdien.* (Montpellier médical, 1895.) — GODART-DANHIEUX : *Un cas de myxœdème.* (Journ. de méd. chirurg. et pharmacol., Bruxelles, 1895.) — GAIDE : *Du traitement thyroïdien dans le goitre, le myxœdème et le crétinisme.* Thèse, Bordeaux, 1895. — EWALD : *Myxœdème par l'ingestion de tablettes de thyroïdine.* (Sem. méd., Paris, 1895.) — ARNOZAN : *Un cas de myxœdème.* (Mém. de Soc. de médec. et de chir. de Bordeaux, 1894-1895.) — REGIS : *Un nouveau cas de myxœdème infantile notablement amélioré par le traitement thyroïdien.* (Journ. de méd. de Bordeaux, 1895.) — BURCKHARDT : *Un cas de myxœdème guéri par la thyroïdine; mort par bronchopneumonie; autopsie; absence totale du corps thyroïde.* (Rev. de la Suisse romande, Genève, 1895.) — BOURNEVILLE : *Cas de myxœdème congénital.* (Progr. médic., 1895.) — BALZER : *Myxœdème, traitement par l'injection de corps thyroïde frais.* (Ann. de dermatol. et de syph., Paris, 1895.) — MASOIN : *Influence de l'extirpation du corps thyroïde sur la quantité d'oxyhémoglob. contenue dans le sang.* (Acad. de Belg., Brux., 1895.) — PITRE : *Trait. du myxœdème par la médic. thyroïd.* Thèse de Lyon, 1895. — MORDAGNE : *Étude de la médic. thyroïd. et des modif. de l'excrét. urinaire après l'ingest. du corps thyr.* Thèse de Toulouse, 1895. — MORIN : *Physiol. et médicat. thyroïd.* (Rev. de la Suisse romande, Gen., 1895.) — BÉCLÈRE : *Le danger de l'alimentat. thyroïd.* (Soc. des hôpit. 1895.) — THIBIERGE : *Le trait. thyr. du psoriasis.* (Ann. de dermat. et de syph., 1895.) — LYON : *La médicat. thyr.* (Gaz. hebd., 1895.) — BALLET et ENRIQUEZ : *Des effets de l'hyperthyr. expériment.* (Médec. mod., 1895.) — MASOIN : *Remarq. sur la toxicité urin. pour la déterminat. des fonct. des corps thyr.* (Arch. de phys., 1895.) — SENÉ : *Guérison d'un goitre volum. par ingest. de corps thyr.* (J. de méd. et de chir. prat., Paris, 1895.) — BRISSAUD et SOUQUES : *Myxœdème opérat. traité par l'ingest. de gland. thyr.* (Congr. des méd. aliénist., Paris, 1895.) — LOWITZ : *De la médic. thyr. au point de vue histor., physiol. et thérap.* Thèse, Bordeaux, 1895. — LAUER : *Valeur thérap. de la glande thyr.* (Rev. de polyt. méd., Paris, 1895.) — CUNNINGHAM : *L'alimentat. thyr. dans le goitre exopht.* (N. Y. méd. j., 1895.) — RALJEN : *Myxœd. idiop. guéri par les tablettes thyroïd.* (Presse méd., 1895.) — MARIE : *De la médicat. thyr. dans le goitre vulgaire.* (Soc. méd. des hôpit., 1895.) — MORICET : *Des hypertr. thyr.* (Thèse, Paris, 1895.) — BRISSAUD : *Corps thyroïde et malad. de Basedow.* (Congrès de Bordeaux.) — RENAUT : *Corps thyr. et mal. de Basedow.* Rapport de M. le Dr BRISSAUD. (Courrier médic., 1895.) — JACQUES : *Du goitre dans les Hautes-Alpes.* (Thèse, Lyon, 1895.) — DOLÉRIS : *Affect. gén. de la femme et malad. de Basedow.* (J. de méd., 1895.) — JABOULAY : *Les causes de la mort chez les goitreux.* (Arch. d'anthrop. criminelle, Paris, 1895.). — BONNE : *Examen par la méthode de Golgi des nerfs intrathyr. dans un cas de goitre exophth.* (Rev. de neurol., 1895.) — BOUCHAUD : *Goitre exophth. et trembl. pérédit.* (J. des sc. méd. de Lille, 1895.) — KOHN : *Arch. f. mikr. Anat.*, 1895, Bd. 44. — BOGROFF : *Rôle physiol. de la gl. thyr.* Thèse, Saint-Pétersbourg, 1895. — EPELBAUM : *Organothérapie*, Thèse, Paris, 1895. — RENAUT : *Rapport Congrès de Bordeaux*, 1895. — BOULLENGER : Thèse, Paris, 1896. — BOURNEVILLE : *Idiotie myxœdémateuse traitée par l'ing. thyroïd.* (Arch. de Neur., 1896.) — CASTAGNOL : *Étude historique de la médication thyroïdienne.* Thèse, Paris, 1896. — E. FORNER : *Zur path. Anat. d. Morb. Basedovi. mit besond. Berücksicht. d. Struma.* (Virch. Arch., Bd. 143, 1896.) — GUIART : *Étude sur la glande thyroïde dans la série des vertébrés*, Thèse, Paris, 1896. (Bibliogr. très étendue.) — MARSIL : *Le goitre, trait. méd. et chirurg.* (Union médic. du Canada, Montréal, 1896.) — ABADIE :

Nature et trait. du goitre exophth. (Assoc. franç. de chirurg., Paris, 1896.) — BAYLAC : *De l'hérédité similaire dans le goitre exophth.* (Arch. de méd. de Toulouse, 1896.)— SOUKHANOFF : *Du trouble mental dans le goitre exophth.* (Arch. de Neurol, 1896). — DEPAGE : *A propos du goitre en Belgique.* (An. soc. Belge de chirurg., Bruxelles, 1896.) — HUGOUNENCQ : *La thyroïdine et le goitre.* (Lyon méd., 1896). — BRANTHOME : *Sur deux cas de guérison du goitre par la médicat. thyr.* (France méd., 1896.) — BAR : *Contribution à l'étude de la thyroïdite aiguë.* (Rev. hebd. de laryng., Paris, 1896.) — VERDUN : *Sur les glandules satellites de la thyroïde du chat et les kystes qui en dérivent.* (Soc. biol., 1896.) — BÉRARD : *Sur quelques points de la circulat. artér. thyroïd.* (Prov. méd., Lyon, 1896.) — ROUXEAU : *De l'influence de l'ablation du corps thyr. sur le dévelop. en poids des gland. parathyr.* (Soc. de biol., 1896.) — VIGIER : *Capsules de corps thyr.* (Méd. moderne, 1896. — ROMME : *La thyroïdine.* (Presse méd., 1896.) — KYSSÈLE : *Myxœdème traité par les préparations de corps thyroïde.* — HUCHARD : *De la médicat. thyr. dans les affect. du cœur et des vaisseaux.* (Rev. prat. des trav. de médec., Paris, 1896.) — FAURE (M.). *Étude sur le rôle du corps thyr. ou thérap.* (Gaz. des hôpit., 1896.) — FLOURENS : *Étude sur la médicat. thyr.* (Bordeaux, Gounouilhou, 1896.) — TŒPFER : *De la thyroïdine.* (Sem. méd., Paris, 1896.) — DESPLATS : *Contribution à l'étude de la méd. thyr.* (J. des sc. méd. de Lille, 1896.) — CHASSEVANT : *La méd. thyroïd.* (*étude pharmacol.*). (Presse méd., 1896.) — BOULLANGER : *Act. de la glande thyr. sur la croissance.* (Thèse, Paris, 1896.) — PHILIPPON : *État de la nutrition dans la malad. de Basedow. Modif. par le trait. thyr.* (La Cliniq., Brux., 1896.) — SABRAZES et CABANNES : *Guérison rapide d'un goitre simple par l'extrait de corps thyr. après échec de la médic. iodurée.* (Gaz. hebd., Paris, 1896.) — LÉPINE : *La thyroïdine.* (Sem. méd., Paris, 1896.) — PARKER : *Trait. thyroïd. de la hernie ombil. chez les idiots et les crétins.* (Sem. méd., 1896.) — MABILLE : *Associat. médic. ayant fait dispar. les accidents dus à l'administr. de la glande thyr. dans un cas de goitre.* (Bullet. méd. du Nord, Lille, 1896.) — WITHE. *Emploi de la thyroïd. contre les cicatr. hypertr.* (Méd. mod., Paris, 1896.) — VAN DEN CORPUT : *Emploi thérap. de la gland. thyr.* (Rev. génér. de cliniq. et de thérap., Paris, 1896.) — HILDEBRANT : *Thyroïd. principe actif de la gl. thyroïde.* (Méd. mod., Paris, 1896.) — VANDERLINDEN : *Du myxœdème.* (Belg. méd., Gand, Haarlem, 1896.) — JAMIN : *Observation d'un nain myxœdémateux traité par les préparat. thyroïd.* (Rev. de la Suisse romande, Genève, 1896.) — FÉLIX : *Le myxœdème associé à la maladie de Basedow.* (Thèse, Paris, 1896.) — MARIE et JOLLY : *Un cas de myxœdème guéri par l'emploi de l'iodothyrine.* (Soc. des hôpit., 1896.) — REGNAULT : *Myxœdème.* (Soc. anthrop., Paris, 1896.) — REGNAULT : *Facies rachitique.* (Rev. des mal. de l'enf., 1896.) — HERTOGHE et MASOIN : *Toxicité urinaire dans le myxœdème.* (Rev. de Neurol., 1896.) — BOURNEVILLE : *Trois cas d'idiotie myxœdémateux traités par l'ingestion thyoïdiq.* (6ᵉ congrès des aliénistes, Bordeaux, 1896.) — BOURNEVILLE : *Nouveau cas d'idiotie avec caractère pachydermique avant l'ingestion de glande thyroïd.* (Soc. de biol., 1896.) — REGNAULT : *Le dieu égyptien Bès était myxœdémateux.* (Soc. anthrop., Paris, 1897.) — BOURNEVILLE : *Idiotie myxœdémateuse traitée par l'ingestion de glande thyroïde du mouton.* (Soc. des hôpit., 1897.) — BUYS : *Deux cas de myxœdème infantile traités par l'extrait thyroïdien.* (Soc. de laryng., Bruxelles, 1897.) — MOUSSOUS : *Idiotie myxœdémateuse.* (J. de méd. de Bordeaux, 1897.) — COMBE : *Le myxœdème de l'enfant.* (J. de cliniq. et de thérap. infant., Paris, 1897.) — DEBOVE : *Traitement de l'idiotie myxœd. par l'ingest. de glande thyroïde du mouton.* (Soc. des hôpit., 1897.) — THIBIERGE : *Myxœdème et crétinisme.* (Soc. mod. des hôp., 1897.) — SARGNOU : *Myxœdème post.-opérat.* (Soc. de méd., Lyon, 1897.) — KISSELEFF : *Un cas de myxœd. chez une fillette de deux ans.* (Journ. de cliniq. et de thérap. infant., Paris, 1897.) — VAQUEZ : *Examen du sang de sujet myxœdém.* (Progrès méd., 1897.) — SOUPAULT : *Maladie de Basedow. Examen histol. du corps thyr. et du thymus.* (Soc. anat. de Paris, 1897.) — VANDERLINDEN et DE BUCK : *La maladie de Basedow dans ses rapports avec la chir. et les accid. post.-opér.* (Ac. roy. de médec. de Belgique, 1897.) — BRIATI : *Trait. méd. des goitres par l'iodhyr.* (Lyon méd. 1897.) — COSTA : *Étude du goitre épidémique.* (Lyon, 1897.) — CRITSCHMAROFF : *De l'iodothyrine et de son action thérap. dans les goitres.* (Lyon, 1897.) — DEVAY : *Mélancolie et goitre exophth.* (Arch. de Neurol, 1897.) — DEBOVE : *Note sur un cas de goitre exophth. traité par la thyroïd. partielle.* (Soc. des hôpit., 1897.) — DUBOIS HAVENITH : *Un cas de goitre chez un syphilit. traité par l'extrait thyr. Guérison.* (Polyc., Bruxelles, 1897.)

— FERRIER : *Sympt. et trait. du goitre épidémiq.* (Arch. génér. de méd., 1897.) — FERRIER : *Considérat. sur l'étiol. du goitre épidémiq.* (Rev. de méd., 1897.) — ROUXEAU : *Relations de 103 opérat. de thyroïd. chez le lapin.* (Arch. de phys., 1897.) — GLEY : *Présence de l'iode dans les gland. parathyr.* (C. R., 1897.) — MORAT : *Le grand sympathiq. et le corps thyroïd.* (Presse méd., 1897.) — VERSTRAETEN et VANDERLINDEN : *Contribut. à l'étude des fonct. du corps thyr.* (An. Soc. de méd. de Gand, 1897.) — VER ECKE : *Étude de l'influence de la sécrétion interne du corps thyr. sur les échanges organ.* (Arch. internat. de pharmacodyc., 1897-1898.) — DANIS : *De l'influence de la glande thyr. sur le développement du squelette.* (Thèse, Lyon, 1897.) — DELAUNAY : *Étude sur le rôle fonctionnel de la glande thyr.* (Thèse, Paris, 1897.) — DE SARAVEL : *La médicat. thyr.* (Méd. prat., Paris, 1897.) — AUSTIN : *Des troubles psychiq. d'orig. thyr. et de leur trait. chirurg.* (Lyon, Storck, 189h.) — TUFFIER : *Deux cas de goitre exopht. traités par l'hémithyroïdect.* (Gaz. hebd., Paris, 1897.) — DELORE : *Un cas de nanisme par atroph. du corps thyr.* (Lyon méd., 1897.) — BÉRARD : *Thérapeut. chirurg. du goitre.* (Préface de Poncet, Paris, Masson, 1897.) — BÉRARD : *Fièvre thyroïd. expériment.* (Gaz. heb., 1897.) — BRUCKNER : *Contribut. à l'étude hist. de la glande thyr.* (Arch. des sc. méd. de Bucarest, Paris, 1897.) — NICOLAS : *Nouvelles recherches sur les glandes parathyr.* (Bibliogr. anat., Paris et Nancy, 1897.) — BERLINER : *Maladie de Basedow et alopécie totale.* (An. de derm. et de syph., 1897.) — LICHTWITZ et SABRAZES : *Guérison par le trait. thyr. d'un goitre plongeant, à la veille d'être opéré.* (Bullet. méd., 1897.) — LAUNOIS : *Diabète sucré compliquant le goitre exophth.* (Soc. des sc. méd. de Lyon, 1897-1898.) — LIEGEOIS : *De l'œdème des membres dans le goitre exophth.* (Rev. génér. de clin. et de thér., 1897,) — LEJARS : *Sur les dangers de l'intervention opératoire dans le goitre exophth.* (Soc. de chirurg., 1897.) — MEIGE : *Le goitre dans l'art.* (Nouv. iconogr. de la Salpêtr., 1897.) — MARIE : *Maladie de Basedow et goitre basedowifié.* (Soc. méd. des hôp., 1897.) — PITRES : *Diabète sucré compliquant le goitre exophth.* (Bullet. médic., 1897.) — RICHE : *Interprétation nouvelle du goitre exophth.* (Goz. hebd., 1897.) — SOUQUES et MARINESCO : *Goitre exophth. compliqué de diabète sucré.* (Bullet. médic. 1897.) — VERHOOGEN : *Lipomes multiples et symétriq. accompagnés de tr. trophiq. et vaso-mot. dans un cas de goitre exophth.* (S. roy. des sc. méd. et nat. de Bruxelles, 1897.) — DELAUNAY : *Rôle fonctionnel de glande thyroïd.* (Thèse, Paris, 1897.) — MOUSSU : *Recherches sur les fonctions thyroïdiennes et parathyroïdiennes.* (Thèse, Paris, 1897.) — R. SERAPINE : *Le traitem. des formes chirurg. du goitre par l'extr. de la gl. thyroïde.* (St-Pétersbourg, 1897.) — VERDUN : *Glandules satellites de la thyroïde.* (Toulouse, 1897.) — BAUMANN : *Zeitschr. f. phys. Chemie*, Bd. 21, 1896 (découverte de l'iode dans la gl. thyr.). — BRISSAUD : *Presse médicale : Myxœdème parathyroïdien*, janvier 1898. — E. v. CYON : *Beitr. z. Physiol. d. Schilddr. u. d. Herzens.* (Bonn, 1898.) — L. MÜLLER : *Histologie d. normal. u. erkrankt. Schilddrüse.* (Beiträge Ziegler, 1896., Bd. 19.) — IG. NOTKINE : *De la physiol. de la gl. thyr.* (Arch. de PODVISSOTZKY, 1896.) — R. GEORGIEWSKY : *L'effet de l'extrait de la gl. thyroïde sur l'organisme animal.* (Thèse, St-Pétersbourg, 1896.) — B. AGAFONOFF : *Un cas de myxœdème et son trait. par la thyroïdine.* (Kazan, 1897.) — BOURNEVILLE : *Myxœdème infantile, trait. par ingest. de gl. thyr. de mouton.* (Progrès méd., 1897, n°s 10, 11.) — A. COMBE : *Le myxœd.* (Revue méd. de la Suisse romande, 1897.) — H. MUNK : *Zur Lehre von d. Schilddrüse.* (Virch. Arch., 1897, Bd. 150.) — M. LEONHARDT : *Bedeut. d. Schilddrüse f. das Wachstum in Organ.* (*Ibid.*, Bd. 149.) — GOLDBERG : *Influence de l'extirp. de la gl. thyr. sur le dével. de l'organ. chez les jeunes animaux.* (Arch. de PODWYSSOTSKY, 1897, tome III.) — HELLIN : *Das wirksame Bestandtheil d. Schilddrüse.* (Arch. f. exp. Path. u. Pharm., 1897, Bd. 40.) — CYON : *Fonction de la gl. thyroïde.* (Acad. des sciences, 20 sept., 1897.) — E. GLEY : *Glande thyroïde et glandules parathyroïdes.* (La Presse méd., 1898, n° 4 ; toute la bibliogr. sur les glandes parathyr.) — A. ROSINSKI : *Iodgehalt von Schilddrüsen.* (Wien. kl. Woch., N. 37.) — BLOTTIÈRE : *Les différents trait. du goitre exophth.* (Rev. internat. de méd. et de chirurg., Paris, 1898.) — BOINET : *Recherches sur la pathog. du goitre exoph.* (Marseille méd., 1898.) — WEILLER : *La médicat. thyr. dans le trait. du goitre exophth.* (Presse méd., 1898.) — MOLLARD et BERNOUD : *Troubles de l'appareil respirat. dans le goitre exophth.* (Rev. génér. de cliniq. et de thérap., 1898.) — MARTIN : *Goitre exophth. et médicat. thyr.* (Presse méd., 1898.) — RAUGÉ : *Pathog. de la mal. de Basedow.* (Écho méd. de Toulouse, 1898.) — RAVIART : *Sur un cas de goitre exophth. et hystérie avec accès d'autom. ambula-*

toire. (Soc. centr. de méd. du Nord, Lille, 1898.) — BONNAIRE : *Goitre et grossesse.* (Soc. d'obstétr. de Paris, 1898.) — GRASSET : *L'hématozoaire du goitre.* (C. R., 1898.) — ROHER et GARNIER : *Infection thyroïd. expérim.* (Soc. de biol., 1898.) — LÉPINOIS : *Note sur les ferments oxydants indirects de la glande thyr.* (Soc. de biol., 1898.) — GIARD : *Sur l'homologie des thyroïdes latérales avec l'épicarde (Tuniciers).* (Soc. biol., 1898.) — MOSSÉ : *Influence du suc thyroïd. sur l'énergie muscul. et la résistance à la fatigue.* (Arch. de phys., 1898. — GIBERT : *Sur une nouvelle théorie des accidents consécutifs à l'ablation du corps thyr.* (Montpellier méd., 1898.) — CASSE : *Rapport sur le travail de M. Van Eecke : Les lésions du foie et du rein chez les animaux éthyroïdés.* (Ac. de médec. de Belgique, 1898.) GLEY : *Remarques à propos du travail de Van Eecke : Influence de la sécrétion interne du corps thyr. sur les échanges organiq.* (Arch. génér. de pharmacody., 1898.) — DE CYON : *Les gland. thyroïd., l'hypophyse et le cœur.* (Arch. de phys., 1898.) — BERNARD : *La glande thyroïde, physiolog. normale et pathol.* (Gaz. méd. de Picardie, Amiens, 1898.) — BRIAU : *L'énervation du corps thyr.* (Paris, J.-B. Baillière, 1898.) — BRIAU et SARGNOU : *Mxyœdème post.-opérat. chez un goitreux. Grande amélioration par l'iodothyrine de* BAUMANN. (Gaz. hebd., 1898.) — COMBY : *Un cas de myx. congénit. chez une fillette de seize mois; à l'autopsie, absence de corps thyroïde et de thymus.* (Arch. de médec. de l'enf., Paris, 1898.) — DEBOVE : *Myxœdème spontané de l'adulte.* (Presse méd., 1898.) — HIRTZ : *Sur un cas de myxœd. de l'adulte.* (Rev. génér. de cliniq. et de thérapeut., Paris, 1898. — ROMMELAERE : *Rapport sur le mémoire de M. Hertoghe : Végétations adénoïdes et myxœd.* (Bullet. ac. de méd. de Belgique, 1878.) — THIBIERGE : *Un cas d'infant. myxœd.* (Soc. des hôpit., 1898.) — BRIQUET : *Myxœd. infant. spontané.* (Presse méd., Paris, 1898.) — BRIQUET : *Rapports entre la maladie du sommeil et le myxœd.* (Presse méd., 1898.) — REGIS et GAIDE : *Rapports entre la malad. du sommeil et le myx.* (Pr. méd., 1898.) — BALDI : *Présence du brome dans la glande thyr. normale.* (Arch. ital. de biol., 1898.) — FR. FRANCK : *Sur la toxicité des prod. thyroïd.* (Interméd. des biol. et des médec., 1899.) — HALLION : *Physiol. norm. et path. du corps thyr. et des corps surren.* (Arch. génér. de méd., 1899.) — DASTRE : *Grand sympath. et goitre exophth.* (Soc. de biol., 1899.) — DELAUNAY : *Traitem. de la maladie de Basedow par l'ovarine.* (Presse méd., 1899.) — OCANA : *Nouveaux faits et vieilles hypothèses sur l'appareil thyr.* (J. de physiol. et de pathol. générale, Paris, 1899.) — POPOFF : *Sur la valeur de la gl. thyroïde, principalement au point de vue médical.* (Arch. génér. de méd., Paris, 1899.) — REYNIER et PAUBESCO : *Glandes thyr. physiolog., normale et patholog.* (Journ. de méd. int., 1899.) — BRÉARD : *Contrib. à l'étude du myxœd. spontané et de son trait.* (Paris, Jouvé et Roger, 1899.) — DÉHU : *Sclérodermie et myxœd.* (Journ. des malad. cut. et syph., Paris, 1899.) — ÉTIENNE : *Myxœd. et nains.* (Rev. méd. de l'Est, 1899.) — GAUTIER : *Du myxœd. spontané inf.* (Thèse, Lyon, 1899.) — HAUSHALTER : *Deux cas de myxœd. infant.* (Rev. méd. de l'Est, 1899.) — HERTOGHE : *De l'hypothyr. bénigne, chroniq. ou myxœdème fruste.* (Nouv. iconogr. de la Salp., 1899.) — LEY : *Rapport et réflexions sur le travail précédent (du* Dr HERTOGHE). (Bullet. de Soc. de méd. d'Anvers, 1899.) — THIRY : *Présentat. d'une fillette de dix ans myxœdém.* (Rev. méd. de l'Est, 1899.) — SPILLMANN : *Un cas de myxœdème.* (Rev. méd. de l'Est, 1899.) — MARFAU : *Myxœdème congénit. traitement.* (Journ. de méd. int., Paris, 1900.) — BACALOGHE : *Adénome kystiq. du corps thyr. sympt. basedowiens.* (Gaz. des hôp., 1900.) — S. DUPLAY : *Goitre parenchymateux.* (Cliniq. chirurg. de l'Hôtel-Dieu, 1900.) — GAUTHIER : *Fonctions du corps thyr. Pathog. du goitre endémique, du goitre sporadiq., du goitre exophth. — Hypothyroïdat. et hyperthyroïdation.* (Rev. de méd., 1900.) — BLUM : *Die Schilddrüse als entgsftender organ* (VIRCHOW). (Arch. 1899, Bd., 158.) — E. PONFICK : *Myxöm und Diabetes.* (Zeit. f. Rein. Medicin., 1899, Bd., 38.) — OSWALD : *Heb. Funktion d. Schilddrüse.* (Münch. med. Woch., 1899, n° 33.) — GAUTIER : *Découverte de l'arsenic dans la glande thyroïde.* (Acad. de méd., 1899, et Congrès de médecine, Paris 1900).

CHAPITRE V

TROUBLES ATROPHIQUES DE LA NUTRITION CELLULAIRE (*Suite*).
DÉGÉNÉRESCENCE GLYCOGÉNIQUE OU HYDROCARBONÉE

Dans la dégénérescence muqueuse, la dissociation de la molécule albuminoïde laisse déjà apparaître des traces d'un corps appartenant au groupe des hydrates de carbone. La formation de cette substance aux dépens du protoplasma cellulaire peut acquérir, à l'état normal et pathologique, une importance plus considérable ; on constate alors au microscope, dans la cellule, la présence de l'amidon animal, zoamyline ou glycogène.

L'existence de la dégénérescence glycogénique ne peut se séparer de l'idée du diabète. Sous ce dernier nom, les Anciens, CELSE, GALIEN, ARÉTÉE, décrivaient une maladie caractérisée par l'exagération de la sécrétion urinaire et la considéraient comme une affection des reins. Il faut arriver jusqu'à WILLIS pour voir mentionnée la présence du sucre dans les urines des diabétiques. Après avoir découvert le goût sucré du liquide urinaire, WILLIS donna à la maladie le nom de *diabetes mellitus*.

Depuis cette époque, les investigations cliniques, anatomiques et physiologiques ont peu à peu dégagé les caractères essentiels de ce diabète, de cette phtisiurie sucrée, et fixé les étapes de son évolution.

Jusqu'en 1847, époque des premières et mémorables découvertes de CL. BERNARD, la question de l'existence du sucre dans le sang à l'état physiologique était restée sans réponse décisive. Sans doute ROCHOUX (1823) avait soupçonné la présence de cette substance dans le sang des diabétiques, MAC GREGOR (1837) l'avait démontrée ; BOUCHARDAT (1839), MAGENDIE (1846), avaient également trouvé du sucre dans le sang d'individus soumis à une alimentation amylacée. Mais ces notions ne représentaient que quelques cas particuliers, pathologiques ou spéciaux ; et la déduction qu'on eût pu en tirer se heurtait à la doctrine régnante, toute-puissante alors, qui admettait une opposition complète entre les phénomènes chimiques élaborés au sein des cellules végétales et ceux de l'organisme des animaux. Cette doctrine accordait aux premiers les actes de formation des principes immédiats et aux seconds les actes d'oxydation ou de destruction de ces mêmes principes. A l'aide d'une technique nouvelle, Cl. Bernard montra que, dans le sang artériel et veineux de chiens en digestion de viande, de chiens soumis au jeûne absolu depuis quatre jours ou plus longtemps encore, on trouvait du sucre ; que la quantité maximum de ce sucre se rencontrait dans le sang de la veine cave inférieure, même en dehors de toute alimentation amylacée ; que l'introduction de féculents dans le tube digestif augmentait la proportion de glycose dans la veine porte, mais non dans la veine cave inférieure, au-dessus de l'abouchement des veines sus-hépatiques. Donc le foie était un organe qui équilibrait les proportions de sucre versées dans le sang. Mais comment se formait-il une réserve de sucre dans le foie ? Comment cet organe fournissait-il du sucre à la circulation, même en dehors de tout apport par les veines intestinales ? Par la célèbre expérience du lavage du foie, Cl. Bernard montra que la glyclogénie avait son siège dans le tissu propre de l'organe. En traitant par l'alcool la décoction opaline du foie, il obtint plus tard une substance très analogue à l'amidon végétal et dont la formule chimique fut déterminée par Pelouze. A cette matière ternaire formatrice du sucre dans le foie Cl. Bernard donna le nom de *glycogène* et Rouget de *zoamyline*. Au contact des ferments diastasiques, cette substance se transforme en dextrine et en glucose. Au point de vue chimique, elle trouve sa place entre l'amidon et la dextrine et donne avec l'iode une coloration tirant sur le rouge brun.

La matière glycogène existe, dans les cellules hépatiques, à l'état de fines granulations. Chez les individus dans l'alimentation desquels entrent les féculents ou le sucre, le glycogène se forme dans le foie, d'après les expériences de Cl. Bernard, confirmées par celles de Rouget, de Pavy, de Tscherinow, etc., à l'aide du sucre apporté au foie par la veine porte. Dans le cas d'abstinence des aliments féculents ou sucrés, la matière glycogène formée dans le foie tire sa source des albuminoïdes. Expérimentalement, on a de cette possibilité un exemple très frappant. Cl. Bernard déposa sur de la viande exempte de sucre et de matière glycogène des œufs de mouche qui donnèrent naissance à des vers dont le corps renfermait une grande quantité de glycogène. On s'explique alors que, chez des animaux exclusivement nourris de viande, on puisse trouver du glycogène dans le foie : la substance albuminoïde se dédouble (Frerichs, Bouchardat) en glycogène et en urée. D'après Cl. Bernard, sous l'influence d'un ferment diastasique, ferment hépatique, le glycogène se transforme dans le foie, d'une manière incessante, en glucose qui se déverse dans les veines sus-hépatiques et sert à maintenir la présence d'une certaine dose de sucre dans le sang, car ce sucre se détruit constamment dans l'organisme auquel il fournit, par sa combustion, une des sources principales de son énergie. Il est éliminé définitivement sous forme d'eau et d'acide carbonique ; à peine une très petite portion s'échappe-t-elle par la voie rénale.

On voit que, dans la conception de Cl. Bernard, tout le sucre en circulation dans l'organisme venait de la transformation du glycogène, lequel avait son siège exclusif dans le foie. Une théorie nouvelle fut imaginée par Rouget (1859). Ayant constaté dans la plupart des tissus du fœtus, et en particulier dans les muscles, la présence de glycogène qui pouvait reparaître dans les muscles d'adultes, sous l'influence du repos et de l'hibernation, ce savant pensa que la glycogenèse n'était pas limitée au foie, mais se rencontrait dans les tissus dont nous venons de parler, tissus à zoamyline. Pendant leur nutrition intime, ces tissus forment, aux dépens du sucre et même de la graisse provenant de l'alimentation, de la matière glycogène, et reversent ensuite dans la circulation du sucre ou des dérivés du sucre résultant de la transformation de cette zoamyline. La glycogenèse continuerait donc à se faire chez l'adulte d'une manière diffuse. Cette théorie de Rouget ne tarda pas à être utilisée par les pathologistes. Tandis que les uns cherchaient uniquement dans le foie la cause du diabète, les autres prenaient en considération l'azoturie, qui est si fréquente dans cette dernière maladie, et y reconnaissaient les indices de la décomposition anormale des substances albuminoïdes de l'organisme. Jaccoud est allé plus loin. Il a édifié en 1867 une théorie du processus diabétique fondée sur la doctrine de Rouget. Il a distingué deux sortes de glycosurie : la première résultant de l'absorption d'une trop grande quantité de sucre dans l'intestin ou de la non-transformation de celui-ci en matière glycogène, glycosurie par défaut d'assimilation ; la seconde consistant dans une désassimilation permanente des tissus à zoamyline, due probablement à la présence d'un ferment dans le sang, ferment dont l'existence hypothétique avait déjà été invoquée par Schiff. Cependant toutes ces affirmations ne reposaient pas sur des preuves objectives, à l'abri de la critique. En 1878, et plus tard en 1885, parurent les leçons de Pachoutiné. S'appuyant sur des recherches cliniques, sur l'analyse chimique des organes, sur l'expérimentation, ce savant eut le mérite d'établir solidement la réalité de la dégénérescence glycogénique des organes dans le diabète.

Les auteurs allemands attribuent la démonstration scientifique des dégénérescences glycogéniques des organes aux travaux de Frerichs et de Ehrlich (1883-1884). Ceux-ci ont en effet constaté, à cette époque, par des examens microscopiques pratiqués sur quatorze sujets morts de diabète sucré, la présence de glycogène dans beaucoup d'organes. Il n'est que juste toutefois de reconnaître que, six ans avant eux, Pachoutine avait abouti aux mêmes constatations, à l'aide d'une technique différente. Si la dégénérescence glycogénique n'a pas frappé plus tôt l'esprit des observateurs, c'est que le glycogène se dérobe pour ainsi dire à la vue, grâce à sa grande solubilité et à sa rapide transformation en glucose après la mort.

Dans les *conditions physiologiques* normales, la formation de cette zoamyline aux dépens de l'albumine s'observe dans tout le règne animal. Le glycogène se trouve non seulement chez les vertébrés et mammifères, mais encore chez beaucoup d'invertébrés, chez les mollusques et les articulés, dans les larves de mouches. Le siège d'élaboration principal, chez l'homme et les vertébrés, se trouve dans le foie, les muscles, les cartilages. On a démontré dernièrement la présence permanente du glycogène dans la peau, la rate, les poumons, les glandes séminales, les glandes mammaires, les os (Pachoutine, Kistiakowsky, Wolkoff, etc.), et même dans les formations chitiniques des invertébrés (écrevisses et insectes. Krawkoff). Les recherches de Barfurth ont établi que le glycogène se trouve dans tous les tissus des vertébrés inférieurs ainsi que des invertébrés, et en proportion beaucoup plus grande encore que chez les vertébrés supérieurs.

On trouve de grandes quantités de cette matière dans les organes du fœtus, même dans le placenta, dans les membranes de l'œuf, surtout dans la poche des eaux (Koutchinsky), dans la paroi du tube digestif, dans les globules blancs du sang, etc. A mesure que le développement se poursuit, le fœtus s'appauvrit en glycogène qu'on ne trouve plus en quantité que dans les reins, les muscles, les cartilages et surtout dans le foie. Il existe des analogies entre le glycogène animal et l'amidon végétal. Dans le règne végétal, pendant la croissance, les hydrates de carbone des graines et des bulbes, très abondants tout d'abord, disparaissent peu à peu. Chez les animaux, au fur et à mesure de la croissance du fœtus, on assiste aussi à la diminution des provisions de glycogène qui infarcissaient tous les organes. Il est donc évident que les hydrates de carbone jouent un rôle important dans les mutations nutritives des tissus en croissance et qu'ils fournissent la principale source de production de chaleur, surtout quand l'albumine fixe se consomme dans un travail de construction plastique : un gramme de glycogène fournit 4 190 calories par sa combustion. Les hydrocarbures et les graisses constituent donc les principales sources de chaleur de l'organisme.

Les expériences très multipliées entreprises à la suite de l'ingestion de toutes sortes d'aliments, après le jeûne, etc. (Cl. Bernard, Seegen, etc.), ont démontré que le glycogène pouvait se former aux dépens de l'albumine et que les échanges nutritifs étaient toujours accompagnés de la production d'une petite quantité de glycogène. La sécrétion de la lactose par la glande mammaire des animaux alimentés exclusivement par des substances albuminoïdes fournit la meilleure preuve de la création des hydrates de carbone aux dépens de l'albumine du protoplasma cellulaire. La majeure partie de la lactose, contenue en proportion de 2 à 4 p. 100 et plus dans le lait de divers animaux, est formée par un dédoublement spécial de l'albumine des cellules glandulaires de la mamelle, dédoublement qui donne naissance au glycogène ou directement au sucre. Ceci ne veut point dire que tout le glycogène qui se trouve dans les tissus, à un instant donné, ait été formé exclusivement aux dépens de l'albumine; comme la graisse, le glycogène qui a sa source dans l'alimentation a pu être déposé dans les cellules par le sang. Il faut donc distinguer l'infiltration de la véritable dégénérescence glycogénique.

L'*existence d'une molécule hydrocarbonée dans les substances albuminoïdes* a été soupçonnée depuis longtemps déjà (Berzelius, Krukenberg); mais la démonstration de cette réalité n'a été donnée que dans ces derniers temps, quand on a été en possession d'une technique plus parfaite.

L'affirmation de Krukenberg à ce sujet était basée exclusivement sur leur réaction réductrice des sels d'oxyde de cuivre en solution alcaline; mais elle avait perdu son caractère de preuve démonstrative, lorsque Drechsel eut fait voir que d'autres substances, dioxybenzol, chloroforme, etc..., possédaient cette même propriété réductrice.

Les faits signalés par Kossel et Landwehr n'étaient pas heureusement sujets aux mêmes critiques. En soumettant à l'action de l'acide sulfurique, et à une température très élevée, dans l'autoclave, des nucléines tirées de la glande thyroïde, ces savants ont obtenu, entre autres produits, les acides formique et lévulinique. Or ce dernier n'est, comme on le sait, que le produit de la décomposition des hydrates de carbone.

Les résultats de Kossel ont été confirmés ultérieurement par les travaux de Hammarsten et surtout par les recherches de Salkowsky, Mörner, Pavy, et enfin par celles de Krawkoff (1897). Séduit par la théorie qui admettait la présence, dans les matières albuminoïdes, d'un groupe hydrocarboné, Pavy vint jusqu'à affirmer en ces derniers temps (1895) que toutes les substances albuminoïdes ne sont que des glucosides, car, traitées par des acides faibles, par l'eau, soumises à l'action d'une haute température et d'une pression élevée, ou encore à celle de la pepsine, elles donnent naissance, à l'instar des glucosides, à divers produits, parmi lesquels les hydrates de carbone. Les recherches de contrôle de Krawkoff ont montré la fragilité de l'affirmation de Pavy; ce savant a fait voir que toutes les matières albuminoïdes sont loin de contenir dans leur molécule le groupe hydrocarboné. Si on se guide, pour établir la démonstration, non pas sur la réaction incertaine de réduction des sels d'oxyde de cuivre, mais sur un procédé technique plus sûr (production d'osazone par l'action de la phénylhydrazine sur les albuminoïdes, portés à l'ébullition avec 3 — 5 °/₀ d'acide sulfurique ou chlorhydrique, pendant deux à trois heures), on reconnaît que *toutes les matières albuminoïdes ne renferment pas un groupe hydrocar-*

boné, et que, seules, quelques-unes d'entre elles contiennent des molécules de corps ternaires. L'albumine de l'œuf, la fibrine, l'albumine du sang, l'albumose et la peptone, l'albumine du lait renferment toutes le groupe hydrocarboné. On ne peut au contraire dégager celui-ci ni de la caséine, ni de la vitelline, ni de la glutine (Krawkoff).

Les recherches nouvelles de Kossel et Neumann, Hammarsten, Lilienfeld, Peckelharing, Blumenthal (1897), s'accordent à reconnaître que toutes les nucléo-albumines des noyaux cellulaires sont riches en hydrocarbures. On est parvenu à dégager l'hydrate de carbone, la *pentose*, des nucléo-albumines de tous les organes abondamment pourvus de noyaux.

La proportion de glycogène dans les tissus dépend de conditions multiples, parmi lesquelles le genre d'alimentation de l'animal, le degré de son embonpoint et l'activité musculaire qu'il déploie entrent en ligne de compte. La température même du corps de l'animal ne reste pas sans influence sur la teneur en glycogène de ses tissus. Elle baisse vite dans le foie, sous l'influence d'un refroidissement sévère (Külz), tandis que le glycogène apparaît en même temps dans les leucocytes qui n'en contiennent pas à l'état normal (Czerny). Après un repas copieux, riche surtout en hydrates de carbone, la teneur glycogénique du foie s'élève considérablement, tandis qu'après un jeûne de quelques jours, au contraire, le glycogène disparaît presque totalement du foie. Si on donne aux animaux une nourriture riche en amidon et sucre, on peut pousser la proportion du glycogène dans le foie jusqu'à 8-10 et même 17 p. 100; à l'examen microscopique, la cellule hépatique, farcie de glycogène, se distingue facilement de la cellule du foie d'un animal à jeun. La première se présente, après la dissolution du glycogène dans l'eau, comme tuméfiée, augmentée de volume, transparente, poreuse, avec de petites travées de protoplasma allant du noyau à la périphérie (fig. 112). C'est dans les intervalles de ces travées que se déposent de petits blocs de glycogène. Ceux-ci, si l'on ne fait pas intervenir le

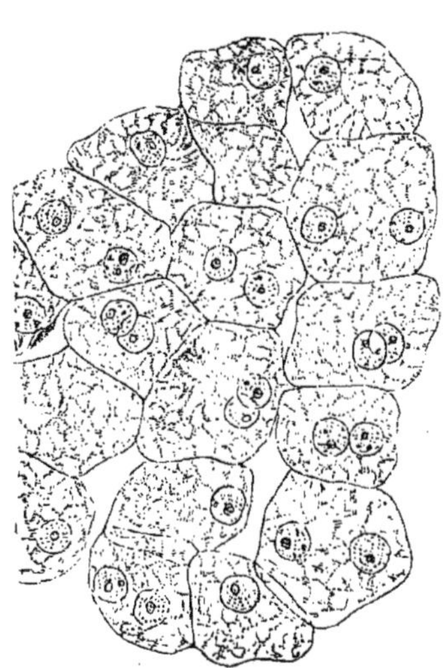

Fig. 112. — Foie de chien nourri avec des pommes de terre et du sucre. Surcharge glycogénique : 7 p. 100 Gross., 50 diam.). (D'après M. Afanessieff).

lavage à l'eau et si l'on traite la cellule par l'alcool, se conservent sans se dissoudre et peuvent être colorés en rouge-brun par l'iode. Au contraire, la cellule qui ne contient pas de glycogène se présente diminuée de volume, opaque, épaisse, avec un protoplasme fortement granuleux, sans vide ni intervalles intertrabéculaires (fig. 113).

La disparition complète du glycogène du foie et des muscles peut être provoquée non seulement par le jeûne, mais aussi par une activité musculaire exagérée, car le glycogène musculaire se montre peu stable (Luchsinger, Aldehoff). Au contraire, le repos musculaire provoque un dépôt de glycogène dans les muscles. La section des nerfs moteurs aboutit au même résultat (Chandelon). Bouchard a montré qu'après une période d'inanition expérimentale, l'alimentation exclusive par la graisse augmentait dans de notables proportions le glycogène musculaire, mais non le glycogène hépatique.

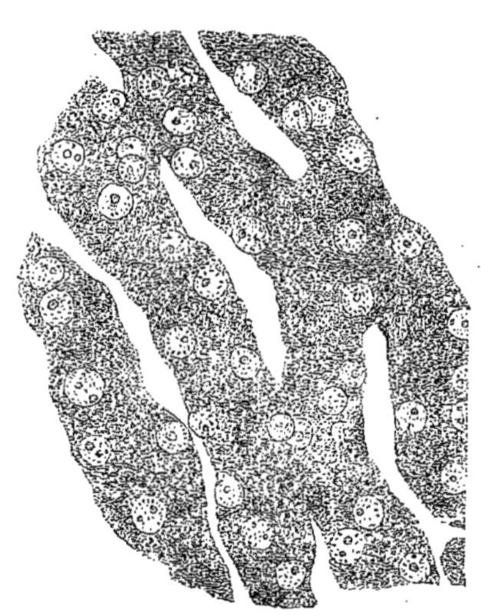

Fig. 113. — Foie de chien soumis à l'inanition depuis 67 heures. Pauvreté des cellules en glycogène : 6 p. 1000. (Gross. 600 diam.) (D'après M. Affanessieff).

Le glycogène libre des tissus, le glycogène d'infiltration, peut être complètement dépensé ; mais, indépendamment de celui-ci, il en existe un autre, qui n'est plus libre celui-là, qui est combiné, et qui entre dans la composition de la molécule d'albumine, aussi intimement que le font les substances salines. Ce dernier glycogène persiste autant que la molécule d'albumine elle-même, et la vie est aussi impossible sans cet hydrate de carbone fixe, qu'elle peut l'être sans la charpente minérale (Kossel, Krawkoff).

Au fur et à mesure de sa formation, dans la cellule, soit aux dépens du protoplasme lui-même, soit aux dépens des hydrocarbures ingérés ou d'autres matières alimentaires, le glycogène se transforme graduellement en glucose ou en acide lactique (muscles), lequel, s'oxydant facilement, brûle jusqu'à donner CO^2 et H^2O et quitte l'organisme sous cette forme élémentaire. Détruit graduellement dans les capillaires, le sucre diminue de quantité dans les veines, de sorte que la différence entre la proportion du sucre du sang veineux et celle du sucre du sang artériel est assez considérable.

La quantité de glucose contenue dans le liquide sanguin oscille entre 0,08 et 0,1 à 0,17 p. 100 et peut même, dans certaines conditions d'alimentation (richesse en hydrates de carbone), atteindre et dépasser 0,2-0,3 p. 100. Les doses supérieures à ce dernier chiffre n'ont pas le temps de brûler dans le sang et s'éliminent avec les urines. L'accumulation du sucre en quantité supérieure à celle qui peut être comburée porte le nom de *glycémie* ou *melithémie* (τό μελ = miel); cet état est décelé très vite par le passage du glucose dans les urinès (glycosurie ou méliturie).

La transformation du glycogène en glucose, d'après la formule

$$C^6H^{10}O^5 + H^2O = C^6H^{12}O^6,$$

s'accomplit dans l'organisme sous l'influence du protoplasma cellulaire vivant (PANORMOFF, DASTRE, etc.). Si l'on admet la nécessité de l'intervention d'un ferment diastasique spécial, on doit reconnaître que ce ferment n'est pas sécrété par un seul organe, le foie par exemple, comme on le croyait autrefois, mais par toute cellule vivante.

La transformation ou plutôt l'oxydation du glucose en CO^2 et H^2O doit s'accomplir sous l'influence d'un ferment du type des oxydases, qui se trouve dans le sang et principalement dans les leucocytes. Les recherches de SALKOWSKY, d'ABELOUS et BIARNÈS, de PORTIER sur les oxydases animales, ont fait naître l'espoir de découvrir le processus de l'oxydation permanente du sucre dans le sang.

A l'état normal, la plus grande partie du sucre alimentaire, saccharose, glucose ou lactose, est assimilée par l'organisme. La proportion du sucre qui peut subir ce processus (« coefficient d'utilisation ») varie, non seulement suivant les sujets, mais encore chez le même individu.

Elle dépend de l'espèce du sucre, de l'état de repos ou d'activité de l'organisme et de beaucoup d'autres conditions mal définies. La dose maximum du sucre assimilé, appelée limite d'assimilation (HOFMEISTER), ne présente pas un chiffre stable; elle peut osciller entre 50 et 350 grammes. Les quantités qui sont au-dessus de ce maximum passent dans les urines et y sont facilement décelées par les réactifs ordinaires. D'après les recherches récentes de LINOSSIER et ROQUE, le saccharose possède le « coefficient d'assimilation » du sucre le plus bas, et le lactose le plus élevé; autrement dit, c'est le saccharose qui passe le plus facilement et en plus grande quantité dans les urines, puis vient le glucose et en dernier lieu le lactose. Ainsi, par exemple, l'ingestion de 100 grammes de sucre a donné lieu à une élimination de sucre urinaire de 2,4 gr. pour le saccharose, de 0,74 gr. pour le glucose et de 0,69 gr. pour le lactose (LINOSSIER et ROQUE). Le coefficient d'assimilation a été, dans ces cas, 97,6 pour le saccharose, 99,06 pour le glucose, 99,31 pour le lactose. Après l'ingestion d'une quantité de sucre supérieure au coefficient d'assimilation, chacune des trois espèces de sucre s'élimine isolément et le saccharose est alors toujours accompagné d'une petite quantité de glucose. Il est donc permis de parler de *saccharosurie, de glycosurie et de lactosurie physiologiques*. On peut observer la saccharosurie physiologique chez les personnes qui ingèrent de grandes quantités de sucreries (sucre de canne sous tous les aspects, bonbons, etc.). Il faut cependant ne pas perdre de vue que les limites d'utilisation et le coefficient d'assimilation sont sujets à de très grandes variations individuelles. Tel individu a déjà du sucre dans les urines, après l'ingestion de 50-70 gr., tel autre n'en a qu'après l'ingestion de 200-300 grammes de sucre. Les personnes frappées par la goutte ou par l'obésité ont plus de difficultés à assimiler le sucre alimentaire. D'après les observations de LIEVIN, le même phénomène s'observe chez les alcooliques. Les deux premières heures après l'ingestion du sucre, son élimination n'est pas encore considérable; elle atteint le maximum 4 heures après l'ingestion et cesse tout à fait au bout de 7 à 8 heures. BOUCHARD a montré que, dans les conditions habituelles, le pouvoir que possèdent les tissus de détruire le sucre du sang subissait des variations avec l'âge : plus l'individu est jeune, plus grand est son coefficient d'utilisation du sucre glucose.

On observe parfois, chez des individus d'apparence normale soumis à une ingestion de sucre, non seulement l'élimination rapide de ce sucre par l'urine, mais encore son élimination sous la forme de glucose, quelle que soit la nature du sucre ingéré. Nous verrons plus loin que ce phénomène se montre régulièrement chez les diabétiques.

Dans ces derniers temps, la dégénérescence hydrocarbonée envisagée comme *phénomène pathologique* a fait l'objet de nombreuses recherches, grâce, il faut le reconnaître, à l'impulsion nouvelle donnée par les travaux de PACHOUTINE, d'EHRLICH et de FRERICHS. Elle se présente à l'état de dégénérescence glycogénique ou glucosique ou sous la forme glycogéno-glucosique. Ces différentes variétés de dégénérescence hydrocarbonée peuvent se déceler, tantôt par la constatation du glycogène dans les tissus en proportions anormales, tantôt par celle de la présence du sucre dans le sang ou mieux encore dans les urines. La transformation rapide du glycogène en glucose, sur le cadavre ou dans les organes et les néoformations pathologiques extirpés du corps, *ne permet de constater la dégénérescence glycogénique que sous le couvert de certaines précautions.* Quand le glycogène s'est déjà transformé en sucre, la dégénérescence glycogénique ne peut être décelée que par la constatation de quantités de sucre tout à fait anormales dans les urines ou dans les organes soumis à l'examen. On peut encore dépister cette variété de lésion en tenant compte des modifications morphologiques subies par la cellule, malgré la disparition préalable du glycogène lui-même.

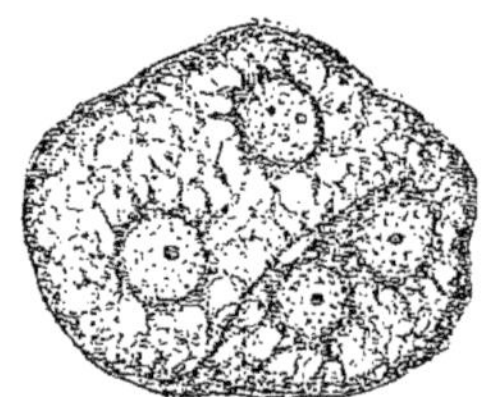

Fig. 114. — Cellule normale du foie, chargée de glycogène. Après dissolution du glycogène dans l'eau, la cellule a pris un aspect aréolaire qui laisse reconnaître les fibrilles du protoplasma (Colorat. par le carmin et la méthode de GRAM).

Pendant la vie, le glycogène se trouve probablement à l'état diffus dans le corps de la cellule et comme en dépôt dans son protoplasma; après la mort de la cellule, la coagulation du paraplasme fait passer le glycogène, semi-liquide et visqueux, à l'état de globes et blocs séparés, lesquels sont fixés lorsque l'on traite la cellule par l'alcool, ou bien se dissolvent quand on fait agir l'eau.

On peut supposer que le glycogène se trouve dans les tissus en combinaison avec un satellite quelconque, et que de cette combinaison plus ou moins intime dépend sa solubilité variable dans l'eau, sa décomposition plus ou moins facile dans les tissus exposés à l'air et enfin sa colorabilité plus ou moins intense par l'iode (Pachoutine, Krawkoff, Czerny, Kistiakowsky, etc.). Ainsi, le glycogène du foie, des muscles, des globules de pus et des néoformations diverses, est très soluble dans l'eau, tandis que celui des chondroblastes, des chondromes et de certains sarcomes présente une solubilité moins grande et se décompose plus difficilement dans les tissus après la mort (Ehrlich, Langhans, Kulz, etc.).

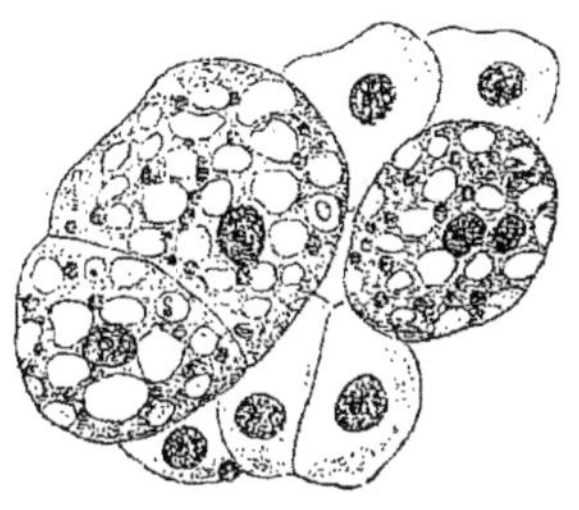

Fig. 115. — Dégénérescence glycogénique des cellules hépatiques. Après dissolution du glycogène dans l'eau, les cellules ont pris un aspect vacuolaire ; elles renferment également une petite quantité de graisse colorée par l'acide osmique (Gross. 500 diam.).

Parfois le glycogène se montre en abondance, non seulement dans la cellule elle-même, mais encore dans *le noyau cellulaire :* tel est le cas dans les noyaux des cellules hépatiques, au cours du diabète sucré. Ces noyaux présentent alors assez souvent l'aspect de dégénérescence vacuolaire. Frerichs a déjà observé cette vacuolisation des noyaux cellulaires hépatiques marchant de pair avec l'accumulation du glycogène dans les cellules. L'un de nous (Podwyssotsky) a pu se convaincre de l'exactitude de cette observation dans plusieurs cas de diabète.

Si on place un organe, riche en glycogène, dans l'eau ou dans l'alcool très faible, le glycogène se dissout et la solution se colore, par l'adjonction de quelques gouttes de teinture d'iode, en rouge-brun (Cl. Bernard). On a proposé plusieurs réactifs à base d'iode pour la coloration des granulations de glycogène, fixées dans les cellules et les tissus par l'alcool, et notamment la solution de Lugol, la glycérine et la gomme iodées et le sérum iodé (Barfurth, Ehrlich, Lawdowsky). On éclaircit ces préparations en les montant dans la glycérine. On ne peut en effet utiliser pour cet éclaircissement l'action des essences, parce que l'intervention préalable de l'alcool pour la déshydratation chasse complètement l'iode et décolore le glycogène. Pour éviter cette décoloration, on peut recommander pour la déshydratation la teinture d'iode ordinaire additionnée de son volume d'alcool absolu ; elle déshydrate alors, sans décolorer le glycogène. Langhans conseille d'employer l'essence d'origan de préférence à toutes les autres, parce qu'elle ne décolore pas le glycogène.

On peut avoir recours, pour le durcissement des tissus et la fixation du glycogène, à la solution de formaline à 5-7 p. 100 (pendant 24 heures) d'abord, et ensuite à l'alcool absolu pendant 24 heures (Brault).

La *présence pathologique du glycogène* n'est point rare dans les organes et tissus enflammés (poumons, peau, cerveau, testicules, muscles), autour des foyers de nécrose (Sotnitchevsky, Pachoutine, Ehrlich, Salmon et autres) ; dans beaucoup de tumeurs (cancers, chondromes, endothéliomes, myomes et surtout sarcomes) (MARCHAND, LANGHANS, DRIESSEN, VERNEUIL, V. BEST, BRAULT, BEHR, etc.); dans le foie, les reins (surtout dans les anses de HENLE), les muscles et tous les autres organes des diabétiques (PACHOUTINE, KRAWKOFF, WOLKOFF, EHRLICH, STRAUS, FICHTNER, etc.). On a pu en trouver dans tous ces organes une quantité notable, tantôt immédiatement par l'étude microscopique, à

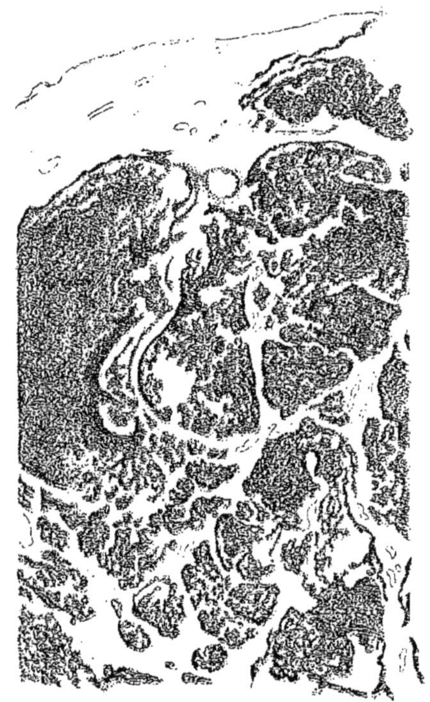

Fig. 116. — Sarcome du testicule. Les cellules néoplasiques en masse compacte sont chargées de glycogène (Gross. 4 diam.). (D'après BRAULT).

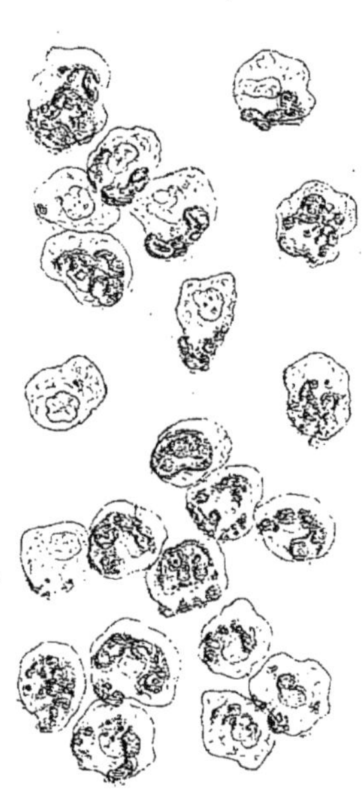

Fig. 117. — Cellules isolées de la tumeur précédente, contenant un noyau et de grosses gouttes de glycogène (Gross. 550 diam.). (D'après BRAULT).

l'aide de la réaction de l'iode, tantôt à la suite d'une analyse chimique, par la méthode d'extraction du glycogène des tissus. On a prêté dans ces derniers temps, grâce surtout aux travaux de BRAULT, une attention particulière à la richesse en glycogène de quelques tumeurs (cancer, sarcome), surtout dans les points d'active prolifération des éléments du néoplasme. Le glycogène se dépose dans l'intérieur de la cellule et ne se rencontre que rarement dans le tissu interstitiel. L'accumulation de l'hydrate de carbone constitue ici une réserve de matériaux nutritifs.

La présence du *glycogène dans les globules blancs du sang* et *dans les globules de pus* offre un intérêt spécial. Mise à l'ordre du jour par les recherches de Gabritchewsky et Czerny (1893), et reprise récemment par Salmon, cette étude promet d'éclairer quelques-uns des points obscurs que comportent les théories des mutations organiques des hydrates de carbone. Tandis que les globules blancs du sang des sujets sains sont privés de glycogène, les leucocytes, dans les états morbides accompagnés de cachexie, de leucocytose cachectique et hydrémique, dans la furonculose des enfants, etc., dans l'anémie progressive, dans la pneumonie catarrhale chronique, dans les catarrhes chroniques de l'estomac et de l'intestin, etc., renferment une grande quantité de cette substance.

Les recherches expérimentales de Czerny ont montré qu'on pouvait constater la présence du glycogène dans nombre de leucocytes (chez le chien), par la réaction microscopique, deux jours après une forte saignée. Le glycogène apparaît aussi dans les leucocytes du sang, quelque temps (1/2-2 jours) après l'injection sous-cutanée d'essence de térébenthine ou de nitrate d'argent ayant provoqué un abcès. Si on l'incise 2-3 jours après l'ouverture de l'abcès, le glycogène disparaît des leucocytes. La proportion de cet hydrate de carbone dans le pus des abcès est en moyenne de 74 milligrammes pour 100 grammes de liquide. Pour rechercher la présence du glycogène dans les leucocytes, il suffit d'étaler le pus sur des lamelles et de placer celles-ci, à demi desséchées, dans un petit bocal bouché à l'émeri et contenant des cristaux d'iode. Au bout de une à deux heures, les globules blancs chargés de glycogène ont pris la teinte acajou.

La *dégénérescence glucosique* est primitive quand la molécule d'albumine se dédouble anormalement avec formation immédiate de sucre. Le fait a été mis hors de doute par l'expérience de Quinquaud, qui a constaté que les chiens en inanition et dont le foie ne contient plus de glycogène continuent de fabriquer, après hémorragie, de grandes quantités de glucose. La dégénérescence glucosique est secondaire quand le glycogène apparaît d'abord et se transforme ultérieurement en glucose dans les tissus. Comme nous l'avons dit plus haut, on peut juger de la dégénérescence glucosique, tantôt par l'accumulation de glucose dans le sang (*glycémie*), tantôt par l'élimination urinaire du sucre (*glycosurie*). La recherche, dans ce dernier cas, sert d'habitude de moyen de diagnostic de la dégénérescence glucosique ou, d'une manière plus générale, de la dégénérescence hydrocarbonée des tissus.

Cependant, *toutes les glycosuries ne sont pas les témoins obligés d'une perversion organique de cette nature.* On sait que la glycosurie peut être le résultat d'un simple repas copieux, riche en hydrates de carbone (*glycosurie alimentaire*). Seuls doivent être regardés comme l'expression d'une *dégénérescence glycosique* ou hydrocarbonée les cas de glycosurie qui s'accompagnent du dédoublement actif des substances albuminoïdes, reconnaissables à la proportion anormale d'azote et de soufre contenue dans l'urine. C'est pourquoi on divise les cas de glycosurie pathologique en deux catégories assez bien tranchées : la forme passagère, relativement bénigne, et la forme grave.

Il n'est pas toujours facile de connaître le mode pathogénique suivant lequel procèdent les cas de glycosurie passagère. Le ralentissement ou l'arrêt complet des oxydations, l'hyperfonctionnement hépatique, la dégénérescence hydrocarbonée de quelques tissus, les intoxications, l'altération de la fonction rénale, etc., interviennent avec une importance variable.

Depuis la fameuse expérience de Cl. Bernard (1849) provoquant la glycosurie passagère par la piqûre du quatrième ventricule, bien des observateurs ont réussi à déterminer la sécrétion d'urines sucrées par des traumatismes portant sur divers points du système nerveux. Les couches optiques, les pédoncules cérébraux, la protubérance, les pédoncules cérébelleux moyens et inférieurs, le bulbe, certaines régions de la moelle, le nerf sciatique, certains ganglions et filets du sympathique, les rameaux du plexus solaire, etc., sectionnés, arrachés ou traumatisés, ont montré à divers expérimentateurs la glycosurie consécutive à l'opération. Cl. Bernard avait provoqué l'apparition du sucre dans l'urine par l'excitation électrique du bout central du pneumogastrique. Arthaud et Butte, produisant une névrite du bout périphérique de ce nerf, ont occasionné un trouble profond de la nutrition, caractérisé par la glycosurie, l'azoturie, l'amaigrissement et les autres signes polyuriques, polydipsiques, polyphagiques du diabète. Lepine et Barral ont observé l'hyperglycémie chez le chien soumis à l'électrisation du bout périphérique des nerfs du pancréas.

A côté des glycosuries nerveuses, passagères en général, il faut placer les glycosuries toxiques observées dans le cours des maladies infectieuses (choléra, fièvre paludéenne, érysipèle, pneumonie, etc.) ou provoquées par certains poisons. Le chloroforme, la méthyldelphinine, le nitrobenzol, le nitrite d'amyle, l'acide chlorhydrique, l'acide phosphorique, la térébenthine, le sublimé, le nitrate d'urane, la morphine, la strychnine, l'hydrate de chloral, etc., ont le pouvoir de produire la glycosurie.

Le mode d'action de ces divers poisons est complexe. Les uns, comme la strychnine (Langendorf), agissent en activant la transformation du glycogène hépatique en glucose, d'autres poisons en ralentissant la consommation du sucre. C'est probablement par l'inactivité du système musculaire, dont les nerfs moteurs sont paralysés, que le curare amène la glycosurie. C'est peut-être par ce procédé qu'interviennent le chloroforme, le chloral, l'alcool, l'éther, etc.) et peut-être aussi par leur faible pouvoir osmotique. Les acides qui provoquent la glycosurie agissent probablement en entravant la combustion du sucre par la diminution de l'alcalinité des humeurs. Les expériences récentes de Senff et Straub semblent démontrer que la cause de l'apparition du sucre, dans l'intoxication par l'oxyde de carbone, réside dans la dégénérescence glycogénique que ce poison provoque.

La glycosurie que Mering a fait apparaître par l'adjonction de phloridzine à la nourriture des animaux, et la glycosurie expérimentale que Mering, Minkowski et, bientôt après, Lepine, Thiroloix et beaucoup d'autres ont produite par l'extirpation totale du pancréas, offrent, au point de vue de la pathogénie de ce symptôme, un intérêt particulier.

Les observations de Mering, confirmées par Thiel, E. Neisser, Wolkoff, Grawirowski, et dernièrement par Külz et Wrigt, Moritz, Prausnitz, Barsky, Chantemesse, Ouchinsky, Lusk, etc., ont démontré que le glucoside phloridzine, tiré de l'écorce des pommiers et poiriers, ingéré par les animaux, amène, au bout de deux à trois heures, une glycosurie très prononcée : la quantité de sucre urinaire peut atteindre 15 p. 100 et plus. Un fait important pour la théorie de la dégénérescence glucosique est que la production du sucre se fait, dans la glycosurie phloridzinique, *indépendamment de la nature des aliments* et de la fonction du foie. Elle a lieu dans le jeûne complet de l'animal et en l'absence de toutes réserves d'hydrates de carbone. La sécrétion urinaire sucrée se montre avec non moins de certitude quand l'alimentation de l'animal en expérience est exclusivement composée de matières albuminoïdes ou encore de graisse. Elle ne cesse que deux ou trois jours après la prise de la phloridzine. En continuant à faire ingérer cette substance, on maintient les animaux dans un état semblable à celui des malades atteints d'un diabète très grave.

Moritz et Prausnitz ont étudié les mutations nutritives dans ce diabète expérimental. Ils ont vu qu'en cas de jeûne, la destruction de l'albumine des tissus est considérable, comme en témoigne la proportion énorme d'azote et de soufre que l'on trouve dans l'urine. L'administration de la graisse protège mal contre cette dénutrition; celle des hydrocarbures est plus utile; mais seul le régime alimentaire riche en albuminoïdes s'oppose à la consomption rapide des tissus.

MINKOVSKY a fait sur ce diabète expérimental une observation curieuse. Il a vu que la glycosurie si abondante n'était pas le résultat d'une glycémie exagérée, et il a supposé, pour expliquer le passage du sucre dans l'urine, l'existence d'une lésion de l'épithélium rénal provoquée par la phloridzine. A l'état ordinaire, comme on sait, le sucre, contenu dans le sang dans la proportion de 0,05 à 0,15 p. 100, n'est pas éliminé par les reins; il est retenu par l'épithélium fonctionnant normalement. La phloridzine paraît troubler ce pouvoir cellulaire.

Il serait erroné cependant de chercher l'explication de la glycosurie phloridzinique dans la seule altération de la fonction rénale, comme certains auteurs sont enclins à le faire. L'élimination de grandes quantités de sucre sous l'influence de la phloridzine, même pendant l'inanition, et quand toutes les provisions d'hydrates de carbone de l'organisme sont épuisées, constitue un élément de présomption en faveur de l'existence d'une dégénérescence hydrocarbonée de l'albumine des tissus.

Cependant, le rôle important que joue l'altération de la fonction rénale dans la glycosurie phloridzinique est prouvé par les expériences de MINKOVSKY, de SCHABADE, etc., sur la ligature des uretères et sur l'extirpation des reins chez les chiens soumis à l'ingestion de phloridzine. Si la glycosurie ne prenait pas une de ses sources principales dans le tissu des reins, l'extirpation de ces organes, la ligature de l'artère rénale ou de l'uretère chez les animaux en expérience, auraient pour conséquence l'accumulation du sucre dans le sang. Or, cette accumulation fait, en pareil cas, complètement défaut.

En solution aqueuse faible, la phloridzine chauffée à l'ébullition prend une molécule d'eau et se dédouble en une variété de sucre dextrogyre, la phlorose, et un éther composé, la phlorétine :

$$C^{21}H^{24}O^{10} + H^2O = \underset{\text{(phlorose)}}{C^6H^{12}O^6} + \underset{\text{(phlorétine)}}{C^{15}H^{14}O^5}.$$

Chauffée à l'ébullition en présence de la potasse caustique, la phlorétine se décompose en phloroglucine ($C^6H^6O^3$) et en un homologue de l'acide salicylique, l'acide phlorétique ($C^9H^{10}O^3$). Il est très probable que, dans l'organisme, la phloridzine se dédouble aussi en phlorétine et en phlorose. Une partie du sucre urinaire peut provenir, dans ce cas, directement de la phloridzine. Mais toute la teneur en sucre de l'urine ne peut être mise sur le compte de la phlorose, car, pour une dose de phloridzine, la quantité de sucre urinaire est 3 à 4 fois plus grande que celle que pourrait fournir la décomposition de ce glucoside. Enfin, la preuve la plus décisive est donnée par cette constatation, que la glycosurie s'observe aussi quand l'animal ingère la phlorétine, c'est-à-dire une substance qui n'a plus une seule molécule d'hydrocarbure.

Une glycosurie comparable à la glycosurie phloridzinique, et peut-être encore plus considérable que cette dernière, est provoquée par l'ingestion stomacale ou l'injection intra-veineuse d'*oxalate d'ammoniaque* (KOBERT et KROHL). Cette glycosurie persiste pendant 2 ou 3 jours.

Contrairement à la glycosurie phloridzinique, qui est passagère et qui ne dure que tant que cette substance n'est pas éliminée de l'organisme, la *glycosurie consécutive à l'extirpation du pancréas* persiste pendant toute la vie de l'animal, jusqu'à sa mort. Cette variété de glycosurie expérimentale, découverte par MERING et MINKOVSKY, peut être avec raison considérée comme une glycosurie maligne et constitue un véritable *diabète sucré expérimental.* La glycosurie pancréatique est accompagnée de tous les autres symptômes caractéristiques du diabète, c'est-à-dire d'amaigrissement, d'azoturie, d'hyperglycémie, de polyurie, de soif ardente, d'acétonurie, de l'élimination d'acide oxybutirique β par l'urine et d'une forte proportion d'ammoniaque. La mort survient, précédée d'une dépression complète de toute la sphère psychique (*coma diabétique*).

La différence entre le diabète sucré de l'homme et le diabète pancréatique expérimental des animaux réside surtout dans la durée de la maladie. Tandis que, chez l'homme, les accidents évoluent d'ordinaire sous la forme chronique, le diabète expérimental a une marche aiguë et les animaux succombent fréquemment en l'espace de quelques semaines. La glycémie s'accroît notablement, de sorte que le chien élimine par les urines de 60 à 80 grammes de sucre par jour. Mais il ne s'agit là que d'une différence apparente dont la raison principale réside dans ce fait que le chien opéré perd, du même coup, non seulement la sécrétion interne (glycolytique) de son pancréas, mais aussi la sécrétion externe, déversée dans l'intestin par le canal de WIRSUNG. Comme l'a montré THIROLOIX, et comme l'un de nous (CHANTEMESSE) l'a vérifié, on peut produire chez le chien un diabète à marche lente, un diabète gras, en ayant soin d'habituer l'animal à la suppression du sucre pancréatique versé dans l'intestin (injection solidifiante dans les canaux excréteurs de la glande). Au bout de quelques mois, lorsque, à la suite de phénomènes de suppléance d'origine inconnue, le chien nourri abondamment à la viande crue a repris la santé, on extrait une partie du pancréas. L'animal devient alors un diabétique, mais un diabétique gras, dont la maladie évolue lentement.

Depuis les publications de MERING et MINKOVSKY en Allemagne (1888-1889), et de DOMINICIS en Italie, montrant la possibilité de réaliser chez le chien, par l'extirpation du pancréas, le diabète sucré typique, l'étude de cette question a fait l'objet de nombreuses recherches ; les données principales qui ressortaient des premiers travaux ont été confirmées par un grand nombre d'auteurs (HÉDON, LÉPINE, HARLEY, GLEY, CAPPARELLI, CAVAZZANI, ALDEHOFF, THIROLOIX, SCHABADE, SOKOLOFF, MIESCH, etc.). Les recherches de ces savants, poursuivies dans des conditions diverses, ont mis en lumière beaucoup de détails touchant cette importante question. On ne peut dire cependant que, même sur le fait essentiel, à savoir la relation obligée entre l'extirpation du pancréas chez les animaux et l'apparition du diabète sucré, il y ait unanimité dans l'opinion des expérimentateurs.

On a affirmé que *l'extirpation du pancréas n'amenait pas chez tous les animaux l'accumulation du sucre dans le sang et son élimination exagérée par l'urine.* On obtient des résultats positifs avec les chiens, les porcs, les tortues, et, paraît-il, avec les lapins et les grenouilles; chez ces deux espèces animales, l'opération, en raison de la situation anatomique de l'organe, ne peut pas être faite d'une manière parfaite, et c'est pourquoi les résultats obtenus sont l'objet d'une suspicion légitime.

L'extirpation du pancréas, chez les oiseaux (pigeons, oies, canards), donne, suivant quelques auteurs (Lewin, Minkovski, Weintraud, Kausch), des résultats encore moins nets. Ainsi, d'après les recherches de Kausch (1896), on trouve parmi les oies et les canards des individus chez lesquels l'extirpation du pancréas ne détermine pas l'hyperglycémie. Chez la plupart des canards la glycémie atteint son chiffre maximum déjà au bout de vingt-quatre heures. L'inanition qu'on fait subir aux animaux, même trois jours avant l'opération, ne met pas obstacle à l'augmentation de la quantité du sucre sanguin. Cependant, chez les oiseaux opérés, l'hyperglycémie n'est jamais aussi considérable que chez les mammifères.

Dans l'étude de cette forme de diabète expérimental par extirpation du pancréas, un élément d'appréciation ne doit jamais être perdu de vue, c'est la perméabilité rénale vis-à-vis du sucre sanguin. Si le passage du sucre à travers le rein subit un empêchement plus ou moins marqué, la glycosurie peut faire défaut ou bien être minime, tandis que l'hyperglycémie est devenue notable. Un expérimentateur qui baserait son jugement sur le seul examen urinaire s'exposerait à tomber dans l'erreur. Les observations de Kausch ont précisément montré que, chez les oies et les canards privés de leur pancréas, le sucre du sang traverse difficilement le filtre rénal. La connaissance de ce fait permet d'expliquer en partie les contradictions des auteurs qui ont fait leurs expériences sur des oiseaux. Il faut aussi se souvenir que l'intensité des processus d'oxydation dans le parenchyme rénal varie avec les espèces animales et que le sucre éliminé du sang peut subir une oxydation dans le rein même.

Dans le diabète pancréatique expérimental, les *résultats positifs ne sont obtenus qu'à la suite de l'extirpation presque totale de l'organe.* Les opérations partielles n'amènent rien. D'après les observations de Schabade, il suffit de laisser en place un douzième de la glande pour que la glycosurie fasse défaut ou qu'elle disparaisse bientôt, si elle s'était montrée après l'opération. Ce fait permet d'expliquer bien des résultats négatifs auxquels les expérimentateurs ont abouti; on peut supposer que le pancréas n'a pas été enlevé entièrement et que les lobules restants se sont adaptés peu à peu à une fonction de suppléance.

La découverte de Mering et Minkovsky a remis à l'ordre du jour la question de la cause même du diabète et des rapports qui existent entre le pancréas et l'utilisation du sucre dans l'économie. Ce problème n'est pas encore résolu. On sait seulement que les *troubles dans les mutations organiques du sucre sanguin ne dépendent pas des produits de sécrétion glandulaire versés dans le canal intestinal.* La ligature ou l'obstruction du canal excréteur ne déterminent pas le diabète. La glande pancréatique régit les étapes de la circulation intra-organique du sucre sanguin, par l'action des substances inconnues qui, sorties de la glande, pénètrent directement dans le sang ou dans le système lymphatique. Sous leur influence, le sucre subit une destruction continuelle. Leur absence, consécutive à l'extirpation du pancréas, laisse le sucre échapper à cette destruction, s'accumuler dans le sang et s'éliminer par l'urine. La nature de cette ou de ces substances n'est pas encore définitivement établie. Lépine et, après lui, Nommès pensaient qu'il s'agissait d'un ferment particulier que ce dernier auteur a dénommé *glycolysine* et qui sortait de la glande pancréatique pour pénétrer dans le sang. Il serait plus juste d'appeler ce ferment une *oxydase* du glucose. Le fait, connu depuis Cl. Bernard, que, dans le sang sorti des vaisseaux et conservé à la température de 38-39°, le sucre présent tout d'abord se détruit peu à peu, pourrait être attribué à la présence de ce ferment contenu dans le liquide. Le sang frais d'un chien privé de pancréas, conservé de la même façon, ne subirait pas une diminution notable de sucre, parce que le sang du diabétique ne contiendrait pas ou contiendrait peu de ce ferment glycolytique. Le chauffage du sang jusqu'à 54° tue ce ferment. On peut supposer qu'il entre dans le sang par les vaisseaux lymphatiques et que la lymphe du canal thoracique possède au maximum la propriété de détruire le sucre. Lépine est arrivé à diminuer notablement la glycosurie pancréatique expérimentale en injectant au chien opéré la lymphe du canal thoracique d'un animal sain.

Malgré les nombreuses objections soulevées contre l'hypothèse de Lépine, la partie essentielle de sa théorie a pour elle le résultat d'expériences d'une haute signification, celles, par exemple, qui visent les *tentatives de transplantation de la glande pancréatique.* Hédon et Minkovski ont réussi à démontrer qu'*on peut remédier à la glycosurie pancréatique expérimentale en transplantant et en greffant sous la peau de l'abdomen un morceau de pancréas.* Il suffit d'extirper le pancréas greffé, et la glycosurie survient de nouveau.

On ne peut méconnaître l'*analogie qui existe entre ces faits et ceux où l'on a pratiqué la greffe de la glande thyroïde.* La transplantation du corps thyroïde peut arrêter et guérir les phénomènes de myxœdème;

la transplantation du pancréas peut aussi arrêter les accidents du diabète expérimental. Une découverte récente de Blumenthal est importante à ce point de vue. Ce savant a renouvelé l'expérience de Buchner tirant de la levure de bière, écrasée sous une presse hydraulique, le ferment soluble qui donne de l'alcool aux dépens du sucre. Par une telle compression, Blumenthal dit avoir retiré du pancréas, broyé avec du sable, un ferment glycolytique.

Les sources du sucre dans la glycosurie phloridzinique et pancréatique n'ont pas la même origine. Dans le premier cas, il y a formation exagérée du sucre et trouble dans la fonction rénale, qui laisse passer facilement ce sucre; dans le second cas, le sucre ne paraît pas formé en quantité surabondante, mais il existe une insuffisance de l'oxydation ou de la destruction de ce sucre dans l'organisme. Ce dernier fait a été démontré par Schabade, en combinant l'alimentation par la phloridzine avec la ligature des uretères et avec l'extirpation du pancréas. Chez les chiens empoisonnés par la phloridzine et qui conservent en place la glande pancréatique, la ligature des uretères n'est pas suivie d'une augmentation de sucre dans le sang, tandis que, chez les animaux privés de pancréas et empoisonnés par la phloridzine, la quantité de sucre du sang augmente du double trois heures après la ligature des uretères et devient six fois plus considérable au bout de 18 heures. Des résultats semblables ont été obtenus par Minkovski dans ses expériences sur l'extirpation des reins.

En faveur de l'origine différente des glycosuries phloridzinique et pancréatique parle aussi ce fait, qu'il n'est pas toujours possible de provoquer le diabète pancréatique chez les oiseaux, et qu'il est au contraire toujours facile de faire apparaître chez eux la glycosurie phloridzinique (Cremer et Ritter).

Les constatations anatomiques et expérimentales que nous avons signalées peuvent-elles servir à l'interprétation des diverses formes de glycosurie que présente la clinique humaine? Distingue-t-on, en un mot, chez l'homme, des glycosuries qui dépendent d'un trouble dans le fonctionnement du foie, d'une modification dans la sécrétion du pancréas, d'une perturbation dans la statique ou la dynamique du système nerveux, d'une défaillance organique à détruire le sucre? Ces diverses formes de glycosurie ont-elles une physionomie personnelle bien tranchée? Ne peuvent-elles se confondre les unes dans les autres? Exigent-elles chacune un traitement distinct et particulier? Les réponses que l'on peut faire à ces questions sont loin d'être affirmatives. Il existe cependant, chez l'homme, une forme clinique de diabète qui se rapproche de la maladie provoquée chez le chien par Mering et Minkovsky et dans laquelle les lésions matérielles du pancréas sont plus ou moins développées.

Depuis longtemps on avait remarqué les *altérations du pancréas trouvées à l'autopsie des diabétiques*. Cowley, Elliotson, Bright les avaient signalées. Bouchardat avait constaté l'atrophie et le cancer de cet organe chez des diabétiques. Skoda et Griesinger avaient observé de semblables lésions. En 1864, Recklinghausen publia l'observation d'un diabétique à l'autopsie duquel il constata la présence d'une tumeur considérable, formée par le canal pancréatique énormément dilaté. Les faits de ce genre devinrent assez nombreux pour que Popper, en 1868, dans un travail sur les rapports des lésions du pancréas avec le diabète, admît que cette maladie était causée par une altération matérielle ou une perversion fonctionnelle de cet organe. L'idée de Popper était juste, mais la pathogénie qu'il invoquait, l'insuffisance de sécrétion du suc pancréatique ordinaire dans l'intestin, fit laisser de côté sa théorie. Cependant, les constatations positives se multipliaient. S'emparant de ces faits, Lancereaux tenta de séparer du groupe général des diabétiques un lot de malades glycosuriques porteurs d'une physionomie clinique particulière. La glycosurie débutait chez eux d'une manière brusque, l'amaigrissement était rapide, les symptômes très accusés, et la mort survenait en deux ou trois ans. A l'autopsie, on trouvait des lésions du pancréas. C'était le *diabète maigre*, le *diabète pancréatique*, tout à fait distinct du diabète gras qui avait des origines diverses. Assurément, certains cas de diabète, par leurs symptômes et leurs lésions, correspondent à la description de Lancereaux; mais, pour que l'autonomie clinique de ce groupe fût solidement constituée, il faudrait que la maigreur et l'évolution rapide du diabète s'observassent uniquement chez des individus atteints de grosses lésions du pancréas. Or, il est des cas nombreux où le diabète maigre ne s'est pas accompagné d'altérations vraiment manifestes de cette glande. Tels sont les faits signalés par Williamson; telle est encore l'observation récente de Lépine, dans laquelle l'hyperglycémie et la glycosurie considérables constatées chez une femme de soixante-neuf ans ne comportaient comme substratum nécroscopique que des altérations insignifiantes du pancréas. Dans ce cas, les lésions parenchymateuses et interstitielles du rein étaient très développées, ce qui fit admettre qu'il s'agissait d'une forme particulière de la maladie, le *diabète rénal*.

Les lésions nerveuses expérimentales, qui produisent si facilement une glycosurie plus ou moins passagère, ont-elles dans l'anatomie pathologique et dans la clinique humaine des exemples correspondants, où la glycosurie possède une origine purement nerveuse et une physionomie particulière, empreinte d'un cachet original? On a vu souvent le diabète succéder à des perturbations nerveuses, des secousses morales, et même des traumatismes. Frerichs, Seegen, Lecorché ont nié que le traumatisme pût suffire à causer un véritable diabète permanent, en l'absence d'une prédisposition héréditaire ou acquise. Oppenheim, Charcot, Chantemesse, Brouardel et Richardière ont observé des exemples de *diabète trau-*

matique chez des enfants en bas âge, chez des individus n'ayant aucun antécédent héréditaire ou personnel laissant soupçonner la présence d'une tare spéciale. Le diabète traumatique peut débuter immédiatement après un accident, comme dans le cas suivant, que l'un de nous a eu l'occasion d'observer à l'hôpital Broussais. Il s'agit d'un individu en parfaite santé, qui était un jour occupé à transporter au haut d'une échelle une lourde charge placée sur ses épaules : un des barreaux de l'échelle s'étant rompu, il tomba sur le sol, debout avec sa charge sur le dos. La secousse fut violente et l'obligea à s'asseoir pour se reposer. Une heure plus tard, la soif était devenue si vive, que le malade fut obligé de se lever pour aller boire. Il était atteint d'un diabète qui ne guérit pas. Le début du diabète traumatique n'est pas toujours aussi précoce : parfois, la maladie ne se déclare que quelques mois ou quelques années plus tard ; elle se traduit par la polyurie glycosurique classique ou par des troubles divers qu'on est trop souvent tenté de mettre sur le compte de la neurasthénie.

Le diabète traumatique précoce peut guérir ; la forme tardive a une évolution lente et un pronostic grave.

Nous avons vu plus haut les multiples lésions expérimentales qui, portant sur le cerveau, le bulbe, la moelle et les nerfs, pouvaient faire apparaître la glycosurie. Cl. Bernard avait montré que la piqûre du plancher du quatrième ventricule produisait l'hyperglycémie par une action nerveuse qui ne passait pas par le pneumogastrique, mais dont la voie se faisait le long de la moelle cervicale et gagnait le splanchnique. Chauveau et Kaufmann ont repris ces recherches.

A la suite d'expériences de section médullaire, ces auteurs admirent qu'il existait dans le bulbe un centre, frein de la sécrétion sucrée du foie, et dans la partie supérieure de la moelle cervicale un autre centre qui n'était plus un frein, mais un excitateur de cette sécrétion. Ces deux centres d'action opposée agissaient sur le foie par l'intermédiaire de filets et de ganglions sympathiques interposés. L'action de ces centres était mise en œuvre par la sécrétion du pancréas qui les réglait automatiquement, car cette sécrétion pancréatique avait le privilège singulier d'exciter le centre phrénateur et de modérer le centre excitateur de l'activité des cellules hépatiques, de telle sorte qu'elle produisait des effets cumulatifs. Voilà la première partie de l'arc qui reliait le système nerveux central au foie ; la seconde partie rattachait le pancréas au système nerveux central. Il existait sur le plancher du quatrième ventricule un centre excito-sécréteur de la glande pancréatique. Une piqûre de ce plancher peut donc aboutir au même résultat, c'est-à-dire à l'hyperglycémie, soit en inhibant le centre phréno-sécréteur du foie, soit en inhibant le centre excito-sécréteur du pancréas.

Dans l'un et l'autre cas, le centre de la partie supérieure de la moelle se trouvait libéré de ses entraves et l'hyperformation de sucre s'ensuivait. Mais, d'après Kaufmann, le système nerveux n'agissait pas seulement sur le foie, par l'intermédiaire des conducteurs nerveux. Régissant l'histolyse générale, il pouvait fournir au foie, par l'intermédiaire du sang, les éléments d'une glyco-formation plus ou moins abondante. Son action régulatrice s'exerçait à la fois sur la nutrition des tissus et sur les élaborations intra-hépatiques. Une action semblable, régulatrice, portant sur les mêmes éléments, était exercée aussi par la sécrétion interne du pancréas, à l'aide du sang qui charrie le ferment. On voit que, d'après cette théorie, la glycémie, dans la teneur en sucre du sang, était soumise à une régulation double, l'une d'origine nerveuse, l'autre d'origine pancréatique. Dans l'hyperglycémie et le diabète, la glyco-formation et l'histolyse étaient activées. Cet état correspondait à l'hyperglycogénie limitée au foie ou étendue à beaucoup de tissus et à la destruction excessive des substances albuminoïdes. Au contraire, dans l'hypoglycémie telle qu'on l'obtient par la section de la moelle au niveau de la première vertèbre dorsale, la glyco-formation hépatique et l'histolyse étaient inhibées et la sécrétion interne pancréatique était exagérée.

La théorie de Kaufmann comporte, comme on le voit, l'intervention, dans une harmonie déterminée, d'une série d'éléments dont le rôle, dans la production de la glycémie, a été reconnu par l'expérience. L'influence, dans l'apparition de la glycosurie, des lésions nerveuses, de l'hyperglycogénie hépatique, de la protéolyse des tissus, de la sécrétion interne du pancréas, n'est plus à démontrer. On peut cependant reprocher à cette théorie de laisser de côté l'appréciation d'actes physiologiques qui interviennent dans la glycosurie, l'existence de certains troubles préalables de la nutrition, le ralentissement dans la combustion intra-organique du sucre démontré par Bouchard, le rôle du filtre rénal, etc. Et, lorsque le foie et le pancréas ont été séparés des centres nerveux, quel est l'état de la glycémie et de la glycosurie ? Une réponse à cette question pourrait permettre de juger la théorie; malheureusement les auteurs ne donnent pas cette réponse.

Au point de vue clinique, les limites qui séparent le diabète nerveux du diabète arthritique ne sont pas faciles à déterminer. Le neuro-arthritisme, qui se montre si souvent dans l'étiologie des maladies nerveuses, reparaît avec obstination dans l'étiologie du diabète. Tel diabétique autrefois bien portant, devenu glycosurique à la suite de secousses morales, maigrit rapidement. Il peut cependant, sous l'influence d'un régime convenable, continuer à vivre pendant 25 ou 30 ans en jouissant d'une bonne santé. N'était le mode de début, il serait difficile de séparer ce diabète nerveux de la variété dite arthritique.

Le diabète arthritique revêtu de sa forme classique représente un des types cliniques les mieux caractérisés de la glycosurie permanente. C'est le *diabète gras*, dont le début est insidieux, dont l'évolution est lente et peut durer trente ans, où la glycosurie se montre par intermittences, où l'accroissement de la faim, de la soif, de l'urination est souvent peu marqué, où le régime alimentaire rend les plus grands services. Parmi les causes multiples de ce diabète arthritique, certains auteurs ont invoqué un trouble dans la fonction du foie. Les uns (Dickinson, Zimmer, Tscherinow, Seegen) reconnaissent un obstacle à la fixation du sucre alimentaire par le foie, obstacle qui résiderait dans une diminution de l'activité de l'organe devenu impuissant à transformer en glycogène le sucre alimentaire. D'autres (Glénard), se basant sur l'hypertrophie du lobe droit du foie, que l'on observe fréquemment chez les diabétiques gras dits arthritiques, hypertrophie accompagnée d'une densité plus grande du tissu, d'une sensibilité plus vive de l'organe, pensent qu'il s'agit d'un type de diabète créé plus spécialement par l'action de l'alcool sur le foie et représenté anatomiquement par une cirrhose parcellaire à évolution lente. Il est certain, en effet, que l'on constate souvent ce gros foie chez des diabétiques gras non azoturiques et que parfois ces malades souffrent de petites crises hépatiques douloureuses que l'on prend pour des coliques hépatiques frustes. L'urine, au moment de ces crises, ne contient pas de bile, mais une forte proportion d'urobiline, indice d'un mauvais fonctionnement de la glande.

A côté des théories qui, pour expliquer un des éléments du diabète, invoquent l'hyperformation du sucre, il faut placer celles qui ne voient dans la maladie qu'un défaut de destruction de cette substance, laquelle, dans les métamorphoses ordinaires, disparaît dans le sang par oxydation, par fermentation, par assimilation des tissus. Reynoso, Dechambre ont dit que le sucre s'accumulait parce qu'il n'était plus brûlé dans le poumon, ce qui est inexact. Mialhe trouvait que le sang du diabétique était trop peu alcalin pour que la combustion du sucre pût se faire. Cette conception l'avait conduit à une thérapeutique excellente, l'emploi des alcalins. Bence Jones attribuait l'accumulation du sucre à un défaut de fermentation; c'est la théorie à laquelle Lépine a donné une base puissante. Jaccoud pense que le mécanisme d'une des formes du diabète est le défaut d'assimilation du sucre par les tissus. C'est cette pathogénie qu'invoque Bouchard pour la plupart des cas de diabète sucré qu'il rattache à un état de nutrition ralentie. Cependant, les éléments pathologiques qui entrent dans la constitution du diabète sont trop nombreux pour qu'on puisse méconnaître qu'une théorie unitaire du diabète est impossible à concevoir, qu'il n'y a pas seulement des diabétiques mais aussi des espèces diverses de diabète sucré.

Que le sucre ou l'amidon ingérés par les diabétiques ne soient pas détruits comme ils le sont chez l'homme sain, cela est incontestable et ressort des analyses récentes faites par Hanriot pour déterminer le quotient respiratoire des hommes sains et des diabétiques. L'amidon ou le glucose ingérés sont convertis dans l'organisme en graisse, avec dégagement d'acide carbonique, et l'émission de ce gaz peut servir à mesurer la quantité de glucose ainsi transformée. Les variations du quotient respiratoire, avant et après un repas riche en substances féculentes, fournissent la mesure exacte de la quantité de glucose utilisée par l'homme sain et par le diabétique, et par conséquent du pouvoir glycolytique total de leur organisme. Des recherches d'Hanriot il résulte que, chez l'homme sain, deux heures après un repas composé de féculents, le nombre de litres d'air expiré en une heure est presque le double du chiffre trouvé avant le repas, tandis que, chez le diabétique, l'augmentation de la ventilation pulmonaire n'est que faiblement marquée et quelquefois nulle, quand le pouvoir glycolytique du sang a disparu.

A côté des faits qui démontrent le défaut de destruction du sucre chez les diabétiques, il faut placer ceux qui prouvent que la désassimilation des tissus est presque toujours augmentée chez eux, quelle que soit la période d'évolution de la maladie. Les matériaux solides excrétés, l'urée, les acides urique, phosphorique, sulfurique, etc., ont augmenté de quantité dans l'urine. Il y a donc décomposition anormale de l'albumine des tissus et dégénérescence hydrocarbonée diffuse dans tout l'organisme. La fragilité de l'équilibre organique se manifeste encore par la réceptivité excessive des malades à l'égard de toutes les atteintes morbides, par la diminution de la chaleur produite, par l'apparition de glycogène en quantité anormale dans divers organes (foie, rein, cerveau), enfin par les dégénérescences parenchymateuses multiples (Ehrlich, Straus, Fütterer).

Aussi les diabétiques offrent-ils une proie facile à l'invasion de tous les agents microbiens. Les germes divers de la suppuration, de l'érysipèle, de la pneumonie, de la gangrène, de la tuberculose, etc., interviennent fréquemment dans la cause des accidents qui terminent leur vie. La fin peut encore survenir d'une manière particulière, dans le cours d'un accident qu'on nomme le *coma diabétique*. Celui-ci ne doit pas être confondu avec les crises de collapsus cardiaque dues à la dégénérescence graisseuse du myocarde, crises qui peuvent conduire à la mort en quelques heures. Le coma diabétique est caractérisé par l'odeur de l'haleine, l'odeur et la modification de l'urine, la dyspnée et les troubles gastro-intestinaux. L'odeur de l'haleine est aigrelette, pénétrante, rappelant un peu celle du chloroforme, perceptible seulement près du malade ou imprégnant l'atmosphère de l'appartement qu'il habite. L'odeur de l'urine est analogue, et si on y verse quelques gouttes de perchlorure de fer, elle donne la coloration rouge, vin de Porto (Gerhardt). La dyspnée est intense ; la respiration se fait d'ordinaire lente, profonde, avec un gémissement. Le malade reste étendu, sans être obligé de s'asseoir comme le fait l'asthmatique. Les nausées, les vomissements, les douleurs abdominales sont fréquentes. Il est rare qu'à ce moment les patients ne présentent pas une agitation plus ou moins marquée qui précède la dépression aboutissant au coma. Chez les personnes jeunes, dont le diabète évolue sous la forme aiguë, le coma diabétique survient fréquemment. Il est plus rare chez les personnes âgées et ne se montre le plus souvent qu'à l'occasion d'une maladie intercurrente.

Des théories pathogéniques diverses ont été émises pour expliquer les accidents du coma diabétique. On a incriminé successivement l'acétone, l'acide diacétique, l'acide β oxybutyrique et ses dérivés. On s'accorde maintenant à reconnaître que le coma diabétique est le résultat d'une intoxication, laquelle prend sa source dans une combustion incomplète du glucose. Le résultat de cette combustion, au lieu d'être de l'acide carbonique et de l'eau, comme à l'état normal, est un acide (acide lactique ou acide oxybutyrique, acide diacétique ou acétone, et peut-être quelqu'autre élément inconnu, actif à très petite dose) qui s'accumule dans le sang, lui communique sa toxicité propre et le rend également nocif par la diminution de son alcalinité.

On a trouvé, dans le sang de malades atteints de coma, de l'acide β oxybutyrique (Hougounenq); on a constaté dans l'urine de diabétiques gravement atteints la présence des acides β oxybutyrique (jusqu'à 300 grammes en 24 heures) (v. Noorden, Magnus), formique, acétique, propionique, etc. (Lévy), en même temps qu'une grande quantité d'ammoniaque. A l'état normal, le chiffre de l'ammoniaque contenu dans l'urine humaine est de 0,60 centig. par jour; dans le diabète grave, il peut s'élever à 10 et même 12 grammes (Stadelmann). La marche de l'intoxication acide serait la suivante. Au début, l'acide en excès s'unit à l'ammoniaque pour former un sel neutre qui s'élimine par l'urine. Mais si, à un moment donné, il n'y a plus assez d'ammoniaque pour saturer l'acide, celui-ci s'empare de la potasse et de la soude contenues dans les tissus, et la soustraction de ces bases indispensables à l'organisme est le signal des accidents (Le Gendre).

On le voit, en somme, beaucoup d'éléments interviennent dans l'étiologie et la pathogénie du diabète sucré. Dans les diverses formes de la maladie on les retrouve tous ou presque tous s'exerçant avec un coefficient d'intervention plus ou moins puissant. Dans un même cas, Lépine reconnaît comme entrant en jeu avec une importance variable : l'inaptitude de la cellule hépatique à posséder autant de glycogène qu'à l'état normal, l'excès de protéolyse primitive réalisée aux dépens d'une désassimilation excessive des tissus, le défaut d'utilisation du sucre, le défaut de la transformation du glucose en graisse, la diminution du ferment glycolytique, et enfin l'élément rénal laissant filtrer avec une facilité excessive le sucre du sang. Dans la désassimilation des tissus, il faut donner la part qui lui convient à la dégénérescence glycogénique.

Les variations de ces divers éléments combinés empêchent les types cliniques de la glycosurie de se présenter avec une physionomie indélébile, marque de fabrique facile à reconnaître et à classer.

Jusqu'ici la clinique a distingué des types qu'il est possible à la rigueur de séparer, quand ils se présentent avec des caractères bien tranchés : le diabète nerveux, le diabète franchement arthritique, le diabète pancréatique. Mais il existe encore beaucoup d'autres types qui ne sont pas définitivement classés. Tel est, par exemple, le *diabète bronzé*, qui n'est ni un épiphénomène, ni un accident, ni une terminaison du diabète vulgaire. C'est une maladie de l'âge adulte, dont le début est brusque en général, qui se traduit par la glycosurie et les autres symptômes généraux du diabète, un amaigrissement rapide et une pigmentation cutanée uniforme respectant les muqueuses, mais se manifestant avec le plus d'intensité sur la face, les extrémités et les organes génitaux. On trouve à l'autopsie le foie cirrhotique, la bile incolore, la coloration rouillée du pancréas, des ganglions lymphatiques abdominaux. La coloration est due à un pigment ocre, de nature ferrugineuse (Lapicque, Auscher, Meunier), qui se dépose dans les interstices et même dans l'épaisseur des fibres du tissu conjonctif, dans les cellules hépatiques, le pancréas, le rein, les ganglions, les fibres musculaires du cœur. Hanot et Chauffard ont rattaché la pathogénie de ce diabète à un trouble évolutif de la fonction chromatogénique du foie, fabriquant avec excès du pigment qui diffuse, par voie embolique, dans tout l'organisme; Letulle invoque dans la pathogénie une altération initiale de l'hémoglobine du sang; Brault et Galliard admettent cette altération initiale, mais pensent que le pigment ne peut être élaboré par les cellules du foie, parce que celles-ci sont déjà altérées.

On a découvert aussi une variété de glycosurie caractérisée par l'élimination d'un sucre spécial, le pentose. Peut-être cette forme de glycosurie, mieux étudiée et mieux connue, mettra-t-elle sur la voie de troubles nutritifs portant sur certains départements de la cellule, car des hydrates de carbone du groupe des pentoses existent dans les produits du dédoublement des nucléo-albumines. Il n'est pas interdit de supposer que cette pentosurie puisse être en relation avec des altérations de noyaux cellulaires d'organes riches en cellules et en noyaux. On a été plus loin pour le diabète lévulosurique auquel on a accordé une physionomie clinique particulière (Sekeyou), caractérisée par la présence d'accidents nerveux prédominants et la bénignité relative du pronostic.

On a récemment attiré l'attention sur les altérations dégénératives spéciales des cellules nerveuses cérébrales, dégénérescences colliquatives, au cours du diabète (Lépine, Marinesco, Lintvareff, Mankovsky, etc.). La nature et la fréquence de ces altérations n'ont pas été l'objet d'études assez nombreuses pour qu'on puisse les considérer comme pathognomoniques.

Parmi les nombreuses altérations anatomo-pathologiques qui ont été observées dans le diabète sucré, il faut accorder une mention spéciale à celles qu'a décrites Ferraro. Cet auteur a trouvé, dans tous les cas de diabète qu'il a observés, une endartérite diffuse, étendue à un grand nombre d'organes, allant en certains endroits jusqu'à oblitérer la lumière des vaisseaux. Il suppose que les altérations dégénératives des organes, si fréquentes dans le diabète, se trouvent sous la dépendance de cette lésion vasculaire. Cette endartérite proviendrait elle-même de l'irritation provoquée par la présence du sucre en excès sur la tunique interne des vaisseaux. Les endocardites, avec altérations consécutives des valvules du cœur et du muscle cardiaque, s'observent en effet souvent chez les diabétiques (Lecorché).

Parmi les lésions du sang constatées dans le diabète, il en est une qui a été utilisée par Brehmer pour le diagnostic clinique de cette maladie (1894). Brehmer a reconnu que le sang des diabétiques, coloré par la méthode d'Ehrlich (éosine et bleu de méthylène), montrait des globules rouges prenant moins vivement qu'à l'ordinaire la couleur acide rouge et de nombreuses granulations dans le plasma réfractaires à cette coloration. La méthode de Gram met ces dernières en évidence et fait apparaître autour des noyaux des leucocytes une zone claire en forme de C. Williamson (1897) a utilisé, pour le diagnostic hématologique du diabète, le pouvoir qu'a le sang dans cette maladie de faire passer du bleu au jaune une solution faible de bleu de méthylène alcalinisée par la potasse. Le sang normal ne jouit pas de cette propriété. Il y a, dans la constatation de Williamson, la source de procédés colorimétriques pour la reconnaissance et le dosage du sucre; P. Marie et Le Goff l'ont utilisée.

INDEX BIBLIOGRAPHIQUE

Une bibliographie étendue concernant la question de la glycosurie et du diabète se trouve dans le livre de Pathologie interne et le Dictionnaire de Jaccoud (1869) et surtout dans les Leçons de Pathologie générale de Pachoutine, St-Pétersbourg, 1885. Parmi les travaux plus récents, ceux qui suivent méritent une attention particulière.

Vorochiloff : *Journal de la Société des naturalistes de Kazan*, 1878. (La teneur en glycogène des différents organes.) — Lapierre : *Sur le diabète maigre dans ses rapports avec les altérations du pancréas*. Thèse, Paris, 1879. — Ehrlich : *Zeitsch. f. klin. Medicin*, 1883, Bd. 6. — M. Affanassieff : *Ueber anat. Veränd. d. Leber*. (Pflüg. Arch., Bd. 30, 1883.) — Worm-Muller : *Pflüg. Arch.*, 1884. (Étude sur la glycosurie physiologique chez l'homme.) — Barfurth : *Arch. f. mikr. Anat.*, Bd. 25. — Straus : *Contrib. à l'étude des lésions du rein dans le diabète sucré*. (Arch. de Physiologie, 1885 et 1887.) — Inglessis : *Le rein dans ses rapports avec le diabète*. Thèse de Paris, 1885. — Marchand : *Virchow Arch.*, Bd. 100, 1885. — Frerichs : *Ueber den Diabetes*, Berlin, 1884. — Hanot et Schachmann : *Sur la cirrhose pigmentaire dans le diabète sucré*. (Arch. d. Phys. Brown-Sequard, 1886, n° 1.) — Minkowski : *Arch. f exp. Path. u. Pharm.*, Bd. 23, 1883. — Pollatschek : *Vorkom. d. Albuminurie bei Diabetes mel.* (Zeit. f. klin. Med., Bd. 12, 1887.) — L. Blau : *Ueber Diabetes mellitus*. (Schmidt's Jahrb., 1888, n° 10) ; la bibliographie des années 1886, 1887 et 1888 y est recueillie.) — Pflüger : *Ueber die synthetischen Proc. und die Bild. d. Glycogens in thierisch. Organismen*. (Pflüg. Archiv, Bd. 42, 1887 ; l'auteur ne croit pas à la préexistence d'une molécule d'hydrate de carbone dans l'albumine.) — Ebstein : *Die Zuckerharnruhr*, 1887. — Baumel : *Maladies de l'appareil digestif*, Paris, 1888. — Nivière : *Abolition des réflexes dans le diabète*. Thèse, Paris, 1888. — Noltenius : *Beiträge zur Statistik und pathol. Anat. des Diabetes mellitus*. Diss., Kiel, 1888. — Brouardel et Richardière : *Ann. d'hygiène publique*, 1888. — E. Neusser : *Beiträge zur Kenntniss d. Glycogen*. Diss., Berlin, 1888. — Romme : Thèse de Paris, 1888. — S. Simson : *Zum Curarediabetes*, Diss., 1888. — M. Volkoff : *Contribution à l'étude de l'origine du sucre dans l'organisme*. (Gaz. clin., russe, 1889). — *Ibid. : Contribution à l'étude du contenu des hydrates de carbone dans l'organisme*, 1888. (Compte rendu de la Société des méd. russes.) — *Ibid. : Influence des antipyrétiques sur la marche du diabète*. Thèse, 1888. — A. Levine : *Contribution à l'étude des échanges de phosphore dans l'organisme pendant le diabète sucré*. (Wratsch, 1888.) — Leube : *Glycogen im Harn*. (Virch. Arch., Bd. III, 1888.) — Rosenblath : *Virch. Arch.*, Bd. 114, 1888. — R. Fichtner : *Path. Anat. d. Nieren bei Diabet*. (Ibidem.) — Arthaud et Butte : *Recherches sur la pathogénie du diabète*. (Arch. de phys. norm. et pathol., 1888, n° 3.) — E. Voit : *Glycogenbildung aus Kohlehydraten*. (Zeitsch. f. Biol., Bd. 25, 1888.) — Aldehof : *Einfluss d. Carenz auf d. Glycogenbestand*. (Ibidem.) — J. Mering : *Ueber Diabetes mellitus*. (Zeitsch. f. klin. Med., 1888, Bd. 14 ; 1889, Bd. 16.) — G. See et E. Gley : *Recherches sur le diabète expérimental*. (Compt. rend., 1889, vol. 108.) — Fütterer : *Glycogen in d. Capillar. d. Grosshirnrinde beim Diabetes*. (Centralbl. f. d. med. Wiss., 1888.) — Kravkoff : *Contribution à l'étude de la propagation des hydrates de carbone dans l'organisme*. (Wratsch, 1889.) — C. Stern : *Diabetes mellitus bei Kindern*. Diss., Berlin, 1889. — Hofmeister : *Arch. f. exp. Pathol.*, 1889. (Glycosurie physiologique chez le chien.) — Lépine : *Lyon médical*, 1889. — Praussnitz : *Ueber d. zeitl. Verlauf d. Ablagerung und d. Schwinden d. Glycogens*. (Zeitsch. f. Bibl., 1889, Bd. 26.) — A. Cantani : *Ueber Diabetes mellitus*. (Deut. med. Woch., 1889, n°s 12-13.) — Ferraro : *Giòr. int. d. Science med.*, 1889. — Seegen : *Die Zuckerbildung im Thierkörper*, Berlin, 1880 ; (tous les travaux antérieurs de l'auteur y sont réunis.) — Langhans : *Ueber Glycogen in path. Neubild*. (Virch. Arch., Bd. 120, 1890.) — Moritz und Praussnitz : *Studien über Phloridzindiabetes*. (Zeitsch. f. Biol., Bd. 27, 1890.) — Mering und Minkowski : *Diabetes mellitus nach Pancreasextirpation*. (Arch. f. exp. Path. und Pharm., 1890, Bd. 26.) — Schenk : *Ueber d. Verhalt d. Traubenzuck. zu den Eiweisskörp. d. Blutes*. (Pflüger's Arch., Bd. 46, 1890.) — G. Mayer : *Zur Symptom und Ther. des Diabet. mel.* (Deut. med. Woch., 1890, n°s 22-23 ; hypertrophie et maladies du cœur dans le diabète.) — A. Levine : *Contribution à l'étude de la glycosurie pancréatique*. (Wratsch, 1890.) — Ouchinsky : *Échange gazeux et production de chaleur dans la glucosurie phloridzinique*. (Thèse, St-Pétersbourg, 1890.) — Külz und Wright : *Zur Kenntniss d. Wirk. d. Phloridzindiabetes*. (Zeitsch. f. Biolog., 1890, Bd. 27.) — E. Hergenhahn : *Ueber zeitl. Verlauf d. Bildung d. Glycogen in d. Leber und willk. Muskeln*. (Ibidem.) — F. Moritz : *Ueber Aliment. Glycosurie*. (Cong. f. inn. Med. X, 1891.) — Lemoine et Lannois : *Diabète et pancréas*. (Arch. de médec. expérimentale, 1891.) — Cartier : *Glycosuries toxiques et en part. l'intoxication par le nitrate d'urane*. Paris, 1891. — Boutard : *Des différents types de diabète sucré*, Paris, 1891. — Nommès : *Étude sur le pancréas*, Paris, 1891. — Gabritschevsky : *Mikr. Unters. über Glycogenreact. im Blute*. (Arch. f. exp. Path. und Pharm., 1891, Bd. 28.) — De Dominicis : *Münch. med. Woch.*, 1891 Hédon : *Extirpation du pancréas ; diabète sucré expérimental*. (Arch. de méd. exp., v. III, 1891 ; Arch. de Phys., 1892, n° 4 ; *Greffe sous-cutanée du pancréas*. (Ibidem, n° 10.) — Artaud et Butte : *Du nerf pneumogastrique*, Paris, 1892. — Bial : *Ueber d. diastatisch. Fermente d. Blutes*. (Arch. Pflüg., 1892, Bd. 53.) — Lévy : *Diabète sucré dans ses rapports avec les lésions nerveuses spontanées*, Paris, 1892. — Leparquois : *Sur le diabète azoturique compliqué de sueurs*, Paris, 1892. — Séegen : *Der Zuckerumsatz im Blut mit Rücksicht auf Diab. mel.* (Wien. kl. Woch., 1892.) — Aldehof : *Tritt auch bei Kaltblütern nach Pancreasextirpation Diabetes auf?* (Zeitsch. f. Biol., 1892, Bd. 28.) — Kraus : *Ueber Zuckerumsetzung im menschl. Blute ausserbl. d. Gefässystem*. (Zeit. f. kl. med., 1892, Bd. 21.) — T. Schabade : *Contr. à l'étude du diabète pancréatique expérim*. Wratsch, 1892 ; de même : Thèse. — Thiroloix : *Le diabète pancréatique*, Paris, 1892. — F. Voit : *Ueber Stoffwechsel bei Diabetes mellitus*. (Zeit. f. Biol., 1892, Bd. 29.) — Cavazzani : *Le Funzioni del Pancreas*, Venezia, 1892. — Cramer et Ritter : *Phloridzindiabet beim Huhn*. (Zeit. f. Biol., 1892, Bd. 28.) — W. Sandmeyer : *Ueber d. Folgen d. Pancreasextirpation beim Hunde*. (Ibidem.) — O. Minkowski : *Untersuch. über d. Diabet. mellit. nach Extirpation des Pancreas*. (Arch. f. exp. Path. und Pharm., 1893, Bd. 31.) — Czerny : *Zur Kenntniss d. glycogenem und amyloïden Entartung*. (Ibidem.) — C. von Noorden : *Lehrbuch d. Path. d. Stoffwechsels*, Berlin, 1893. — L. Driessen : *Ueb. glycogenreiche Endotheliome*. (Beitr. Ziegler's, 1893, Bd. XII.) — P. Gourvitch : *Synthèse des glucoses, conception moderne de leur composition*, Kazan, 1893. — Trambusti und Nesti : *Path. anat. Untersuch. über Phloridz. Diabetes*. (Beit. Ziegl., 1893, Bd. XIV.) — Ebstein : *Drüsenepitelnecrosen beim Diabetes mellitus*. (Deut. Arch. f. klin. Med., Bd. 28, 30.) — Auché : *Nevrites diabétiques*, Journal de médec. de Bordeaux, 1894. — A. Brault : *Glycogène dans les tumeurs*. (Acad. des sciences, 1894, novembre.) — V. Kistiakovsky : *La statique du glycogène dans l'épiderme, etc.*, St-Pétersb., 1894. — Arthus : *Sur le ferment glycolitique*. (Soc. de biologie, 1894.) — A. Willie : *Traumat. Diabetes*. (Vierte Jahr. f. gerich. Medic., Bd. 8, 1894 ; Bd. 9, 1895.) — Brehmer : *Centralb. f. Med. Wiss.*, 1894. — Kossel : *Arch. f. Phys. de Du Bois Raymond*, 1891, 1894. — Morner : *Centralbl. f. Phys.*, 1894. — Pavy : *The physiology of the carbohydrates ;* their application as food and relation to Diabetes, London, 1894 — *Ibidem :* Édition allemande. *Die Physiologie der Kohlehydrate*, 1895. — Kaufmann : *Soc. de biol.*, 1895. — F. Koutschinsky : *Le glycogène dans l'épithélium de l'amnios*, Thèse, 1895. — Hammarsten : *Zeit. f. Phys. Chemie*, 1894, Bd. 18. — Tollens : *Handbuch d. Kohlehydrate*, 1895. — Noorden : *Die Zuckerkrankheit*, 1895. — Linossier et Roque : *Étude de la glucosurie alimentaire*. (Arch. de méd. exp., 1895, n° 2.) — V. Misch : *Diabète pancréatique, sa pathogénie et sa clinique*, St-Pétersb., 1896. — P. Sokoloff : *Diabète pancréatique*, St-Pétersbourg, 1895. — Marinesco : *Syndrome de Weber chez un diabétique avec réapparition du réflexe paralysé*. (Soc. de biol., 1895.) — Thiroloix : *Pathogénie des diabètes sucrés pancréatique et nerveux*. (Gaz. des hôp., 1895.) — Wilmaers : *Un cas de diabète sucré traité par la levure de bière*. (Arch. méd. belges, Bruxelles, 1895.) — Richardière : *Médicaments modificateurs de la glycosurie*. (Union médic., Paris, 1895.) — Toy : *Glycosurie et psychoses. Contribution à l'étude de la glycosurie transitoire chez les aliénés*. (Lyon, 1895.) — Worms : *Études cliniques sur le diabète*. (Acad. de méd., 1895.) — Guida : *Le diabète sucré des enfants*. (J. de cliniq. et de thérap. infant., 1895.) — Lafon : *Des modifications du diabète*. (Rev. cliniq. d'and. et de gynécol., Paris, 1895.) — Mossé et Daunie : *Contribut. à l'étude de la cirrhos. pigment. et du diabète bronzé*. (Gaz. hebdom., Paris, 1895.) — Massary et Potier : *Un cas de diabète bronzé*. (Soc. anat., Paris, 1895.) —

A. Robin : *Trait. du diabète par la médicat. alternante.* (Acad. de méd., Paris, 1895.) — Sauvage : *Du diabète sucré dans ses rapports avec la tubercul. pulm.* (Thèse, Paris, 1895.) Acard : *Contribution à l'étude des cirrhoses pigmentaires.* (Thèse, Paris, 1895.) — Ausset : *Quelques expériences à propos du trait. du diabète.* (Bullet. méd. du Nord, Lille, 1895.) — Bédard : *Une observation de coma diabétique.* (Union méd. du Canada, Montréal, 1895.) — Comby : *Observation de diabète maigre à marche rapide chez un garçon de 14 ans.* (Médec. infant., Paris, 1895.) — Coolen : *Étude de l'action des médicaments réputés antidiabétiq. sur la glycosurie phloridzinique.* (Arch. de pharmacolog., Gand et Paris, 1899.) — Dutournier : *Contribution à l'étude du diabète bronzé.* (Thèse, Paris, 1895.) — Kaufmann : *Aperçu général sur le mécanisme de la glycémie normale et du diabète sucré.* (Arch. de physiol. norm. et pathol., 1895.) — Kaufmann : *De l'influence exercée par le système nerveux et la sécrétion pancréatiq. interne sur l'histolyse.* (Soc. de biol., 1895.) — Kohos : *Pathog. et thérap. du coma diabétiq.* (Trib. méd., Paris, 1895.) — Legendre : *Essai sur le rôle de la chirurgie dans le diabète sucré.* (Paris, 1895.) — P. Marie : *Sur un cas de diabète bronzé suivie d'autopsie.* (Sem. méd., Paris, 1895.) — P. Marie : *Étude clinique de quelques cas de diabète sucré.* (Sem. méd., 1895.) — De Cérenville : *Observations sur les effets de l'ingestion de substance pancréatique dans le diabète glycosurique.* (Rev. méd. de la Suisse romane, Genève, 1895.) — Auscher et Lapicque : *Recherches chimiq. sur un cas de diabète pancréat.* (Soc. de biol., 1895.) — Auscher et Lapicque : *Les alcalins dans le diabète.* (Rev. méd., Louvain, 1895.) — Bormann : *Trait. du diabète par les injections de pancréas.* (Bullet. méd., 1895.) — Linossier : *De la glycosurie aliment. chez les sujets bien portants.* (Acad. de méd., 1895.) — Lancereaux : *Du diabète, son étiol. et sa pathogénie.* (Gaz. des hôpit., Paris, 1895.) — Lecorché : *Trait. du diabète sucré.* Paris, Rueff, 1885.) — Lépine : *Sur la distribution géographique du diabète sucré.* (Rev. de méd. 1895.) — Lépine : *Un nouveau traitem. du diabète.* (Sem. méd., 1895.) — Lépine : *Sur l'existence de la glycosurie phloridzinique chez les chiens ayant subi la section de la moelle.* (C. R., 1895.) — Lépine : *Sur l'hyperglycémie et la glycosurie comparées, consécutives à l'ablation du pancréas.* (C. R.. 1895.) — Lépine : *Nécessité d'admettre l'intervention d'un élément rénal dans le diabète sucré.* (Congr. franç. de méd., 1896.) — Lépine : *Récents travaux sur la pathog. des diabètes.* (Rev. de méd., 1896.) — Lépine : *Diabète traité par le ferment glycolitique.* (Soc. des sc. méd. de Lyon, t. XXXV, 1896.) — Lépine et Lyonnet : *Sur la réaction de Bremer du sang diabétique.* (Lyon, méd., 1896.) — Carve : *Mortalité par diabète en Danemark.* (Rev. méd., Paris, 1896.) — J. Calmette : *Contribut. à l'étude de la cirrhose du diabète bronzé.* (Paris, 1896.) — Blanc : *Rapports de l'inflammation avec la gangrène diabét.* (Paris, 1896.) — De Brie : *Note sur un cas de diabète d'origine goutteux.* Belgiq. méd., Gand, Haarlem, 1896.) — Beylot : *De la levure de bière dans le diabète sucré.* (Bordeaux, 1896.) — Triboulet : *Le foie chez les diabétiques.* (Rev. de méd., Paris, 1896.) — Gilbert et Carnot : *Action des extraits hépatiques sur la glycosurie occasionnée par l'injection intraveineuse de glycose.* (Soc. de biol., 1896.) — Fredet : *Diabète et albuminurie.* (An. d'hydrologie et de climatol. (Paris, 1896.) — Durand-Fardel : *Diabète et albuminurie.* (An. D'hydrol. et de climatol., Paris, 1896.) — Rodet : *Trait. hydrolog. du diabète sucré.* (Arch. génér. d'hydrol., Paris, 1896.) — Cassonte : *Acétonémie et coma diabétiq.* (Gaz. des hôpit., Paris, 1896.) — Dreyfus-Brisac : *Du diabète transitoire à répétition.* (Sem. méd., Paris, 1896.) — Coutejean : *L'excrétion azotée dans le diabète de la phloridzine.* (Soc. de biol., 1896.) — Richardière : *Le coma diabétiq.* (Union méd., 1896.) — Kausch : *Ueb. Diab. mel. bei Vögeln, (Enten, Gänse) nach Pancreasextirp.* (Arch. f. exp. Path. u. Pharm., 1896, Bd. 37.) — N. Kravkoff : *Ueb. d. Kohlehydratgruppe im Eiweissmolekül.* (Arch. Pflüg., 1896, Bd. 65. — Brault : *La glycogenèse dans les tumeurs.* (Arch. des sc. méd., 1896.) — Straub : *Glycosurie nach d. CO Vergiftung.* (Arch. f. exp. Path., 1896, Bd. 38.) — Bischoffswerder : *Ueber Harnsäure Alloturharnauscheid bei Diab. mel.*, Diss., Berlin, 1896. — F. Blumenthal : *Ueber Zucker abspaltende Körper im Organismus.* (Berl. kl. Woch., 1897 N. 12.) — Kausch : *Der Zuckerverbrauch im Diabet. d. Vogels nach Pankr. Extirp.* (Arch. f. Exp. Path., Bd. 39, 1897. — W. Levin : *Ueber alimentäre Glycosurie*, Diss., Erlangen, 1897. — H. Strauss : *Neurogene und thyrlogene Glycosurie.* (Deut. med. Woch., 1897, N. 18.) — Williamson : *Centralb. f. inn. med.*, 1897. — H. Behr : *Vorkommen v. Glycogen in Geschwulsten*, Diss., Göttingen, 1897. — V. Ludwig : *Drusenc-*

pithelnevr. im Darm bei Diabetes mel. (Centralbl. f. klin. med., 1897, N. 43.) — F. Voit : *Verhalten versch. Zuckerarten im Organismen nach Subcut-Inject.* (Deut. Arch. f. kl. med., 1897, Bd. 58.) — A. Brault : *La glycogenèse dans les tissus path.*, Congrès du Moscou, 1897. Winter : *Les complications rénales du diabète sucré.* (Paris, 1897.) — Souques et Marinesco : *Lésions de la moelle épinière dans un cas de diabète sucré.* (Soc. de biol., 1897.) — Raymond : *Névrite diabétiq., paralysie faciale et zona.* (Bullet. méd., Paris, 1897.) — Rendu et Massary : *Cirrhose et diabète bronzé.* (Soc. méd. des hôp., Paris, 1897. — Robin : *Trait. de l'album. diabét.* (Bullet. génér. de thérap., Paris, 1897.) — Troisier : *Sur un cas de diabète bronzé.* (Soc. méd. des hôp., Paris, 1897.) — Le Goff : *Sur certaines réactions chromatiq. du sang dans le diab. sucré.* (Thèse, Paris, 1897.) — Gondard : *Contribution à l'étude de l'albuminurie diabét.* (Thèse, Paris, 1897.) — Le Gendre : *Comment meurent les diabétiq. et comment ils doivent vivre.* (Sem. méd., Paris, 1897.) — Frémond : *Modification de la nutrition dans le diab. par la cure de Vichy.* (Congr. intern. d'hydrol., Paris, 1897.) — Dianoux : *Des troubles oculaires observés dans le diabète.* (Gaz. méd. de Nantes, 1897.) — Deguy : *Effets de l'opothérap. pancréat. dans un cas de diab. maigre.* (Rev. génér. de cliniq. et de thérap., Paris, 1897.) — Cornillon et Mallat : *La doctrine de l'acétonémie à propos de deux cas de diab. suivis de mort rapide.* (Prog. méd., Paris, 1897.) — Condamy : *Diabète maigre à marche particulièrement rapide.* (Poitou méd., Poitiers, 1897.) — Branthome : *Diabète sucré avec albuminurie. Disparition du sucre et de l'albumine par le trait. thyroïd.* (Rev. de méd., Paris, 1897.) — Bruhl : *Diabète sucré chez un brightique. Troubles trophiq. à forme d'acromégalie.* (Méd. mod., Paris, 1897.) — Cassaët et Beylot : *De la levure de bière dans le diabète sucré.* (Bull. méd., Paris, 1897.) — Gilbert et Carnot : *De l'opothérapie hépatiq. dans le diabète sucré.* (Sem. méd., Paris, 1897.) — Marie et Legoff : *Observation d'un diabétiq. traité par le bleu de méthyl. Disparit. du sucre au bout de six semaines.* (Soc. méd. des hôpit., Paris, 1897.) — Marie et Legoff : *Note sur deux observations de diabète sucré traité par l'ingestion de bleu de méthylène.* (Soc. méd. des hôpit., 1897.) — Marie et Robinson : *Sur un syndrome clinique et urologique se montrant dans le diabète lévosurique et caract. par un état mélancolique avec insomnie et impuissance.* (Soc. méd. des hôpit., Paris, 1897.) — Œttinger : *Le régime lacté et les diabétiq.* (Sem. méd., Paris.) — Rendu : *De quelques troubles nerveux du diabète.* (Rev. génér. de cliniq. et de therapeut., Paris, 1897.) — De Buch et de Moor : *Notes sur un cas de diabète insipide.* (Belg. méd., Gand, Haarlem, 1897.) — Boisumeau : *Étude critiq. sur le diab., dit conjugal.* (Paris, 1897.) — Boisseau du Rocher : *Note sur un cas de diabète.* (Rev. d'hyg. thérapeut., Paris, 1897.) — Boddaert : *Note sur un cas de diabète pancréatique.* (An. Soc. de méd. de Gand, 1897.) — Bloch : *Le diabète.* (Méd. moderne, Paris, 1897.) — Beclère : *Sur un nouveau cas de diabète sucré lévogyre, avec état mélancolique, impuissance et insomnie rebelle.* (Soc. méd. des hôpit., 1897.) — Jodry : *Contribut. à l'étude du diabète traumat.* (Lyon, 1897.) — Jeanselme : *Hématologie et pathogénie du diabète bronzé.* (Soc. méd. des hôpit., Paris, 1897.) — Hougouneucq et Dayou : *Recherches expérimentales concernant le trait. du diabète pancréat. par l'administ. des extraits de pancréas; remarques à propos de l'influence du régime et des poisons sur le diabète pancréat.* (Arch. de physiol., Paris, 1897.) — Hédon : *Action de la phloridzine sur les chiens diabétiq. par l'extirpat. du pancréas.* (Soc. de biol., Paris, 1897.) — Hédon : *Diabète pancréat.* (N. Montpellier méd., supplément., 1897.) — Lépine : *Hyperglycémie extraordin. chez une femme diabét.* (Lyon méd. 1897.) — Lépine : *Genèse des différ. formes de diab. sucré.* (Méd. mod., Paris, 1897.) — Lépine : *Trait. du coma diabét.* (Gaz. des hôpit. de Toulouse, 1897.) — Lépine : *Rapport sur l'augment. de la fréquence du diabète.* (Gaz. méd. de Nantes, 1897.) — Lépine : *Trait. diététiq. du diabète.* (Sem. méd., Paris, 1898.) — Lépine : *Diabète grave. Imminence de coma; infusion intraveineuse de deux litres d'une solution de bicarbonate de soude.* (Rev. de méd., Paris, 1898.) — Combemale : *Traitement du diabète par la levure de bière.* (Nord méd., Lille, 1898.) — Renault : *Le pain et le sel chez les diabétiques.* (Méd. mod., Paris, 1898.) — Renou : *Glycosurie transitoire ayant succédé à l'emploi de la somatose chez une nourrice.* (Soc. méd. des hôpit., Paris, 1898.) — Robin et Binet : *Études cliniques sur le chimisme respirat.; les échanges respirat. dans le diabète glycosuriq.* (Arch. génér. de méd., Paris, 1898.) — Robin : *Le coma diabét. et son trait.* (Bullet. génér. de thérap., Paris, 1898.) — Troisier : *Perméabilité rénale dans le diab.* (Soc. méd. des hôpit., 1898.)

— Vergely : *Les accidents nerveux du diabète.* (Arch. cliniq. de Bordeaux, 1898.) — Van Nypelseer : *Réactions du sang diabétiq., procédés de Williamson et de Bremer.* (Cliniq., Bruxelles, 1898.) — Dufour : *Contribut. à l'étude du diabète conjugal.* (Normandie méd., Rouen, 1898.) — Duhourcau : *Le diabète sucré et son traitem. hydrolog.* (Paris, 1898.) — Déléage : *Sur les facteurs de la gravité dans le diabète sucré.* (Rev. internat. de thérap., Paris, 1898.) — Cornillon : *Quelques remarques sur le diab. conjugal.* (Méd. mod., Paris, 1898.) — Rodat : *Le diabète hydrurique.* (Paris, 1898.) — Achard et Weill : *Imperméabilité rénale et hyperglyc. dans le diab.* (Soc. méd. des hôp., 1898.) — Corneille : *L'aphasie dans le diab.* (Gaz. hebdomad., Paris, 1898.) — Estay : *Le bleu de méthyl. dans le trait. du diab sucré.* (Bullet. génér. de thérap., Paris, 1898.) — Bouchard : *La théorie pathogén. du diab.* (Sem. méd., Paris, 1898.) — Beni-Barde : *Rôle du trait. hydrothér. dans le diab. sucré.* (Arch. génér. d'hydrol., Paris, 1898.) — Achard et Weiss : *Diabète fruste.* (Soc. des hôpit., Paris, 1898.) — Lagrange : *L'hygiène muscul. des diabétiq.* (Rev. des malad. de la nutrition, 1898.) — Jardet et Nivière : *Note sur une glycosurie consécutive à l'injection de suc gastriq. artific. dans la veine porte.* (Soc. de biol., 1898.) — Haushalter : *Diabète sucré chez une enfant de dix ans.* (Ann. de méd. et de chir. infant., Paris, 1898.) — Hédon : *Diabète pancréatiq.* (N. Montpell. méd. Supplém., 1898.) — R. Lépine : *Revue de méd.*, 1897. — A. Bloch : *Le diabète.* (Statist.), (Méd. moderne, 1897, n° 3.) — M. Jacoby : *Ausscheidung d. N. haltigen Harnbestandtheile bei Diab. mel.* (Zeit. f. kl. Med., 1893, Bd. 32) ; l'auteur a constaté chez plusieurs malades une augmentation de l'acide urique et d'une manière générale des corps du groupe alloxurique. — Best : *Glycogen. im Sarcom der Aderhant.....* (Beiträge Ziegles, Bd. 23, 1898.) — A. Brault : *La glycogenèse dans le règne animal.* (La Presse méd., 1898, n° 7.) — P. Marie et Le Goff : *Soc. méd. des hôpitaux*, 1897. — Le Goff : Thèse, Paris, 1897. — W. Ebstein : *Respirat. Gaswechsel bei d. Zuckerkrankheit.* (Deut. med. Woch., 1898, N. 7.) — O. Naunyn : *Diab. mellit.*, Wien, 1898. — Lancereaux : *Journal de médecine interne*, 1898. — Le Gendre : *Diabète : traité de médecine*, 1898. — Achard et Weil : *Diagnostic du diabète latent*, Soc. des hôpit., 1898. — Bouchard : *Troubles préalables de la nutrition.* Traité de pathologie générale, 1899. — V.P. Salmon : *Glycog. et leucocytes.* (Thèse, Paris, 1899.) — Brault (Arch. génér. de méd., 1899.) — Brault : *Le pronostic des tumeurs basé sur la recherche du glycogène.* (Paris, 1899.) — Magnus-Lévy : *Die Oxybutersäure und ihre Beziehung zum coma diabeticum.* (Arch. f. exp. Path. und Pharmac., 1899, Bd. 42.) — W. Sternberg : *Chem. und experim. zus Lehre v. Coma diabeticum.* (Zeit. l. Klin. Medic., 1899, Bd. 43.) — Q. Rosenfeld : *Die Fett leber beim Phloridzin diabetes.* (*Ibid.*, 1898, Bd. 46.) — Raphael : *Unters. üb aliment. glycosurie.* (*Ibidem*, 1899, Bd. 37.) — Hartwig : *Farbereaction d. Blutes bei Diabetes mel.* (*Bremer'sche Reaction*). (Dent. Arch. l. Klin. Medicin., Bd. 62, 1899.) — Anschütz : *Diab. mit Bronce lärbung d. Nant.* (*Ibidem.*) — Wille : *Alim. glycosurie und ihre Bezsihung zu Pancreasaffection.* (*Ibidem*, Bd. 63.) — V. Dacksch : *Nel. alim. Pentosurie des Diabetikes.* (*Ibidem.*) — Dienot : *De la glycos. dans la mal. de Basedow.* (Thèse, Lyon, 1898.) — Raynaud et Olmer : *Résultats de l'épreuve de la glycosurie alimentaire dans 291 cas cliniques.* (Marseille méd., 1899.) — Delamare : *La glycosurie phloridsinique; son applicat. à l'exploration cliniq. des fonct. rénales.* (Thèse, Paris, 1899.) — Roque : *Les glycosuries non diabétiques.* (Paris, J.-B. Baillière, 1899.) — Escuyer : *L'épreuve de la glycosur. alim. au cours des cirrhoses.* (Paris, Carré et Naud, 1899.) — Castaigne : *L'épreuve de la glycos. aliment. au cours des ictères infect.* (Soc. de biol., 1899.) — Roques : *Contribut. à l'étude cliniq. des effets de l'opothérap. hépatiq. dans le diabète sucré.* (Thèse, Bordeaux, 1899.) — Gilbert et Weil : *Du diabète sucré par insuffis. chroniq. du foie ou par anhépatie chronique.* (Sem. méd., Paris, 1899.) — Gilbert et Weil : *De l'influence de la coliq. hépat. sur la glycos. diabétiq.* (Soc. des hôpit., 1899.) — Lannois : *Les affect. de l'oreille chez les diabétiq.* (Lyon méd., 1890.) — Madru : *La glande salivaire des diabétiq.* (Paris, 1890.) — Mossé : *Les pommes de terre dans l'alimentation des diabétiq.* (Arch. génér. de thérap., 1900.) — Capitan : *Faut-il prescrire les pommes de terre aux diabétiques ?* (Médec. mod., 1900.) — Senator : *Le régime végétarien dans le diabète.* (Sem. méd., Paris, 1900.)

CHAPITRE VI

TROUBLES ATROPHIQUES DE LA NUTRITION CELLULAIRE (*Suite*)

DÉGÉNÉRESCENCE GRAISSEUSE

La dégénérescence graisseuse a ce point de ressemblance avec la dégénérescence glycogénique que, dans l'un et l'autre cas, l'albumine organisée se transforme pendant la vie en un corps non azoté.

La *dégénérescence graisseuse du protoplasma* est une des formes d'altération anatomique les plus fréquentes; elle peut accompagner la tuméfaction trouble, la dégénérescence granuleuse et aussi les dégénérescences muqueuse, colloïde et même hydrocarbonée. Dans ces divers cas, au milieu du protoplasma modifié apparaissent de très petites granulations qui sont chimiquement des triglycérides d'acides gras.

Quand elle n'apparaît que sous la forme d'un phénomène accompagnant les autres lésions dégénératives, elle ne se manifeste pas avec évidence et ne force pas l'attention attirée ailleurs par la présence des désordres atrophiques prédominants ; mais elle peut exister comme une variété autonome du trouble régressif. Elle occupe même, par sa fréquence, la première place parmi les altérations dégénératives.

Le processus chimique de la transformation de l'albumine en graisse n'est pas jusqu'à présent entièrement élucidé. Le radical *graisse* ne semble pas préexister dans la molécule d'albumine ; sa formation ne peut donc être la conséquence d'une simple décomposition de l'albumine : elle est le *produit de l'activité vitale du protoplasma*. Aussi ne semble-t-il pas que la graisse puisse se former au sein du protoplasma mort; sa naissance est toujours la traduction d'un acte réactionnel de la matière vivante.

La formation de la graisse aux dépens de la matière albuminoïde est un fait prouvé par une série d'expériences et ne soulève plus aucun doute. Composée de trois éléments, C, H et O, elle ne renferme ni Az, ni S dans sa molécule. Il s'ensuit que, dans la transformation d'une molécule d'albumine en une molécule de graisse, ces deux derniers éléments, ainsi qu'une partie de O qui se trouve dans la graisse en moindre quantité que dans l'albumine, n'entrent pas dans la nouvelle substance; Az et S sont éliminés par l'urine sous forme de matière soluble, telle l'urée, les extractifs, les urates et les sulfates. Quant à la graisse, insoluble dans les sucs de l'organisme, elle reste sur le lieu de sa formation et se présente physiquement sous l'apparence de granulations et de gouttelettes.

Quelques auteurs persistent à prétendre *que la graisse ne peut se former dans l'organisme aux dépens de l'albumine et que sa source exclusive se trouve dans l'absorption des graisses et des hydrates de carbone alimentaires.* Aussi a-t-on proposé de proscrire le terme même de dégénérescence graisseuse. ROSENFELD, au Congrès de médecine interne de Berlin (1897), a émis cette opinion que, dans les empoisonnements par le phosphore, etc., la graisse qui apparaît dans le foie et dans les autres organes provient, non d'une transformation de l'albumine, mais du transport de la graisse puisée dans d'autres parties de l'organisme. Il a donné, comme argument-base de son hypothèse, ce fait que, chez les animaux dépouillés de toute réserve graisseuse par un jeûne prolongé, le phosphore ne peut plus provoquer la dégénérescence graisseuse. Quand bien même cette constatation expérimentale serait établie avec certitude, elle resterait sans signification. Il n'est pas impossible, en effet, que, sous l'influence du jeûne, l'albumine perde la propriété de se dédoubler et de donner de la graisse. ROSENFELD affirme que la graisse du lait ne provient pas de l'albumine des cellules glandulaires, mais qu'elle tire son origine des graisses mises en réserve par l'organisme. La présence dans le lait d'une grande quantité de nucléine, indice d'une désagrégation des cellules entières, témoigne contre cette proposition (MICHAELIS).

La formation de graisse aux dépens du protoplasma se rencontre dans les états pathologiques et aussi dans les conditions normales.

Chez l'individu sain, elle apparaît dans le protoplasma comme phénomène utile à l'organisme et se rencontre dans des conditions diverses : 1° elle peut avoir le caractère *d'une sécrétion* ; 2° elle peut être la conséquence d'un acte de régression, aboutissant à la disparition de parties devenues inutiles ; 3° elle peut constituer une mesure d'approvisionnement en vue de l'*accumulation dans l'organisme d'une substance éminemment combustible.*

1° La formation de graisse aux dépens du protoplasma, avec le caractère d'une sécrétion glandulaire, s'observe dans la glande mammaire et dans les glandes sébacées de la peau et des paupières. On constate ici, avec précision, les actes de la transformation successive de l'albumine en graisse. Dans les cellules épithéliales des glandes mammaires ou sébacées, durcies par la liqueur de FLEMMING, on distingue, à l'aide d'un fort grossissement, de minuscules granulations de graisse, qui se réunissent en gouttes plus volumineuses, sortent des cellules et parfois entraînent la mort du noyau et de tout l'élément cellulaire. Ce dernier phénomène se constate surtout dans la glande mammaire pendant la période de lactation : les cellules fondent par dégénérescence graisseuse et à leur place apparaissent de nouvelles cellules créées par voie de multiplication (Nissen, Coen, Bizzozero, Altmann, Kadkine, Steinhaus, Michaelis, etc.). Ordinairement la sécrétion de graisse n'entraîne pas la désagrégation complète de la cellule, et c'est, à proprement parler, la substance en suspension dans l'albumine organisée, c'est-à-dire le paraplasme, qui subit la dégénérescence graisseuse, tandis que le réseau protoplasmique, le spongioplasme, reste inaltéré. Il n'est pas besoin de faire ressortir l'analogie de cette constatation avec celles que nous avons relevées à propos des dégénérescences muqueuses et hydrocarbonées. Rarement le noyau subit la dégénérescence graisseuse (Steinhaus); il succombe d'ordinaire suivant le type de la *chromatolyse* (voyez le chapitre sur la nécrose). La formation de la graisse aux dépens de l'albumine affectant le caractère d'une sécrétion produit le sebum, qui sert d'enduit à la peau.

Les recherches microscopiques d'Altmann, de Steinhaus, de Michaelis, etc., touchant les modifications survenues dans les glandes mammaires et sébacées pendant le travail de formation de la graisse, ont permis de reconnaître que les petites granulations du protoplasma cellulaire, désignées sous le nom de granulations d'Altmann, qui se teignent vivement en rouge par la fuchsine acide, ne se transforment pas en graisse dans le sens strict du mot. D'après Steinhaus, *les noyaux mêmes de l'épithélium de la glande mammaire subissent, pendant la période de lactation, la dégénérescence graisseuse*; ils s'allongent sous l'influence de la gouttelette de graisse qui se forme dans leur intérieur et les infarcit. Sur les préparations qui n'ont pas été traitées par l'acide osmique, ils semblent contenir des vacuoles, parce que la graisse n'est pas colorée en noir. Le tableau qu'on a sous les yeux est analogue à celui de la dégénérescence glycogénique des noyaux des cellules hépatiques, quand, par le fait du séjour prolongé des préparations dans l'eau, le glycogène a été dissous et a disparu.

La constatation, déjà ancienne, que la *nucléine et l'acide phosphorique se trouvent en quantité notable dans* le lait, a son explication dans le processus intensif de désagrégation des noyaux de l'épithélium de la glande mammaire pendant la lactation. La substance chromatique du noyau se mêle au lait, par suite de la destruction du noyau. L'état de repos et d'activité de la glande, les changements morphologiques que ces deux conditions entraînent dans l'épithélium, se révèlent, d'après Steinhaus, jusque dans le changement de forme des granulations d'Altmann. De sphériques à l'état de repos, on les voit devenir ovales et même s'allonger en forme de spirales, quand la cellule travaille. A mesure que celle-ci s'hypertrophie et étend un de ses diamètres, notamment vers la lumière du lobule, la forme des granulations du protoplasma se modifie, à tel point que la cellule épithéliale de la glande, dans la période de lactation, est complètement remplie de corpuscules vermiformes, susceptibles de se teindre énergiquement dans un bain de fuchsine acide.

2° La formation de la graisse aux dépens de l'albumine, pendant *la régression de certaines parties de l'organisme*, a lieu dans quelques tissus au moment où, devenus fonctionnellement inutiles, ils doivent périr; ou bien encore lorsque des éléments hypertrophiés doivent s'amoindrir. Les exemples de cette dégénérescence graisseuse physiologique sont nombreux : fibres musculaires de l'utérus pendant l'involution postpuerpérale, dégénérescence graisseuse des cellules de la membrane granuleuse de la vésicule de DE GRAAF au moment de la maturité, dégénérescence des cellules du corps jaune pendant le développement du fœtus dans l'utérus; enfin, dégénérescence graisseuse de la membrane déciduale et de certaines parties du placenta à la fin de la grossesse, à l'approche de l'accouchement. Dans ce dernier cas, la dégénérescence graisseuse des cellules et des fibres qui réunissent le placenta à l'utérus prépare graduellement l'affaiblissement des liens réciproques de ces parties et facilite le décollement du placenta pendant l'accouchement.

3° Le *troisième* type de transformation de la molécule d'albumine en une molécule de graisse dans un but physiologique, en vue de l'accumulation d'une réserve de substances combustibles, n'est pas encore connu dans tous ses détails, bien qu'il éveille un grand intérêt biologique. Une telle transformation a lieu dans le règne végétal comme dans le règne animal, et principalement dans toutes les *cellules embryonnaires à évolution rapide*, même dans la cellule de l'œuf. L'énorme proportion de graisse que renferment les cellules embryonnaires ne peut tirer son origine du simple fait de l'accumulation de la graisse alimentaire; une telle explication est également insuffisante à rendre compte de la présence de la graisse emmagasinée dans le tissu sous-cutané de l'adulte.

Ces réserves ont vraisemblablement la même origine et la même signification que les dépôts du glycogène dans les tissus embryonnaires à évolution rapide. Elles représentent un matériel de combustion facile, nécessaire pour la production de chaleur, réserve qui s'est constituée en partie aux dépens de l'albumine fixe et en partie aux dépens des ingesta alimentaires. Dans les cas de jeûne suffisamment prolongé, l'organisme dépense toutes ses provisions de graisse; quand l'inanition dure plus longtemps, la graisse tout entière étant déjà consumée pour la production de chaleur, il se produit un curieux phénomène de suppléance. Les cellules les moins nécessaires à l'entretien de la vie, celles qui fonctionnent avec la plus faible activité, subissent peu à peu la dégénérescence graisseuse et fournissent à l'organisme un élément de facile combustion. Ce phénomène s'observe dans presque tous les organes au cours de l'inanition ; il est facile à constater chez les grenouilles qui passent l'hiver dans les aquariums des laboratoires et qui, d'ordinaire, sont soumises à la diète pendant plusieurs mois. On reconnaît alors dans presque tous les muscles du corps la dégénérescence graisseuse, qui se révèle nettement (la préparation étant durcie dans la liqueur de FLEMMING) sous la forme de minuscules gouttelettes colorées en noir par l'acide osmique et disposées longitudinalement entre les fibrilles musculaires primitives isolées.

Il faut rattacher au même ordre de phénomènes le fait observé dans le laboratoire de l'un de nous par STATKEVITSCH. Chez les chiens soumis au jeûne absolu on observe, au quinzième, vingtième et vingt-cinquième jour, la dégénérescence graisseuse, non seulement dans la plupart des organes glandulaires, mais aussi dans les cellules muqueuses de la glande sous-maxillaire qui se remplissent de gouttelettes minuscules de graisse (fig. 118). A la place du mucus inutile, les granulations mucinogènes se transforment directement, pendant l'abstinence, en graisse élément de combustion.

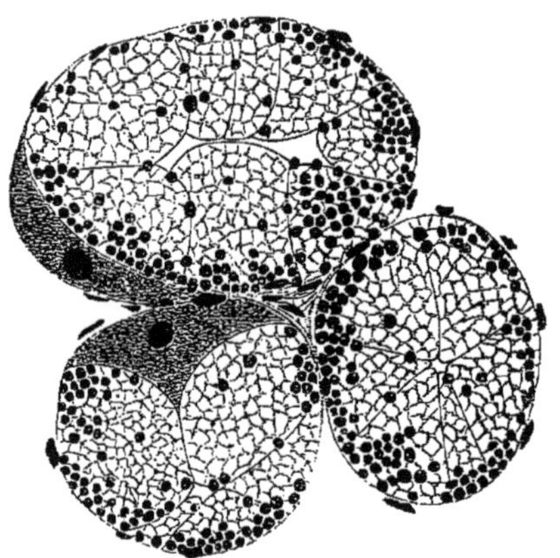

Fig. 118. — Glande sous-maxillaire du chien soumis à l'inanition depuis 22 jours. Seules les cellules muqueuses sont en dégénérescence graisseuse. Les croissants de GIANUZZI sont dépourvus de graisse (Gross. 1 000 diam.).

La *dégénérescence graisseuse sénile*, qui se produit dans quelques parties de l'organisme, et surtout dans les parois des artères, dans les cartilages et dans la cornée, peut être considérée comme un stade de transition entre les dégénérescences graisseuses physiologique et pathologique. Dans les régions artérielles qui, chez les vieillards, présentent des plaques d'athérome, on trouve toujours, à côté des grains calcaires, de très fines gouttelettes de graisse réunies en masse ; dans les cartilages des mêmes sujets, la dégénérescence graisseuse des cellules est un phénomène assez fréquent. Mais la forme la plus fréquente de cette lésion est représentée par l'*arc sénile*, le *gerontoxon* (ὁ γέρων, vieillard; τὸ τοξον, arc), c'est-à-dire par une bandelette blanc-jaunâtre sise à la périphérie de la cornée et constituée en partie par les cellules cornéennes devenues graisseuses, et en partie par l'accumulation de graisse dans les canalicules de la membrane. Cet arc sénile se rattache, il est vrai, beaucoup plus au processus de l'accumulation qu'à celui de la dégénérescence; on l'observe chez le vieillard et même chez l'individu jeune, en particulier chez les femmes obèses.

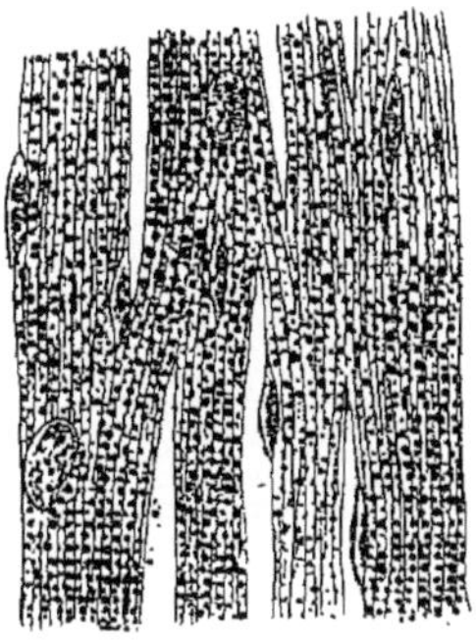

Fig. 119. — Dégénérescence graisseuse très accusée du cœur dans un cas de fièvre typhoïde (Fixation dans le liquide de FLEMMING et coloration par la safranine).

Dans les *conditions pathologiques*, les cellules, les fibres de tous les organes, et même la substance interstitielle des cartilages, la cornée et toutes les membranes conjonctives peuvent présenter la transformation graisseuse. Aucun tissu n'est réfractaire à cette altération.

Les *cellules glandulaires, les globules blancs du sang, les cellules conjonctives et les muscles striés la subissent particulièrement* (fig. 119-124). On l'observe aussi, quoique plus rarement, dans les cellules du système nerveux central et sympathique (intoxications). Les éléments normaux des tissus ne sont pas des sièges de prédilection de cette lésion; toutes les néo-formations et produits pathologiques, les globules de pus, les dépôts de fibrine, etc., peuvent en être atteints.

Elle se présente sous divers degrés. Tantôt les éléments essentiels de la cellule restent intacts : l'organisation du protoplasma n'est pas modifiée, le paraplasme seul subit la dégénérescence graisseuse, phénomène plus ou moins passager; tantôt la lésion frappe plus gravement la cellule tout entière, y compris le protoplasma qui participe à l'altération; l'organisation de l'élément est modifiée, il est voué à la mort. Dans le *premier* cas, la manifestation morphologique de la dégénérescence graisseuse se révèle par l'apparition, au centre du protoplasma, de granulations graisseuses minuscules, de volume égal, qui se colorent en noir par l'acide osmique, pendant que le noyau cellulaire, resté inaltéré, fixe comme à l'ordinaire les matières colorantes. Dans le *second* cas, la cellule a perdu sa structure essentielle; celle-ci a fait place à de grosses gouttes de graisse ou bien à une matière graisseuse désagrégée, finement granuleuse, ou enfin à un amas de cristaux de margarine en forme d'aiguille (fig. 120), pendant que les noyaux cellulaires ne se teignent que d'une manière diffuse et présentent différents degrés de chromatolyse. On conçoit que la dégénérescence graisseuse puisse, suivant son degré, n'amener qu'un affaiblissement passager de la fonction ou bien déterminer la destruction anatomique de la cellule. Entre ces deux extrêmes se placent un grand nombre de formes intermédiaires.

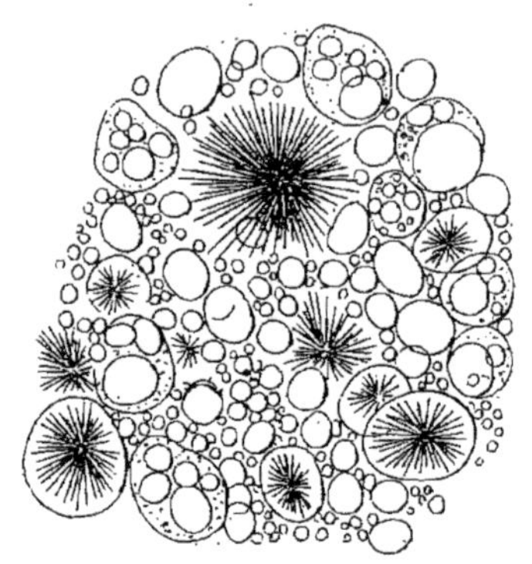

Fig. 120. — Cristaux de margarine dans un foie fortement dégénéré. Dégénérescence graisseuse produite par le phosphore.

Les degrés peu prononcés de dégénérescence graisseuse se montrent souvent dans les éléments atteints de tuméfaction trouble, surtout dans les cellules glandulaires et nerveuses; c'est pour cette raison qu'on les a rangés dans le groupe des lésions cellulaires désignées par Virchow sous le nom de *dégénérescences parenchymateuses*.

Dans le protoplasma l'altération se traduit par la formation de très fines granulations de graisse qui se collectent en gouttes. Cette réunion peut aller jusqu'à transformer l'élément en une véritable cellule adipeuse pourvue d'un noyau à peine conservé; à un degré plus avancé, tout l'élément avec son noyau se désagrège en un amas de granules, véritable détritus graisseux. Dans quelques organes, comme par exemple dans le muscle cardiaque et dans les cellules nerveuses, la dégénérescence ne va jamais jusqu'à la formation de grandes gouttes de graisse; elle se présente sous l'aspect de fines granulations (fig. 119, 122). Les degrés avancés de la lésion sont fréquemment accompagnés de destruction par chromatolyse du noyau. Les cristaux de margarine (mélange d'acides palmitique et stéarique) se rencontrent souvent dans l'intérieur de la goutte de graisse, sans que la cellule soit détruite. Dans les stades les plus avancés, avec complète destruction cellulaire, des tablettes de cholestérine font leur apparition.

Les granulations et les gouttes graisseuses sont collantes, à contours très réfringents; insolubles dans l'acide acétique (ce qui les distingue des granulations albuminoïdes), solubles dans l'éther, le chloroforme et l'alcool, elles se colorent en noir par l'acide osmique (fig. 119-123), en rouge-orangé par le sudan et en bleu par la quinoléine.

Les parties atteintes se distinguent déjà macroscopiquement, dans des tissus avant toute préparation, par leur teinte jaunâtre ou jaune grisâtre, par leur consistance pâteuse. Les membranes conjonctives, les tuniques internes des vaisseaux, les revêtements séreux, etc., présentent, dans ces cas, une coloration blanc-mat avec des reflets jaunâtres. Si la dégénérescence graisseuse est parcellaire, ne frappant que des régions isolées dans un organe, elle tranche au milieu de toute la masse par son apparence jaune-grisâtre, exsangue.

On a trouvé dernièrement une matière colorante qui teint spécialement la graisse (Daddi, A. Béme, H. Rieder). La mixture en question est depuis longtemps en usage dans la technique de fabrication des laques et des couleurs à l'huile. C'est le sudan III, qui appartient aux combinaisons diazoïques. En solution alcoolique, elle colore la *graisse en rouge orangé*. Les préparations traitées par cette méthode sont conservées dans la glycérine. Nous recommandons la coloration avec le sudan, surtout pour découvrir la graisse dans des exsudats pathologiques tout frais, dans l'urine, dans des globules de pus, etc. Les plus petites particules de cette substance se montrent sous la forme de gouttelettes rouge-orangé.

Dans l'appréciation de la teneur en graisse des organes, il faut se souvenir que le séjour prolongé des pièces dans le liquide de Muller, dans l'alcool et dans les solutions d'acide chromique, amène la diminution de cette matière; on sait, d'autre part, que les préparations teintes à l'acide osmique, et conservées dans le vernis de Damar, perdent peu à peu leur graisse : celle-ci, colorée en noir, diffuse dans la préparation et se mélange avec la résine; les parties qui étaient primitivement noires deviennent grisâtres, ou se dessinent sous la forme de vacuoles. Le vernis de Damar en solution dans le xylol extrait énergiquement la graisse des préparations et les altère.

Causes de la dégénérescence graisseuse. — Les formes pathologiques de la dégénérescence graisseuse se rangent naturellement en deux grands groupes : les dégénérescences graisseuses locales et les dégénérescences graisseuses générales, plus ou moins répandues dans tout l'organisme.

Envisagée comme processus *local*, la dégénérescence fait suite le plus souvent au rétrécissement d'une artère afférente, à la diminution de l'apport sanguin dans une certaine partie du corps (ischémie, infarctus, etc.), à la section des nerfs, au fonctionnement exagéré ou insuffisant des organes, et, en général, à un trouble des échanges qui s'exercent entre le tissu et le sang. La cause immédiate relève ici moins de l'insuffisance d'apport de substances alimentaires, que d'un défaut d'oxygénation. La privation de tous les autres éléments de nutrition est assez longtemps tolérée par la cellule ; seule l'anoxhémie est insupportable pour le protoplasma vivant et provoque bientôt l'apparition de la lésion.

Pour l'étude anatomique d'une dégénérescence locale, il convient de s'adresser à un foyer nécrobiotique quelconque, à une région *isché-*

miée, un *infarctus*, des *globules blancs* du sang qui se sont glissés entre deux plaques de verre introduites sous la peau de l'animal ou qui se sont accumulés en grand nombre dans des points atteints d'inflammation.

Un fragment de muqueuse ou de peau greffé sur une plaie présente, deux jours après la greffe et avant que la circulation ne soit rétablie, un champ commode d'investigation. Il est inutile de rappeler *qu'on ne peut observer les degrés les plus minimes de la dégénérescence graisseuse qu'après la fixation parfaite des morceaux de tissu dans la liqueur de* Flemming qui contient de l'acide osmique : chaque granule de graisse apparaît alors en noir et se dessine avec netteté sur la préparation.

Dans tous les cas où s'installe cette dégénérescence, les échanges nutritifs entre les parties lésées et le reste de l'organisme se font, soit par la voie de la circulation sanguine ralentie (infarctus), soit par les interstices des tissus et la lymphe circulante (plaques de verre introduites sous la peau, fragments de muqueuse greffée). Une minime alimentation suffit pour que la vie puisse encore persister dans les parties les plus délicates du corps. Mais, vis-à-vis d'un apport insuffisant d'oxygène, les cellules sensibles réagissent très vite par le dédoublement anormal de leur molécule albuminoïde aboutissant à la formation de la graisse.

La lésion que nous étudions survient avec une rapidité et une intensité particulières, lorsque la circulation est devenue imparfaite dans les capillaires du système nerveux central. Les foyers de *ramollissement jaune* qui se produisent dans le cerveau, au cours des troubles circulatoires locaux d'origine mécanique ou inflammatoire, ne sont que le résultat d'une désagrégation complète des cellules et des fibres nerveuses, avec production d'une grande quantité de graisse mélangée à la lécithine. La richesse de la matière cérébrale en lécithine, substance qui peut être considérée, au point de vue chimique, comme une graisse (la lécithine est l'acide phospho-glycérique dans lequel un atome d'hydrogène est remplacé par le radical neurine et les deux autres par les radicaux d'acides gras), explique la facilité et l'abondance de la formation de la graisse dans les altérations ischémiques de la substance cérébrale. C'est la même raison chimique qui fait apparaître si facilement cette dégénérescence dans les fibres nerveuses blessées, coupées ou troublées d'une façon quelconque dans leur nutrition.

La dégénérescence graisseuse locale consécutive à la pénurie d'oxygène s'observe très souvent dans tous les tissus de nouvelle formation, partout où se fait sentir l'insuffisance de l'irrigation sanguine. Dans les *tumeurs* à marche rapide (cancers, sarcomes, etc.), où le développement vasculaire marche moins vite que la multiplication cellulaire du parenchyme, on rencontre, dans les régions les plus éloignées du courant sanguin, dans les parties les moins riches en vaisseaux, des foyers de dégénérescence graisseuse. Ces foyers représentent les manifestations d'un processus favorable à l'organisme ; ils traduisent la marche régressive de la néo-formation. On observe le même phénomène de dégénérescence pendant la résolution des processus inflammatoires. La graisse qui imbibe les tissus enflammés est transportée ou englobée par les leucocytes, par les cellules mésodermiques mobiles, ou bien elle est directement résorbée par les vaisseaux lymphatiques et veineux.

La *dégénérescence graisseuse généralisée*, qui frappe simultanément diverses parties de l'économie, *reconnaît comme cause* l'action d'un agent nocif, action qui s'exerce *sur l'organisme entier*, qui abaisse *l'activité vitale du protoplasma* et qui entrave les *mutations nutritives*. Elle se rattache à trois origines :

a) Elle peut être produite par la *pauvreté du sang en globules vecteurs de l'oxygène* et par le *ralentissement de la nutrition* ;

b) Par la *toxicité de diverses substances chimiques* agissant sur le protoplasma ;

c) Par l'action d'une *élévation thermique* insuffisante à tuer d'un coup le protoplasma.

La dégénérescence graisseuse par anoxhémie et par inanition se rencontre dans beaucoup de maladies du sang (anémie pernicieuse, leucémie, anémie chronique, etc.), dans les hémorragies fréquentes et abondantes, dans les maladies des organes de la cavité thoracique restreignant la capacité respiratoire, dans les lésions des organes digestifs entravant l'assimilation des aliments, et enfin dans les diverses formes du jeûne.

Au nombre des *agents chimiques* capables de déterminer cette dégénérescence se trouvent le *phosphore*, *l'arsenic*, *l'antimoine*, *l'alcool*, *et surtout l'alcool amylique*, *le chloroforme*, *l'iodoforme* et *l'oxyde de carbone*. Introduites dans l'organisme, même en faible quantité, ces substances produisent une dégénérescence graisseuse diffuse. Le phosphore, l'arsenic, sont les plus puissants stéatogènes des grandes glandes (foie, reins, etc.), ainsi que des muscles et des parois des vaisseaux. Ces diverses substances poussent la dégénérescence jusqu'à la désagrégation complète des tissus.

Outre les poisons indiqués plus haut, la toxicologie a reconnu un grand nombre d'autres agents capables de déterminer des troubles dans les mutations de la matière albuminoïde et d'amener sa transformation en graisse. Beaucoup d'alcaloïdes, utilisés même dans un but thérapeutique, à dose non mortelle, ne laissent pas que de produire parfois, à un degré plus ou moins marqué, la dégénérescence graisseuse des cellules.

A ce groupe appartient encore la dégénérescence graisseuse qui survient au cours des *maladies infectieuses* ou *toxi-infectieuses*, et qui porte sur les cellules glandulaires et les muscles (choléra, diphtérie, fièvre typhoïde, tuberculose, etc.). Les organes les plus sensibles à l'action de ces toxines présentent toujours les manifestations les plus frappantes de dégénérescence graisseuse et parenchymateuse. *Les reins et le foie* occupent à ce point de vue la première place. Il n'est pas une seule maladie infectieuse aiguë grave dans laquelle ces deux organes soient exempts de lésions dégénératives parenchymateuses (albumineuse et graisseuse). Cette même altération des éléments cellulaires peut être provoquée par l'action des poisons, non éliminés, de l'organisme lui-même, c'est-à-dire qu'elle apparaît dans les diverses formes de l'auto-intoxication (urémie, ictère, intoxication intestinale, etc.).

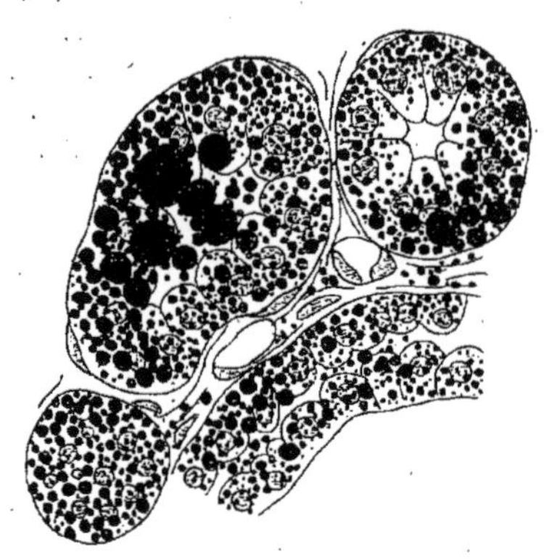

Fig. 121. — Dégénérescence graisseuse du cœur dans un cas de pneumonie (Coloration par la safranine et l'indigo carmin).

La pathologie expérimentale et l'anatomie pathologique humaine offrent un très grand nombre d'exemples de la *sensibilité du foie vis-à-vis des toxines microbiennes*. Les essais d'immunisation des chevaux faits à l'Institut Pasteur, contre une série de poisons microbiens (diphtérie, fièvre typhoïde, streptocoque, pneumocoque, etc.), ont montré combien souvent les animaux succombaient, pendant le cours du traitement d'immunisation, à une dégénérescence graisseuse généralisée du foie.

Lorsque la dose de poison injecté a été un peu forte, la souffrance hépatique se manifeste par la présence de l'urobiline en plus ou moins grande quantité dans l'urine. Parfois les animaux succombent brusquement et on trouve à l'autopsie une énorme hypertrophie du foie, avec dégénérescence graisseuse tellement accusée, que l'on ne peut saisir l'organe sans le déchirer et qu'il donne au doigt qui l'écrase la sensation onctueuse du pâté de foie gras. La déchirure du foie atteint de ce ramollissement graisseux se fait souvent pendant la vie. Le parenchyme, devenu trop diffluent pour supporter la pression sanguine, dans les petits vaisseaux et dans les capillaires, se rompt, et le sang s'épanche dans la cavité abdominale et dans la capsule de Glisson, où on le découvre à l'autopsie.

La dégénérescence graisseuse du foie est fréquente au cours de l'infection puerpérale (WIDAL, 1889), dans la péritonite streptococcique qui fait suite à la laparotomie (THIERCELIN et JAYLE, 1895). Dans un certain nombre de maladies (fièvre typhoïde, septicémie, diphtérie, scarlatine, dysenterie), on trouve assez souvent des foyers de coloration jaunâtre disséminés en plus ou moins grand nombre dans le foie, foyers constitués par une désagrégation de cellules ayant subi la dégénérescence graisseuse. La recherche des microbes par les méthodes de coloration est le plus souvent infructueuse en ces points; l'origine de ces foyers se rattache vraisemblablement à la résistance moindre de certains groupes de cellules hépatiques à l'égard des toxines microbiennes charriées par le sang.

La même sensibilité vis-à-vis des poisons bactériens se retrouve dans le système des tubes contournés du rein. L'exemple le plus typique de ce phénomène se montre dans les reins d'individus ayant succombé à la fièvre typhoïde. Certains glomérules et le système de tubes contournés qui leur font suite sont profondément altérés; les noyaux, ne prenant plus la matière colorante, offrent l'aspect de la nécrose de coagulation, tandis qu'à côté d'eux d'autres systèmes glomérulaires semblent à peu près intacts.

L'injection intraveineuse d'une culture virulente de bacilles de la tuberculose humaine chez le chien provoque, en quelques jours, une dégénérescence graisseuse du foie tellement prononcée, que la coupe de l'organe ressemble à celle du tissu cellulo-adipeux sous-cutané. Ce poison stéatogène contenu dans la culture est détruit par le chauffage à 100 degrés.

La dégénérescence graisseuse due à l'hyperthermie survient dès que la température de l'animal est maintenue pendant quelques jours à un degré au-dessus de la normale; elle devient plus considérable quand le chiffre thermique s'élève de deux degrés et plus. Il suffit alors de vingt-quatre heures, et même de quelques heures, pour que la dégénérescence graisseuse des cellules glandulaires, des muscles et des autres éléments apparaisse. La lésion se montre dans l'hyperthermie simple et surtout dans les *maladies fébriles*. Dans ces dernières, cependant, la cause de l'altération anatomique ne réside pas seulement dans l'élévation de la température : elle a sa source principale dans l'intoxication par les poisons bactériens. Le choléra, maladie non fébrile, provoque dans tous les organes une dégénérescence graisseuse qui ne le cède en rien aux dégénérescences des maladies hyperpyrétiques.

Les expériences de VERKHOVSKY (1895) sur les altérations organiques produites par le simple surchauffage ont montré que la dégénérescence graisseuse des cellules glandulaires et musculaires, réelle en pareil cas, n'atteint pas un degré aussi élevé que dans les infections fébriles. Dans ces dernières, en effet, à l'action nocive et déprimante de l'hyperthermie sur le protoplasma vient s'ajouter l'effet des toxines et l'anohémie consécutive à la destruction des globules sanguins.

En dernière analyse, la dégénérescence graisseuse disséminée dans l'organisme et frappant de nombreux tissus peut être, sans forcer les termes, réduite à deux causes essentielles : la privation relative, médiate ou immédiate, de l'oxygène livré aux tissus, et l'action délétère des toxines microbiennes sur les éléments cellulaires.

Les recherches de FRAENKEL et GEPPERT, de PENZOLDT, de FLEISCHER, etc., ont montré que la restriction du processus d'oxygénation normale des tissus, rattachée à une origine soit mécanique, soit toxique, soit destructive de globules rouges du sang, entraîne la décomposition des albuminoïdes de l'organisme et la transformation graisseuse. Les expériences de P. ALBITZKY ont établi que la privation d'oxygène déterminait une destruction excessive des hématies, l'hémoglobinurie,

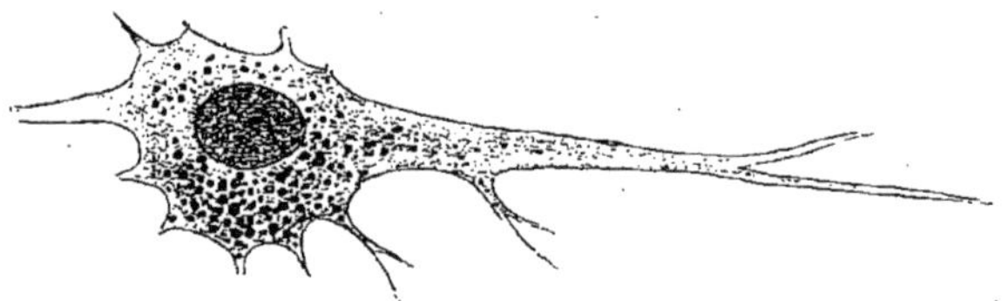

Fig. 122. — Dégénérescence graisseuse d'une cellule pyramidale de l'écorce cérébrale (Intoxication alcoolique).

et l'élimination exagérée d'urée, même chez les animaux soumis au jeûne. Une asphyxie véritable des globules rouges et des éléments cellulaires en général s'observe dans l'intoxication par l'oxyde de carbone, poison qui déplace l'oxygène de l'hémoglobine et se combine intimement à cette dernière substance. L'anoxhémie est, dans ces cas, prononcée au plus haut degré (CL. BERNARD, P. BERT, LABORDE, POKROVSKY, ARDINE, etc.) dans les cellules du système nerveux central. Enfin, une série d'expériences dues à STORCH, à BAUER, à CAZENEUVE, à GAETGENS et KOSSEL, à RIESS, à MILOVIDOFF, à BADT, à POLIMANT, etc., sur les mutations nutritives, dans l'empoisonnement par le phosphore, l'arsenic et les autres poisons stéatogènes, démontrent également que la dégénérescence graisseuse très étendue des organes s'accompagne d'une décomposition excessive des substances albuminoïdes, et que l'azoturie atteint et dépasse le double du chiffre normal, tandis que l'absorption de l'oxygène et l'exhalation de l'acide carbonique sont notablement diminuées. Le même résultat est obtenu quand l'expérience porte sur des animaux soumis au jeûne préalable pendant de longs jours et complètement dépouillés de leurs réserves graisseuses. Dans le cas de BADT, qui a étudié minutieusement l'excrétion d'azote chez une femme empoisonnée par le phosphore, la quantité de cette substance éliminée par l'urine dépassait de quinze grammes celle qui avait été introduite par l'alimentation.

Le résultat de ces constatations ne laisse aucun doute : *la graisse peut se former aux dépens de la décomposition anormale des albuminoïdes, et les empoisonnements qui provoquent cette dégénérescence s'accompagnent d'une diminution des échanges gazeux et par conséquent d'un certain degré d'anoxhémie.*

. . . .

Sans entrer dans la critique des théories qui ont été proposées pour expliquer l'action du phosphore et de l'arsenic sur le protoplasma animal, on ne peut méconnaître que ces substances soient des poisons violents des hématies, qu'elles les détruisent en grande quantité dans le sang et qu'elles diminuent par cela même la capacité respiratoire de ce liquide. Les travaux de Boehm et Unterberger, de Pistorius, de Podwyssotsky, étudiant l'action du phosphore et de l'arsenic sur l'organisme, ont fourni, malgré l'opposition de Limbeck et de Tausig, une base solide à l'hypothèse qui accorde à ces substances un pouvoir destructif des globules rouges.

Quant à l'action du chloroforme, les travaux de Junkers, de Grube et d'autres auteurs, ont montré que l'inhalation prolongée de cet anesthésique provoquait une destruction exagérée des globules rouges du sang et entraînait la dégénérescence graisseuse diffuse.

On ne peut cependant attribuer à ce seul genre d'anoxhémie la dégénérescence graisseuse profonde qui accompagne les empoisonnements phosphoré, arsenical, chloroformique, etc. *L'action toxique immédiate de ces poisons sur le protoplasma, action qui s'exerce pour diminuer et altérer la propriété d'oxydation normale de l'albumine, joue ici un rôle prédominant.* Il résulte en effet des expériences de P. Albitzky que la seule privation d'oxygène est incapable de provoquer une dégénérescence graisseuse et une destruction de substances azotées, comparables à celles qu'on observe dans le cours des intoxications. Il faut abaisser, dans l'atmosphère, la proportion de l'oxygène à 9 p. 100 pour obtenir, chez les animaux ainsi anoxhémiés, une exagération notable de la quantité d'azote et d'urée éliminée.

Il est donc certain que l'anoxhémie et l'hyperthermie ne mettent en jeu que des propriétés stéatogènes inférieures à celles des toxines microbiennes. L'atrophie jaune aiguë du foie, qui survient dans l'espace de quelques jours et se traduit anatomiquement par la dégénérescence graisseuse et la destruction d'un grand nombre de cellules hépatiques, est vraisemblablement sous la dépendance d'une toxine dont les effets se rapprochent de ceux que provoquent les empoisonnements phosphoré ou arsenical massifs.

Les *conditions de la dégénérescence graisseuse du protoplasma sont, à plusieurs points de vue, comparables à celles de la dégénérescence hydrocarbonée.* Dans les deux cas, il se produit un dédoublement anormal d'une molécule d'albumine, avec formation d'un produit non azoté (hydrate de carbone ou graisse) qui, manquant de la quantité d'oxygène nécessaire pour s'oxyder, tantôt s'élimine par l'urine (sucre), et tantôt reste dans l'organisme comme une substance insoluble (graisse). Ici et là, l'augmentation de l'azote et du soufre urinaires est l'indice de l'exagération du dédoublement de l'albumine. Parfois cependant les produits de décomposition des substances albumineuses, comme la leucine, la tyrosine et l'acide sarcolactique, apparaissent dans l'urine. Quelques poisons stéatogènes, l'oxyde de carbone par exemple, déterminent simultanément la dégénérescence amyloïde et la glycosurie.

Une fois constituées, les lésions de la transformation graisseuse poursuivent une évolution qui n'a rien de comparable à celle des dégénérescences hydrocarbonées. En effet, le glycogène et le sucre sont des substances facilement solubles qui, au fur et à mesure de leur formation, s'éliminent de l'organisme, tandis que la graisse y persiste, en raison de son insolubilité. Dans les deux cas, l'affaiblissement fonctionnel existe; mais les tissus, frappés de dégénérescence glycogénique, sont atrophiés et comme épuisés, tandis que les éléments devenus graisseux subissent une hypertrophie apparente que l'examen microscopique est seul capable, parfois, de rattacher à sa véritable origine.

Lorsque la dégénérescence graisseuse est peu développée, et que le noyau cellulaire a conservé sa vitalité, le retour à la normale est possible, soit par l'oxydation et la combustion des gouttelettes graisseuses contenues dans le protoplasma, soit encore par leur transport en d'autres parties du corps où elles s'accummulent dans les cellules conjonctives. Dans les degrés avancés, alors même que la cellule est remplie d'une grosse goutte de graisse, le retour à l'état physiologique est possible, à la condition que le noyau ne soit pas détruit; les organes et les tissus modifiés reviennent à la santé. Le noyau a-t-il subi des altérations dégénératives intenses, comme on l'observe après l'action des substances toxiques, le maintien de la vie est impossible : la cellule meurt et se transforme en un amas de granulations graisseuses et albumineuses.

Le phosphore occupe le premier rang des substances stéatogènes. Les évaluations et calculs de KREHL (1892) sur les cœurs de cadavres présentant des altérations graisseuses d'origines diverses sont instructifs à ce point de vue. Traitant les cœurs par l'éther, dissolvant de la graisse, l'auteur a trouvé dans les cœurs normaux 8 à 13 p. 100 de résidu, chez les alcooliques 11 à 15 p. 100, chez les tuberculeux pulmonaires 8 à 23 p. 100, dans les cas graves d'anémie 11 à 24 p. 100 et chez les individus intoxiqués par le phosphore 23 à 30 p. 100.

Dans la *dégénérescence graisseuse* des muscles, les granulations se placent presque exclusivement dans le sarcoplasme interfibrillaire et se disposent par conséquent en longues rangées; l'image en est nettement visible sur le muscle cardiaque, quand on l'examine avec de forts grossissements.

Au cœur, la lésion se manifeste avec le plus d'intensité dans les fibres recouvertes immédiatement par l'endocarde et par le feuillet viscéral péricardique.

Il faut éviter de confondre la *dégénérescence* avec *l'infiltration graisseuse.* Les deux processus n'ont en effet rien de commun dans leur origine. La graisse d'infiltration qui pénètre les éléments cellulaires, en suivant les fibres conjonctives, ne se forme pas sur place : elle arrive là toute faite, apportée par le sang. Les dépôts de graisse qui se montrent, pendant la digestion, dans les cellules hépatiques, au voisinage des rameaux-portes, l'accumulation de graisse dans le tissu cellulaire sous-cutané, dans l'épiploon et autres régions du corps, chez les obèses qui mangent trop ou qui oxydent mal leur graisse, peuvent servir de type à l'étude de cette infiltration.

Dans les actes de transport et d'accumulation de la graisse, un rôle important appartient aux leucocytes, aux cellules migratrices du tissu conjonctif et aussi aux cellules fixes du même tissu, qui ont été décrites par POLIAKOFF sous le nom *d'adipophores* et qui, par certains de leurs prolongements, embrassent en partie les cellules adipeuses et par d'autres s'anastomosent avec des capillaires sanguins.

L'*infiltration graisseuse pathologique* peut s'exercer, dans tous les organes, autour des foyers d'inflammation et de nécrose, et d'une manière générale, lorsque, pour une cause quelconque, des gouttelettes nagent dans le sang. Les premières qui s'infiltrent sont les cellules du mésoderme, puis les cellules endothéliales des capillaires, les leucocytes et les cellules conjonctives. L'accumulation de graisse peut se faire jour dans tous les éléments, dans les cellules glandulaires et même dans les cellules nerveuses. *Elle est surtout prononcée dans les cellules étoilées* des capillaires hépatiques, lorsqu'il existe, dans le foie ou dans d'autres organes, une cause de destruction nécrobiotique du tissu hépatique (fig. 123). Les gouttes de graisse se logent dans les prolongements protoplasmiques les plus ténus de ces éléments, lesquels se dessinent avec une netteté parfaite, sous l'influence de l'acide osmique. Des préparations non moins belles d'infiltration graisseuse peuvent être obtenues par la coloration de l'endothélium des capillaires, des cellules de l'adventice et des leucocytes, autour des foyers de *ramollissement jaune* du cerveau.

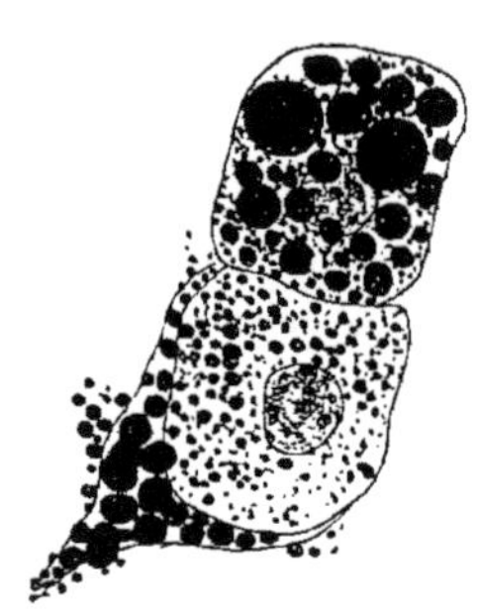

Fig. 123. — Cellules hépatiques et endothélium des capillaires (cellules étoilées de Kupffer) chargés de granulations graisseuses.

Sur les coupes non traitées à l'acide osmique, les cellules connectives et les leucocytes infiltrés de graisse offrent un aspect finement granuleux, qui leur a valu jadis le nom de *cellules granuleuses*. On croyait à cette époque que les leucocytes seuls pouvaient se transformer en *cellules granuleuses;* on sait aujourd'hui que tous les éléments du mésoderme peuvent revêtir cet aspect. L'état grenu du protoplasme (non coloré) n'implique pas nécessairement qu'il renferme des granulations graisseuses. Cette apparence peut tenir à l'existence de granulations albuminoïdes et surtout de granulations éosinophiles. Ces dernières offrent, il est vrai, un volume plus uniforme que celui des gouttelettes graisseuses.

Il n'est pas toujours facile, sinon dans les stades initiaux de la lésion, de distinguer, à l'examen microscopique, la *dégénérescence* de la simple *infiltration graisseuse*. Ordinairement, la *dégénérescence* se traduit d'abord par l'apparition, dans le corps du protoplasme, de très fines granulations qui restent longtemps isolées. Au contraire, l'*infiltration* de graisse venue du sang se dessine, dès le début, sous forme de granulations et gouttelettes d'un certain volume, qui se fusionnent ensuite assez facilement en grosses gouttes. La différence s'accuse mieux lorsque l'on traite les préparations par l'acide osmique (comp., fig. 123, les deux cellules hépatiques et la cellule étoilée). Dès que la dégénérescence graisseuse a atteint un degré avancé, la distinction devient plus difficile à établir. Dans certains éléments cellulaires fortement dégénérés (myocarde, fibres lisses, cellules nerveuses, etc.), la graisse se montre à l'état de très fines granulations et gouttelettes, qui restent isolées sans se confondre; dans d'autres éléments non moins atteints (cellules glandulaires, connectives, leucocytes), les très fines gouttelettes se fusionnent, en formant de grosses gouttes où encore la graisse apparaît, dès le début, sous forme de gouttes volumineuses. Telle est la particularité anatomique qui s'observe dans l'empoisonnement par le phosphore, l'arsenic et d'autres substances stéatogènes. L'apparence morphologique de ces dégénérescences rappelle étroitement l'aspect des infiltrations graisseuses très prononcées. Cependant, la différence est profonde, puisqu'elle réside dans la désorganisation ou l'intégrité du noyau et dans un ensemble de troubles régressifs. Quand ces derniers ne sont pas très avancés, la différenciation est encore plus difficile, parce que les deux processus, dégénérescence et infiltration, commencent l'un et l'autre à la périphérie de la cellule.

L'infiltration graisseuse s'effectue à l'aide d'un phénomène d'ordre phagocytaire. La consistance molle semi-liquide de la molécule graisseuse facilite son absorption par le protoplasma vivant (cellules connectives, cellules épithéliales, cellules nerveuses). Les faits expérimentaux ne laissent aucun doute sur la réalité de ce phénomène. Munck donne à un chien, dégraissé par le jeûne, de l'huile de colza, et retrouve dans les tissus de l'animal une graisse qui a les caractères de l'huile végétale ingérée. Lebedeff est arrivé aux mêmes constatations en nourrissant un chien avec de l'huile de lin. Les étapes successives de ce processus d'absorption des gouttelettes de graisse ne sont pas connues dans tous leurs détails. Le fait n'est point douteux, cependant, et constitue la raison principale de la présence de la graisse emmagasinée dans les cellules. Il est vrai que celle-ci peut avoir une autre origine et être formée synthétiquement par la cellule, de la même façon que diverses substances sont fabriquées par les cellules végétales. Les expériences de Boussingault (1845) avaient montré que la quantité de graisse introduite par l'alimentation est hors de proportion avec celle qui, d'une part, s'échappe par certaines sécrétions, et qui, d'autre part, s'accumule dans le corps. L'organisme était donc capable de fabriquer de la graisse de toutes pièces; il fallait rechercher la ou les substances qui concourent à sa formation. Voigt fit voir qu'on pouvait engraisser un chien en le nourrissant exclusivement avec de la viande pure, dégraissée : l'albumine perd son azote et donne naissance à de la graisse. On sait aussi que des larves de mouche carnivores peuvent être élevées sur de la viande dégraissée et fabriquer de la graisse. Les expériences de Munk, faites avec des acides gras, montrent plus nettement encore le rôle de la synthèse cellulaire dans la création de la graisse. Cet expérimentateur dégraisse un chien par le jeûne, puis le nourrit pendant une quinzaine de jours avec une certaine quantité de viande et d'acides gras de graisse de mouton. L'animal, sacrifié à ce moment, présente un développement marqué de la graisse sous-cutanée et abdominale. Mais cette graisse ne fond pas, comme la graisse ordinaire de chien, à 20° : elle exige, pour entrer en fusion, une température de 40°, comme la graisse de mouton. Elle n'a donc pas été formée aux dépens des substances albuminoïdes du chien ; elle a été créée avec de la glycérine prise dans l'organisme et avec les acides gras ingérés. La cellule, et probablement l'épithélium des villosités intestinales, a fait synthétiquement cette graisse. On peut émettre la même opinion à propos de la formation de la graisse qui fait suite à l'alimentation par les hydrates de carbone. Les observations très anciennes de HUBER (1796) avaient montré que les abeilles nourries

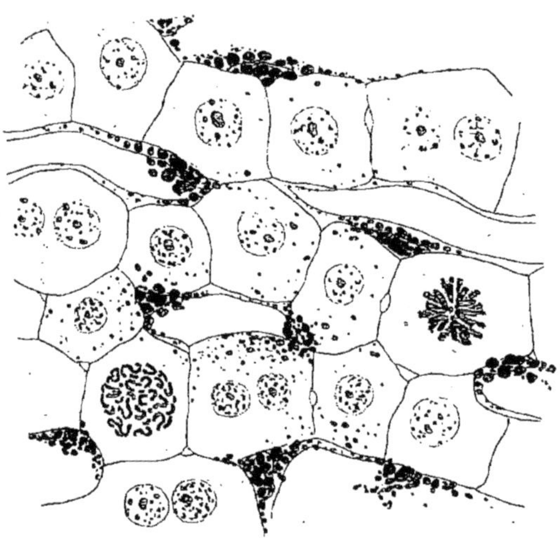

Fig. 124. — Cellules hépatiques et cellules endothéliales des capillaires chargées de graisse, au voisinage d'une plaie du foie. Quelques cellules hépatiques sont en karyokinèse.

exclusivement avec du sucre pouvaient cependant produire de la cire. D'après KÜHNE, dont l'opinion est acceptée par SEEGEN, les féculents ne se transformeraient pas directement en graisse : la production de matière glycogène serait un intermédiaire obligé, la transformation serait en partie localisée dans le foie. On s'expliquerait de la sorte la fréquence des rapports que la clinique constate entre l'adiposité et certaines formes cliniques du diabète.

Lorsque l'infiltration graisseuse aboutit à créer, dans diverses parties de l'organisme, et en particulier dans le tissu cellulaire sous-cutané, une hypertrophie du tissu adipeux capable d'entraver le jeu d'un organe quelconque, on dit qu'il y a *obésité* (lipomatose généralisée, adipose, polysarcie). Chez les obèses, les dépôts de graisse respectent les régions qui, à l'état normal, sont dépourvues de cette substance (paupières, oreilles, fourreau de la verge, scrotum, etc.); on les rencontre avec plus ou moins de développement, suivant les individus et suivant les races, dans les parties antérieures et latérales de l'abdomen, lombes, fesses, mamelles, etc. L'accumulation de graisse dans la région sacrée et fessière (stéatopygie) atteint, chez les femmes hottentotes et boschimanes, des proportions colossales qui constituent une particularité de race. La graisse envahit aussi les régions des creux de la racine des membres, les régions sous-aponévrotiques, les interstices musculaires, le tissu cellulaire sous-séreux de l'abdomen. La cavité rachidienne même peut en contenir (Richet).

La plus grave de toutes les localisations de l'adipose viscérale est celle qui affecte le cœur, d'abord à la périphérie du ventricule droit, dans les sillons que se creusent les rameaux vasculaires, et plus tard dans le ventricule gauche. Quand la surcharge graisseuse a fait place à une véritable stéatose, les fibres myocardiques sont atrophiées et remplacées par des réseaux de vésicules adipeuses. Lorsque l'obésité commence à s'accentuer, les joues s'empâtent, l'arête du maxillaire disparaît, le cou grossit et les mouvements de la tête deviennent difficiles ; la taille s'épaissit, le ventre et les reins acquièrent des proportions exagérées. Les gros mangeurs et les gens sédentaires prennent d'abord du ventre. A un degré plus avancé, le ventre volumineux retombe sur les cuisses ; celles-ci sont énormes, et le patient est obligé de marcher les jambes écartées. Plus tard, les bras s'écartent du corps, la marche même devient impossible. L'obèse présente de bonne heure la dyspnée d'effort : la marche un peu rapide, l'ascension d'un escalier l'essoufflent. Partout où la peau forme des plis profonds s'accumulent des sécrétions séborrhéiques et sudorales, qui produisent et entretiennent un eczéma intertrigineux permanent.

Pour un adulte de taille moyenne, l'obésité commence, d'après Le Gendre, au poids de 90 à 100 kilogrammes. On la voit assez souvent atteindre 150 kilogrammes. Au-dessus de 200 kilogrammes, l'obésité est une maladie rare et grave. On a cité des cas exceptionnels où l'obésité montait aux chiffres de 165, 240 et même 325 kilogrammes.

Son propre poids est pour l'obèse une cause de fatigue rapide ; au moindre exercice, il est inondé de sueur. A la paresse corporelle tend à succéder la paresse intellectuelle ; le sommeil devient impérieux, même pendant le jour, après les repas. Cette dernière règle n'est pas sans exception. Il est de nombreux exemples d'hommes obèses qui étaient doués d'une activité remarquable et d'une intelligence supérieure ; Platon, Morgagny, étaient très gras ; David Hume, Ch. Fox, Renan, Sainte-Beuve, Gambetta, étaient obèses.

L'obésité peut frapper de très jeunes sujets ; elle est alors assez souvent d'origine héréditaire. On a observé des enfants de quatre à cinq ans pesant de 80 à 150 livres (KÄSTNER, BENZENBERG, TULPIUS). Tels sont encore les cas d'adipose excessive décrits par HEYFELDER, CLARUS, WARTHINGTON, SCHLEMMER, et plus récemment par HEUBNER (1896) et aussi par CAPITAN et CROISIER (1897). Dans le cas de CAPITAN, l'obésité a commencé à l'âge de quatre mois et progressait sans cesse, de sorte qu'à quatre ans la circonférence du corps au niveau de l'abdomen était de $1^{m},8$, et la circonférence du bras de 28 à 30 centimètres.

L'obésité se montre dans les deux sexes, plus souvent chez la femme que chez l'homme. L'engraissement se fait au début, chez elle, par les épaules et par les seins ; il prend souvent son point de départ dans une grossesse, dans l'allaitement, dans la ménopause.

Les obèses se divisent en deux grandes classes : les forts et les faibles, les sanguins et les anémiques. Les premiers ont la forme heureuse de l'obésité. Gais, pleins d'entrain, le teint frais et coloré, ils offrent l'aspect d'une santé florissante. On remarque chez eux l'hyperémie des membranes muqueuses et de la peau, la plénitude du pouls, la brièveté de la respiration, l'existence d'hémorragies fréquentes, surtout hémorrhoïdaires. Le nombre des globules rouges du sang est souvent augmenté chez ces malades, ainsi que la quantité d'hémoglobine. Les amas de graisse sous-cutanée se distinguent par une densité considérable et par la résistance qu'ils opposent à la pression. Le système musculaire peut être très bien développé, comme on le voit chez certains athlètes forains qui concilient passagèrement le développement exagéré des muscles et de la graisse.

L'obésité pléthorique se rencontre d'habitude chez les hommes qui joignent à une prédisposition héréditaire l'abus des plaisirs de la table, l'usage immodéré de l'alcool et l'insuffisance du travail musculaire.

C'est dans cette forme de l'adipose pléthorique que se rencontrent les degrés les plus élevés de l'obésité. On peut alors trouver dans le sang une quantité de graisse qui dépasse deux, trois fois et même plus, le chiffre de la teneur normale.

Sous l'influence des maladies, des chagrins, de la vieillesse, on voit parfois des obèses vigoureux s'affaiblir et passer de la variété pléthorique à la forme anémique de la maladie. Comme certains goutteux qui, observés pendant la période d'échanges organiques intenses, présentent de l'azoturie et deviennent sur le tard hypoazoturiques, les obèses parvenus à l'anémie subissent une diminution notable de la quantité d'urée éliminée par les urines.

L'obésité anémique se rencontre principalement chez les femmes et se développe d'ordinaire dans la période de la puberté. Elle prend le plus souvent sa source en dehors de l'hérédité, de l'oisiveté, de la vie sédentaire, de l'anémie, dans un vice de l'alimentation où les hydrates de carbone surabondent. Pâles, fatigués, sans entrain, sans ressort, sans courage, ces malades offrent des chairs molles. Les palpitations fréquentes, la faiblesse et la petitesse du pouls, la dyspnée, l'épuisement rapide, la sensibilité au froid, la diminution de la quantité d'hémoglobine, constituent les principaux caractères de cette forme d'obésité.

La pathologie comparée nous offre des enseignements précieux sur les moyens par lesquels il est possible de développer le système adipeux chez les animaux. L'alimentation ordinaire, pourvu qu'elle soit surabondante, y suffit. L'engraissement des oies à Strasbourg, des porcs dans le Kentucky, consiste à leur faire absorber une grande quantité de maïs. Petenkofer et Voit ont constaté que l'alimentation la plus favorable à l'engraissement du chien était composée d'aliments azotés et graisseux. Pour aider l'effet de l'excès d'alimentation, on condamne les animaux au repos ; on augmente les recettes de l'organisme et on diminue ses dépenses, et le résultat de l'excès de matériaux se traduit par le dépôt d'une grande quantité de graisse dans le tissu cellulaire. Tel est le premier moyen de l'engraissement des animaux. Il en est un autre, qui consiste dans la modification organique que l'on provoque par des soustractions répétées de sang, comme l'ont prouvé les manœuvres des éleveurs qui engraissent rapidement leurs vaches en leur pratiquant de fréquentes saignées. Les suites de cette anémie provoquée se traduisent par une exagération très notable de la consommation des substances albuminoïdes de l'organisme, accompagnée d'azoturie, et par une diminution de la quantité d'acide carbonique exhalé par le poumon. La graisse produite par la destruction des matières albuminoïdes dépasse la proportion normale et s'accumule, puisqu'elle n'est pas brûlée.

On retrouve dans l'étiologie de l'obésité humaine l'intervention de ces mêmes facteurs d'engraissement : l'alimentation surabondante et la diminution de la consommation de la graisse. Les obèses sont, en général, de gros mangeurs, dont les dépenses de force sont inférieures aux recettes fournies par l'alimentation.

Il est cependant des obèses qui mangent relativement peu et d'autres qui font un exercice corporel très actif; c'est ce que nous enseignent les statistiques. Mais ce que nul statisticien n'a pris soin jusqu'ici de nous dire, c'est si, dans les calculs où l'on additionne les obèses les uns aux autres, il est des polysarciques qui mangent moins et qui font plus d'exercice que la moyenne des hommes. Il faudrait que cette constatation fût bien établie, pour donner la certitude que, dans *la moitié des cas d'obésité*, la maladie ne reconnaît pour cause ni l'abus des aliments, ni le défaut d'exercice. Il est incontestable cependant que, dans certaines races et chez certains individus, l'engraissement, pour une nourriture et un exercice donnés, se produit plus facilement que chez d'autres. Le trouble nutritif qui prépare l'obésité se transmet héréditairement. Dans une statistique portant sur un nombre de cas suffisant (4 000) pour éliminer les erreurs qui peuvent se glisser dans un calcul fait sur un petit nombre de malades, KIRCH (de Marienbad) a pu constater 2 335 fois, c'est-à-dire dans 56 p. 100 des cas, l'influence de l'hérédité. Ces chiffres confirment les résultats de la statistique de Bouchard.

Parmi les causes occasionnelles de l'obésité, il faut citer l'usage continuel de l'alcool et de la bière, la sédentarité ordinaire et surtout le passage brusque d'une vie active à une vie de repos, les pertes de sang, la grossesse et la lactation, la continence et la castration.

Des circonstances d'ordre pathologique, la guérison d'une maladie grave, les troubles de la nutrition consécutifs à une intoxication microbienne, deviennent souvent aussi l'occasion du développement de l'obésité.

Quel est le trouble nutritif qui préside à l'accumulation de la graisse dans les cellules de l'économie? On sait que l'obésité se rencontre, dans certaines familles, en même temps que d'autres maladies appartenant au groupe dit arthritique; mais en quoi consistent exactement dans leur essence le ou les troubles nutritifs que l'on constate? Ce problème est encore à l'étude.

PROUST et MATHIEU font remarquer que, si l'obèse élimine parfois moins d'azote, exhale moins d'acide carbonique que l'homme sain, on ne peut en conclure que la cause essentielle de l'obésité réside dans le ralentissement de la nutrition. Cette diminution des échanges peut être la suite, le résultat de l'accumulation de la graisse et non pas la cause qui a soustrait la graisse à l'oxydation et l'a fait s'accumuler en surabondance. Pour faire la preuve de cette hypothèse, il faudrait constater qu'au début de l'obésité, avant que la graisse puisse modifier le jeu des fonctions, il y a eu un trouble nutritif caractérisé par le ralentissement des échanges. Or, une constatation pareille n'a pas été faite.

Depuis quelques années, la pathogénie de l'obésité, comme celle du diabète, s'est singulièrement éclairée par la découverte de ferments diastasiques qui circulent dans le sang et concourent, dans l'organisme normal, à solubiliser les graisses et à détruire le sucre. Jusqu'en 1896, les pathologistes n'avaient pas pris garde que l'alcalinité du sang, réduite à elle seule, était insuffisante pour solubiliser, à la température du corps humain, les graisses mises en réserve dans les cellules. Comment pouvait donc se faire l'amaigrissement? La découverte de la présence, dans le sang, d'un ferment capable de solubiliser les graisses en les dédoublant, est venue ajouter à nos connaissances une importante contribution.

Les graisses constituent la réserve la plus importante de matériaux hydrocarbonés de l'organisme. Si l'on songe que la quantité totale de glycogène qui existe dans un individu ne peut être évaluée au-dessus de 4 à 500 grammes, on voit qu'il suffirait d'un jour de jeûne pour la consommer entièrement; ce sont donc les graisses qui forment la réserve principale, et le glycogène comme le glucose ne sont vraisemblablement que des matières transitoires, d'une combustion plus facile que les graisses, destinées sans doute aux combustions supplémentaires, telles que les produit un exercice musculaire violent. Les recherches de HANRIOT sur le quotient respiratoire ont, en effet, montré qu'à l'état de repos 90 p. 100 au moins des hydrocarbures utilisés provenaient des graisses, tandis que, dans l'exercice violent, le quotient respiratoire s'élève, ce qui montre qu'une quantité notable de glycogène a été comburée.

Comment cette masse considérable de graisse peut-elle être attaquée? L'alcalinité du sang est trop faible pour en donner l'explication. On peut en effet laisser pendant un temps fort long de la graisse finement émulsionnée avec des lessives plus alcalines que le sang, sans que la graisse se dissolve sensiblement. Ce rôle de la dissolution des graisses appartient à un ferment soluble dont HANRIOT a montré la présence dans le sang et qu'il a appelé la *lipase*. On sait que les corps gras sont des éthers de la glycérine, c'est-à-dire des combinaisons de ce corps avec les acides gras. Les graisses sont neutres, tandis que leurs produits de dédoublement sont acides. Or, si l'on met du sérum sanguin en contact avec une graisse, celle-ci se dissout en même temps que le sérum devient acide, et la quantité d'acide mise en liberté mesure la quantité de graisse dissoute et, par suite, l'activité du ferment.

Les graisses ordinaires se prêtent mal au dosage de cette activité, à cause de leur insolubilité dans l'eau ; on y arrive plus aisément en s'adressant à un autre éther de la glycérine, la monobutyrine, qui est également saponifiée par la lipase, mais qui offre l'avantage de se dissoudre aisément dans l'eau.

Voici comment il convient d'opérer (HANRIOT).

On définit l'activité lipasique de 1^{cc} de solution par le nombre de millionièmes de molécules d'acide mises en liberté pendant 20 minutes, à la température de 25°. Ainsi, 1^{cc} d'un sérum d'activité 33 mettrait en liberté, à 25° et en 20 minutes, une quantité d'acide butyrique (de poids moléculaire 88) représentée par :

$$\frac{33 \times 88}{1.000.000} \text{ grammes.}$$

On voit que cette activité sera directement mesurée par le nombre de gouttes d'une solution de carbonate de soude telle que chacune d'elles sature exactement 0,000 001 molécule d'acide. Si la burette employée donne 20 gouttes au centimètre cube, la solution de carbonate de soude devra renfermer 2, 12 de $CO^3 Na^2$ par litre. La solution devrait être modifiée proportionnellement, si la burette ne donnait pas 20 gouttes par centimètre cube.

Pour déterminer l'activité lipasique d'un liquide, on en prend donc 1^{cc} que l'on ajoute à 10^{cc} d'une solution de butyrine à 1 p. 100; on ajoute de la phtaléine et on sature exactement par le carbonate de soude; on chauffe pendant 20 minutes dans une étuve réglée à 25° et on sature de nouveau par la solution de $CO^3 Na^2$ indiquée plus haut. Le nombre de gouttes de cette solution mesure l'activité lipasique. Les différents liquides qui servent à ce dosage doivent être préalablement portés à 25°.

Le sang de tous les animaux supérieurs renferme de la lipase, mais en quantité très variable : ainsi, le sang de l'anguille est environ 13 fois plus riche que le sang humain; on sait du reste à quel point les tissus de cet animal sont imprégnés de graisse.

Chez l'homme, la lipase est très localisée : le sérum sanguin, le suc pancréatique, le foie en renferment, et encore n'y a-t-il point identité entre la lipase du sang ou *sérolipase* et celle du suc pancréatique. Les autres organes en sont dépourvus. Il est très remarquable qu'un organe comme le corps thyroïde, qui a une si grande influence sur l'amaigrissement, soit complètement dépourvu de ferment saponifiant.

Diverses conditions modifient l'activité de la lipase : de ce nombre est la température. Toutefois, dans les limites des variations pathologiques de la température, cette action varie peu; il n'en est pas de même de l'alcalinité du sang, qui n'agit que lentement en milieu neutre ou acide, tandis que son activité devient grande en présence de traces d'alcalis. Ainsi, en représentant par 22 l'activité d'un sérum en milieu neutre, elle devient 44 par addition de 0 gr. 60 de carbonate de soude au même sérum.

Diverses conditions physiologiques peuvent faire varier la quantité de lipase contenue dans le sang. Elle est pour ainsi dire nulle dans le sang du fœtus avant 6 mois; elle augmente graduellement jusqu'au moment de la naissance, où elle ne représente que les 2/3 de celle du sang maternel; l'inanition et l'exercice en augmentent l'activité; enfin, elle peut varier avec l'état pathologique.

Achard et Clerc considèrent comme *ortholipasique* un sérum dont l'activité est comprise entre 15 $\times$ 20, *hyperlipasique* celui dont l'activité est au-dessus de ce chiffre, *hypolipasique* au-dessous de 15. Il conviendrait, dans cette étude, de fixer les conditions de l'alimentation, puisque nous avons vu que la lipase augmente par l'inanition.

L'ortholipasie est compatible avec un certain nombre de maladies aiguës; on la rencontre dans la pneumonie, l'ictère catarrhal, d'une intensité moyenne. On la trouve également dans des affections chroniques loin de leur terme fatal, telles que affections cardiaques, mal de Bright, tuberculose.

La diminution du pouvoir lipasique correspond généralement à un pronostic grave. Quand ce pouvoir descend entre 15 $\times$ 10, nous trouvons, sur 14 cas relevés: 1 pneumonie mortelle, 1 autre grave avec ictère, 1 cancer, 1 ostéo-sarcome, 2 tuberculoses avancées, 1 ulcère gastrique terminé par perforation. La descente de l'activité lipasique entre 10 et 5 est d'un pronostic très fâcheux et caractérise la période ultime des maladies les plus diverses. Deux fois seulement, sur les 16 cas observés, elle n'a pas été suivie de mort à bref délai.

L'hyperlipasie a été rencontrée 9 fois: 7 fois chez des diabétiques, 1 fois chez un obèse et 1 fois chez un myxœdémateux. Elle semble donc la règle dans le diabète, au moins tant que celui-ci est compatible avec un état général satisfaisant. Dès que la cachexie commence, le pouvoir lipasique diminue.

La lipase d'Hanriot ne doit pas être confondue avec la substance, découverte par Cohnstein et Michaelis dans les globules sanguins, qui a pour effet de détruire les graisses, non pas en les dédoublant en acides gras et en glycérine, mais par oxydation, en aboutissant à la formation d'eau et d'acide carbonique.

On voit quelle importance prennent de plus en plus les ferments dans la physiologie normale et pathologique et quels éclaircissements on est en droit d'attendre de leur étude.

C'est à la destruction de la graisse, non pas par le fait d'une oxydation aboutissant directement à la production d'eau et d'acide carbonique, mais par transformation en glycogène, acte de ralentissement nutritif, que Bouchard a attribué l'augmentation de poids qu'il a observée chez certains individus n'absorbant rien autre chose que l'air atmosphérique. D'après les observations et expériences de ce savant, la graisse se transformant en glycogène, dont seuls les muscles bénéficieraient à l'exclusion du foie, fixerait, pour cette transformation, une quantité d'oxygène atmosphérique suffisante pour augmenter le poids de certains individus de 10, 20 et même 40 grammes, constatables à la balance, à certaines périodes du jour.

La boisson trop abondante contribue-t-elle à la production de l'obésité? Ainsi posée, la question peut être résolue par l'affirmative dans un grand nombre de cas. On voit, en effet, beaucoup d'obèses qui absorbent une grande quantité de boisson ; on sait aussi que la diminution de la dose de liquide prise quotidiennement a suffi pour amener chez des polysarciques un amaigrissement notable. La plupart des thérapeutes qui ont institué, depuis Dancel, un régime diététique de l'obésité, font entrer dans leurs prescriptions la diminution de la quantité totale des boissons.

Cependant, il faut remarquer que le rôle des boissons est complexe et ne doit pas être envisagé seulement dans ses conséquences directes, en faisant abstraction de la quantité d'aliments absorbés par les sujets. L'eau prise aux repas agissait, pensait-on, en facilitant l'absorption intestinale, soit par son contact avec la masse alimentaire, soit en provoquant une hypersécrétion intestinale après absorption (Ch. Robin). Elle agit surtout en éloignant la sensation de satiété et en favorisant la prise d'une plus grande quantité de nourriture. Dans le cas de diminution ou de suppression des boissons du repas, la sensation de satiété est beaucoup plus précoce et, par conséquent, le rationnement que désire s'imposer le malade beaucoup plus facile et partant plus certain.

Si l'on envisage le rôle des boissons plus ou moins copieuses dans la nutrition, la quantité de nourriture absorbée restant à un taux fixe, on remarque, comme l'a fait DEBOVE chez une hystérique hypnotisable et chez trois sujets sains, que, l'équilibre de poids une fois obtenu, ni le poids du corps, ni le chiffre de l'urée excrétée par l'urine ne varient avec la dose simple, double ou triple d'eau absorbée. La même conclusion découlait des expériences de BOUSSINGAULT sur des animaux de ferme qu'il avait soumis, en grand nombre et pendant plusieurs mois, à l'absorption de quantités variables d'eau : l'eau en excès n'avait jamais eu aucun effet ni utile ni nuisible.

A. ROBIN a envisagé la question à un autre point de vue ; il a étudié le rôle de l'eau, non plus chez l'homme sain, mais chez l'obèse, et il a abouti à cette constatation que, suivant les conditions causales de l'obésité — excès d'assimilation ou défaut de désassimilation — l'eau prise en abondance pouvait être nuisible dans le premier cas et parfaitement inoffensive dans l'autre. En effet, les constatations de GENTH, confirmées par A. ROBIN, ont établi que, pour un régime fixe, l'augmentation des boissons entraînait une augmentation notable de l'urée, tandis que les matériaux fixes de l'urine ne subissaient à peu près aucune modification. Le rapport de l'urée aux matériaux fixes s'élevait ; il y avait, par conséquent, accroissement d'oxydation. Chez les obèses par excès d'assimilation, ceux dont l'urine renferme une forte proportion d'urée ou un coefficient d'oxydation (rapport de l'urée aux matériaux fixes) élevé, l'eau en excès sera nuisible et favorisera l'obésité. Au contraire, chez les obèses par défaut d'assimilation — ceux dont le chiffre d'urée ou le coefficient d'oxydation sont faibles — l'eau en excès, qui n'augmente pas la désintégration organique, sera utile au traitement.

Avec la connaissance de la présence d'un ferment lipasique, la question de l'abondance ou de la rareté relative de l'eau qui circule dans le sang mérite d'être envisagée à un point de vue nouveau. Il est possible que, chez l'homme sain, la quantité ou l'activité de la lipase sanguine se maintienne à un taux fixe, plus indépendant de la quantité d'eau contenue dans le sang qu'il ne l'est chez l'obèse.

Les faits signalés récemment par BRIQUET (d'Armentières), l'obésité survenant chez la moitié des ouvriers qui travaillent dans une atmosphère surchauffée, chargée de vapeur d'eau, tandis que d'autres ouvriers soumis au même régime d'aliments et de boissons et travaillant à une température aussi élevée, mais sèche, sont exempts d'obésité, ne peuvent trancher la question de l'influence de l'eau prise en boisson. Dans les observations de BRIQUET, l'excès de vapeur d'eau répandu dans une atmosphère dont la température oscille de 35° à 50° peut agir sur les terminaisons nerveuses cutanées et modifier la nutrition.

L'influence du système nerveux sur la production plus ou moins abondante de la graisse est en effet incontestable. Déjà, chez les paralytiques, DUCHENNE DE BOULOGNE avait signalé la présence de l'adipose dans le tissu cellulaire sous-cutané. FERNET, LANDOUZY ont constaté la présence d'une accumulation anormale de graisse tapissant la face profonde de la peau dans les cas de sciatique accompagnée d'amyotrophie et caractérisée anatomiquement par l'inflammation du nerf. Des travaux récents publiés à la Société médicale des hôpitaux (BUCQUOY, A. SIREDEY, A. MATHIEU) ont établi les relations de l'œdème névropathique, du pseudo-lipome et du lipome, qui constituent des états anatomiques enchaînés les uns aux autres par une série de faits ininterrompue. Les lipomes symétriques peuvent être considérés comme des exemples d'obésité localisée. Une maladie récemment décrite, l'adéno-lipomatose symétrique, est intéressante à ce point de vue.

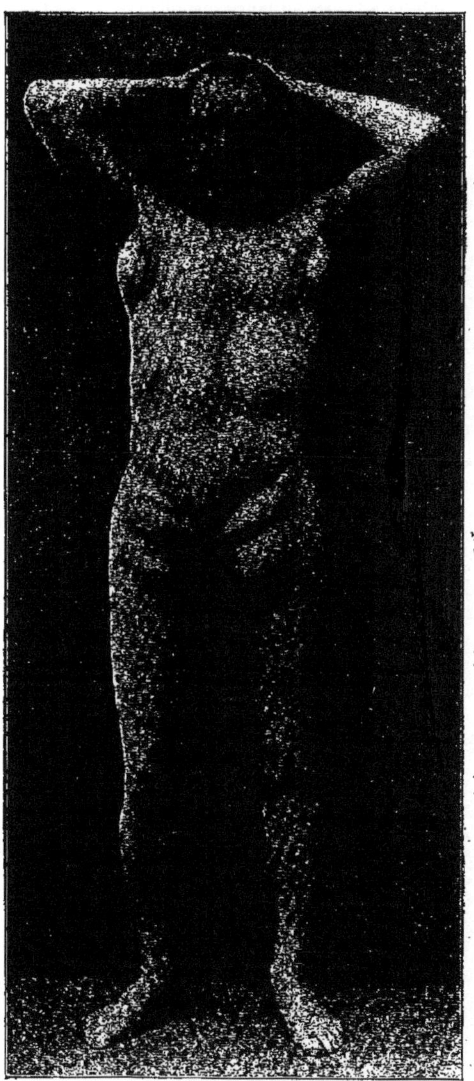

Fig. 125. — Adéno-lipomatose (cas de SIREDEY).

On désigne sous ce nom une dégénérescence graisseuse cantonnée dans la région des ganglions lymphatiques et dans leur voisinage, et qui se montre avec une prédilection particulière au niveau du cou. Cette maladie se distingue du lipome congénital parce qu'elle n'apparaît pas dans le jeune âge, du lipome vrai parce que les tuméfactions graisseuses ganglionnaires ne sont jamais encapsulées ; elle a quelques points de ressemblance avec l'adéno-lymphocèle, capable de subir en certaines régions la dégénérescence graisseuse, et avec

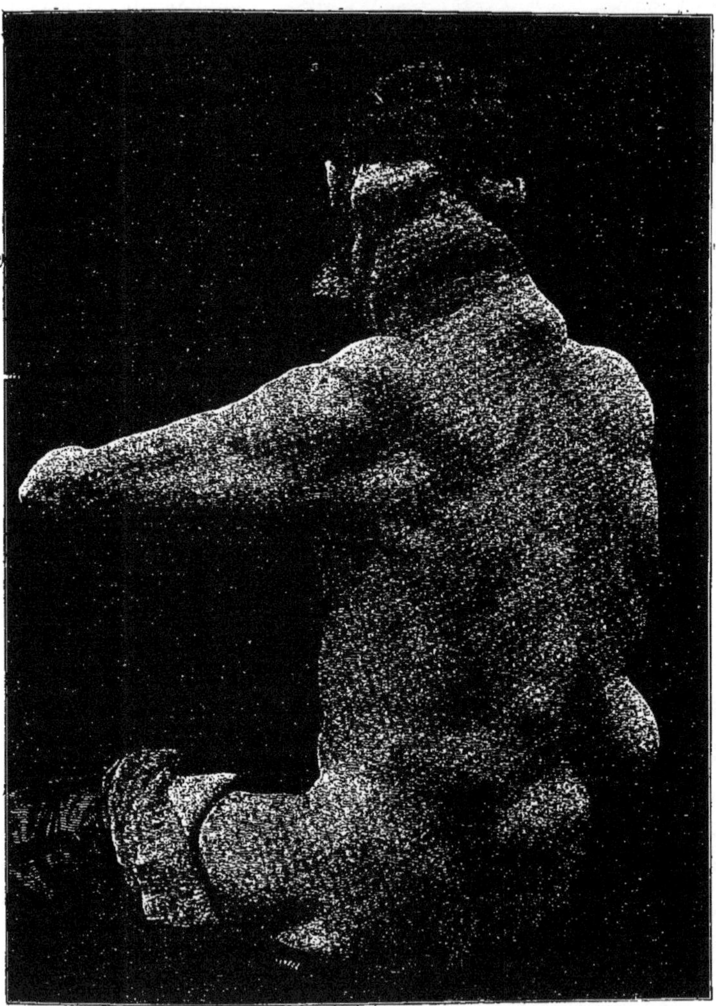

Fig. 126. — Adéno-lipomatose (Musée de l'hôpital Saint-Louis. Collection Péan).

les pseudo-lipomes sus-claviculaires que Verneuil et Potain ont observés et décrits chez les arthritiques. Observée en Angleterre pour la première fois par Brodie (1846), en France par Huguier (1855), l'adéno-lipomatose symétrique fut étudiée en France par Bucquoy, Siredey, Debove, Hayem, Dalché, Launois et

Bensaude, Lejars, Marçais, Rehns, en Allemagne par Virchow, Schuchardt, Curschmann et surtout Madelung, à Vienne par Langer. Le tableau symptomatique se reconnaît facilement dans les figures ci-jointes (125-127). Au-dessous du menton les patients présentent une saillie ayant l'aspect d'un croissant à concavité supérieure, laquelle, en se développant, finit par donner au cou la forme dite proconsulaire. Des déformations similaires apparaissent dans les régions parotidiennes, préauriculaires et à la nuque, mais, si accusées qu'elles soient, elles ne dépassent jamais le niveau d'une ligne réunissant la base des deux apophyses mastoïdes. La lésion peut être localisée à la région cervicale; cependant on observe souvent chez les mêmes sujets des tumeurs similaires sur le reste du corps (bras, mamelles, abdomen, parties supérieures des cuisses). Les tuméfactions sont toujours symétriques, tantôt disposées par paires, tantôt impaires et médianes, et offrent les caractères objectifs des lipomes diffus, sans adhérence de la peau à leur niveau. La palpation permet de sentir dans leur épaisseur de petites masses arrondies, fermes et isolées, qui ne sont autre chose que des ganglions lymphatiques hypertrophiés, noyés dans une masse de tissu adipeux. Le développement des tumeurs se fait lentement ou par poussées; elles peuvent présenter parfois des alternatives d'augmentation et de diminution, sans jamais cependant disparaître entièrement. La structure des fragments d'adénolipomes excisés sur le vivant (Pierre Delbet) est identique à celle du tissu adipeux; la distribution de la graisse est surtout péri-vasculaire. Les fibres musculaires englobées présentent sous le sarcolemme des noyaux plus abondants qu'à l'état normal; les vaisseaux offrent des lésions d'endo et de péri-vascularité; les nerfs n'ont pas encore été l'objet d'un examen suffisant.

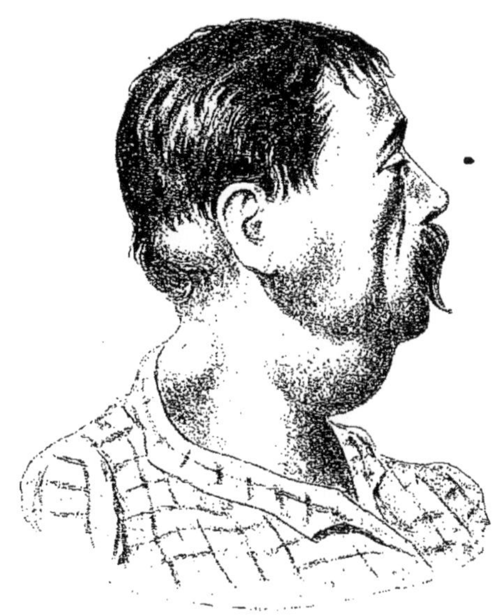

Fig. 127.
Adéno-lipomatose (cas de Launois et Bensaude).

La maladie débute toujours après vingt ans et s'observe presque exclusivement chez les hommes; on l'a vu coïncider avec l'alcoolisme, la syphilis, l'albuminurie, le cancer. L'adéno-lipomatose ne s'accompagne d'ordinaire d'aucun trouble général, à part les accidents rares dus à la compression des organes du médiastin. Cependant, on a observé parfois de la pâleur et de la sécheresse de la peau, de l'asthénie avec de l'hypocondrie, de l'apathie, de la tachycardie, et même de l'hypertrophie de la rate. La pathogénie de cette maladie est très obscure. On a tenté de la rattacher à une lésion indéterminée du système nerveux, en raison de la symétrie des tuméfactions, à une sorte de tropho-névrose ; d'autres auteurs ont invoqué, à cause de la diminution des lymphocytes dans le sang, l'hypothèse d'une maladie du système lymphatique (HAYEM), maladie distincte de la lymphadénie, ayant un point de départ ganglionnaire, avec péri-adénite graisseuse secondaire. Dans un cas d'adéno-lipomatose typique, mais encore à son début, BECLÈRE et TESSIER ont constaté dans les ganglions tuméfiés l'existence d'une hypertrophie qu'on eût pu croire tuberculeuse, mais qui ne méritait pas cette qualification, comme l'ont démontré les examens histologiques et les inoculations. Ce stade d'hypertrophie ganglionnaire primitive n'était accompagné d'aucune dégénérescence graisseuse. Si cette observation recevait d'autres confirmations, la genèse lymphatique de la maladie ne ferait plus de doute.

INDEX BIBLIOGRAPHIQUE

BRILLAT-SAVARIN : *Physiologie du goût*, Paris. — BOUSSINGAULT : *Recherches sur la formation de la graisse*. Acad. des sciences, 1845. — DANCEL : *Infl. des boissons sur l'engraissement*, Paris, 1864. — POKROVSKY : *Intoxication par l'oxyde de carbone*. Archives für Anat. und Physiol., 1866. — C. VOIT : *Ueb. d. Fettbildung im Thierkörper*. (Zeitschr. f. Biol., t. V, 1869). On trouve dans ce travail toute la bibliographie ancienne. — *Du même : Ursache der Fettablagerung im Körper*, München, 1884 et Biol. Centr., 1896. — COLIN : *Physiologie comparée des animaux*, 1873. — HOFFMANN : *Zeits. f. Biol.*, 1872. — STORCH : *Die acute Phosphorvergiftung*, Kjobenhavn. Thèse, 1865 et *Arch. f. esp. Path.*, 1867, t. VII. — YANTSCHITSCH : *Journal de Roudneff* (en russe), 1872, t. IV ; coloration par l'alcanine. — TCHOUDNOVSKY : *Résultats des saignées repétées*. Thèse de St-Pétersbourg, 1868. — A. FRAENKEL : *Ueb. den Einfluss d. vermind. Sauerstoffzufuhr zu d. Geweb. auf d. Eiweiszerfall im Thierkörper*, Virch. Arch., t. 67 ; *Zeitsch. f. klin. Med.*, t. II ; *Ueb. d. Wirk. des verd. Luft auf d. Organism.*, Berlin, 1883. — MUNK et LEYDEN : *Die acute Phosphorvergiftung*, Berlin, 1865. — MEISCHNER : *Die acute Phosphorose*.... Thèse de Leipzig, 1864. — J. BAUER : *Der Stoffumsatz bei Phosphorvergift.*, Zeitsch. f. Biol., t. VII, 1871 et 1878. — WORTHINGTON : *Obésité*, Thèse, Paris, 1875. — PEREVOZNIKOFF : *Formation synthétique de graisse*. (Journ. russe de méd. milit., 1876 et Thèse de St-Pétersbourg, 1880. — V. SOUBBOTINE : *Zeitsch. f. Biol.*, t. VI. — LITTEN : *Virchow Arch.*, t. 70. (Dégénérescence graisseuse par hyperthermie.) — LIEBERMEISTER : *Deut. Arch. f. klin. Med.*, t. I, 1866. (Dégénérescence graisseuse dans la fièvre.) — BOUCHARD : *Maladies par ralentissement de la nutrition*, Paris, 1880. — P. CAZENEUVE : *Rev. mensuelle de méd.*, 1880, t. IV (échanges dans l'empois. par Ph.) — WILL : *Pflüg. Arch.*, t. 20. (Synthèse des graisses.) — ZAÏKOVSKY : *Virch. Arch.*, t. 34 (dégénéresc. grais. provoquée par l'antimoine, le phosphore, l'arsenic.) — WEGNER : *Ib.*, t. 55 (action du Ph. sur l'organisme). — AUFRECHT : *Deutsch. Arch. f. klinisch. Med.*, t. 23, 1879. (Le foie dans l'empois. par le Phosph.) — P. SKLIFASSOVSKY : Thèse, St-Pétersbourg, 1882 (coloration de la graisse par la Chinoléine.) — A. LEBEDEFF : *Woraus bildet sich das Fett im Fallen der acuten Fettbildung*. (Pflüg. Arch., t. 31, 1883 ; l'auteur croit que dans l'empois. par le phosph. il se fait une infiltration, et non une dégénérescence. — EBSTEIN : *Fettleib. und ihre Behandl.*, Wiesbaden, 1882 ; *Wasserentziehung und anstrengende Muskelbeweg. bei Fettsucht*, Wiesbaden, 1885. — UTHOFF : *Virch. Arch.*, t. 86 (réaction amyloïde de la graisse après la conservation dans le liquide de Müller). — SCHULTZEN et RIESS : *Charité Annal.*, t. 15. (Échange des matériaux dans l'empoisonnement par le phosphore.) — S. KOSTIOURINE : Wratch, 1883. (Les modifications de la graisse après séjour dans le liquide de Müller.) — W. JUNKERS : *Ueb. fettige Entartung im Folge v. Chloroform-Inhalationen*. Thèse de Bonn, 1883. — PENZOLDT et FLEISCHER : *Virch. Arch.*, t. 87 (jeûne oxygéné). — J. MUNK : *Virch. Arch.*, t. 80, 95 et 101 ; aussi *Biolog. Centralbl.*, 1886. (Synthèse des graisses dans l'organisme.) — APT : *Ueb. Fettgehalt path. Organe*. Thèse d'Erlangen, 1883. —

Pistorius : *Arch. f. exp. Path.*, t. 16, 1883 (arsenic). — E. Asch : *Ueber die Ablagerung von Fett und Pigment in den Sternzellen der Leber.* Thèse. Bonn, 1884. — S. Chaniewsky : *Zeitschrift f. Biolog.*, 1887 (transformation des hydrates de carbone en graisses). — P. Albitzky : *Influence de l'anoxhémie sur l'échange des matériaux azotés.* Thèse de St-Pétersbourg, 1885. — Leo : *Fettbildung und Fettransport bei Phosphorvergift.* (Zeitsch. f. phys. Chemie, t. 9, 1885.) — Ehrlich : *Sauerstoffbedürfniss d. Organisme*, Berlin, 1885. — W. Schmidt : *Ueber d. Fettgehalt d. Thiere nach Phosphorvergift.* Thèse de Bonn, 1885. — Debove *Soc. médic. des hôpitaux*, 1885-1886. — A. Robin : *Soc. méd. des hôpit.*, 1885-1886. — Khardine : *Maladies nerveuses consécutives à l'empoisonnement par l'oxyde de carbone* (en russe). Thèse, 1885 (toute la bibliographie de cette question se trouve réunie dans ce travail). — Kourloff : Wratsch, 1884 (traitement de l'obésité par l'exagération des échanges). — V. Podvissotzky : Wratsch, 1887 (altérations déterminées par le phosphore et l'arsenic, empoisonnements aigus sans dégénérescence graisseuse ; foyers nécrosés dans le foie ; destruction des glob. rouges.) — Nasse : *Fettzersetzung und Fettanhauf im thierisch. Körper.* (Biol. Centralbl., 1886.) — Callamand : *Rôle de l'eau dans la nutrition*, Paris, 1886. — Nissen : *Ueber d. Verhalten d. Kerne in d. Milchdrüsenzellen.* (Arch. f. Microscop. Anat., Bd. 26, 1886.) — O. Minkowsky : *Arch. f. exp. Pathol.*, Bd. 21, 1887. (Synthèse des graisses.) — Kisch : *Die Fettleibigkeit.* (Lipomatose généralisée), 1888, Stuttgart. (Monographie ; bibliographie étendue). — Stolnikoff : *Arch. f. Anat. u. Phys.*, Supplementheft, 1887. (Empoison. des grenouilles par le phosphore ; modif. des noyaux hépatiques.) — E. Ziegler et N. Obolonsky : *Ziegler's Beiträge*, Bd. 11, 1888 (empois. par le ph., l'as. ; modification des noyaux des cellules hépatiques). — Krauss : *Arch. f. exp. Pathol.*, Bd. 23. — E. Voight : (Münch. Med. Woch., 1888, formation de l'adipocire). — Koriander : *Anatomie pathol. de l'intoxic. iodoform.* Thèse de St-Pétersb., 1888. — A. Nathanson : *Beruht die nach Phosphorvergiftung eintretende Fettleber auf einer Fettinfiltrat. oder Fettmetamorphose*, Diss., Berlin, 1889. (Réfutation du travail de Lebedeff.) — C. Schubert : *Experiment. Beiträge z. Toxicologie des Phosphor u. Arsenic.* Diss., Bonn, 1889. — Altmann : *Elementarorganismen*, Leipzig, 1890. — P. Kadkine : *Contrib. à l'histologie de la glande mammaire en activité.* Thèse de St-Pétersb., 1890. — M. Milovidoff : *Influence du Phosphore et de l'Arsenic sur les échanges gazeux chez les animaux.* Th. de St-Pétersbourg, 1891. — Badt : *Krit. u. Klin. Beiträge zur Lehre von Stoffwechsel bei Phosphorvergift.* Diss., Berlin, 1891. — Horst : *Analyse de l'adipocire.* (Mémoires de l'Université de Tomsk, t. II, 1891.) — Salkowsky : *Zur Kenntniss der Fettwachsbildung.* (Virch. Festschrift, 1891.) Démonstration de la formation de l'adipocire aux dépens d'un corps gras neutre (beurre) sous l'influence de moisissures. — N. von Freeden : *Ueber topographische Anordnung d. Fettes in den Zellen*, Diss., Coblenz, 1892. — D. Kourbatoff : *Analyse de quelques graisses animales*, Kazan, 1892. — Steinhaus : *Die Morphologie der Milchabsonderung.* (Arch. f. Anat. u. Phys., Supplement-Band, 1892.) — R. Krösing : *Ueber die Rückbildung und Entwickelung der quergestreiften Muskelfas.* (Virch. Arch., 1892, Bd. 128. — Tausig : *Ueber Blutbefund. bei acuter Phosphorvergiftung.* (Arch. f. exp. Path. u. Pharm. 1892, Bd. 30.) — Ph. Stomma : *Modifications anatomo-pathologiques des ganglions du cœur dans le choléra.* Thèse de St-Pétersbourg, 1893. — J. Savtchenko : *Histologie pathol. du choléra*, Wratch, 1893. — C. Gœbel : *Zur fettiger Degeneration des Herzens.* (Centralbl. f. allgem. Pathol., 1893, Bd. IV.) — P. Botcharoff : *Des causes de la mort par le chloroforme.* Thèse de Kieff, 1893. — L. Krehl : *Fettige Degeneration des Herzens.* (Deutsche Arch. f. klin. Med., 1893, Bd. 51.) — P. Poliakoff : *Histologie et physiologie du tissu conjonctif lâche.* Thèse de St-Pétersbourg, 1894. — A. Ignatovsky : *Dégénérescence graisseuse du myocarde dans l'intoxication par le phosphore.* (Wratch, 1895 et Virch. Arch., 1895.) — C. Broers : *Die puerperale Involution d. Uterus musculaturs.* (Virch. Arch., 1895, Bd. 141.) (Dans l'involution le glycogène des muscles est détruit et se développe peu à peu la dégénérescence graisseuse.) — Werhofsky B. : *Wirkung erhöhter Eigenwärme auf d. Organis.* (Beiträge Ziegler's, 1895, Bd. 18.) — Cesaris Demel : *Rapide apparition de la graisse dans les infarctus rénaux, en rapport avec les bioblastes d'Altmann.* (Arch. ital. de biol., Turin, 1895-1896.) — Briquet : *Hygiène des pareurs. Influence de la quantité de boissons sur la production de l'obésité.* (Ann. d'hygiène, Paris, 1895.) — Buquin : *La médication thyroïd. dans l'obésité.* (Thèse, Paris, 1895.) — Gauthier : *Des larges excisions de tissu adipeux chez les obèses.* (Thèse, Paris, 1895.) — PEYRAUD : *De l'obésité du système nerveux et de l'hyperacidité.* (Rev. des malad. de la nutrition, Paris, 1895.) — ZABÉ : *Dyspeptiques et obèses du ventre.* (Paris, Maloine, 1895.) — LESTOQUOY : *Contribution à l'étude de la médication thyr. dans l'obésité.* (Thèse, Lille, 1896.) — RICHARDIÈRE : *Étiologie et pathogénie de l'obésité.* (Union méd., Paris, 1896.) — CHÉRON : *Le traitement de l'obésité.* (Bullet. médic., Paris, 1896.) — JEVSYKOVSKI : *Traitement de l'obésité et de l'ichtyose par la glande thyroïd* (Médec. moderne, Paris, 1896.) — MATHIEU : *Le traitement de l'obésité par la médication thyroïd.* (Gazette des hôpitaux, Paris, 1896.) — LUTAUD : *Le traitement de l'obésité chez la femme.* (Revue obstet. et gyn., Paris, 1896.) — PH. RIMOVITCH : *Amblyopie alcoolique.* (Thèse de St-Pétersb., 1896 ; les cellules de la couche ganglion. sont en dégénérescence aqueuse et graisseuse extrêmement prononcée.) — DADDI *Nouvelle méthode pour colorer la graisse des tissus.* (Arch. ital. de Biol., 1896, t. 26.) — H. RIEDER : *Verwendbarkeit d. Farbstoff Sudan III in d. klin. Microscopie.* (Deutsches Arch. f. klin. Med., 1897-1898, Bd. 59.) — E. PFLÜGER : (Pflüger's Arch., 1897, Bd. 68 ; critique des données relatives à la formation de la graisse aux dépens de l'albumine.) — HANRIOT : Acad. des sciences, 1896. — KHABAS : *État des cellules de Kupfer et de l'endothélium des capillaires hépatiques dans la stéatose du foie.* Thèse de St-Pétersb., 1897. — D. SIRTZOFF : *Résorption de la graisse et de l'amyloïde dans le tissu cellulaire sous-cutané.* Thèse de St-Pétersb., 1897. — CAPITAN et CROISIER : *Cas d'obésité chez un enfant de 4 ans.* (Méd. mod., 1896, n° 78.) — D. HANSEMANN : *Fettinfiltration d. Nierenepithelien.* Virch. Arch., 1897, Bd. 184.) — L. MICHAELIS : *Beitr. z. Kenntniss d. Milchsecretion.* (Arch., f. microsc. Anat., 1897, Bd. 51 ; pendant la sécrétion de la graisse il y a destruction des noyaux de l'épithélium, tandis que les leucocytes forment les corpuscules du collostrum.) — LE GENDRE : *Pathogénie de l'obésité.* (Congrès de Moscou, 1897, Presse méd., 1897, n° 69.) — GROUBE : *De la chloroformisation*, Bibliotheca Wratch (en russe), 1897. — JACOBY : *Influence de l'eau d'Apenta sur les échanges dans l'obésité.* (J. de méd., Paris, 1897.) — DUMOND : *Traitement de l'obésité compliquée de surcharge graisseuse du cœur.* (An. de la polyclin., Lille, 1897.) — CARREZ : *De l'influence des boissons et du milieu sur la production de l'obésité.* (Thèse, Paris, 1897.) — PROUST et MATHIEU : *L'hygiène de l'obèse.* (Paris, Masson, 1897.) — ROBIN : *Traitement de l'obésité.* (Bullet. génér. de thérap., Paris, 1897.) — LUTAUD : *L'iodothyrine dans le traitement de l'obésité et des corps fibreux.* (Journ. de méd. de Paris, 1897.) — LE GENDRE : *Pathogénie de l'obésité.* (Gaz. des hôpit., 1897.) — PHILBERT : *Des troubles cardiaques chez les obèses.* (Soc. médic. chirurg., Paris, 1898.) — WINTERNITZ : *Sur le trait. de l'obésité par les agents physiq.* (Acad. de méd., Paris, 1898.) — ROMME : *La cure de l'obésité par la méthode de Schweninger.* (Presse méd., 1898.) — FOVEAU DE COURMELLES : *L'obésité et les courants de haute fréquence.* (Congrès internat. de neurolog., Bruxelles, 1897.) — PLICQUE : *Le cœur gras et son traitement.* (Presse méd., 1897.) — KORTZ : *Obésité et cœur gras.* (Courrier méd., 1897.) — FÉRÉ : *Adipose douloureuse.* (Médec. mod., Paris, 1898.) — DU CASTEL : *Obésité à marche aiguë à la suite d'un traumatisme.* (Soc. de dermat. et de syphil., Paris, 1898.) — O. POLIMANTI : *Bildung von Fett im Organ. nach Phosphorvergif tung.* (Arch. Pflüger's, 1898, Bd. 70 ; en se basant sur l'étude des échanges l'auteur conclut que dans l'empoison. par le ph. la graisse se forme aux dépens de l'albumine.) — PERRON : *Soc. de Biologie*, 1898. — AROHSON : *Berl. klin. Woch.*, 1898. (Form. de graisse par le bac. de KOCH.) — CARREZ : *Influence des boissons et du milieu sur la production de l'obésité*, Paris, Thèse, 1897. — LE GENDRE : *Traité de Médecine*, 1898. — BOUCHARD : *Troubles préalables de la nutrition.* (Patholog. générale, tome 3). GAZERT : *Jettgehalt d. Arterienwand bei Atheromatose.* (D. Arch. f. Kl. Med., 1899, Bd. 62.) — LINDEMAN : *Beiträge Ziegler*, 1899, Bd. 25. (Ueb. pathog. Fettbildung.) — ACHARD et CLERC : *Arch. de Médec. expériment.* (1900). — KISCH : *Ueber medicamentöse Behandlung der Fettleitigkeit.* (Therap. monatschr., Berlin, 1900.) — MONIN : *L'obésité et son traitement.* (Hyg. usuelle, Paris, 1900.) — DEBOVE : *Présentat. d'un malade obèse traité avec succès.* (Acad. de méd., 1900.) — DEBOVE : *Cure d'amaigrissement.* (Presse méd., 1900.)

Adéno-lipomatose. — MILIAN : *Pseudo-lipomes et lipomes mult.* (Gaz. des hôp., 1895.) — KATZENELLENBOGEN : *Des lipomes symét.* (Thèse, Paris, 1895.) — FÉRÉ : *Dispar. sous l'infl.*

d'un érysipèle d'un pseudo-lipome sus-clavic. chez un ataxique. (Belg. méd., Gand, Haarlem, 1896.) — Du Castel : *Lipomes symétriques généralisés.* (An. de dermatol. et de syph. Paris, 1896.) — Morestri : *Lipome intra-muscul. congén.* (Soc. anat., Paris, 1897.) — Verhoogen : *Lipomes multiples.* (Soc. roy. des sc. méd. de Bruxelles, 1897.) — Bayet : *Lipomes multiples symétriques.* (Soc. roy. des sc. méd. de Bruxelles, 1897.) — Launois et Bensaude : *De l'adéno-lipomatose symétrique.* (Presse méd., 1898.) — Jeanselme et Buffnoir : *Lipomatose symétrique.* (Soc. méd. des hôpit., Paris, 1898.) — Dalché : *L'adéno-lipomatose symétriq.* (Soc. médic. des hôpit. Discussion, Paris, 1898.) — Rendu : *L'adéno-lipomatose symétriq.* (Soc. méd. hôpit. Discussion, Paris, 1898.) — Hayem : *L'adéno-lipomatose symétriq.* (Soc. méd. hôpit. Discussion, Paris, 1898.) — P. Delbet : *Au sujet de la lympho-lipomatose.* (Soc. de chirurg., Paris, 1898.) — Rehns : *Adéno-lipomatose symétrique à prédomin. cervicale.* (Thèse, Paris, 1898.) — Reynaud et Legrain : *Lipomatose généralisée avec état éléphantias. de la moitié sous-ombilic. du corps.* (Rev. méd. de l'Af. du Nord, Alger, 1899.) — Demons : *Adéno-lipomat. symétrique à prédominance cervicale.* (J. de méd. de Bordeaux, 1900.)

CHAPITRE VII

TROUBLES ATROPHIQUES DE LA NUTRITION CELLULAIRE (*Suite*)

DÉGÉNÉRESCENCE PIGMENTAIRE

Dans la grande majorité des cas, les pigmentations physiologique et pathologique des cellules sont dues aux transformations du pigment des globules rouges du sang arrivé dans la cellule, transformations qui s'exécutent sous l'influence de l'activité vitale du protoplasme. Plus rarement, la formation des granules pigmentaires se fait aux dépens de la molécule d'albumine, sans aucune participation du pigment sanguin ou de ses dérivés. Le premier mode mérite la dénomination de *pigmentation hématogène* et le second celle de *pigmentation autochtone* ou *albuminogène*. A mesure que l'histologie fine de la formation des pigments devient mieux connue, le groupe des pigmentations autochtones diminue au profit des pigmentations hématogènes, car on arrive à démontrer l'origine hématique de pigments qu'on considérait autrefois comme des exemples typiques de granulations nées sur place. Ce serait cependant commettre une erreur que de nier la possibilité de la formation *in situ* du pigment, aux dépens du protoplasme cellulaire, en dehors de toute participation de l'hémoglobine du sang.

Cette hémoglobine elle-même, qu'est-elle, sinon le produit synthétique du protoplasme vivant, formé aux dépens de l'albumine et du fer? La *lutéine* et les diverses variétés de *lipochrome* que l'on trouve dans le jaune d'œuf, dans diverses plantes, dans les graisses, sont également des produits synthétiques; de même aussi les pigments de diverses couleurs (punicine, pelagéine, etc.) que l'on rencontre chez des mollusques et des êtres inférieurs dépourvus de matière colorante sanguine. Enfin, chez les embryons des oiseaux, le pigment apparaît fréquemment dans l'œil avant que les vaisseaux n'y arrivent; dans la peau et la queue du têtard, les cellules pigmentaires se développent avant l'apparition de la circulation sanguine. Les recherches récentes de Schmiedeberg (1897) sur la chimie des pigments foncés, ou mélanines, nous permettent de nous rendre compte, au moins approximativement, du processus de formation de la mélanine aux dépens de l'albumine.

Les modes de pigmentations pathologiques ont leurs représentants dans les phénomènes de la vie normale. La faculté de contenir des granulations pigmentaires, que possèdent certaines parties de l'organisme, est développée chez tous les représentants du règne animal, mais surtout chez les vertébrés inférieurs. On observe, chez eux, des pigments de toutes les couleurs : rouge, bleu, vert, etc. ; tandis que, chez les mammifères et chez l'homme, on ne rencontre que les nuances du jaune au brun foncé ou au noir.

Les lipochromes, ou pigments clairs, se décolorent progressivement à la lumière ; ils sont solubles dans l'éther, l'alcool, le chloroforme, la benzine, les matières grasses (solutions jaunes), dans le sulfure de carbone (solutions rouges).

Les acides minéraux forts font virer le ton vers le bleu ou le vert.

Le pigment que l'on trouve dans certaines graisses, dans les capsules surrénales, dans les corps jaunes, peut-être dans le sérum sanguin (Hoppe Seyler), appartient à la famille des lipochromes. Un caractère essentiel de ces pigments est leur dicroïsme habituel : sous certaines influences, la couleur passe du jaune au bleu, ou du bleu au rouge, par l'effet de la chaleur (écrevisse, homard, etc.).

La classe des pigments foncés est au contraire remarquable par son caractère d'inaltérabilité. L'analyse spectrale ne peut donner aucun renseignement, pas plus que la constatation de la présence du fer, à laquelle on a voulu, à tort, attribuer un caractère générique.

Le pigment cutané et oculaire de l'homme et d'un grand nombre d'animaux est la *mélanine*, qui produit, suivant sa dose d'accumulation, plusieurs colorations (roux, châtain, brun, noir).

Les granulations pigmentaires sont, pour la plupart, contenues dans l'intérieur des cellules, et ce n'est qu'exceptionnellement qu'on les rencontre dans les espaces intercellulaires. Chez les êtres inférieurs, la profusion de pigment empêche d'apercevoir les rapports que les granulations affectent avec les diverses variétés de cellules ; il n'en est pas de même chez les vertébrés supérieurs et surtout chez l'homme. On trouve sans doute des grains de pigment dans certaines cellules connectives, mais en ces points les granulations sont modifiées, élaborées par l'activité cellulaire, tandis que, dans les cellules épithéliales et leurs dérivés (cheveux, ongles, plumes), de même que dans les cellules nerveuses, le pigment se dépose et se conserve à peu près sans altération.

Chez l'homme habitant les climats tempérés, on ne trouve qu'une très petite quantité de pigment dans la peau et dans les viscères (reins, myocarde, capsules surrénales, testicules, etc.). Dans les organes, sa quantité varie suivant l'âge des individus. Dans les testicules et leurs annexes, les vésicules séminales, dans les capsules surrénales, le pigment ne fait son apparition que vers l'âge de vingt ans ; dans le myocarde, on ne le trouve que chez les sujets ayant dépassé dix ans, et sa proportion s'accroît progressivement avec l'âge du sujet (MAAS). Le pigment s'accumule, en quantité appréciable à l'œil nu, dans la peau de l'aréole du mamelon, dans celle des organes génitaux externes, dans celle du creux de l'aisselle, et en général dans les régions où le tégument est coloré. On le rencontre aussi dans les cheveux, la choroïde, la rétine, les plexus choroïdes, l'iris, et enfin dans toutes les cellules nerveuses. Ici la dose de pigment est en rapport étroit et presque en proportion directe avec l'âge du sujet. Dans les régions normalement pigmentées, on trouve toujours plus de pigment chez les bruns que chez les blonds.

Dans les *races de couleur*, le pigment se rencontre en abondance dans toute l'étendue du tégument cutané. Il siège dans l'épithélium de la couche de Malpighi et dans le tissu connectif sous-jacent, autour des vaisseaux de la peau, comme chez les amphibies. L'un de nous a pu constater, à l'autopsie d'un nègre, la pigmentation des *viscères*. Cette pigmentation viscérale (cœur, foie, rate, mésentère, ganglions lymphatiques, poumons, séreuses, méninges, utérus, etc.) s'observe parfois chez les bêtes à cornes, les brebis, les porcs, etc. BOLLINGER, BONNET, etc., ont fait une description anatomique minutieuse de ces pigmentations. Le lieu d'élection du pigment est l'adventice et la périphérie des vaisseaux sanguins.

La majeure partie des pigments de l'économie tire son origine de l'hémoglobine mise en liberté par la destruction des globules rouges. Celle-ci se transforme pour une part en pigment biliaire (bilirubine) et urinaire (urobiline) et est éliminée sous cette forme, de sorte que la dose de ces pigments peut jusqu'à un certain point servir de mesure à la quantité d'hémoglobine détruite. L'autre partie de la matière colorante du sang reste dans l'économie. Emmagasinée dans la rate et la moelle osseuse, elle sert à la formation de nouvelles hématies, ou bien elle quitte le torrent circulatoire et subit diverses métamorphoses, sous l'influence de l'activité vitale des cellules conjonctives. Elle est charriée, sous la forme de divers pigments granuleux, par les cellules migratrices ou simplement par les sucs de l'organisme, vers les cellules de l'ectoderme et surtout vers l'épithélium de revêtement, les cheveux, etc., où elle se dépose pour longtemps. Les hématies mortes sont souvent englobées par des leucocytes (érythrophages) et transportées au foie, à la rate, où leurs débris se retrouvent dans les cellules de l'endothélium et de la pulpe splénique et y subissent des transformations ultérieures. Dans tous ces cas, le pigment est un *déchet, un produit excrémentitiel* de l'économie. Lorsque la mort des hématies a lieu dans les conditions normales, la quantité de pigment déposé dans les cellules de l'ectoderme est minime. Elle peut cependant présenter de grandes oscillations, atteignant ici un degré très élevé et se traduisant par l'apparition d'une couleur entièrement noire de la peau et des cheveux (c'est ce qu'on désigne sous le nom de *nigritie*), ou bien, au contraire, tombant au-dessous du niveau normal (c'est ce qui constitue l'*albinisme* ou le *vitiligo*). Ces oscillations de la quantité de pigment élaboré aux dépens du sang tiennent à une foule de conditions, parmi lesquelles *l'hérédité, le climat et l'intensité des rayons solaires* d'une part, *l'âge, la race, les différences individuelles* et *l'excitabilité du système nerveux*, d'autre part, occupent la première place.

Le pigment de l'homme normal possède un degré marqué d'inaltérabilité ; il n'offre, traité par le ferrocyanure de potassium ou le sulfhydrate d'ammoniaque, aucune des réactions des sels de fer. Parmi les pigments prenant naissance au cours d'états pathologiques, il en est qui, par leurs caractères, se rapprochent beaucoup de celui qu'on trouve chez les gens bien portants : tel le pigment des tumeurs mélaniques ou celui de la maladie d'Addison. Il est d'autres pigments pathologiques qui paraissent en différer profondément, parce qu'ils donnent les réactions du fer ; mais les travaux récents ont bien montré qu'on ne pouvait trouver dans cette réaction chimique un moyen de différenciation profonde, et que la présence ou l'absence des réactions apparentes du fer dépendaient simplement du stade d'évolution du pigment. L'*hémosidérine* est un pigment ferrugineux ; la mélanine est ce même pigment dépourvu de fer. B. Schmidt, introduisant dans le sac lymphatique de la grenouille des fragments de moelle de sureau imbibés du sang du même animal, a vu que les globules rouges se transformaient en pigment ferreux, lequel, à un moment donné, perdait tout le fer qu'il renfermait. P. Carnot, étudiant dans le tube digestif de la sangsue la transformation du globule rouge en granules pigmentaires, a constaté que, pendant la première période de la digestion, la plupart des granules traités par le ferrocyanure de potassium et l'acide chlorhydrique donnaient la réaction ferrique du bleu de Prusse, tandis que la recherche faite à une période plus tardive ne laissait plus reconnaître dans les grains pigmentaires la présence du fer.

Parmi les pigments pathologiques de l'homme, plusieurs méritent d'être signalés. Chez les paludéens, à côté d'un pigment noir se montre un pigment ocre, qui présente, comme un certain nombre de pigments d'origine manifestement sanguine, les réactions des sels de fer et une insolubilité complète dans la potasse. On trouve ce même pigment ocre dans une série d'affections toutes caractérisées par une cachexie pigmentaire. AUSCHER et LAPICQUE ont établi que ce dernier pigment était un hydrate ferrique $Fe^2O^3, 2H^2O$, bien que ses réactions ne permettent pas de l'identifier avec le sesquioxyde de fer chimiquement pur. Par exemple, le pigment ocre du diabète bronzé, traité par le sulfhydrate d'ammo-

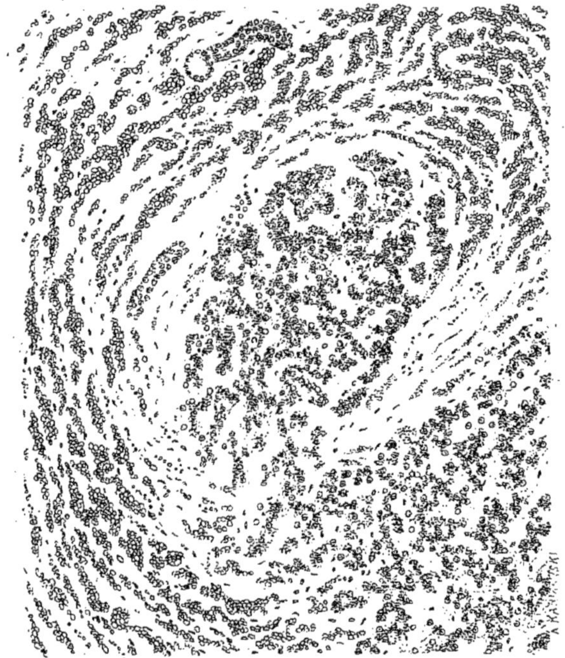

Fig. 128. — Foie dans un cas de diabète bronzé. Infarcissement des cellules hépatiques et des travées de sclérose par du pigment ocre (Gross. 150 diam. Colorat. éosine et hématoxyline).

niaque, au lieu de donner immédiatement la réaction noire du sulfure de fer, demande pour la réaliser 20 à 30 minutes; traité par les acides, ce pigment ocre, au lieu de se dissoudre, se précipite. Il est probable que, dans les organes, il est associé à une masse de matière organique qui en masque et retarde les réactions.

Quelle que soit son origine (mélanine, pigment hématique du foie des paludéens, pigment ocre du diabète bronzé), le pigment se présente dans la grande majorité des cas sous la forme d'une granulation ronde —

les bâtonnets allongés et effilés du pigment rétinien font seuls exception. — Les dimensions des granules sont variables, ainsi que la coloration, en ce sens qu'on peut voir, côte à côte, des granulations qui paraissent claires, d'autres qui sont foncées et même noires. Cette constatation a fait émettre à P. Carnot l'hypothèse que le granule pigmentaire était constitué par une substance fondamentale de nature inconnue, et par une matière colorante dissoute dans la première, ou combinée et surajoutée en proportions variables. Ce corps organisé est-il vivant ? Étudiés par le procédé de la goutte pendante, ces granules jouissent d'une mobilité extrême que fait cesser l'addition de chloroforme. On pourrait déduire de cette constatation qu'ils sont vivants; mais le passage à l'autoclave à 120° laisse subsister cette mobilité : elle doit donc être rattachée à la classe des mouvements browniens.

Le granule pigmentaire, qui offre une résistance si marquée aux

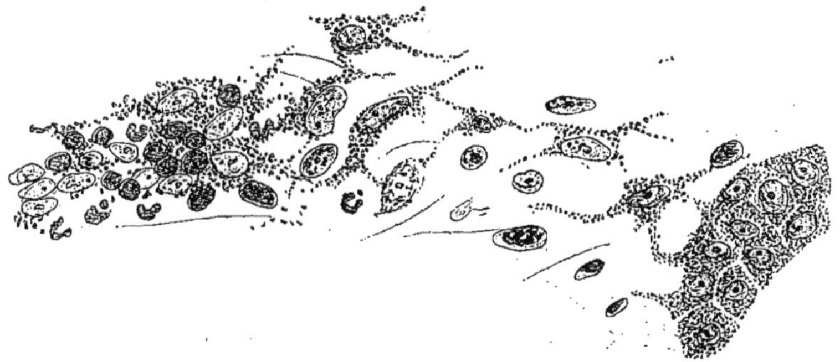

Fig. 129. — Coupe de la peau d'un Addisonien. Mélanocytes chargés de pigment, mettant en communication les cellules épidermiques avec le contenu d'une veinule.

agents chimiques les plus énergiques (le chlore, l'acide sulfurique, l'eau oxygénée en viennent difficilement à bout), est rapidement détruit par certaines cellules (leucocytes, cellules du tissu conjonctif), par le fait d'un acte de digestion intracellulaire.

Pour expliquer l'apparition du pigment dans l'épiderme et dans le derme, deux théories se sont fait jour, l'une qui admet le transport des granules au revêtement cutané par des cellules migratrices (mélanophores), l'autre qui reconnaît au pigment une origine autochtone dans l'épiderme et dans le derme. Il est certain que parfois le premier mode de genèse s'exerce, mais le second procédé entre en ligne de compte d'une manière certaine, comme il ressort des expériences récentes de P. Carnot.

La difficulté qu'ont rencontrée les auteurs à prendre parti en faveur de l'une ou l'autre théorie s'explique par l'existence de certaines constatations anatomiques. A côté des cellules épidermiques pigmentées, on voit, en effet, des figures pigmentées étoilées, rameuses, signalées depuis longtemps, qui semblent être des cellules conjonctives envoyant des prolongements intercellulaires dans l'épiderme. Les uns ont considéré que ces cellules apportaient du pigment, les autres qu'elles servaient à sa résorption. La première opinion avait été émise par RIEHL et en même temps par AEBY (1884-1885); elle fut adoptée par QUINCKE, KARG, EHRMANN, MACKENRODT, NOTHNAGEL, KAHLDEN, R. KRAUSE, V. AFFANASSIEFF, BONNET. On appela *mélanocytes* ou *chromatophores* les cellules qui transportaient et transformaient en partie le pigment sanguin, pour le livrer, par leurs prolongements protoplasmiques, aux cellules épithéliales. Ces mélanocytes se voient principalement autour des vaisseaux (capillaires et fines veinules). Leur présence est facile à constater chez les amphibies; elle apparaît aussi très nettement dans la peau du nègre (fig. 130), ou encore, chez l'homme blanc, dans les régions qui portent des éphélides ou d'autres taches pigmentaires, et enfin dans les pigmentations pathologiques qui se développent sur le terrain des stases veineuses.

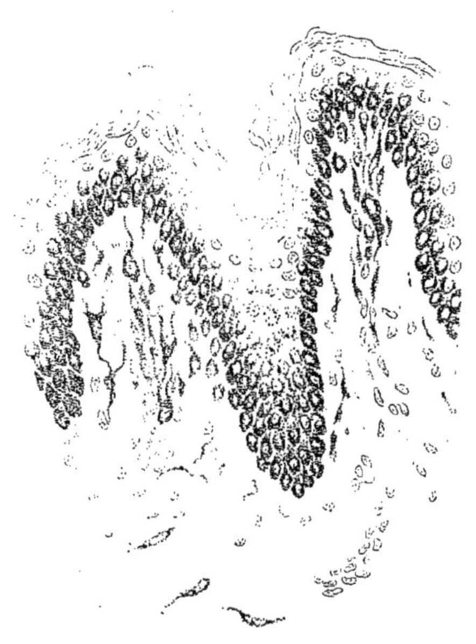

Fig. 130.

Coupe de la peau d'un nègre. — On reconnait la présence du pigment dans les cellules de la couche de MALPIGHI et celle des mélanocytes dans le tissu des papilles cutanées.

Il est cependant des formations de pigment indépendantes qui apparaissent d'une manière autochtone dans l'épiderme et dans le derme. RECKLINGHAUSEN, NEELSEN, WALDEYER, AUDRY, RETTERER (chez un petit fœtus d'âne) ont constaté la présence de pigment dans l'épiderme, sans pigmentation dermique. Greffant sur la peau blanche d'un cobaye un mince lambeau d'épiderme de cobaye noir, CARNOT a obtenu une greffe noire en extension rapide, c'est-à-dire que le fait de la transplantation d'une cellule épidermique noire a suffi pour assurer la sécrétion pigmentaire. L'examen microscopique de la pièce permet de suivre pas à pas l'évolution des phénomènes. Au début, la pigmentation est uniquement épidermique, localisée à la couche génératrice; une greffe plus âgée présente une infiltration du côté des cellules épidermiques superficielles et, dans le derme, l'apparition de cellules pigmentées ; les poils deviennent noirs. Si les greffes restent en extension, la double pigmentation se développe et persiste; si elles rétrocèdent, on ne trouve au bout d'un certain temps qu'une pigmentation dermique qui finalement disparaît elle aussi. En greffant des cellules choroïdiennes, dont le pigment est renfermé dans des éléments ramifiés de nature conjonctive, P. Carnot a obtenu d'emblée une pigmentation uniquement dermique. Il est donc certain qu'à côté des pigments hématiques, il existe des pigments cellulaires, fabriqués directement par le métabolisme des protoplasmes.

Certains pigments sont cristallisés (hémoglobine, hématine, hématoïdine et son proche parent, la bilirubine), d'autres ne se présentent que sous la forme de granulations dans lesquelles entre vraisemblablement, à côté de la matière colorante, une substance fondamentale.

Quelques-uns renferment du fer, d'autres du soufre; d'autres sont dépourvus de l'une et l'autre substance. Pour affirmer l'absence du fer dans un pigment, il ne faut pas se contenter de l'examen microchimique ordinaire (ferrocyanure et acide chlorhydrique, sulfhydrate d'ammoniaque), car ce métal peut être en combinaison organique telle, que seule l'ébullition préalable du tissu avec de l'eau régale permette de le mettre en liberté et d'obtenir la réaction du bleu de Prusse (procédé de Wallach). Le fer doit donc être recherché dans la pièce pigmentée et aussi dans l'eau de lavage qui a servi aux manipulations chimiques.

Quelques pigments contiennent une quantité considérable de soufre (pigments des sarcomes mélaniques). Nencki a isolé d'une tumeur pigmentaire du foie chez l'homme un pigment brun qu'il a décrit sous le nom de *phymatorusine* (τὸ φῦμα, tumeur; ῥούσιος, rouge brun). Ce pigment ne contenait pas de fer, mais par contre 11 p. 100 de soufre. Des mélanines analogues, isolées et analysées par divers auteurs, renfermaient 2 à 7 p. 100 de soufre. La plupart des mélanines sont dépourvues d'oxygène et plus pauvres en azote et en hydrogène, plus riches au contraire en carbone que les matières albuminoïdes. Elles se distinguent toutes par leur résistance aux réactifs, leur insolubilité dans l'eau, l'alcool, l'éther et les acides.

Les variétés les plus foncées des mélanines sont particulièrement résistantes ; elles ne se dissolvent pas même dans la potasse caustique bouillante et l'acide azotique : seul l'acide azotique fumant les attaque. Les pigments jaunes et fauves se dissolvent dans la potasse bouillante. Contrairement aux particules charbonneuses, tous les pigments se décolorent sous l'influence de l'action simultanée des alcalis caustiques et des vapeurs de chlore.

Les analyses suivantes donnent une idée des différences constatées dans la composition des mélanines.

100 PARTIES CONTIENNENT :	C	H	Az	O	S	Fe	
Mélanine d'une tumeur chez l'homme (Phymatorusine).	53,5	4,0	10,3	—	11,1	—	Nencki, Berdez.
Mélanine d'une tumeur chez le cheval (Hippomélanine).	53,5	3,9	10,3	—	2,9	—	
Mélanine de la sépia	56,3	3,6	12,3	27,2	0,5	—	
— de la choroïde	60,0	4,8	11,0	—	—	—	Nadejda Ziber.
— du crin de cheval	57,6	4,2	11,6	—	2,1	—	
— du sarcome pigmentaire	55,7	6,0	12,3	—	7,9	0,2	Mörner.
— du sarcome pigmentaire chez le cheval	54,5	5,0	11,7	—	2,7	—	Miura.
— du sarcome pigmentaire	54,1	4,2	10,6	—	3,6	—	Brandl, Pfeiffer.
— de la peau d'un nègre	51,8	3,0	14,0	—	3,6	—	Abel et Davis.
— des cheveux	52,7	3,5	10,5	—	3,3	—	
— du sarcome pigmentaire	54,9	5,1	9,2	—	2,2	—	Schmiedeberg.

La quantité de soufre est donc toujours considérable, tandis que le fer peut faire complètement défaut ou bien ne se trouver qu'en dose minime. Étant donnée la richesse extrême de certaines mélanines et de la kératine en soufre, on peut admettre que, pour la formation d'une molécule de ces substances, plusieurs molécules albuminoïdes doivent entrer en jeu et qu'il se passe ici un processus particulier de condensation moléculaire.

Schmiedeberg est parvenu (1897) à isoler expérimentalement de l'albumine une substance brunâtre, analogue à une mélanine, en soumettant l'albumine à des manipulations très complexes, au traitement par des acides minéraux énergiques; il a désigné le produit obtenu sous le nom d'*acide mélanoïdinique*.

L'analyse de cette matière, tirée d'une peptone et très voisine de la mélanine, a démontré qu'elle contenait 60,3 de C; 4,8 de H; 8 d'Az; 0,9 de S.

La plupart des cellules pigmentaires sont fixes chez l'homme et chez les mammifères; quelque-unes renferment des grains de pigment qui ont une mobilité singulière, tels ceux qui siègent dans la couche pigmentaire de la rétine. Les cellules de cette couche sont polygonales et dessinent dans leur ensemble une mosaïque; leur extrémité externe est dépourvue de pigment et porte un noyau aplati transversalement, entouré d'un certain nombre de granules réfringents. L'extrémité interne est, au contraire, fortement pigmentée et se résout en une multitude de prolongements qui forment un écran aux bâtonnets et aux cônes. Quand la rétine est frappée par les rayons lumineux, les granules des parties postérieures s'avancent dans les prolongements : pendant ce temps, les bâtonnets et les cônes subissent un raccourcissement (Ranvier, Angelucci, Kuhm).

La mobilité des granulations s'observe avec la plus grande facilité dans les chromatoblastes des batraciens et des poissons. Il suffit, pour s'en convaincre, d'examiner sous le microscope la membrane interdigitale de la grenouille. Sous la couche superficielle de cellules faiblement pigmentées, on distingue de grandes cellules noires qui, suivant le moment de l'examen, sont peletonnées en boule ou ramifiées avec des prolongements qui teignent toute la préparation. A côté de ces cellules noires et alternant avec elles dans ce jeu successif d'expansion et de rétraction, on reconnaît d'autres cellules également ramifiées, mais chargées d'un pigment clair. Dans les mouvements d'expansion ou de rétraction des chromatophores, on voit les grains de pigment gagner peu à peu les prolongements périphériques ou se rassembler vers le centre, sans qu'il soit possible de dire si le prolongement protoplasmique suit ou non les granulations pigmentaires dans leur migration.

Certains agents physiques (lumière, chaleur) déterminent le retrait des chromatoblastes; des agents chimiques peuvent produire les mêmes résultats: le chlorhydrate d'aniline, injecté à dose faible sous la peau des grenouilles, amène le retrait, le nitrite d'amyle l'expansion (P. Carnot).

Les chromatoblastes observés sur le brochet et la perche (Ballowitz, Eberth, Bunge) sont actionnés par un réseau nerveux tellement riche, qu'ils peuvent être considérés comme formant avec lui une véritable plaque nerveuse terminale. Chez certains mollusques de mer (sepia officinale, argonaute), les couches superficielles du tégument présentent des cellules spéciales chargées de très fines granulations pigmentaires (chromatophores) ou simplement des fentes remplies de ces granulations (Steinmann, Fanssek). La modification de forme des cellules ou des fentes amène des changements dans la coloration de la peau.

L'un de nous (Podwyssotsky) a constaté sur l'*Argonauta argo* de l'Atlantique (en Normandie) que les granulations pigmentaires dont le jeu provoque les changements de couleur rouge, violette, verte, se trouvaient, non pas à l'intérieur des chromatophores, mais dans de longues fentes dont les variations de diamètre, sous l'influence des faisceaux conjonctifs ou musculaires voisins, ne peuvent manquer d'exercer une influence sur les teintes colorimétriques. Plongé dans le liquide de Flemming, l'animal continue, pendant plusieurs minutes, à présenter ce jeu de couleurs pigmentaires.

L'influence des nerfs sur la coloration de cette origine est différente suivant les animaux et aussi suivant les tissus que l'on considère. Nous savons que, chez l'homme, principalement sous l'influence de la lumière et de l'obscurité, une modification brusque de la pigmentation se fait au niveau des cellules rétiniennes; on a vu aussi la décoloration des cheveux apparaître en quelques minutes à la suite d'une émotion. Raymond a émis l'hypothèse que, dans la maladie d'Addison, où les lésions du système nerveux sont fréquentes, la pigmentation cutanée pouvait être sous la dépendance d'une sorte de paralysie des chromatophores. Cette théorie a besoin d'une démonstration; elle n'expliquerait pas, en tout cas, la présence du pigment qui, dans cette maladie, infiltre les cellules épidermiques. Une série d'animaux (crustacés, poissons, batraciens, sauriens, etc.) présente des modifications de plus en plus rapides des cellules pigmentaires. Beaucoup d'auteurs ont étudié ces phénomènes (Milne-Edwards, Brucke, Virchow, P. Bert, Vulpian, Pouchet); ils ont tous reconnu l'action du système nerveux et en particulier l'influence du réflexe visuel.

Cette influence nerveuse est spéciale, indépendante de la vasomotricité, bien qu'elle agisse souvent en compagnie de cette dernière. La chaleur, l'iodure de potassium, qui amènent une dilatation vasculaire chez la grenouille, provoquent, au contraire, la rétraction des chromoblastes. De nombreuses substances agissent, les unes pour contracter, les autres pour dilater les corpuscules pigmentaires. Leur mode d'action est généralement le résultat d'un réflexe. C'est encore un réflexe à point de départ oculaire qui est la cause des curieux phénomènes de mimétisme par lesquels les poissons adaptent leur teinte à la coloration du fond sur lequel ils se meuvent et deviennent incapables de cette adaptation quand on leur a arraché les yeux (Pouchet).

Il résulte des expériences de P. Carnot sur la grenouille que deux sortes de nerfs, dilatateurs et constricteurs, entrent en jeu dans les phénomènes de la chromomotricité.

Sous l'influence de la kératinisation continuelle de l'épiderme et de sa desquamation, le pigment perd son aspect grenu et subit des modifications de nature inconnue, qui transforment son apparence. Il quitte l'organisme avec l'épiderme qui desquame et il participe probablement à la formation de l'éléidine, parce que cette substance renferme, comme la mélanine, une proportion considérable de soufre. Blaschko a rencontré du pigment vrai dans les couches les plus superficielles de l'épiderme. Le pigment peut donc être considéré comme un déchet que la peau élimine régulièrement. Mais, d'autre part, ce pigment, qui est toxique pour l'organisme (Bouchard, Carnot), mais dont la toxicité est réduite au minimum par son insolubilité, fournit à la peau, lorsqu'il est retenu dans ses mailles, un moyen de protection contre certaines offenses. La peau se pigmente lorsqu'elle est exposée aux rayons du soleil, ou quand elle subit des irritations (frottements, action locale de la cantharide, etc.), comme si la localisation cutanée du pigment représentait, suivant l'hypothèse de Giard, la fixation, pour cause d'utilité publique, de substances toxiques primitivement excrétées par cette voie, mais dont la rétention a modifié, en les améliorant, les conditions d'existence de l'individu.

Les expériences de P. Carnot injectant dans les veines, dans le péritoine ou sous la peau de chiens, lapins, cobayes, du pigment pris dans la choroïde ou dans une humeur mélanique, ont établi que cette substance s'éliminait par les reins et par l'intestin, qu'elle se fixait dans le foie, la rate et le poumon, et qu'elle se détruisait par un phénomène phagocytaire dans les leucocytes, les organes lymphoïdes et les capsules surrénales. Jamais cet auteur n'a pu observer, à la suite d'injections massives de pigment sous la peau, une coloration de l'épiderme ni des phanères.

Toutes les *pigmentations pathologiques* peuvent être ramenées à trois groupes ayant des origines distinctes : 1° les pigmentations qui proviennent du sang (pigments jaunes et bruns clairs); 2° celles qui ont une origine autochtone, qui sont le produit direct de l'activité vitale du protoplasma; 3° celles qui découlent de la rétention, dans les tissus, de pigments biliaires dérivés eux-mêmes du sang.

Les pigmentations du premier groupe sont dues à l'imprégnation des tissus par l'hémoglobine, par l'hématine ou son dérivé dépourvu de fer, l'hématoïdine, ou par des amas de pigments ferrugineux, désignés sous le nom général d'*hémosidérines*, pigments rouges, ocres, dont la *rubigine* est le type. Ces pigmentations prennent naissance au niveau des foyers d'hémorragies interstitielles et, dans une grande étendue, à leur périphérie. Nous les décrirons dans les chapitres traitant des hémorragies; contentons-nous pour le moment d'indiquer qu'elles sont souvent la conséquence des stases veineuses prolongées dans les viscères et les muscles. Ceux-ci prennent alors une coloration brune caractéristique, tandis que la présence des amas d'hémosidérine constitue une source d'irritation pour le tissu connectif; sous cette influence se produisent la prolifération du tissu conjonctif, *l'atrophie brune des organes, l'induration brune et les cirrhoses pigmentaires.*

La connaissance de ces dernières pigmentations peut servir de transition à l'étude des pigmentations du second groupe, car, très souvent, des grains de pigment et des hématies entières sont englobés par des leucocytes et d'autres cellules mésodermiques auxquels on a donné, pour cette raison, le nom général d'érythrophages. Après leur englobement, ces grains sont transformés, sous l'influence du protoplasma, en différentes sortes de pigments bruns. Ainsi, dans l'expectoration des cardiaques (en cas de stase veineuse pulmonaire ou d'induration brune des poumons) on trouve fréquemment des cellules à gros noyau, farcies de granulations pigmentaires jaunes, brunes ou même noires. Ces cellules, qui proviennent de l'endothélium alvéolaire desquamé et surtout des leucocytes, sont connues sous le nom de *cellules des lésions cardiaques* « *Herzfehlerzellen* ». Leur présence dans les crachats comporte une certaine valeur diagnostique de l'*induration brune* des *poumons*, conséquence d'une cardiopathie (Hoffmann).

Le *deuxième* groupe des pigmentations s'observe dans un grand nombre d'états morbides. Souvent on peut arriver, par l'examen microscopique et microchimique, à déceler l'origine hématique du pigment, mais parfois la preuve fait défaut et les faits que l'on constate plaident dans le sens de son origine autochtone. Sans revenir sur les exemples de greffe épidermique noire que nous avons signalés plus haut, on ne peut méconnaître que certaines pigmentations, consécutives à des intoxications exogènes ou endogènes, que l'hyperpigmentation des cellules nerveuses, de même que celle des éléments de quelques néoplasies, rentrent dans ce dernier cas.

Le durcissement, à l'état tout à fait frais, des tumeurs mélaniques et leur section en coupes très fines laissent souvent reconnaître que le pigment, disséminé dans le protoplasma cellulaire sous la forme de granulations brunes extrêmement minces (fig. 141), est le produit d'un travail spécial de la cellule et se constitue aux dépens du protoplasma. Sur des coupes plus épaisses, on ne voit que des globes pigmentaires d'aspect uniforme, brun foncé; sur des sections fines, on constate que les amas pigmentaires sphériques se forment par une sorte de cristallisation de granulations très menues de mélanine, constituées apparemment aux dépens du pigment dissous (fig. 142).

La *pigmentation de la peau* peut être localisée ou diffuse. Les taches pigmentaires ou *chloasma* (χλοάζω, j'ai l'aspect jaune verdâtre) se montrent surtout au visage, à la face dorsale des mains, à l'avant-bras, à la cuisse, à la poitrine; on les voit aussi sur la ligne blanche, chez certaines femmes brunes, pendant la grossesse; on les rencontre enfin surtout chez les sujets en proie à une maladie cachectisante (syphilis, tuberculose, alcoolisme, cancer, affections hépatiques, lésions des capsules surrénales).

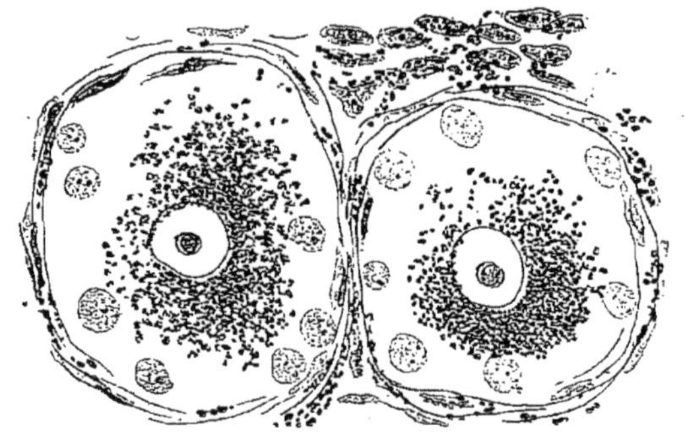

Fig. 131. — Pigmentation de cellules nerveuses (ganglion sympathique d'un vieillard).

A la limite, entre les pigmentations physiologiques et pathologiques, se placent les taches de rousseur et le hâle qui surviennent sur les parties du corps exposées à l'action de la lumière solaire et du vent. L'humidité de la peau et les phénomènes d'évaporation rapide qu'elle subit semblent favoriser l'action des rayons du soleil. D'après R. Boiler, les rayons violets, réfléchis de la surface de l'eau de mer ou de rivière sur la peau, possèdent un pouvoir de pigmentation énergique. Telle serait la cause de la pigmentation si intense des parties du corps mouillées par l'eau de mer.

Sur le mode de formation des pigmentations, à l'état pathologique comme à l'état normal, deux théories, avons-nous dit, sont en présence: l'une qui invoque la formation principale autochtone dans la peau, les mélanocytes qu'on y rencontre n'étant que des cellules de résorption du pigment; l'autre qui, s'appuyant sur les recherches de Mackenrodth, Demieville, Riehl, Nothnagel, V. Affanessieff, Kahlden, Tizzoni, Bon-

NAT, RIBBERT, EHRMANN, PODWYSSOTSKY, etc., prétend que le pigment provient directement de l'hémoglobine du sang et que les mélanocytes le charrient des vaisseaux de la peau vers l'épiderme, où il se dépose sous forme de fines granulations brunâtres (fig. 129-130). RIEHL a insisté sur les altérations inflammatoires des parois des vaisseaux cutanés et PODWYSSOTSKY a constaté leur dégénérescence hyaline ; ces auteurs estiment que les modifications de calibre des capillaires entraînent le ralentissement de la circulation, la destruction de l'hémoglobine, son élaboration en granules pigmentaires dans le vaisseau ou en dehors de lui, granulations qui sont englobées par les cellules de l'adventice, puis transformées en mélanine.

Chez les addisoniens, les vaisseaux cutanés et surtout les veinules sont infiltrés de leucocytes et de mélanocytes (fig. 129). Dans le pigment péri-vasculaire englobé par les cellules de l'adventice on peut encore déceler la présence du fer (réaction du bleu de Prusse), tandis que la pigmentation épidermique se montre dépourvue de métal. Les granulations de l'épiderme sont très finement granuleuses, tandis que le pigment périvasculaire est plus gros et en amas. Il est donc manifeste que, sous l'influence de l'activité du protoplasma, l'hémosidérine a subi de nouvelles transformations, a peut-être perdu son fer, tandis que le nouveau pigment non ferrugineux — la mélanine — a passé de cellule en cellule et s'est logé dans l'épiderme. La peau des *nègres* permet aussi de constater, quoique à un degré moindre, cette infiltration des vaisseaux cutanés par des leucocytes et la multiplication des cellules de l'adventice. Dans la lumière des vaisseaux on rencontre des grains de pigment jaunâtre, entourés de cellules farcies de pigments ; le tableau est la réduction de celui qu'on observe dans la maladie d'ADDISON (fig. 130). On constate les mêmes apparences microscopiques dans la plupart des cas de pigmentation limitée de la peau, dans les maladies constitutionnelles et les dermatoses liées à la pigmentation (prurigo, eczéma, urticaire, xanthome, xeroderma pigmentosum, acanthosis nigricans, etc.).

En 1855, un médecin anglais, ADDISON, publia une monographie sur une maladie inconnue jusqu'alors et qui était due à une lésion des capsules surrénales. Les individus atteints de cette affection présentent une faiblesse, une asthénie extrême, qui s'accompagne bientôt d'émaciation, de douleurs lancinantes, particulièrement vives au niveau de la région lombaire, de troubles gastro-intestinaux et d'une altération cutanée et muqueuse caractérisée par une pigmentation très spéciale. Cette pigmentation apparaît d'abord sur les régions exposées à l'air libre, au front, aux poignets, sur le dos du pied, à l'avant-bras et à la jambe. On la voit ensuite frapper des zones qui sont déjà, à l'état normal, riches en pigment (régions mamelonnaire, axillaire, génitale), puis se montrer dans les endroits où la peau est soumise à des compressions ou à des frottements. Au début, la teinte de la peau est d'un gris clair et paraît sale; plus tard la coloration devient sombre et le malade ressemble à un mulâtre. Les muqueuses n'échappent pas à la pigmentation : les gencives, les lèvres, la face interne des joues, la langue, la muqueuse palatine sont successivement envahies; les poils se surchargent de pigment. A côté de ces symptômes, d'autres apparaissent, qui se rattachent à une perturbation profonde du système nerveux, tels que la céphalalgie, les convulsions, le vertige, le délire, le coma et parfois la mort subite. Les palpitations et la dyspnée ne sont point rares.

Dès que les symptômes essentiels de cette maladie furent connus, la question se posa, dans l'esprit même d'ADDISON, de savoir s'ils étaient sous la dépendance uniquement d'une lésion des capsules ou s'il intervenait dans leur pathogénie une altération du système nerveux. L'illustre médecin anglais, qui mettait en lumière les lésions capsulaires, écrivait : « Qui peut dire quelle influence le contact de ces organes malades peut avoir sur ces grands centres nerveux (plexus solaires et ganglions semi-lunaires) et quelle part ces effets secondaires peuvent prendre dans la production des troubles de la santé générale et des autres symptômes observés ? »

On sait aujourd'hui qu'on a pu observer des dégénérescences caséeuses des capsules surrénales sans mélanodermie et des cas, que la clinique range dans la classe de la maladie d'ADDISON, avec des capsules presque absolument intactes. En 1859, SCHMIDT (de Rotterdam) décrivit des lésions du sympathique abdominal, et plus tard JACCOUD défendit sans réserve l'origine nerveuse de la maladie. Des lésions diverses dégénératives et inflammatoires ont été décrites par KAHLDEN, ARAU, ALEZAIS et ARNAUD, FLEIER, RAYNAUD, BRAULT, dans les filets du système sympathique et des ganglions de la cavité thoraco-abdominale chez les addisoniens. On a observé aussi la dégénérescence de quelques-unes des fibres du splanchnique et du pneumogastrique, et même parfois des lésions en foyer de la moelle dorsale et des racines postérieures; on a noté l'existence d'une pigmentation anormale des méninges, la dégénérescence hyaline des parois vasculaires, la dégénérescence de certaines fibres nerveuses, la tuméfaction de la névroglie (BABES et KALINDERO).

Ces lésions nerveuses, observées dans la maladie d'ADDISON, portant spécialement sur le plexus solaire et le système sympathique, n'enlèvent rien au rôle important des capsules surrénales dans l'étiologie de la maladie bronzée. L'importance extrême de l'intégrité de ces organes avait été mise en lumière par les expériences de BROWN-SÉQUARD (1856), confirmées par NOTHNAGEL, et surtout par TIZZONI qui, par l'extirpation expérimentale des glandes en question, provoqua une hyperpigmentation de la peau et des muqueuses et, de plus, des altérations inflammatoires et atrophiques de la moelle et des méninges (infiltration du canal central par des leucocytes, foyers de ramollissement cérébral, hémorragies, atrophies des cellules nerveuses, etc.).

Les recherches expérimentales sur les capsules surrénales ont été reprises par beaucoup d'auteurs. Après l'extirpation d'une ou des deux capsules, Stilling (1890) a constaté l'hypertrophie de capsules accessoires. Boinet, opérant sur le rat d'égout, dont les deux capsules surrénales, séparées du rein par un petit méso-côlon, sont faciles à énucléer, a observé les faits suivants. Un certain nombre de ces animaux entièrement privés de leurs capsules surrénales peuvent vivre longtemps, sans présenter de phénomènes asthéniques trop accentués : quand on les sacrifie, au bout de plusieurs mois, on trouve des grains pigmentaires dans la séreuse péritonéale et dans le tissu cellulaire sous-cutané. A la suite de l'extirpation des capsules chez ces animaux, des altérations nerveuses d'ordre dégénératif se développent, en suivant la voie ascendante : la lésion atteint le plexus solaire et ensuite le sympathique.

L'examen histologique du grand sympathique abdominal de 24 rats morts de décapsulisation a donné les résultats suivants, après coloration par l'acide osmique :

Cassure ou simplement fragmentation du grand sympathique.	8 fois.
Névrite avec boules graisseuses : fragmentation.	6 —
Disparition du cylindre-axe, dégénérescence graisseuse.	2 —
Intégrité complète du nerf.	8 —

La dégénérescence du sympathique à marche ascendante est progressive et peut finir par atteindre la moelle.

Les faits expérimentaux constatés chez les animaux qui succombent rapidement ou lentement à l'extirpation des capsules surrénales, les observations cliniques et anatomo-pathologiques faites sur les cadavres d'addisoniens, imposent l'idée que *la maladie d'Addison est sous la dépendance d'une intoxication de l'organisme par un poison, de nature inconnue, qui se répand dans le sang lorsque la fonction des capsules se trouve suspendue.*

Au nombre des effets toxiques figurent : l'irritation, l'altération dégénérative et inflammatoire des parois vasculaires, la destruction des globules rouges et enfin une série de modifications dans le système nerveux vasomoteur et central. La mélanodermie n'est que la conséquence des perturbations vasculo-sanguines.

Malgré la pigmentation cutanée et muqueuse qui implique une destruction globulaire assez intense, le nombre des hématies et leur richesse en hémoglobine ne sont pas notablement abaissés. Il n'y a donc pas anémie vraie, comme à la suite d'une hémorragie grave ou dans le cours de la maladie dite anémie pernicieuse. Parfois même, le taux d'hémoglobine atteint la normale ou même la dépasse un peu. Greenhow a trouvé une augmentation du nombre des globules rouges, et Erb, dans un cas grave de maladie bronzée, immédiatement avant la mort, a reconnu que la quantité d'hémoglobine était normale. A l'aide d'une recherche spectro-photométrique précise, TCHIRKOFF a démontré que, dans les formes intenses de cette maladie, la teneur en hémoglobine était relativement élevée et qu'au début elle dépassait parfois le chiffre ordinaire. Mais, en revanche, elle subissait des modifications qualitatives; la dose de l'hémoglobine réduite était augmentée et le sang renfermait une notable proportion de *methémoglobine*.

Pour expliquer ce désaccord entre le faible abaissement du nombre des hématies et du chiffre de l'hémoglobine et la pigmentation intensive qu'on peut rattacher à la destruction des hématies, on est conduit à penser que, dans la maladie d'ADDISON, ou bien la fonction hématopoétique n'est pas enrayée, que son activité est même exaltée et que l'intensité de la régénération des globules rouges et de l'hémoglobine dépasse les limites ordinaires, ou bien que le pigment est fabriqué de toutes pièces aux dépens de l'albumine cellulaire.

Dans l'année qui suivit le travail d'ADDISON, BROWN-SÉQUARD publia le résultat de ses nombreuses expériences sur les lésions des capsules surrénales (1856). Il aboutit aux conclusions suivantes. L'acapsulation totale tue les animaux plus rapidement que la néphrectomie double, le délai de la mort ne dépassant guère quinze heures (chien et chat) et étant même plus court pour certaines espèces (cobaye et surtout lapin). Les symptômes qui précèdent la mort se caractérisent par une prostration complète, des troubles cardiaques, des vomissements et des accès convulsifs le plus souvent mortels. Ces constatations conduisaient BROWN-SÉQUARD à la découverte du rôle des glandes vasculaires sanguines : les organes surrénaux élaboraient, d'après lui, une sécrétion indispensable au bon fonctionnement de l'organisme et leur suppression était l'origine d'accidents rapidement mortels.

Battue en brèche par PHILIPPEAUX, GRATIOLET (1858), SCHMIDT, JACCOUD, etc., la théorie de BROWN-SÉQUARD ne fut solidement établie que par des expériences toutes récentes qui ont commencé avec les travaux d'ABELOUS et LANGLOIS (1892). Expérimentant sur la grenouille, ces auteurs ont constaté que l'acapsulation unilatérale ne produisait aucun phénomène sérieux, que l'ablation partielle des deux glandes était suivie d'une émaciation appréciable, mais n'entraînait pas la mort; enfin, qu'après la destruction complète, on voyait se dérouler une série d'accidents semblables à ceux qu'avait signalés BROWN-SÉQUARD. Ils ont de plus constaté un fait d'une grande importance, c'est que le sang des animaux privés de leurs capsules surrénales acquérait une toxicité spéciale. L'extrait alcoolique de muscles de grenouilles acapsulées est beaucoup plus toxique que celui de muscles de grenouilles saines :

inoculé aux animaux, il provoque l'apparition de la paralysie, de la dyspnée, et un coma mortel. Ce poison, à la façon du curare, porte son action principale sur les plaques nerveuses terminales.

Suivant les procédés employés par SCHIFF, HEGER, etc., pour étudier l'action antitoxique des tissus hépatiques, ABELOUS, LANGLOIS et CHARRIN ont reconnu que la macération de tissu capsulaire avec la nicotine diminuait la toxicité de cet alcaloïde.

Tandis que les expériences de BROWN-SÉQUARD, d'ABELOUS et LANGLOIS mettaient en relief le rôle antitoxique des capsules surrénales, des recherches antérieures de PELLACANI et FOA (1879) signalaient l'action toxique de l'extrait aqueux de capsules surrénales. GUARNIERI et MARINO-ZUCCO aboutirent à ce résultat, que le principe actif de l'organe était un glycéro-phosphate de neurine. A l'aide d'extraits glycérinés de capsules surrénales, ABELOUS et LANGLOIS, BROWN-SÉQUARD purent faire cesser les phénomènes convulsifs qui se produisaient chez les animaux acapsulés, sans obtenir d'une manière évidente une survie des animaux traités par cette méthode opothérapique. GOURFEIN (1895) tenta, sans grand succès, de distinguer les diverses substances renfermées dans le suc capsulaire et de les soumettre à une classification pharmacodynamique, afin de faire entrer dans le domaine de la thérapeutique celles qui pourraient être utilisées. A ce moment (1895), des travaux intéressants et simultanés parurent en Angleterre (OLIVER et SCHÄFER) et à Cracovie (CYBULSKI et SCYMONOWICZ), signalant l'action toute spéciale de l'extrait capsulaire sur la pression sanguine. Ils furent confirmés bientôt par VELICH, BIEDL, FRÆNKEL, GOTTLIEB, MANKOVSKI, LANGLOIS. Si l'on injecte, non pas sous la peau, mais dans le système veineux, une faible dose d'extrait aqueux de capsules surrénales, on voit la pression s'élever rapidement, se maintenir pendant un temps fort court à une grande hauteur, puis retomber ensuite. Le cœur se ralentit, pendant que la pression s'élève; chaque injection détermine une élévation du manomètre. L'extrait capsulaire peut être porté à 100° en solution, et à 120° à l'état de dessiccation, sans perdre son activité.

Quelles sont la ou les substances chimiques qui donnent au suc capsulaire son activité? En 1856, VULPIAN constata ce fait, confirmé l'année suivante par VIRCHOW, que la section d'une capsule surrénale, traitée par le perchlorure de fer dilué, prenait une coloration brun verdâtre qui s'accentuait lentement. La teinte développée sous l'influence de la solution aqueuse d'iode est au contraire rose carmin. Or cette réaction du tissu ou de la solution aqueuse d'extrait capsulaire, en présence de l'iode, rappelle celle de la pyrocatéchine. Aussi quelques auteurs (ARNOLD, KRUKENBERG, BRUNNER) aboutirent à cette conclusion, que la matière active du suc capsulaire n'était pas constituée par la neurine, comme l'avaient dit GUARNIERI et MARINO-ZUCCO, mais par la pyrocatéchine. D'après MUHLMANN, la pyrocatéchine se trouverait, dans les capsules surrénales, en combinaison avec une substance jouant le rôle d'acide. Cependant, comme l'a démontré LANGLOIS, la solution de suc capsulaire qui provoque la contraction vasculaire (sphygmogenine) est plus active qu'une solution à la même dose de pyrocatéchine utilisée à l'état de pureté; il est possible cependant que la substance active

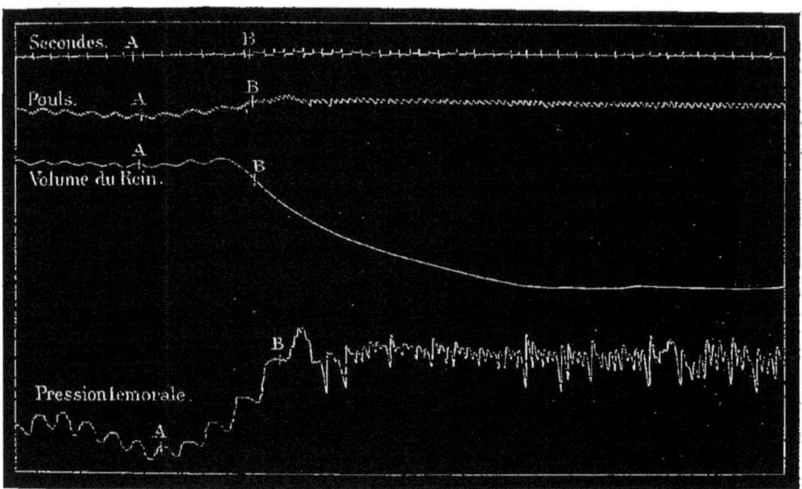

Fig. 132. — Injection intra-veineuse d'extrait de capsule surrénale de mouton (10 centim³.). L'injection, commencée en A, a été terminée en B, c'est-à-dire qu'elle a duré à peu près 12 secondes. La pression au début de l'expérience était de 21 cm de mercure (en A). Elle est montée en quelques secondes à 26-27 cm où elle s'est maintenue. Le rein a diminué de volume très rapidement, au point que le style inscripteur s'est abaissé jusqu'au contact du tambour et que le tracé, à partir de ce moment, est représenté par une ligne droite horizontale, jusqu'à ce que le rein se dilate de nouveau. A noter aussi le ralentissement du cœur qui devient évident à partir de B sur le tracé correspondant au pouls. L'injection a été faite dans une veine du pied.

contenue dans le suc capsulaire ne soit qu'un isomère de la pyrocatéchine, jouissant de propriétés physiologiques très puissantes.

L'extrait capsulaire, utilisé dans un but thérapeutique, chez les addisoniens, a, dans un certain nombre de cas (BECLÈRE, DUPAIGNE, etc.), rendu des services. Toutefois, les bénéfices ont été beaucoup moins évidents que ceux qu'on observe chez les myxœdémateux traités par le suc thyroïdien.

En 1889, dans leurs belles recherches sur l'intoxication diphtérique, ROUX et YERSIN ont étudié avec soin les altérations congestives et hypertrophiques que présentent les capsules surrénales, dans le cours de l'intoxication diphtérique. Leurs observations furent confirmées, à l'égard de diverses maladies infectieuses, par CHARRIN et LANGLOIS,

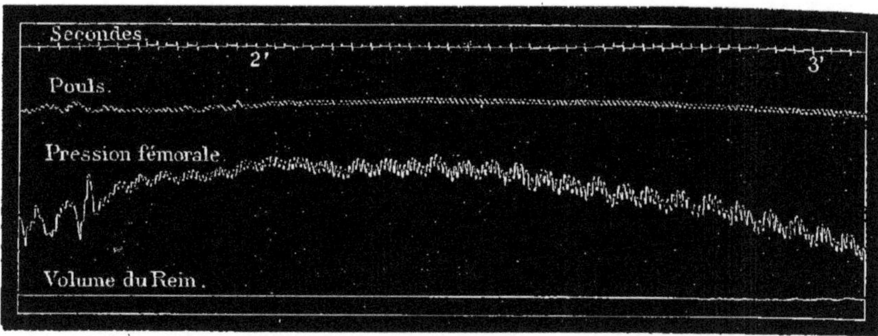

Fig. 133. — Suite de la même expérience. Elévation secondaire de la pression de la 2e à la 3e minute. Après s'être maintenue à 26-27 cm. pendant une minute, elle atteint alors 28 à 29 cm. Le rein continue à rester contracté. Au bout de 7 minutes, la pression et le rein reviennent à l'état initial.

PETTIT, etc. OLIVER et SCHÄFFER montrèrent que le suc d'une capsule surrénale d'addisonien perdait presque complètement le pouvoir d'éle-

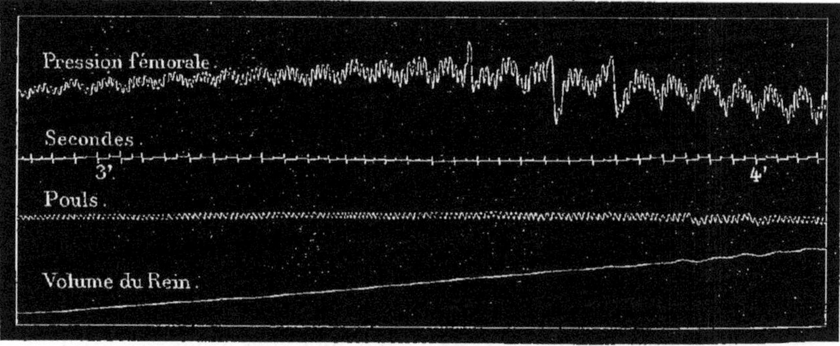

Fig. 134. — Suite de la même expérience. Nouvelle injection, semblable à la première. Le tracé ci-joint est pris de la 3e à la 4e minute. On voit que le rein commence à augmenter de volume de nouveau, à un moment où la pression reste toujours élevée, ce qui démontre l'indépendance des deux phénomènes.

ver la pression du sang. Dans ses études sur la variation de toxicité des extraits capsulaires, DUBOIS a signalé la disparition de la toxicité dans les capsules très altérées de cobayes diphtériques. LANGLOIS a constaté aussi que les capsules, ayant acquis pathologiquement un volume triple et quadruple de l'état normal, avaient perdu leur action tonique sur le système vasculaire; l'un de nous (CHANTEMESSE) a fait la même observation pour les capsules, sans lésions apparentes à l'œil nu, d'un malade ayant succombé à une méningite tuberculeuse, tandis qu'il constatait que le suc capsulaire d'individus morts de fièvre typhoïde paraissait avoir conservé sa puissance.

La substance active de l'organe se retrouve dans le sang de la veine capsulaire. En 1856, VULPIAN avait reconnu dans le sang qui s'écoulait de cette veine la présence de la réaction brun verdâtre avec le sesquichlorure de fer. Ainsi, disait-il, « serait prouvée pour la première fois, et d'une façon décisive, l'hypothèse qui regarde les capsules surrénales comme des glandes dites sanguines, c'est-à-dire versant directement dans le sang leur produit de sécrétion ». Les idées émises par VULPIAN ont été confirmées expérimentalement par CYBOLSKI et par LANGLOIS, qui ont reconnu que le sang défibriné de la veine capsulaire élevait la pression et ralentissait le pouls.

Des recherches nombreuses entreprises dans ces dernières années il résulte que les fonctions actuellement connues des capsules surrénales sont multiples. D'une part, ces organes modifient, neutralisent ou détruisent des poisons fabriqués très probablement au cours du travail musculaire, et qui, s'accumulant dans l'organisme après la destruction des glandes surrénales, agissent sur les terminaisons nerveuses motrices à la façon du curare (ABELOUS et LANGLOIS); d'autre part, les capsules sécrètent une substance dont l'action s'exerce particulièrement sur l'appareil circulatoire.

Les recherches de JACOBY offrent de l'intérêt au point de vue de la pathogénie des accidents de la maladie d'Addison; elles visent les rapports anatomiques et fonctionnels qui existent entre les capsules surrénales et le péristaltisme intestinal, entre ces mêmes capsules et le fonctionnement du rein. L'anatomie montre la présence des fibres nerveuses qui, du nerf splanchnique et du plexus solaire, vont aux reins et aux capsules. L'extirpation de ces dernières, lorsque l'animal est en période de digestion, provoque une vive exagération du péristaltisme intestinal; la simple irritation de l'organe ralentit, au contraire, les mouvements de l'intestin et diminue la sécrétion et l'élimination urinaire. Ces résultats expérimentaux doivent être rapprochés de certains symptômes de la maladie bronzée : la constipation, le météorisme, les troubles dyspeptiques du début de la maladie et, dans une période tardive, la diarrhée; au point de vue des fonctions rénales, l'oligurie du début et la polyurie de la période terminale. Il semble que le début clinique de la maladie coïncide avec des phénomènes d'irritation, le plus souvent tuberculeuse, des capsules surrénales, tandis qu'aux stades ultimes de la vie du malade correspondent les altérations destructives des glandes.

Cependant, en dépit des progrès réalisés dans la connaissance de la physiologie pathologique des capsules surrénales, il est évident que les recherches expérimentales n'ont pas encore donné le secret de tous les symptômes de la maladie d'Addison, ni de leur enchaînement; mais l'anatomie est venue fournir de nouveaux renseignements. Il suffit de considérer la finesse de structure du vrai corps jaune, surtout chez la lapine, pour être saisi de la *ressemblance extraordinaire des grosses cellules plasmatiques du corps jaune avec les cellules de la substance corticale des capsules surrénales*. Cette ressemblance, signalée déjà par Greighton, est encore mise en relief par les données embryologiques (Janosik, Gottschau, Michalkowicz), car les cellules spécifiques des glandes surrénales sont des dérivés de l'épithélium péritonéal, au même titre que les cellules de l'ovaire et du testicule. La proche parenté entre les glandes génitales et les capsules surrénales s'affirme par la présence de capsules surrénales accessoires dans le ligament large, au voisinage des vaisseaux et des plexus spermatiques, et aussi près de l'épididyme (Chiari, Dagonet, Michael, etc.). Des vestiges aberrants de capsules surrénales se trouvent aussi parfois dans les reins.

Étant donnée cette analogie morphologique, on pourrait s'attendre à *une corrélation fonctionnelle entre les deux organes*, capable de se traduire, par exemple, sous forme d'*hypertrophie vicariante des cellules de la capsule surrénale dans l'atrophie de l'ovaire*. On trouve, en effet, dans la littérature médicale des observations qui confirment cette manière de voir. En 1865, Crecchio a fait connaître un cas de pseudo-hermaphrodisme féminin, avec atrophie des ovaires, dans lequel les capsules surrénales étaient tellement hypertrophiées qu'elles avaient le même volume que les reins. En 1891, Marchand, dans un cas d'hermaphrodisme féminin, a constaté que les ovaires étaient absolument atrophiés et que des capsules surrénales supplémentaires existaient dans les ligaments larges. Sans affirmer qu'il s'agissait d'hypertrophie vicariante, l'auteur rappela la remarque qu'il avait faite à l'autopsie d'un nègre atteint d'un sarcocèle syphilitique, chez lequel les capsules surrénales avaient subi une hypertrophie très manifeste. L'importance de tous ces faits, en ce qui concerne la connaissance des fonctions des capsules surrénales et des vrais corps jaunes, ne peut être passée sous silence : ils ouvrent un champ de recherches à l'expérimentation et même à la clinique. Nous ignorons le degré de fréquence relative de la maladie d'Addison chez l'homme et chez la femme, et personne n'a cherché, parmi les animaux qui survivent à l'ablation des capsules (Boinet, Pol, etc.), si les femelles n'étaient pas plus résistantes que les mâles. L'éclaircissement de ce point pourrait jeter une certaine lumière sur la cause des résultats contradictoires des expérimentateurs. Il n'y a pas, en tout cas, d'identité entre les corps jaunes ovariens et la substance corticale de la capsule, car le suc ovarien ne modifie pas la pression vasculaire (Mankovsky).

Les relations entre le développement des capsules surrénales et celui du cerveau ont été signalées. L'absence ou l'atrophie de ces glandes ont été observées sur des monstres atteints d'un arrêt de développement du cerveau (Lohmer, Weighert, etc.). Il résulte des minutieuses recherches de Zander que le développement capsulaire ne s'effectue normalement que chez l'embryon dont le cerveau est intact. Ce dernier est-il lésé à une période où le développement des capsules n'est pas encore parachevé, ce développement s'arrête.

L'influence du système nerveux sur la production des diverses pigmentations de la peau est démontrée aussi par l'apparition de taches pigmentaires, parfois symétriquement disposées sur les deux moitiés du corps, au cours de certaines affections du système nerveux central ou périphérique. Il n'est pas rare d'observer, chez les individus porteurs de plaques hyperpigmentées, le phénomène inverse : la disparition de la pigmentation normale de la peau dans certaines régions.

Les *rapports* constatés *entre l'apparition du pigment cutané et la modification de certains territoires vasculaires* permettent de rattacher, dans la grande majorité des cas, la mélanose ou nigritie locale au transport intensif de pigment par les mélanocytes, pigment provenant d'une destruction d'hématies dans les territoires cutanés, grâce à l'altération locale des parois vasculaires. L'albinisme ou vitiligo résulterait d'un défaut contraire, qui tiendrait, soit à l'oblitération de vaisseaux, soit à l'arrêt de l'activité des mélanocytes (Beigel, Krause, Leloir, Mackenrodt, Vidal, Mark, Ehrmann, etc.). Les cas de canitie rapide, survenant parfois en l'espace de quelques heures, sous l'influence d'une commotion morale, ne trouvent encore aucune explication plausible dans les faits connus.

Dans le second groupe de pigmentations dont nous avons parlé entrent aussi les *granulations jaunes brunâtres qu'on observe dans les muscles*, surtout dans le myocarde, chez des sujets affaiblis, soumis au jeûne ou frappés de maladies cachectisantes. Cette pigmentation donne aux muscles une coloration brunâtre spéciale et fait naître l'atrophie particulière qu'on décrit sous le nom d'*atrophie brune des muscles*. La nature chimique de ces granulations est mal connue. Cependant, comme la coloration normale des fibres musculaires est due à la présence, dans leur tissu, à l'état dissous, d'un pigment spécial dérivé de l'hémoglobine (*myohématine* de MUNN ou *hémochromogène* de LEVY, GOEBEL), on peut supposer que, dans l'atrophie brune, les granulations représentent des dérivés du pigment normal des muscles modifié par la vie du protoplasme qui entoure les noyaux musculaires. Ces granulations sont, en effet, non pas disséminées dans tous les muscles, mais *disposées dans le voisinage des pôles des noyaux musculaires*, c'est-à-dire dans la portion de la cellule qui n'a pas subi la différenciation en substance striée. Dans certains cas, cette atrophie brune s'accompagne de fragmentation et de dégénérescence graisseuse du myocarde et aussi de vacuolisation des noyaux musculaires. Le pigment de l'atrophie brune se rapproche beaucoup du pigment qui infiltre les cellules profondes du corps muqueux de Malpighi, puisqu'il en présente les caractères histochimiques ; il offre aussi une analogie avec le pigment mélanique des sarcomes. Il se dissout dans une solution alcaline, en lui donnant une couleur semblable à celle du café. Lorsqu'on abandonne cette solution à elle-même, elle devient plus claire et même presque rouge ; elle reprend sa teinte primitive dès qu'on l'agite à l'air. On constate un phénomène analogue dans l'urine des malades atteints de sarcome mélanique. Le pigment de l'atrophie brune présente une grande résistance à l'alcool, à l'éther et au chloroforme. Traité par les réactifs du pigment ocre (sulfhydrate d'ammoniaque, ferrocyanure de potassium et acide chlorhydrique), il ne donne pas la réaction ferrugineuse ; il se dissout facilement dans les solutions alcalines. Il se rapproche donc beaucoup du pigment qu'on observe dans les organes des vieillards et dans les cellules nerveuses, au cours d'un grand nombre de maladies cérébro-spinales. La pigmentation de ces derniers éléments pouvant aller jusqu'à l'atrophie a été étudiée par DUCHENNE DE BOULOGNE, CHARCOT, l'École de la Salpêtrière et par les auteurs russes (LIOUBIMOFF, SUDAKEWITCH, LEVINE, BELIAKOFF, MERJEYEWSKY, POPOFF, etc.). On l'observe dans les maladies à marche lente du système nerveux et surtout dans les maladies infectieuses, où elle est très souvent associée à la dégénérescence graisseuse. La pigmentation a probablement une double origine, à la fois hématique et autochtone, car la lésion est fréquente dans les régions frappées d'une stase veineuse intense et où l'on constate une accumulation de pigment granuleux au voisinage des vaisseaux (fig. 131).

Une pigmentation rare est celle qui frappe les cartilages du squelette : elle a été décrite pour la première fois par VIRCHOW, sous le nom d'*ochronosis*. — La coloration noire n'atteint pas seulement les cartilages, mais aussi l'endocarde, la membrane interne des artères et les ganglions mésentériques. Elle a pour origine apparente des hémorragies antérieures, mais ces hémorragies existent souvent sans provoquer l'ochronose. En réalité, la cause intime du phénomène nous échappe.

Aux pigmentations exceptionnelles se rattachent encore les taches noires congénitales qui se montrent dans tous les organes et qui ont été décrites sous le nom de *chromatose* (SACKE, HARTEINSTEIN, KNOLL, CZOKOR, etc.). Disséminées sur tout le corps, ces taches s'observent de préférence chez les veaux et les porcs.

Dans cette dernière espèce animale, la coloration de la graisse peut même prendre une teinte brun noirâtre. Les cellules pigmentaires, cause de cette coloration, sont disposées le long des vaisseaux, dans les espaces périvasculaires.

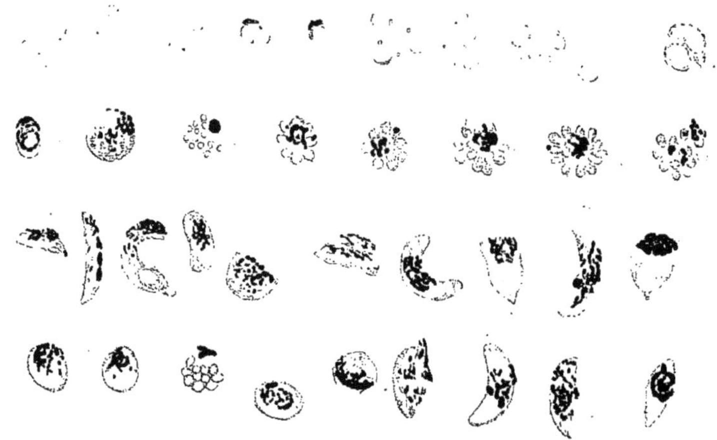

Fig. 135. — Globules rouges envahis par les hématozoaires de LAVERAN. Les parasites, dont la plupart sont chargés de pigment noir, se présentent sous la forme d'amibes, de rosaces ou de croissants (D'après IANCZO).

Dans la *mélanémie par fièvre palustre*, l'origine hématique du pigment est très nette. Dans les formes graves, on découvre dans la rate, les gan-

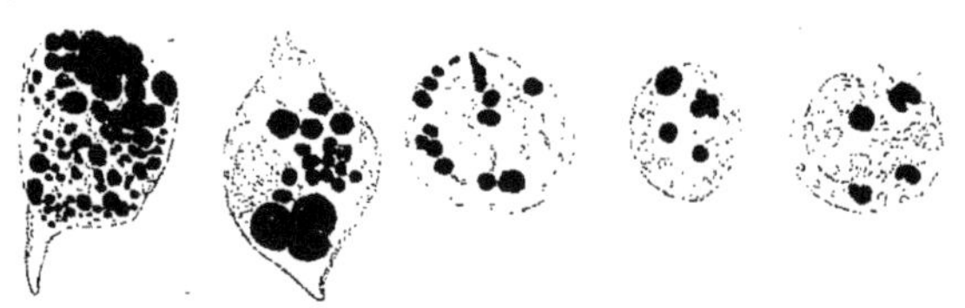

Fig. 136. — Leucocytes chargés de pigment mélanique, dans un cas de malaria (D'après IANCZO).

glions lymphatiques, la moelle osseuse, le foie, le cerveau, et en général dans les parois des capillaires de tous les organes, des sphères amorphes de pigment tout à fait noir; celui-ci se trouve soit à l'intérieur des leucocytes et des cellules endothéliales, soit à l'état libre, nageant dans le sang et oblitérant parfois complètement des anses capillaires, sous la forme d'embolies pigmentaires. L'accumulation de pigment dans tous les organes, et surtout dans les ganglions lymphatiques et la rate, peut, dans les formes prolongées de malaria maligne, atteindre un degré tel, que ces organes prennent une coloration brun foncé ou noire, justifiant ainsi l'ancienne dénomination de mélanémie. Il est possible de suivre dans tous ses détails le processus de formation de la mélanine et de constater qu'elle est créée, aux dépens de l'hémoglobine des hématies, par l'hématozoaire de Laveran. Peut-être l'addition de la substance nucléinique du parasite à l'hémoglobine du globule est-elle nécessaire pour la faire apparaître (Sakharoff).

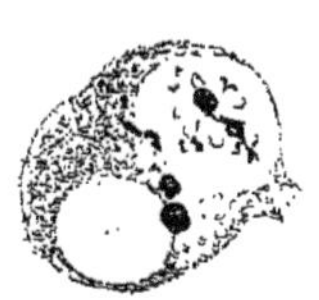

Fig. 137. — Leucocyte (dans un cas de malaria) ayant englobé un hématozoaire en rosace, chargé de pigment, et un globule rouge, envahi lui-même par une petite amibe.

Le parasite, petite amibe incolore, de forme sphérique ou irrégulière, apparaît dans l'hématie, y vit, s'y développe, s'y meut et en élabore l'hémoglobine, de telle sorte qu'au bout de quelques heures *apparaissent dans l'intérieur du parasite de très fines granulations brun noirâtres de mélanine*, tandis que le corps de l'hématie, dépouillé de son hémoglobine, se décolore peu à peu (fig. 137).

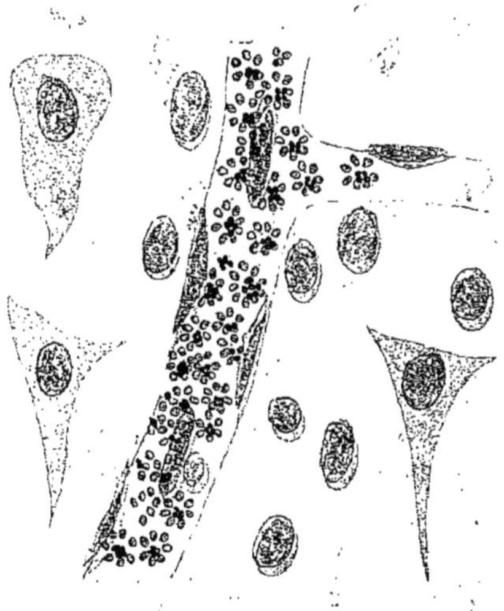

Fig. 138. — Coupe du cerveau dans un cas de fièvre pernicieuse. Le capillaire renferme des parasites en rosace chargés de grains pigmentaires (mélanine). (D'après Councilmann).

La découverte du parasite et du mode de formation du pigment appartient sans conteste à Laveran (1880), dont les travaux furent confirmés par Richard et ensuite par Marchiafava et Celli (1884). Ces derniers ont montré que le pigment n'était que le résidu de la digestion de l'hémoglobine par le parasite. Le pigment s'accumule, sous forme d'amas de granulations noires, dans l'intérieur du parasite qui continue à se développer dans sa loge intraglobulaire tout à fait décolorée, ou qui nage librement dans le sang. Lorsque le parasite se multiplie, l'amas de granulations pigmentaires persiste au milieu des jeunes corpuscules falciformes (fig. 135), et, lorsque ces corpuscules se séparent, il est mis en liberté, circule et est absorbé par l'endothélium des capillaires. Souvent aussi le parasite chargé de pigment est englobé par les leucocytes : il est tué et digéré par le protoplasme et ne laisse bientôt plus d'autres traces de sa présence antérieure que le pigment (fig. 136) charrié par le torrent circulatoire. Ce pigment finit par se déposer, le plus souvent, dans le foie (dans les *cellules étoilées*), dans la rate, les ganglions lymphatiques, les capillaires du cerveau, etc. (fig. 138).

L'oblitération des capillaires de divers organes, l'irritation des tissus par la présence d'amas pigmentaires, aboutissent à provoquer l'apparition des altérations dégénératives et inflammatoires qui caractérisent les formes graves de la malaria, notamment les *cirrhoses pigmentaires du foie et des reins*, la *dégénérescence amyloïde et pigmentaire* de la rate, les lésions du système nerveux, etc.

Il faut remarquer toutefois que le pigment constaté chez les individus frappés par la malaria n'est pas seulement du pigment noir fabriqué par le parasite. Il y a aussi, dans l'infection palustre, une quantité plus ou moins grande d'un autre pigment, pigment jaune, pigment ocre, qui, contrairement au pigment noir, donne les réactions caractéristiques de la présence du fer et témoigne ainsi de son origine hémoglobinique. Ce dernier pigment se rapproche beaucoup des autres pigments ocres constatés dans un certain nombre de cachexies pigmentaires, si même il ne s'identifie pas avec eux. Les travaux de Kelsch et Kiener sur la malaria ont bien établi la nature ferrugineuse de ce pigment ocre et montré sa présence dans les divers organes des paludéens, et en particulier dans les épithéliums des tubes contournés du rein (1889).

Les cas les plus typiques de pigmentation hématogène s'observent dans les *mélanomes* qui appartiennent au type conjonctif (*sarcome*). Parfois on constate, dans ces tumeurs, l'accumulation de plusieurs centaines de grammes de pigment brun et noir. Les granulations infarcissent les cellules de la trame conjonctive et surtout les cellules de la tumeur elle-même, de sorte que cette dernière prend une teinte brun noirâtre. Nencki a isolé de quelques tumeurs mélaniques le pigment en question et l'a désigné une fois sous le nom de *phymatorusine* et une autre fois (sarcome du cheval) sous celui d'*hippomélanine*. Ces pigments, surtout le premier, se sont montrés riches en soufre (2 à 11 p. 100) et dépourvus de fer, et c'est pour cette raison que beaucoup d'auteurs leur ont attribué une origine autochtone.

Cependant, d'autres observateurs (Oppenheimer, M. Schmidt, Mörner, Wallad) ne dénient pas à ces mélanines une origine hématique.

La démonstration que ces pigments dérivent de l'hémoglobine des hématies fût-elle inattaquable, il n'en serait pas moins certain que le protoplasma vivant des cellules prend une part très active à leur formation et que la teneur en soufre du pigment a nécessité l'utilisation d'un nombre considérable de molécules d'albumine pour édifier une seule molécule de pigment. Ce pigment des tumeurs se rapproche surtout des

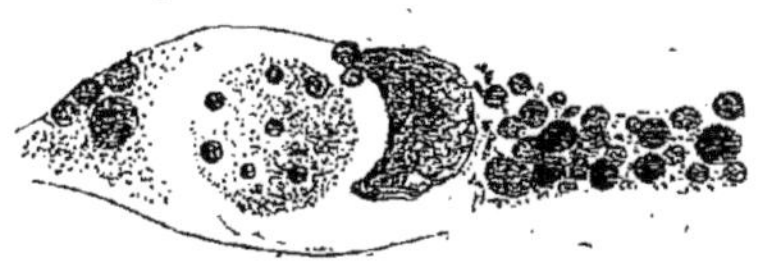

Fig. 139. — Cellule de sarcome mélanique. Formation dans le protoplasma d'un élément pigmentaire rappelant un peu l'aspect d'un parasite.

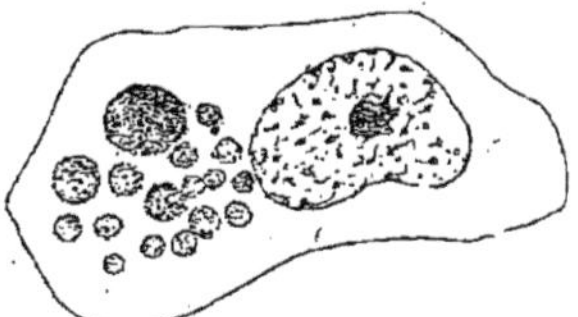

Fig. 140. — Cellule de sarcome mélanique. Formation intra-protoplasmique de pigment.

pigments de la choroïde, de ceux des cheveux et de la peau. Les mélanomes prennent d'ordinaire naissance dans les régions déjà pigmentées normalement (choroïdes, taches pigmentaires cutanées, etc.). Leur évolution clinique est particulièrement maligne; les foyers métastatiques engendrés par le transport de cellules néoplasiques en d'autres organes s'accroissent très rapidement et sont capables de fabriquer une quantité de pigment supérieure à celle des foyers primitifs.

Si la présence de *sporozoaires* ou autres parasites dans ces tumeurs était démontrée, la *production de pigments dans les mélanomes serait facilement rattachée au cycle vital des parasites*. L'analogie avec la production des pigments d'origine malarienne serait évidente, mais la cause immédiate de la *pigmentation des cellules néoplasiques* nous est encore inconnue. Bien que cette mélanine soit ordinairement dépourvue de fer, on a cité des cas où la présence du métal a pu être décelée (Oppenheimer). *L'histogenèse des tumeurs mélaniques est loin d'être complètement étudiée et ce domaine pathologique offre encore aux investigateurs de riches matériaux d'étude.*

Nous avons pu constater, dans un cas de tumeur pigmentaire du corps vitré (ostéosarcome mélanoïde), la présence de pigment dans les corpuscules osseux (fig. 141). L'absence de granulations pigmentaires dans les canalicules osseux ne permettait pas de supposer qu'au moment de la formation du tissu osseux dans le néoplasme, les ostéoblastes, déjà chargés de pigment, fussent devenus des corpuscules osseux. La présence de la mélanine dans les ostéoblastes a été signalée aussi par Bollinger, dans un cas de pigmentation des organes internes observé chez une poule noire.

Les anciennes observations d'Eiselt, Klencke, Lebert et Wyss, Liouville, et les travaux récents de Morau et de Queyrat, qui ont obtenu des résultats positifs en inoculant des tumeurs, semblent plaider en faveur de l'hypothèse parasitaire des tumeurs mélaniques. Parmi les auteurs récents, Bard émet l'hypothèse que les granulations mélaniques elles-mêmes ne sont que des parasites. Il est impossible jusqu'ici d'accepter cette manière de voir. L'étude la plus détaillée des cellules pigmentaires des mélanomes et la recherche du parasite n'ont donné aucun résultat. Il est vrai que le durcissement des pièces absolument fraîches permet parfois d'observer, dans quelques cellules mélaniques, des inclusions protoplasmiques sphériques, avec un ou plusieurs noyaux (fig. 139-143) rappelant l'aspect des amœbosporidies et contenant dans leur intérieur une poudre pigmentaire très fine. Mais ces formations n'ont pas un caractère de spécificité suffisant et ne sont peut-être que les vestiges de la cellule néoplasique englobée par la cellule mélanique, avec désagrégation chromatolitique de la substance nucléaire. Les plus fines granulations brunes remplissent, sous forme de corpuscules sphériques, de dimensions variables, des cellules du mésoderme (fig. 140-143) qui sont, semble-t-il, mobiles et transportent le pigment, par les fentes lymphatiques, à la périphérie du foyer primitif.

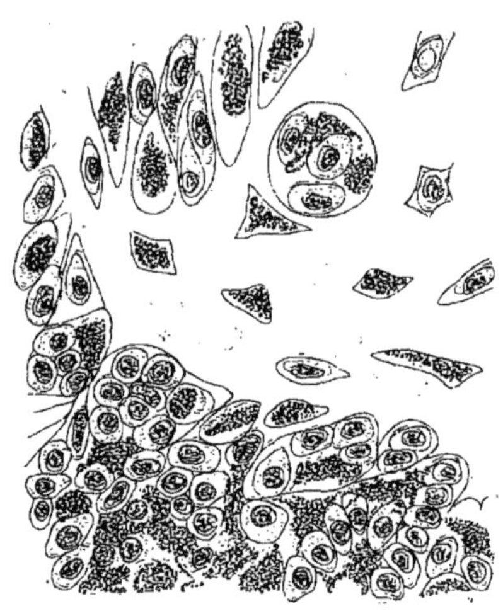

Fig. 141. — Ostéo-sarcome mélanique de l'œil. Grains de pigment mélanique dans les corpuscules osseux.

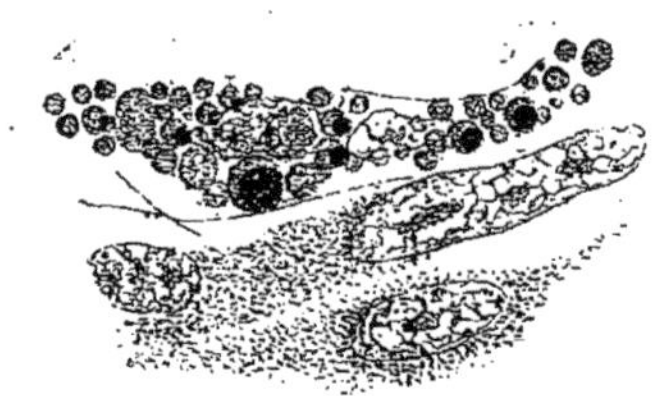

Fig. 142. — Sarcome mélanique.

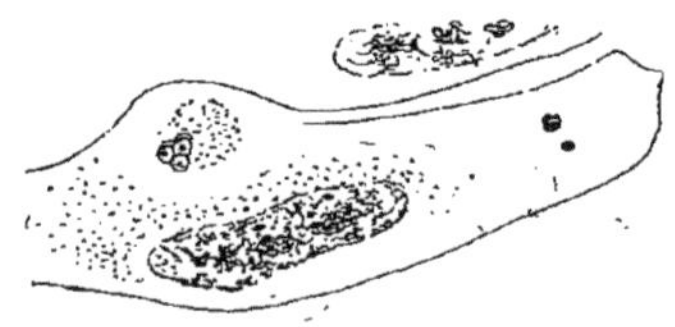

Fig. 143. — Cellules de sarcome mélanique. Apparition dans le protoplasma de grains pigmentaires et formation de productions rondes ou ovalaires simulant la présence de parasites.

Dans d'autres cas, les granulations mélanoïdes offrent la forme cristalline ou en bâtonnets, remplissent des vacuoles cellulaires (fig. 139), augmentent de volume, et les cellules se chargent petit à petit de pigment.

En nous basant sur l'histogenèse des mélanomes que nous avons étudiés, nous croyons pouvoir affirmer que, dans la grande majorité des cas, le pigment n'est pas d'origine hématogène, mais se forme grâce à une activité vitale, d'essence encore inconnue, du protoplasme. Une substance mélanogène spéciale, incolore, distribuée en poudre extrêmement fine, couvre comme d'une poussière le protoplasme de la cellule (fig. 140), et les grains ténus se fusionnent pour former des centres pigmentaires sphériques.

Souvent le pigment des mélanomes passe dans l'urine et donne le symptôme connu sous le nom de *mélanurie* : l'urine fraîche, de teinte brun sale, fonce à l'air et sous l'influence d'agents oxydants, ou bien, conservant sa coloration normale, elle ne subit de changement que sous l'action des oxydants. La mélanine semble donc être le produit de l'oxydation d'un mélanogène, et la mélanurie paraît résulter de la destruction de cellules de la tumeur et de la mise en liberté, dans le sang, des grains pigmentaires que ces cellules contenaient. Chez les individus atteints de néoplasie mélanique, on observe en effet dans les organes, dans l'endothélium des capillaires, dans les leucocytes, la présence de grains de pigment. Parvenus dans la circulation, ceux-ci subissent un processus de réduction; leur oxygène disparaît, et ils se transforment en un mélanogène, corps incolore, éliminé par l'urine, qui plus tard sera de nouveau élaboré et refera la mélanine, sous l'influence d'une oxydation nouvelle extra-organique.

Miura a obtenu expérimentalement *le mélanogène* dans les urines en injectant dans la cavité abdominale d'un lapin de la mélanine suspendue dans une solution physiologique de chlorure de sodium. *La présence de mélanogène ou de mélanine dans les urines constitue un facteur important du diagnostic des tumeurs pigmentaires.*

L'*ictère* formé par l'emmagasinement de pigment biliaire dans les tissus représente le troisième groupe de pigmentations que nous avons admis. Il s'infiltre dans les tissus par diffusion ou quelquefois les pénètre sous la forme de petits grains ou de menus cristaux (ictère des nouveau-nés). Dans ce dernier cas, les précipités formés de bilirubine sont identiques aux cristaux d'hématoïdine qui infiltrent les anciens foyers hémorragiques.

Les pigmentations épidermiques d'origine hématogène prennent ordinairement leur source dans la destruction des globules rouges sous l'influence d'un poison (*pigmentation par intoxication*). La plus remarquable d'entre elles est la *mélanose arsenicale*. Les « taches arsenicales », décrites en 1862 par Devergie et Bazin, se rencontrent chez des malades atteints d'affections diverses (psoriasis, eczéma, etc.) que l'on a soumis à l'absorption intensive et prolongée d'arsenic. Elles peuvent se montrer parfois, d'une manière très précoce (Richardière, Schlesinger, Smetana, etc.), chez des malades qui, en trois semaines, ont absorbé une dose d'acide arsénieux ne dépassant pas 125 milligrammes ou une quantité d'arséniate de soude inférieure à 220 milligrammes. La sensibilité particulière du patient et son idiosyncrasie jouent ici un rôle essentiel, car certaines personnes supportent impunément pendant huit ou dix ans la médication arsenicale, sans être aucunement pigmentées. Une aussi prodigieuse tolérance peut cesser en quelques jours et les taches arsenicales apparaître, si la dose habituelle du poison subit tout à coup une augmentation (cas de Mathieu).

L'interruption du traitement amène la disparition progressive des taches arsenicales et même une diminution notable. Parfois la pigmentation atteint une très grande intensité et la peau du malade ressemble à celle d'un mulâtre. Les muqueuses ne sont jamais pigmentées (signe important pour le diagnostic différentiel avec la maladie d'Addison). L'histogenèse du pigment qui infiltre par places l'épiderme n'est pas encore bien étudiée. Certains faits paraissent indiquer que ce pigment est le résultat de la destruction exagérée des globules rouges dans certains vaisseaux de la peau (Wys, Stierling, Müller); toutefois, le problème n'est pas résolu (Spiegler, Smetana, etc.) et la lumière doit être demandée à l'expérimentation.

La *langue noire* (nigritie linguale) est une affection caractérisée par une pigmentation et une hypertrophie du revêtement épithélial des papilles filiformes de la langue. Entrevue par Rayer (1835) et par Eulenberg (1853), elle ne fut étudiée complètement que par Gubler et par Maurice Raynaud (1869).

Gubler en donnait la description suivante. « Chez quelques personnes, spécialement chez des malades et des vieillards, on remarque sur la face dorsale de la langue un enduit noir, ayant manifestement son siège dans la couche d'épithélium qui est alors très épaisse. Les gaines épithéliales des papilles forment en ce cas de longues villosités, couchées en sens différents, à peu près comme de l'herbe versée. La couleur noire, plus profonde au milieu de la langue où l'épithélium est plus haut, s'atténue vers les bords et à la pointe où la cuticule épidermique est plus rare. Il est impossible de détacher la couleur noire sans enlever les coiffes épithéliales et l'opération est difficile à exécuter. La durée de cette affection est très variable, de quelques semaines à quelques mois. Chez un de mes amis qui souffrit longtemps d'une grave affection des voies digestives, cette couleur noire de la langue apparut en même temps que les symptômes abdominaux et ne commença à s'atténuer que lorsqu'ils furent améliorés. Elle dura plus d'une année entière. On a dû songer à la présence d'un parasite, mais jusqu'ici l'observation microscopique n'a pas justifié cette hypothèse ».

La question de l'origine parasitaire de cette affection fut agitée tout d'abord par

GUBLER, par M. RAYNAUD, par DESSOIS, par SELL qui invoqua l'existence d'une mycose; mais plus tard SCHEECH, ROSSBACH, BROSIN, DINKLER, ROSTOUZEFF, PODWYSSOTSKI, ALB. MATHIEU, etc., rejetèrent l'opinion qui invoquait la présence d'un germe spécifique.

L'un de nous, témoin en 1892 d'une petite épidémie de langue noire à l'hospice des vieillards d'Issy, a tenté à plusieurs reprises l'inoculation de papilles teintées sur des langues saines soumises préalablement à diverses injures (cautérisations, etc.) : les inoculations sont toujours restées infructueuses.

En raclant énergiquement le dos de la langue avec une spatule, il est facile de se procurer les productions filiformes qui caractérisent la mélanotrichie. Après dissociation, elles apparaissent sous forme de filaments allongés, à surface irrégulière, rugueuse, comparables à un épi de blé barbu, dans lesquels on constate une zone périphérique foncée et une zone centrale plus claire. Après dégraissement des poils par la potasse, l'éther, l'alcool, et coloration, on reconnaît que les productions filiformes sont formées de cellules épithéliales soudées les unes avec les autres et ayant subi la *transformation épidermique*.

Le revêtement épithélial des papilles filiformes s'est hypertrophié : au lieu de son évolution normale, il a subi la kératinisation épidermique à laquelle il doit sa cohésion et la résistance qui lui permet, avant de se desquamer, d'atteindre la longueur de un à deux centimètres. Ce processus de kératinisation épidermique a été suivi par BROSIN qui a vu dans les couches profondes de l'épithélium des rangées cellulaires contenant de grosses gouttes d'éléidine.

La couleur de la langue a été attribuée à la graisse (A. MATHIEU) qui infiltre les cellules épithéliales et surtout à l'hyperkératinisation; mais la nature du pigment reste inconnue. Indépendamment de la coloration foncée autonome des villosités kératinisées, la couleur brune ou noire de la langue peut être due à la prolifération de bactéries et de champignons du genre mucor entre les villosités.

Les cas de RAYER (1883), de CIAGLINSKY et HEWELKE, et celui plus récent de SCHMIGELOW (1896), permettent d'accepter l'existence d'une forme particulière de nigritie linguale mucorine.

La cause essentielle de l'hyperkératinisation des villosités de la langue n'est pas encore connue. Cette maladie se rencontre, dans l'immense majorité des cas, chez les vieillards et chez les personnes qui souffrent de phénomènes dyspeptiques.

On a pu observer la langue noire chez des enfants et chez des individus jouissant d'une santé parfaite; elle est susceptible de guérison et de récidive. Dans un cas que nous avons observé chez une dame âgée, la langue noire, qui était fort prononcée, avait disparu complètement après la guérison du catarrhe de l'estomac par une cure d'eau minérale. Cette teinte n'a rien à faire, bien entendu, avec les colorations brunes ou noires de la langue, d'origine médicamenteuse, qui se montrent après l'usage de l'oxyde de fer ou de l'argent.

Les diverses pigmentations que nous venons de passer en revue ont ce caractère particulier d'apparaître pendant la vie du malade; elles ne peuvent donc être confondues avec les fausses pigmentations (pseudo-mélanoses) d'origine cadavérique. Celles-ci se manifestent le plus souvent dans les organes internes, dans l'estomac, dans le foie, au point où ce dernier organe se trouve en contact avec l'estomac, etc.; en général, dans les régions gorgées de sang, soumises à la putréfaction et à l'action de l'hydrogène sulfuré. Le sulfure de fer, résultat de la combinaison de l'hydrogène sulfuré avec le fer de l'hémoglobine décomposée, donne naissance à une coloration vert noirâtre caractéristique.

Toutes les colorations cadavériques ne peuvent être cependant rattachées, comme le croyaient VOGEL, PERLS, GROHE, etc., à la présence d'un sulfure de fer précédée de la formation d'hydrogène sulfuré. Les tissus portent souvent en eux-mêmes une prédisposition à la production de la pseudo-mélanose, prédisposition due à l'existence, pendant la vie, d'hémorragies punctiformes et de décomposition de l'hémoglobine des hématies exsudées des vaisseaux. NEUMANN a montré, en effet, que dans les pigmentations cadavériques les granulations de sulfure de fer ne se trouvent souvent ni dans le tissu, ni dans les vaisseaux sanguins, mais à l'intérieur des cellules. On est donc obligé d'admettre, dans ces cas, que la décomposition de l'hémoglobine s'est faite pendant la vie et qu'elle a été accompagnée de l'absorption des grains de pigment ocre par les cellules.

INDEX BIBLIOGRAPHIQUE

On trouvera dans la pathologie générale de PASCHOUTINE des indications bibliographiques très complètes des travaux parus sur les pigmentations jusqu'en 1885. Consulter en outre sur ce point : CRUVEILHIER : Anat. pathologique.

R. VIRCHOW : *Die path. Pigmente.* (Virch. Arch., Bd. I, 1847); *Idem :* Bd. 12, 1857. — AVERBECK : *Die Addison'sche Krankheit*, Erlangen, 1869 (toute la bibliographie y est réunie, depuis le travail d'ADDISON lui-même, c'est-à-dire depuis l'année 1855). — VULPIAN : *Leçons sur les vasomoteurs.* — PERLS : *Nachweis von Eisenoxyd im Pigment*, Bd. 39, 1867. — BEIGEL : *Nigrismus und Albinismus.* (Virch. Ar., Bd. 43.) — CORNIL et RANVIER : *Manuel d'histologie pathologique.* — LANGHANS : *Resorpt. d. Extrav. und Pigmentbild.* (*Ibidem*, Bd. 49, 1870.) — POUCHET : *Journal de l'anatomie*, 1874-1887. — ROSSBACH : *Addison'sche Kr. und Sclerodermie.* (*Ibid.*, Bd. 50.) — ORTH : *Braune Indurat. d. Lunge.* (*Ibid.*, Bd. 58, 1873.) — P. BERT : *Compt. rendu*, 1875. — GUSSENBAUER : *Ueb. Pigmentbild. in melanit. Sarcom.* (*Ibid.*, Bd. 63, 1875.) — QUINCKE : *Deutsche Arch. f. klin. Med.*, Bd. 25, 27 u. 33 (désagrégation des globules rouges). — LAVERAN : *Hématozoaire du paludisme.* Compt. r., 1881 et *Traité du paludisme*, 1898. — EISELT : *Prag. Vierteljahrsch.*, Bd. 70 et 76. (Melanurie). — FINKLER : *Centr. f. kl. Med.*, 1880. (Melanurie u. Melanogen.) — DEMIEVILLE : *Ueb. d. Pigmentbild. d. Haut.* (*Ibid.*, Bd. 81, 1880) ; aussi *Revue méd. de la Suisse rom.* — R. BLANCHARD : *Peau des lézards.* Soc. zoolog., 1880. — KAPOSI : *Xeroderma pigment.* (Med. Jahrbüch., 1882.) — HANOT et CHAUFFARD : *Cirrhose pigmentaire hypertrophique dans le diabète bronzé.* Rev. de Médec., Mai, 1882. — AFFANASSIEW : *Ueb. Icterus und Hæmoglobinurie durch Toluylendiamin.* (Zeits. f. klin. Med., 1883.) — PICK : *Melanosis lentic. prog.* (Viert. f. Dermat., 1884.) — A. DOSTOÏEVSKY : *Histologie des capsules surrénales.* Thèse de St-Pétersbourg, 1884. — V. TCHIGE : *Künstliche Bild. von Farbstoff im Nervengewebe.* (Virch. Arch., Bd. 97, 1884.) (Apparition des grains pigmentaires dans le tissu cérébral à la suite d'un long séjour dans le liquide d'ERLITZKY.) — KRUKENBERG : *Grundzüge einer vergl. Phys. d. Farbstofs und der Farben*, Heidelberg, 1884 (pigments des animaux inférieurs). — MACKENRODT : *Ueb. Chlosma uterin.*, Diss., Halle, 1885. — AEBY : *Herkunft d. Pigm. im. Epith.* (Centr. f. med. Wiss., 1885.) — NOTHNAGEL : *Zur Path. d. Morbi Addisoni.* (Zeitschr. f. klin. Med., 1885.) — ELSAESSER : *Pigmentfleck. d. Haut*, Diss., Berlin, 1886. — VILLEJEAN : *Pigments et matières colorantes de l'économie animale*, Paris, 1886. — BARD : *De la nature parasitaire de la mélanose et de certaines tumeurs méluniques.* (Lyon Méd., 1885.) — ENGEL et KIENER : *Sur les altérations d'ordre hématique produites par l'action du sulfure de carbone sur l'économie.* Compt. r., août,

1886. — ENGEL et KIENER : *Sur la formation et l'élimination du pigment ferrugineux par la toluylendiamine.* Compt. r., septembre 1886. — EHRMANN : *Physiol. und Path. d. Hautpigm.* (Viertelj. f. Dermat., 1885.) — VOSSIUS : *Mikrochem. Unters. üb. d. Urspr. d. Pigm. in melan. Tumoren d. Auges.* (Graefe Arch., Bd. 31, 1885. — OPPENHEIMER : *Pigmentbild. in melan. Geschw.* (Virch. Arch., Bd. 106, 1884.) — HANOT et SCHACHMANN : *Sur les cirrhoses pigmentaires dans le diabète sucré.* (Arch. de physiol., 1886.) — MIURA : *Melanin und Melanogen.* (Virch. Arch., Bd. 107.) — VARIOT : *Lésions de la peau dans la mélanodermie congénitale.* (Arch. de phys., 1887.) — RIEHL : *Path. d. Morbi Addisoni.* (Zeitschr. f. kl. Med., 1885); et Viertelj. f. Dermat., 1887. — MÖRNER : *Zeitschr. f. phys. Chemie,* Bd. 21, 1887. (Démonstr. de la présence du fer dans les tumeurs mélaniques, contrairement à l'avis de NENCKI.) — KOELLIKER : *Zeit. f. wiss. Zoologie,* Bd. 47, 1887. — STILLING : *Zur Anat. d. Nebennieren.* (Virch. Arch., 1887, t. 109.) — BERDEZ et NENCKI : (Arch. f. exper. Path., Bd. 20.) — NENCKI et NAD. ZIEBER : *Ibidem,* Bd. 24, 1888.) — N. ZIEBER : *Ibidem,* Bd 20. — NEUMANN : *Pathologie Pigmente.* (Virch. Arch., Bd. III, 1888.) — W. AFFANASSIEFF : *De la pathologie de la maladie d'Addison.* (Wratch, 1888.) — KARG : *Studien über transplant. Haut.* (Arch. f. Anat. und Phys., 1888.) — KAHLDEN : *Addison Krankheit.* (Virch. Arch., Bd. 114, 1888 ; bibliographie étendue.) — LEYDIG : *Pigmente d. Hautdecke und d. Iris,* Würzb., 1888 (des pigments chez les animaux inférieurs). — R. KRAUSE : *Die Haut d. Affen.* Diss., Berlin, 1888. — RAYMOND : *L'urticaire pigmentée,* Paris, 1888. — GIARD : *Mimétisme.* (Bullet. scientif., 1888). — ROUX et YERSIN : *Mémoire sur la diphtérie* (Ann. Instit. Pasteur, 1888.) — C. BACKMANN : *Ueber Xeroderma pigment.* Diss., Kiel, 1888. — BARTH : *Cirrhose hypertrophique chez un diabétique.* (Soc. anat., mai 1888.) — BRAULT et GAILLARD : *Sur un cas de cirrhose hypertrophique pigmentaire dans le diabète sucré.* (Arch. génér. de médic., janvier, 1888.) — WILD : *Einwanderung von Pigment in das Epithel bei Melanosarcom.* Diss., Strassburg, 1888. — FR. MAAS : *Arch. f. mikr. Anat.,* 1889, Bd. 34. — M. MUNN : *Myohämatin.* (Zeitschr. f. phys. Chem., 1889.) — KELSCH et KIENER : *Maladies des pays chauds,* 1889. — BAUMEL : *Capsules surrénales et mélanodermie,* Paris, 1889. — F. HOFFMANN : *Herzfehlerzellen.* (D. Arch. f. kl. Med., 1889, Bd. 45.) — P. UNNA : *Das Pigment d. Haut.* (Monatsch. f. Dermat., 1889, Bd. 8.) — M. SCHMIDT : *Verwandsch. hämatog. und autochton. Pigmente.* (Virch. Arch., Bd. 115, 1889.) — S. MEYERSOHN : *Ibid.,* Bd. 118, 1889. — BRANDT und L. PFEIFFER : *Zeit. f. Biol.,* Bd. 26, 1889 (analyses chimiques quantitatives de la mélanine des sarcomes). — G. TIZZONI : *Ziegler's Beitr.,* Bd. VI, 1889 ; (bibliographie détaillée touchant l'étude de l'ablation des capsules surrénales et de la maladie d'Addison expérimentale.) — I. MAÏEFF : *Syphilide pigmentaire,* Vratch, 1889. — V. KOLTIPINE : *Des rapports entre la malad. des capsules surrénales et la pigment. cutan. dans la tuberculose.* Thèse de Saint-Pétersbourg, 1889. — M. WALLACH : *Wirchow Arch.,* Bd. 119, 1890. — ABEL : *Bemerk. üb. d. thier. Melanine und Hämosiderine.* (*Ibid.,* Bd. 120, 1890 ; l'auteur défend l'opinion de NENCKI sur l'origine albuminogène des mélanines des tumeurs.) — A. PHILIPPSON : *Ueb. Hautpigment.* (Fortschr. d. Medicin, 1890, n° 6.) — ZANDER : *Beziehung d. Nebennieren zu and. Organ.* (Ziegler's Beitr., Bd. 7, 1890 ; bibliographie très étendue sur ce sujet.) — DOUTRELEPONT : *Urticaria pigmentosa.* (Arch. f. Dermatologie, 1890. — BONNET : *Ueb. Eingeweidemelanose,* Würzb., 1890. — H. STILLING : *A propos de quelques expér. sur la mal. d'Addison.* (Rev. de méd., 1890.) — V. BABES et N. KALINDERO : *Un cas de mal. d'Addison avec lésions des centres nerveux,* Paris, 1890. — KAHLDEN : *Ueb. Addis. Krankh.* (Ziegler's Beitr., 1891, Bd. X.) — ROLLOFF : *Ein Fall von Morb. Addis.* (*Ibid.,* Bd. XI.) — C. ALEXANDER : *Unters. üb. die Nebenniere und ihre Bez. z. Nervens.* (*Ibid.,* Bd. XI ; bibliographie étendue.) — V. TCHIRKOFF : *Ueb. d. Blutveränder. bei d. Addison'schen Krankh.* (Zeitschr. f kl. Med., 1891, Bd. XIX.) — BOSTROEM : *Ueber die Ochronose d. Knorpel.* (Virch. intern. Festschr., Bd. II, 1891.) — ABELOUS et LANGLOIS : Soc. de Biologie, 1891-1896. — F. MARCHAND : *Zur Kenntniss der normalen und pathologischen Anatomie d. Glandula carot. und der Nebennieren* (*Ibidem.*) — CASPARY : *Ort. d. Bildung d. Hautpigm.* (Arch. f. Dermat., 1891.) — JARISCH : *Bild d. Oberhautpigm. des Frosches.* (*Ibidem.*) — RAYMOND : *Chromoblastes et maladie d'Addison.* (Arch. phys., 1892.) — S. MARK : *De la pathogenèse du vitiligo* (russe), 1892. — E. VON DUNGERN : *Beiträge zur Histologie d. Nebennier. bei Morb. Addisoni,* Diss., Freibourg, 1892. — GONZALEZ HERNANDEZ : *La cachexie bronzée dans le diabète,* Thèse de

Montpellier, 1892. — Pfaundler : *Zur Anatomie der Nebennieren*, Wien, 1892. — Raymond : *Arch. de Phys. norm. et path.*, 1892. (Malad. d'Addison.) — Mar. Zucci et Dutto : *Chem. Unters. über die Addis. Krankheit.* (Molesch's Unters., Bd. XIV, 1892. — Hugo Müller : *Ueb. Arsenmelanose.* Diss., Berlin, 1892. — W. Steiner : *Ueb. d. heut. Stand. d. Lehre von d. Addison Krankheit*, Leipzig, 1892. — Abelous et Langlois : *Fonctions des caps. surrénales.* (Sem. médic., 1891-1892.) — Jacoby : *Beziehung d. Nebennier. zum Darm.* (Arch. f. exp. Path. und Pharmacol., 1892, Bd. 29.) — A. Tietze : *Multiple Melanosarc. mit Melanurie.* (Bibliot. méd., 1893.) — Lepine : *Semaine médicale*, 1893. (As. pigmentation). — Müller : *Arsenmelanose.* (Arch. f. Dermat., 1893.) — Goos : *Ursprung d. Pigmentes in melanot. Tumoren*, München, 1894. — H. Post : *Normale u. pathol. Pigmentir. d. Oberhautgebilde.* (Virch. Arch., Bd. 135, 1894.) — Andry : *Le pigment cutané.* (Gaz. hebdom., 1894.) — Richardière : *Sem. méd.*, 1894. (Pigmentation arsenic.) — Mathieu : (*Ibid.*, As.) Toledo y Herarte : *La mélanose hépatique*, Paris, 1894 (riche bibliographie). — Arren : *Essai sur les capsules surrénales.* Thèse, Paris, 1894. — Ulrich : *Anat. Unters. über verlagerte und accesor. Nebennieren*, Zürich, 1895. — Boinet. : *Ablation des capsules surrénales.* Soc. biol., 1895. — Pal : *Nebennieren extirpat. beim Hunde.* (Central. f. allg. Path., 1895, N° 6.) — Weinberg : *Sur un cas de pigmentation générale du foie et partielle de la rate chez un tuberculeux.* (Soc. anat., juillet, 1895.) — Schlesinger : *Mélanose arsenicale.* (Bullet. méd., 1895.) — Pauchet : *Sarcome mélaniq. du foie consécutif à une tumeur mélan. du cuir chevelu.* (Soc. anat., 1895.) — Gaucher : *Vitiligo par compression.* (Progrès méd., 1895.) — Du Castel : *Xéroderma pigment.* (An. de dermat. et de syph., Paris, 1895.) — Brault : *Sur les pigmentat. pathol.* (Soc. anat., 1895.) — Regnault : *Pourquoi les nègres sont-ils noirs ? Étude sur les causes de la coloration de la peau.* (Médec. mod., 1895.) — Perrin : *Xéroderma pigment.* (Marseille méd., 1896.) — Tennesson et Leredde : *Acanthosis nigricans.* (Soc. de dermat. et de syph., Paris, 1896.) — Maurel : *De la persistance et de la disparition de la pigment. dans les greffes dermo-épiderm.* (Soc. de biol., 1896.) — Guillemonat et Lapicque : *Fréquence relative de la rubigine en pathol. humaine.* (Soc. de biolog., 1896.) — Carnot et Deflaude : *Persistance de la pigment. dans les greffes épiderm.* (Soc. de biol., 1896.) — Chauffard : *Dermo-fibromatose pigment.; mort par adénom. des corps surrén. et du pancréas.* (Gaz. des hôpit., 1896.) — Du Castel : *Mélanodermie; maladie d'Addison* ou *acanthosis nigricans.* (Soc. franç. de dermat., 1896.) — Bourneville : *Canitie partielle subite suivie d'une canitie générale progres.* (Progrès méd., 1896.) — Bloch : *Des rapports du syst. pileux avec la coloration de la peau.* (Soc. d'anthropol., Paris, 1896.) — Abel et Davis : *Journ. of exper. Medicine*, 1896, vol. I (analyse de la mélanine de la peau et des ongles d'un nègre). — Charrin et Langlois : *Infect. et capsules surrén.* (Soc. de biol., 1895.) — Auscher et Lapicque : *Diabète bronzé.* (Arch. de physiol., 1896.) — Pettit : *Recherches sur les capsules surrénales*, Paris, 1896. — N. Sakharoff : *De l'origine du pigment de la malaria et de l'hémoglobine.* (Archives de Podwyssotsky, 1896. — Pilliet : *Capsules surrénales et pigment sanguin.* (Arch. physiol., 1895.) — L. A. Vulpian : *Des mélanodermies*, Paris, 1896. — Dupaigne : *Opothérapie surrénale.* Thèse, Paris, 1896. — Ehrmann : *Das melan. Pigment und die pigmentbild. Zellen.* (Bibl. médic., 1896.) — Couillaud : *Acanthosis nigricans.* Thèse, Paris, 1896. — Gilbert et Grenet : *Cirrhose hyper. alcoolique pigment.* (Soc. de biol., décembre 1896.) — Guilmonat : *Recherches pathol. expériment. sur la teneur en fer du foie et de la rate.* Thèse, Paris, 1896. — Letulle : *Cirrh. hypertr. alcoolique pigmentaire.* (Soc. anat., décembre 1896.) — Marotte : *Contribution à l'étude des pigment. path.*, Thèse, Paris, 1896. — Ihler : *La mort subite dans la maladie d'Addison.* Thèse, Paris, 1896. — Kretz : *Hämosid. Pigm. d. Leber*, 1896. — Mühlmann : *Zur Phys. d. Nebennier.* (Deutsch. Med. Woch., 1896, n° 26.) — V. Podwyssotsky : *État actuel de la question du fonctionnement des capsules surrénales.* (Arch. de Podwyssotsky, 1896.) — P. Carnot : *Recherches sur le mécanisme de la pigmentation*, Paris, 1896. — Kahlden : *Ueb. Adisson. Krankh. und Nebennieren.* (Centralb. f. alg. Path., 1896.) — R. Gottlieb : *Wirk. d. Nebennierenextr. auf Herz und Blutdruck.* (Arch. f. exp. Path. und Pharm., Bd. 38, 1896.) — Caramanos : *Des cachexies pigmentaires.* Thèse, Paris, 1897. — Wendling : *Considérations sur le rôle fonctionnel des capsules surrénales*, Thèse, Paris, 1897. — S. Smetana : *Braunfärbung der Haut beim Gebrauch von Arsenik.* (Wien. kl. Woch., 1897, N° 41.) — A. Marlio : *Modifications de la pigmentation de la peau au cours de la gros-*

sesse, Paris, 1897. — Apert : *Taches pigmentaires intestinales constituées par du pigment ocre (rubigine)*. (Société de Biologie, 1897.) — Koudintzeff : *Contribution à l'étude des capsules surrénales*. (Vratch, 1897.) — M. Letulle : *Cirrhose hypertrophique pigmentaire alcoolique*. (La Presse médic., 1897, n° 291.) — G. Philippeau : *La sécrétion interne des caps. surrén.* (Jour. méd. de Bruxelles, 1897, n° 15.) — G. Schmiedeberg : *Ueb. die Elementarformen einiger Eiweisskörper und üb. Zusammensetz. und Natur der Melanine.* (Arch. f. exp. Path. u. Pharmacol., 1897, Bd. 39, Heft 1-2.) — Neusser : *Die Erkrank. d. Nebennieren*, Wien, 1897. — Langlois : *Les capsules surrénales*, Paris, 1897, in tome IV des travaux de physiologie du laboratoire de Ch. Richet. Ce travail de Langlois renferme une bibliographie très étendue (234 citations) de tous les travaux parus sur les capsules surrénales. — M. Borst : *Ueber Melanose d. Pericard.* (Virch. Arch., 1897, Bd. 147.) — G. Toepfer : *Xanthoma tuberosum.* (Arch. f. Dermat., 1897, Bd. 40.) — P. Richter : *Ueb. Haarfarbe.* (Dermat. Zeitschrift, 1897, Bd. IV.) — E. Kromayer : *Beiträge zur Pigmentbildung.* (*Ibidem.*) — A. Mankovsky : *Action vivifiante de l'extrait des capsules surrénales.* (Arch. de Podwyssotsky, 1897-1898.) — Jeanselme et Papillon : *Sur la signification du pigment ocre.* (Soc. méd. des hôp., 1897.) — Rille : *Acanthosis nigricans et psorosperm. de Darier.* (An. de dermat. et de syph., 1897.) — Moutard-Martin : *Pigment. bleue chez une morphinom. névropathe et syph.* (Gaz. des hôpit., 1897.) — Jeanselme : *De l'imperméab. aux rayons Röntgen des organes contenant du pigment ocre.* (Soc. des hôpit., 1897.) — Regaud : *Note sur l'historique de l'hémosidérine et sur les cirrhos. pigment.* (Soc. de biol., 1897.) — Roux : *Un cas d'urticaire pigment.* (Arch. cliniq. de Bord., 1897.) — Florentin : *Quelques expér. sur les pigments.* (Recherches scientif. de France et de Belgique, 1897.) — Étienne : *Éphélides pigmentaires du cou.* (Soc. franç. de dermat. et de syph., Paris, 1897.) — Daulos : *Xéroderma pigmentos.* (An. de dermat. et de syph., 1897.) — Couillaud : *La dystroph. papill. et pigment. dans ses rapports avec la carcin. abdom.* (Gaz. des hôp., 1897.) — Balzer : *Inflammat. avec pigment. des réseaux vascul.* (An. de dermatol.., Paris, 1897.) — Balzer, Gaucher et Milian : *Lentigo mélaniq.* (Soc. franç. de dermat. et de syph., 1897.) — Brissaud : *Sur un cas de canitie unilat. subite chez un apoplect..* (Progrès méd., 1897.) — Jacquet et Delotte : *Acanthosis nigricans sans carcinomat.* (Bullet. Soc. franç. de dermat. et de syph., 1897.) — Françon : *Mélanodermie de la tête et du cou d'orig. inconnue.* (Soc. de dermat. et de syph., Paris, 1897.) — Thibierge : *Pigmentat. génér. chez un tuberculeux cachectiq.* (An. de dermat. et de syph., 1897.) — Hayem : *Colorat. spécial. des tégum. chez certains dyspeptiq.* (Soc. méd. des hôpit., 1897.) — Gorgon : *Épithéliomatose et sarcomatose mélaniques et cutanées.* (Thèse, Paris, 1897.) — Féré : *Note sur un cas de canitie rapide.* (Progrès méd., 1897.) — Thévenin : *Sur une mélanodermie mélanotique singulière.* (J. de mal. cut. et syph., Paris, 1898.) — Orbaek : *Un cas de mélanodermie.* (J. de malad. cut. et syph., Paris, 1898.) — Gaucher et Loeper : *Un cas de xéroderma pigmentos.* (Soc. de dermat. et de syph., Paris, 1898.) — Balzer et Monsseaux : *Urticaire pigmentée.* (An. de dermat. et de syph., Paris, 1898.) — Richard : *Des pigment. cutan. d'origine médicam.* (Thèse, Paris, 1898.) — Gaston et Émery : *Taches pigment. variqueuses nœviformes.* (An. de dermat. et de syph., Paris, 1898.) — V. Faussek : *Ueb. Ablagerung d. Pigm. bei Mytilus* (Zeit. f. wis. Zoologie, 1898.) — Lapicque et Auscher : *Recherches sur la rubigine.* (Société de Biologie, 1898, 14 fevrier; injections dans la cavité abdominale du sang d'un autre chien.) — Meunier : *Cirrhose pigmentaire*, Thèse. Paris, 1898. — Cardeilhac : *De la cachexie pigmentaire consécutive aux purpuras.* Thèse, Paris, 1898. — Faure : *Contribution à l'étude de la maladie bronzée d'Addison.* (Thèse, Paris, 1898.) — Sainz et Romillo : *Étude sur un cas de sarcome mélaniq.* (Paris, 1899.) — Renou et Follet : *Xanthélasma survenu après la disparition de la glycos. chez un diabét.* (Soc. des hôpit., 1899.) — Harsu : *Un cas de vitiligo.* (Clinica Bucaresci, 1899.) — Enriquez et Lereboullet : *Un cas de mélanodermie arsenic. généralis. simulant la maladie d'Addison.* (Gaz. hebd., 1899.) — Du Castel : *Psoriasis arthrop. et vitiligo.* (Soc. de dermat. et de syph., Paris, 1899.) — Couzin : *Accidents aigus de la tuberculose des capsules surrénales.* Thèse, Paris, 1899. — Steinmann : *Bil. dungsweise d. dunk. Pigment. bei d. Molusken.* (Cent. f. Biologie, 1899, n° 20.) — Pförringer : *Zur Entstehung d. Hautpigm. bei Morb. Adisson.* (Centr. f. allg. Path., 1900, n° 1.)

Nigritie linguale. — Rayer : *Traité théorique et pratique des maladies de la peau*, 1835. — Bertrand de St-Germain : *Nigritie de la langue en dehors de tout état fébrile*. (Compt. rendu, 1855.) — Eulenberg : *Ein schwarzer Zungenbelag*. (Arch. f. phys. Heilk., Bd., 16, 1853.) — Gubler : *Dict: encyclop. des sciences médec.* (Art. Bouche, 1869.) — Maurice Raynaud : *Soc. médec. des hôpit.*, 1869. — Laborde : *Soc. de biolog.*, 1869, p. 277. — Levean : *Langue noire*. Thèse, Paris, 1876.) — Lancereaux : *Langue noire*. (Union médic., 1877.) — Mathias Duval et Lereboullet : *Manuel du microscope*, 1877. — Dessois : *De la langue noire*. Thèse, Paris, 1878. — Mathieu : *Un cas de la langue noire*. (Soc. anat., 1882.) — Rayer : *Des langues noires*. Thèse, Paris, 1883. — Schech : *Die schwarze Zunge*. (Münch. med. Woch., 1887.) — Fr. Brosin : *Ueber die schwarze Haarzunge*. (Monatschr. f. Dermat., 1888 ; monographie, exposé de la nouvelle doctrine concernant l'hyperkératose ; riche bibliographie.) — N. Gundobine : *De l'étiologie de la langue noire chez les enfants*. (Revue médic. russe, 1888, n° 19. — Lannois : *Sur la langue noire*. (Ann. des malad. de l'oreille et du larynx, 1888, p. 568.) — Dinkler : *Pathol. d. schwarz. Haarzunge*. (Virch. Arch., Bd. 118, 1889.) — Ciaglinski et Hewelke : *Zeitschr. f. klin. Med.*, 1883, Bd. 22.) — M. Rostovtzeff : *Les poils noirs de la langue*. (La gazette de Botkine, russe, 1896.) — Schmiegelow : *Pathogenie d. schwarz. Zunge*. (Arch. f. Laryngologie, 1896, Bd. IV.)

Pigments malariques. — Frerichs : *Klinik d. Leberkrank.*, 1881 (ce travail renferme une bibliographie ancienne très complète). — L. Colin : *Traité des fièvres intermittentes*, Paris, 1870. Chtcheglofe : Thèse, St-Pétersb., 1871. — Arnstein : Virch. Arch., Bd. 61 u. 71. — Kelsch : *Arch. d. phys. norm. et path.*, 1875 ; aussi *Arch. de méd.*, 1880. — Kelsch et Kiener : *Arch. d. phys. norm. et path.*, 1878. — K. Vinogradoff : *Le Journal de médecine militaire* (russe), 1881. — V. I. Afanassieff : *Comptes rendus de la Société des médecins russes*, 1880. — Erlitzky : *Arch. d. phys. norm. et path.*, 1881. — Laveran : *Traité des fièvres palustres*, Paris, 1884 et 1898 et en 1881, Comptes rendus (découverte du parasite de la malaria). — Marchiafava u. Celli : *Fortschr. d. Med.*, 1885, n° 11 u. 24. — Golgi : *Arch. p. l. science méd.*, 1886, vol. X. — Councilmann : *Fortschr. f. Med.*, 1888, n° 11-12. — E. Metchnikoff : *Compte rendu de la Société médicale d'Odessa*, 1887. (Le premier qui ait constaté en Russie l'existence du parasite de la malaria et l'ait désigné sous le nom d'hæmatophylum malariæ.) — Sakharoff : *Compte rendu de la Société médicale du Caucase*, 1888. — Tch. Khentzinsky : *Microorganismes de la malaria*. Thèse, Odessa, 1889. — Canalis : *Ueb. Malaria Infection*. (Fortschr. d. Med., 1890, Bd. 8.) — G. Titoff : *Valeur diagnostique des parasites de la malaria*. Thèse de St-Pétersbourg, 1890. — D. Romanovsky : *Bactériologie de la fièvre paludéenne*. Thèse de St-Pétersbourg, 1891. — A. Korolko : *Contribution à l'étude de la fièvre paludéenne*. Thèse de St-Pétersbourg, 1892. — I. Mannaberg : *Die Malaria Parasiten*, Wien, 1893. — H. Stieda : *Einige histol. Befunde bei tropisch. Malaria*. (Cent f. allg. Path., 1893, n° 9-10.) — Machaud : *Un cas de fièvre bilieuse hématurique observé à Konakry*. (Arch. de médec. navale, 1895.) — Catrin : *Paludisme chronique*. (Paris, Rueff, 1895.) — Nègre : *Considérations sur la malaria chez les enfants*. (Nancy, thèse doctorat, 1895.) — Savin : *De la fièvre typho-palustre dans la région vendéenne*. (Thèse, Bordeaux, 1895.) — Henrot : *Prophylaxie du paludisme aux colonies*. (Acad. de méd., 1895.) — Le Moine : *Notice pour servir à l'histoire du paludisme intertropical*. (Arch. de méd. navale, 1896.) — Bréaudat : *Contribution à l'étude bactériogique de la fièvre bilieuse hématurique au Tonkin*. (Arch. de méd. navale, 1896.) — Boisson : *La fièvre paludéenne bilieuse hémoglobinurique*. (Rev. de méd. 1896.) — Du Bois de Saint-Sevrin : *Le diagnostic bactériol. du paludisme*. (Arch. de méd. nav., 1896.) — Berthier : *Pathogénie et traitement de l'hémoglobinurie paludéenne*. (Arch. de méd. expérim., Paris, 1896.) — Bassères : *Hémorrhagies rétiniennes d'origine palustre*. (Arch. d'ophth., Paris, 1896.) — Danilevsky : *Unité de l'infection paludéenne chez l'homme et chez les animaux*. (Prog. méd., 1896.) — Ferrier : *Fièvre bilieuse hémoglobinurique*. (Lyon méd., 1896.) — Ferrier : *De l'hématozoaire du paludisme; valeur et signification de ses caractères morphologiques et histochimiques*. (Lyon méd. 1896.) — Gros : *La transfusion dans le trait. des manifestations paludéennes*. (Arch. de médec. navale, 1896.) — Vincent et Burot : *Le paludisme à Madagascar*. (Rev. scient., Paris, 1896.) — Jourdan : *Polynévrite périphériq.*

d'origine palustre. (Arch. de méd. et de pharmacol. milit., Paris, 1896.) — Laveran : *Au sujet de l'hématozoaire du paludisme.* (C. R., 1896.) — Laveran : *Comment prend-on le paludisme ?* (Rev. d'hygiène, 1896.) — Laveran : *Au sujet de l'emploi préventif de la quinine contre le paludisme.* (Acad. de méd., 1896.) — Laveran : *Géographie médic. du paludisme.* (Janus, Amst., 1896.) — Marchoux : *Le paludisme au Sénégal.* (Arch. médic. nav., 1897.) — Antony : *Fièvre bilieuse hématurique.* (J. de méd. de Bordeaux, 1897.) — Desmier : *De l'impaludisme dans les marais de la Basse-Vendée.* (Thèse, Paris, 1897.) — Ferrier : *De la rate paludéenne.* (Arch. de méd. expériment., Paris, 1897.) — Remlinger : *Les déterminations du paludisme sur le sujet nerveux.* (Gaz. des hôpit., 1897.) — Rey et Boinet : *De la folie paludique.* (Arch. de neurol., 1897.) — Lapasset : *Le traitement spécifique du paludisme d'après la biolog. de l'hématozoaire.* (Arch. de méd. et de pharm. milit., Paris, 1897.) — Caramanos : *Des cachexies pigmentaires.* Paris, 1897.) — Laveran : *Traité du paludisme.* (Paris, Maloine, 1897.) — Laveran : *Du rôle de la rate dans le paludisme.* (Ac. de méd., 1897.) — Laveran : *Bleu de méthylème dans les fièvres palustres.* (Ac. de méd., 1897.) — Laveran : *Des fièvres palustres larvées.* (Rev. génér. de clin. et de thér., Paris, 1897.) — Sakharoff (Arch. de Podwyssotsky, 1896-1897.) — Queyrat : *Transmission du sarcome mélanique de l'homme au singe.* (Médec. mod., 1898, n° 29.) — N. Iansko : *Histol. Unters. bei einig. Fälle von Malaria pernicioso-comatosa.* (Deutsch. Arch. f. klin. Med., 1898, Bd. 60.) — Brault : *Les malad. des pays chauds, leur étude, leur enseignement.* (Arch. de parasit., Paris, 1898.) — Coronado : *Le paludisme, maladie contagieuse.* (Dauphiné méd., 1898.) — Clarac : *Note sur le paludisme observé à Dakar* (Ann. d'hyg. et de méd. colon., Paris, 1898.) — Kardamatis et Kanellis : *Étude clinique sur le typhisme, sur la fièvre continue paludéenne et sur la fièvre typho-malérienne.* (Progr. médic., 1898.) — Kardamatis et Kanellis : *Pourquoi le paludisme se présente sous des formes d'intensité diverses.* (Méd. mod., 1898.) — Laveran : *Existe-t-il une variété d'hématozoaire particulière au paludisme intertropical ?* (Arch. de parasit., 1898.) — Laveran : *De quelques troubles paludéens de l'appareil respiratoire.* (Acad. de méd., 1898.) — Le Dantec : *Paludisme en général ; son action sur les races humaines ; son rôle dans la colonisation.* (Arch. cliniq. de Bordeaux, 1898.) — Del Lungo : *Les nouvelles découvertes sur la malaria en Italie.* (Cosmos., Paris, 1899.) — Dumas : *L'hématozoaire du paludisme en dehors du corps humain.* (Thèse, Lyon, 1899.) — Bignami : *Comment on prend les fièvres paludéennes.* (An. d'hyg. et de médec. colonial ; traduction Gouzien, Paris, 1899.) — Bertrand : *Sur un cas de fièvre bilieuse hémoglob.* (Acad. de méd., 1899.) — Battaudier : *La malaria.* (Cosmos., Paris, 1899.) — Rossignou : *Fièvre remittente paludéenne compliquée d'accès hémoglobinuriques.* (Clin. Bruxelles, 1899.) — Vicente : *Le paludisme à Paris.* (Paris, 1899.) — Legrain : *L'état actuel de la question de l'hématozoaire du paludisme.* (Rev. médic. de l'Afrique du Nord, Alger, 1899.) — Laveran : *Sur un travail du Dr R. Ross, intitulé note pour l'histoire du parasite du paludisme en dehors de l'organisme humain.* (Acad. de méd., 1899.)

CHAPITRE VIII

TROUBLES ATROPHIQUES DE LA NUTRITION CELLULAIRE (*Suite*)

INCRUSTATIONS. DÉPOTS. CONCRÉTIONS

Dans cette catégorie rentrent tous les processus atrophiques de l'organisme *dus à l'infiltration*, *à l'incrustation des éléments des tissus par des particules plus ou moins denses et par des sels insolubles.* L'infiltration, comme nous l'avons signalé déjà, joue un rôle important dans l'origine de certaines dégénérescences, surtout dans les atrophies pigmentaires. Toutefois, dans les lésions dégénératives, la modification physico-chimique de la cellule est le résultat de l'activité moléculaire du protoplasme lui-même, tandis que, dans les dépôts calcaires, il y a pénétration dans la substance cellulaire et dans le tissu de corps étrangers venus du dehors, ou encore précipitation entre les molécules d'albumine de sels insolubles qui, à l'état normal, restent en dissolution dans les sucs du tissu ou en combinaison avec le protoplasme lui-même. Les substances solides qui infarcissent les cellules et les fibres reconnaissent une *double origine* : elles peuvent se former dans l'organisme même, aux dépens des sucs cellulaires soumis à une modification quelconque de leur composition chimique, ou bien pénétrer du dehors par les voies digestives ou pulmonaires. Nous étudierons séparément les *dépôts endogènes* et les *dépôts exogènes.*

Dépôts endogènes.

L'infiltration par des sels insolubles et des corps d'origine endogène s'exerce dans les cellules, dans les fentes et dans les cavités des tissus. Elle se rattache à la précipitation des *sels calcaires, de la cholestérine, du pigment biliaire, des urates.* Plus rarement *se dépose l'acide oxalique*, formé en quantité surabondante. Lorsque des régions entières sont infarcies de cristaux salins précipités, on dit qu'il y a *pétrification.*

La précipitation des sels sous la forme insoluble, dans l'intimité des cellules et des tissus de l'organisme, peut s'effectuer sous les conditions suivantes :

1° A l'état normal, l'albumine du protoplasme vivant contracte avec la charpente minérale une combinaison intime qui empêche le dépôt des molécules salines; pour que la précipitation se fasse, il faut que l'intimité de la combinaison soit détruite par un trouble quelconque de la nutrition du protoplasme, et que des molécules d'albumine d'un élément donné se trouvent, sinon mortifiées, au moins dans un état de tuméfaction granuleuse ou de dégénérescence hyaline. Tel est le premier facteur.

2° Il faut encore, pour la formation d'un précipité, que les conditions qui maintenaient la solubilité des sels de chaux, de magnésie, de l'acide urique et de la cholestérine, aient subi des modifications plus ou moins profondes.

3° Il faut enfin que l'élimination des substances salines dont nous venons de parler ait rencontré un obstacle quelconque. La conséquence de cette entrave est la concentration des sels qui demeurent dans le sang et dans les sucs de l'organisme.

L'analyse d'une observation d'infiltration des tissus par des sels insolubles laisse toujours reconnaître la coexistence de ces trois conditions causales ou seulement la présence de l'une d'entre elles.

Pour bien saisir les éléments qui concourent à la précipitation des sels insolubles dans l'organisme, il faut avoir présentes à l'esprit les conditions qui assurent leur solubilité et en déterminent le degré. *Les sels que les métaux alcalino-terreux forment avec les acides carbonique et phosphorique sont solubles dans l'eau* quand ils sont acides, *insolubles* quand ils sont neutres ou basiques. Le carbonate tribasique de calcium est insoluble dans l'eau; mais, dans l'eau chargée d'acide carbonique, il se transforme en un sel acide, c'est-à-dire en bicarbonate de calcium, et devient soluble. Ce phénomène est encore plus nettement accusé en ce qui concerne les sels calcaires de l'acide phosphorique. Le phosphate de calcium acide se dissout très facilement dans l'eau; au contraire, le phosphate de calcium basique reste absolument insoluble dans ce liquide.

Les sels uratiques offrent des exemples de solubilité inverse : l'acide urique lui-même est presque insoluble dans l'eau (1 : 14 000). Les sels acides de K et de Na se dissolvent très difficilement, à savoir : l'urate acide de soude se dissout dans 1 200 parties d'eau, l'urate acide de potasse dans 800 part. d'eau; au contraire, les urates neutres sont solubles : le sel de sodium dans 120 part. d'eau, le sel de potassium dans 80 part. d'eau.

Il en résulte que la diminution de l'alcalinité des tissus favorisera la précipitation des urates et de l'acide urique, tandis que son accroissement manifestera la même tendance en faveur des dépôts de phosphates et de carbonates.

Dépôts magnésiens et calcaires (Pétrification et chalycose des tissus).

La précipitation des sels de calcium dans les tissus se manifeste avec une intensité remarquable même *à l'état physiologique*. L'exemple le plus typique se rencontre dans les modifications qui précèdent, ou plutôt qui accompagnent le processus de *l'ossification* normale des cartilages et du tissu conjonctif. La trame des cartilages s'imprègne de très minimes granulations de phosphate acide et de carbonate de chaux, grâce auxquelles elle change d'aspect : d'uniforme et mate, elle devient brillante et finement granuleuse. Peu à peu, les grains de calcium entrent dans une combinaison, mal définie chimiquement, avec l'albumine de la trame fondamentale. Ils disparaissent pour former une substance osseuse dure dans laquelle toute trace des granulations fait défaut. Mais le processus d'imprégnation de la base cartilagineuse par le calcium, c'est-à-dire la précipitation dans ces régions de sels tenus jusque-là en solution dans les plasmas, a été précédé et commandé par des phénomènes d'atrophie survenus dans la substance même du cartilage. Le relâchement et la division de la substance hyaline, la mort des cellules cartilagineuses ont été des actes précurseurs.

Le fait anatomique observé par L. Neymann, visant les rapports particuliers entre le système vasculaire et les premiers points d'ossification, intéressent le pathologiste. Neymann a vu que les capillaires artériels qui amènent le sang à la région ossifiée ont un faible calibre, tandis que les veines qui en partent sont très larges. Cette disposition facilite le ralentissement de la circulation et prédispose au développement d'altérations régressives dans la substance fondamentale du cartilage. Le fait qu'il survient alors des changements de la substance albuminoïde du cartilage se manifeste visiblement par des modifications dans le mode de coloration de ces parties, sous l'influence de diverses teintures. En effet, les régions ossifiées s'emparent de couleurs qu'elles ne fixaient pas avant l'ossification (hématoxyline, indigo, carmin et plusieurs couleurs d'aniline, et, d'une manière générale, tous les colorants du noyau). La teinte n'est pas due à la présence des grains de calcium; elle apparaît de la façon la plus nette quand la chaux a été éliminée des régions ossifiées.

Le processus de la *calcification sénile* des cartilages peut être considéré comme un stade transitoire entre les dépôts physiologiques et pathologiques des sels de calcium. La nature intime du processus est celle de l'ossification normale. En divers points des cartilages (larynx, etc.) apparaissent de petites granulations de calcium qui peu à peu forment des plaques calcaires. Le ralentissement de la circulation, dû à l'affaiblissement du cœur, à l'artériosclérose, contribue sans doute à assurer l'ossification des cartilages, en dehors même des lésions des tissus (condensation, ratatinement) qui sont le propre de la vieillesse.

Le dépôt pathologique des sels de chaux représente une altération anatomique fréquente. Il s'observe dans tous les cas où, la nutrition des tissus et leur fonctionnement étant profondément affaiblis, le courant sanguin apporte à ces éléments en nécrobiose des combinaisons organiques de Ca et Mg, des phosphates et des carbonates calcaires. Le pouvoir que possédaient jusqu'alors les éléments des tissus d'assimiler ces sels et de les faire entrer en combinaison avec la matière albuminoïde, est détruit. La chaux se dépose dans les cellules et dans les tissus, sous la forme de très fins granules de phosphate et de carbonate basiques. La nature chimique intime de ce processus n'est pas encore élucidée jusqu'à présent. On ignore en effet les étapes des mutations minérales alcalino-terreuses dans l'organisme; on connaît imparfaitement les formes sous lesquelles ces sels sont absorbés par le tube digestif et circulent dans le sang. *Les combinaisons organiques de calcium et de magnésium* (albuminates, saccharates, lactates, glycéro-phosphates, etc.) jouent un rôle important dans les échanges de ces sels. Leur précipitation dans les tissus se produit, semble-t-il, bien plus souvent, sous l'influence d'une dislocation de ces combinaisons, provoquée elle-même par l'affaiblissement du processus vital, que par le fait du passage à l'état basique de sels inorganiques acides et neutres. Si la précipitation des sels alcalino-terreux dans les tissus reconnaissait pour cause la transformation des phosphates et des carbonates solubles en sels insolubles, ce phénomène ne pourrait avoir lieu dans les régions engorgées par une stase veineuse; les sels basiques insolubles ne tarderaient pas à passer de nouveau, sous l'influence de l'excès d'acide carbonique, à l'état de sels solubles. Or les régions qui sont le siège d'une stase veineuse ne sont pas exemptes de dépôts calcaires. *La condition essentielle de la précipitation des métaux alcalino-terreux dans les tissus vivants ne réside donc pas dans la pauvreté de ces derniers en acide carbonique, mais bien dans la stabilité variable des combinaisons organiques du calcium et du magnésium effectuées par le protoplasma vivant.* Cette stabilité est, vraisemblablement, sous la dépendance de l'intensité des processus d'oxydation et de réduction dans la cellule même. Les causes qui président au dépôt de sels calcaires dans les tissus morts et dans les cavités reconnaissent sans doute un autre mécanisme pathogénique.

L'incrustation calcaire s'exerce dans les tissus vivants et dans les tissus morts; elle peut aussi se montrer dans les diverses cavités du corps. Les sels précipités se présentent alors sous la forme d'agglomérations plus ou moins volumineuses, désignées sous le nom de concrétions ou de calculs, lesquels reproduisent parfois le moule des cavités qui les renferment.

La calcification *des parties vivantes* apparaît à la suite d'un trouble primitif de la nutrition des tissus et de l'affaiblissement de leur énergie vitale, ou bien, phénomène plus rare, elle est le résultat de la *richesse* excessive de l'organisme en matière calcaire et de la sursaturation du sang. *Dans le premier cas*, la précipitation de la chaux a un caractère de distribution limitée, elle ne s'exerce que dans un système de tissus; *dans le second*, le dépôt calcaire se généralise et marque son empreinte en plusieurs régions du corps.

Provoquée par des conditions *purement locales*, la calcification s'observe principalement dans la substance interstitielle, le long du trajet des fibrilles et des fibres conjonctives. Elle se rencontre aussi dans les cellules, mais en général elle montre une prédilection pour les éléments du mésoderme. A ces groupes de calcification appartiennent l'incrustation des cartilages et des muscles autour des foyers de stase veineuse et d'inflammation chronique; les dépôts calcaires dans les ganglions lymphatiques, dans les valvules cardiaques, dans les parois des grandes artères (athéromasie), dans les régions qui ont subi l'épaississement préalable inflammatoire et la dégénérescence hyaline; dans le poumon atteint de tuberculose, dans l'atrophie régressive des néoformations tuberculeuses et, parfois, dans les lésions qui font suite aux inflammations catarrhales du poumon (*phtisie calculeuse*). La calcification peut aussi atteindre certaines régions des tumeurs pauvres en vaisseaux (fibromes, chondromes, myomes, lymphomes, lipomes, etc.). Les dépôts calcaires se rencontrent plus rarement dans les éléments parenchymateux, dans l'épithélium rénal, dans les régions atteintes de nécrose de coagulation, nécrose provoquée par l'arrêt temporaire de la circulation, ou bien par une maladie infectieuse ou encore par l'action de substances toxiques diverses (sublimé, glycérine, etc.). L'incrustation peut aussi se manifester dans les cellules nerveuses, à la périphérie des foyers de ramollissement et d'encéphalite.

Dans tous ces cas, l'affaiblissement de la nutrition, la dégénérescence parenchymateuse et hyaline des éléments des tissus, atteignant presque les limites de la gangrène, précèdent la formation des dépôts calcaires. Le rapport intime qui existe entre la calcification et la dégénérescence parenchymateuse est surtout visible dans l'épithélium rénal en cas d'intoxication par le plomb (Charcot et Gombault), par le sublimé, et sous l'influence des troubles nutritifs provoqués par l'arrêt temporaire du courant sanguin (Litten, Kaufmann, Neuberger, etc.). L'imprégnation par les sels calcaires n'a lieu que dans les cellules amenées préalablement jusqu'à un certain degré de dégénérescence, presque à la limite de la mortification. Les expériences de Werra ont montré que les sels calcaires peuvent se déposer dans l'épithélium vivant et que la mortification cellulaire n'a pas besoin d'être réalisée pour que l'imprégnation calcique s'exerce. Cet auteur a établi que l'incrustation calcaire de l'épithélium rénal peut être temporaire. L'arrêt de la circulation pendant une heure assure cette calcification, laquelle peut disparaître au bout de deux semaines, quand la circulation normale a été rétablie. Cependant, la restitution intégrale n'est possible que dans les premiers stades de la calcification, lorsque les granulations calcaires ne se sont déposées que dans le paraplasme du corps cellulaire, que le noyau conserve encore sa sensibilité à l'égard des matières colorantes et que le protoplasme proprement dit est encore vivant. Dans le cas contraire, quand la cellule a été profondément altérée à la suite d'un arrêt prolongé de la circulation, la pétrification s'exerce pleinement et amène avec elle la cessation de toutes les fonctions vitales et la transformation morphologique des cellules. A la place de celles-ci gisent des concrétions calcaires.

Les rapports qui unissent la calcification et la dégénérescence hyaline n'apparaissent nulle part avec plus d'évidence que dans les dépôts calcaires des parois artérielles. Les plaques scléreuses (dégénérescence hyaline) subissent l'incrustation de la chaux et se transforment progressivement en lamelles d'apparence ossiforme. Lorsque le dépôt calcaire est accompagné d'une dégénérescence graisseuse des cellules conjonctives et des fibres de la paroi vasculaire, on voit apparaître au centre de la lésion une bouillie formée de granulations pierreuses et de détritus graisseux (ἡ ἀθάρα = bouillie), à laquelle son apparence a fait donner le nom d'*athérome*. Cette bouillie peut s'effriter, tomber dans la lumière du vaisseau, laisser des pertes de substance de la paroi vasculaire, provoquer la formation d'anévrysmes et donner lieu parfois à des phénomènes emboliques.

Dans la vieillesse, domaine de l'artériosclérose, chez l'adolescent et l'homme adulte, chez les intoxiqués par l'alcool, chez les patients atteints de maladies constitutionnelles ou toxiques (saturnisme, etc.), le dépôt calcaire des parois vasculaires constitue une lésion fréquente qu'on rencontre en diverses régions. Certaines ramifications vasculaires se transforment en des tubes rigides qui donnent au doigt qui les presse une sensation de dureté toute spéciale.

Pour que la calcification des parois vasculaires se produise, il ne suffit pas, comme le montre l'exemple de l'ostéomalacie, que le sang contienne des sels calcaires en excès. En effet, la *cause* de l'incrustation des plaques scléreuses des vaisseaux réside essentiellement dans l'altération locale, dans la nécrobiose limitée des parois artérielles frappées de dégénérescence hyaline. La surcharge du sang en sels calcaires est impuissante à elle seule à provoquer le dépôt des matières minérales dans les tissus, sous forme de combinaisons insolubles : pour que le phénomène ait lieu, il faut la complicité d'une altération préalable des tissus frappés dans leur vitalité. Il y a plus de vingt ans que Cornil et Ranvier, étudiant la calcification des séreuses, Talamon celle du tissu conjonctif et de l'endartère, ont insisté sur les modifications fibroïdes de ces tissus précédant la calcification.

Les conditions générales qui président aux incrustations multiples des tissus comprennent les cas où les sels calciques et magnésiens circulent en excès dans les plasmas ou s'y rencontrent sous une forme peu soluble. On n'a pu réussir jusqu'à présent à augmenter, par un procédé alimentaire quelconque, la teneur des sels de chaux et de magnésie dans le sang. On peut donc conclure que l'accumulation sanguine d'un excès de ces substances minérales doit avoir sa cause dans les mutations excessives du tissu osseux, pendant lesquelles une partie du calcium du squelette, transformé en un sel soluble, est versée dans le torrent circulatoire et charriée dans les diverses régions du corps. Cette déminéralisation, cette métastase calcaire, suivant l'expression de Virchow, se montre ordinairement dans les inflammations purulentes des os (carie, ostéomyélites suppurées d'origine infectieuse), dans les destructions osseuses par des tumeurs à développement rapide (cancer et sarcome) et, en général, dans tous les cas d'atrophie osseuse et d'appauvrissement pathologique des organes en calcium. On constate ce phénomène dans plusieurs maladies infectieuses et notamment dans les premières phases de la tuberculose pulmonaire (Daremberg).

Il est probable que la fréquence de la calcification dans la vieillesse ne doit pas être séparée de l'existence des processus atrophiques des os qui surviennent à cette époque de la vie. La matière minérale circulante est plus copieuse qu'à l'état normal et les dépôts calcaires imprègnent facilement les parois artérielles et les cartilages, provoqués dans leur formation par la présence de lésions régressives.

La *lithiase* peut se manifester par des dépôts de sels calcaires non seulement dans le tissu conjonctif des parois vasculaires, dans les veines, dans la cavité vésicale, mais encore dans le tube digestif. Ces sels peuvent s'éliminer avec les matières fécales, contribuer à la formation du sable et même des calculs dans les excréments et provoquer ainsi des entérites, des colites et des appendicites, comme l'ont montré les travaux de Dieulafoy.

La déminéralisation osseuse n'a pas comme corollaire obligé la formation de foyers d'incrustation calcaire dans les tissus. L'ostéomalacie, par exemple, qui dépouille les os de leurs sels calciques, qu'elle jette en abondance dans la circulation sanguine, n'aboutit pas à créer des dépôts calcaires : la matière minérale s'élimine par l'urine. Pourquoi, en pareil cas, ce défaut de précipitation dans l'organisme? Les combinaisons solubles de calcium (peut-être lactate de calcium) qui se forment dans les os malades sont-elles donc très stables? Le sang renferme-t-il un excès d'acide carbonique dont la présence assure la solubilité des sels calcaires? Quelle que soit la cause intime du phénomène, la surcharge sanguine minérale d'origine ostéomalacique ne provoque pas d'ordinaire le dépôt du calcium dans les tissus.

Tous les obstacles apportés à la sécrétion ou à l'excrétion de l'urine (maladies des reins, rétrécissement des voies urinaires, etc.) favorisent la précipitation du calcium dès que la teneur sanguine de ce métalloïde dépasse le chiffre normal.

On peut toujours reconnaître comme cause immédiate des incrustations l'existence préalable d'un amoindrissement plus ou moins marqué de la vitalité des tissus. Aussi les voit-on s'exercer *dans les parois artérielles, dans la muqueuse de l'estomac et de l'intestin*, principalement dans celle du gros intestin et dans le parenchyme pulmonaire.

La fréquence et l'intérêt des calcifications qui envahissent l'appareil pleuro et broncho-pulmonaire méritent une mention toute particulière.

Les productions calcaires pleurales sont assez fréquentes et les *Bulletins de la Société anatomique de Paris* contiennent beaucoup de faits curieux relatifs à ces sortes de lésions. Elles sont représentées par des plaques calcaires plus ou moins étendues, tantôt petites comme une pièce de cinquante centimes ou d'un franc, tantôt assez étendues pour former au poumon une cuirasse interne. Elles se présentent parfois sous l'aspect de productions allongées rappelant les stalactites. Leur contour est d'ordinaire irrégulier et se trouve en continuité avec la gangue fibreuse qui fait partie de la pleurésie chronique accompagnant toujours ces altérations. La face interne du plastron calcaire n'adhère au poumon que par de légers tractus filamenteux; elle est lisse ou légèrement rugueuse. Cette absence d'adhérence explique que le fonctionnement pulmonaire ne se trouve que faiblement compromis. Quand la face pleurale de la plaque adhère au thorax par de simples tractus lamelleux, on a évidemment affaire à la pétrification de fausses membranes fibrineuses; quand elle y est solidement attachée, la lésion est la conséquence d'une pleurite pariéto-costale fibro-calcifiante. Lorsque le plastron calcaire est mince et dur, la cassure ressemble à celle d'un fragment brisé de porcelaine; quand il est épais, il renferme le plus souvent un kyste rempli d'une matière d'apparence caséeuse, plus ou moins infiltrée de sels de chaux. Cruveilhier pensait que toutes ces concrétions étaient le résultat de la pétrification de fausses membranes, reliquat d'une pleurésie ancienne; ANDRAL, CORNIL et RANVIER admettent que le plastron calcaire prend naissance aux dépens du tissu conjonctif sous-séreux transformé, avant la pétrification, en un tissu fibroïde à substance fondamentale amorphe, avec cellules plates disséminées. Il est certain que les deux modes de formation peuvent coexister. Ces productions calcaires pleurales n'existent pas seulement chez l'homme; LEBERT (Soc. de biolog., 1852) a trouvé de pareils corps étrangers dans la plèvre du cheval.

La calcification, qui frappe diverses régions du poumon, les ganglions bronchiques, peut aussi atteindre les artères pulmonaires, qui ressemblent à des baguettes rigides traversant le poumon en tous sens; mais elle frappe beaucoup plus rarement les veines.

L'infiltration calcique, qui pénètre les ganglions lymphatiques, bronchiques et pulmonaires, est très fréquente; elle revêt tantôt l'aspect d'une masse crétacée plus ou moins dense, ressemblant à du plâtre mouillé, tantôt la forme d'une véritable concrétion pierreuse, uniformément dure ou parsemée de zones moins consistantes. Le volume des ganglions atteints varie de la grosseur d'une noix à celle d'un œuf de poule. Leurs rapports avec les canaux bronchiques et les gros vaisseaux expliquent qu'ils arrivent à les comprimer, à les déformer et même à les ulcérer. Ils peuvent ainsi se frayer une voie et être rejetés par l'expectoration. On trouve dans ces concrétions du phosphate et du carbonate de chaux, de la matière organique, et quelquefois même de l'urate de soude (JOHN).

La calcification portant sur le parenchyme pulmonaire s'observe dans deux conditions bien distinctes : 1° quand le poumon n'a subi *en apparence* aucune modification autre que la pétrification; 2° quand la pétrification a été précédée d'une altération quelconque mécanique, inflammatoire, etc., du parenchyme pulmonaire. L'existence des cas du premier groupe a été signalée par VIRCHOW, HANS CHIARI, PITRES; il est vrai qu'à cette époque les procédés pour découvrir la dégénérescence hyaline étaient moins parfaits qu'aujourd'hui. Il s'agit, dans ces cas, d'une fine incrustation des tissus, diffuse ou circonscrite : les parties envahies ont une consistance pierreuse au centre, tandis que la périphérie présente une simple induration, analogue à celle qui est fournie par l'hépatisation rouge de la pneumonie; le tissu crie sous le scalpel et, dans la plupart des cas, les cavités alvéolaires sont encore perméables à l'air. Nous reviendrons plus loin sur la pathogénie de ces lésions.

La calcification se développe plus fréquemment lorsque le parenchyme a été frappé d'une lésion préalable quelconque, soit non tuberculeuse (infarctus, nodules broncho-pneumoniques, petits abcès, parasites divers), soit plus souvent tuberculeuse. La calcification qui prend naissance sur des lésions tuberculeuses revêt deux aspects distincts : on reconnaît la concrétion crétacée, semblable à de la craie plus ou moins humide, plus ou moins consistante, et la concrétion calcaire qui est le développement de la précédente et qui arrive à constituer une petite pierre, très dure, irrégulière, présentant de nombreuses aspérités ou saillies, mais ayant dans sa masse la forme arrondie, sans *ramifications*, car les ramifications sont l'apanage de certaines concrétions intrabronchiques. Le volume des concrétions varie de la grosseur d'un grain de mil à celle d'une orange, d'une pomme, d'où le nom de *pommelière* donné à la tuberculose bovine caractérisée par la présence de ces blocs volumineux. Une fois constituées, les concrétions pulmonaires peuvent rester latentes toute la vie, sans provoquer aucune réaction inflammatoire; ou bien, sous l'influence d'autres lésions pulmonaires, elles se mobilisent, perforent directement une paroi bronchique et trouvent une voie d'élimination. Elles représentent une des formes de la phtisie calculeuse de Bayle, *phtisie tuberculeuse avec productions calcaires.*

Il est d'autres formes de la phtisie calculeuse qui, elles, ne sont pas du domaine de la tuberculose. Certains individus rendent par les voies respiratoires un grand nombre de calculs; ils ont des crises douloureuses et dyspnéiques accompagnant cette expectoration : on ne trouve pas de bacilles de Koch dans les crachats et les malades finissent cependant par succomber à la cachexie progressive. A l'autopsie, on constate les signes de la dilatation bronchique, de la pneumonie interstitielle, la présence de cavernules contenant des concrétions calcaires libres (Dieulafoy, Poulaillon). La genèse de ces productions peut avoir lieu non seulement dans l'intimité du parenchyme pulmonaire, mais aussi dans la cavité même des bronches. Des observations de Morgagny, Laënnec, Andral, Besnier, Gubler ont prouvé que ces concrétions pouvaient se former dans les bronches, alors même que les poumons et les ganglions bronchiques ne présentaient ni altérations tuberculeuses ni concrétions d'une autre nature.

L'incrustation calcaire des parties maintenues dans l'*organisme vivant*, mais déjà elles-mêmes frappées de mort, s'observe fréquemment. Tels sont les cas de fœtus de grossesses extra-utérines, conservés morts dans la cavité péritonéale, qui s'infiltrent peu à peu de sels calcaires; telles sont encore la pétrification des corpuscules libres (*grains riziformes*) qu'on trouve dans les cavités articulaires et dans les gaines synoviales, la calcification des grains de fibrine qui donne lieu à la formation de pierres artérielles et veineuses (*artériolithes*, *phlébolithes*), la pétrification des dépôts fibrineux du péricarde et de la plèvre, des bronches et des alvéoles pulmonaires (*broncholithes*, *pneumolithes*). Il se produit parfois une véritable écorce pierreuse autour du cœur (*cœur pierreux*) et de certaines parties du poumon. Enfin, des parasites animaux peuvent subir aussi la pétrification (pentastom. denticulat.; trichina spiralis, echinococcus, etc.), ainsi que les capsules conjonctives qui les entourent. L'incrustation calcaire se manifeste encore dans le contenu des glandes sébacées et des amygdales.

Le dépôt de substances minérales *dans les régions mortes*, au sein des tissus vivants, se fait d'après le type qui préside à l'incrustation des corps organiques, non vivants, plongés dans certaines eaux minérales. Les corps mortifiés sont reliés quelquefois aux tissus vivants par des néoformations vasculaires, qui leur apportent avec le sang la matière saline; mais la pétrification peut se faire en dehors de cette voie de conduction, témoins les grains riziformes calcifiés.

Parfois le mécanisme des dépôts de sels calcaires dans la trame organique morte s'exerce à l'aide de bactéries. De tous les microbes qui vivent chez l'homme, le *leptothrix buccalis* est le plus capable d'extraire le carbonate de chaux des autres sels de calcium. Cette bactérie vit surtout dans la cavité buccale, sur les gencives, et souvent provoque la formation de véritables calculs dans les canaux excréteurs des glandes salivaires et des amygdales. Nous étudierons plus loin (pathologie infectieuse) les diverses étapes de la lutte qui se passe entre le bacille de la tuberculose et la cellule phagocytaire qui l'a englobé. Nous verrons sous quelle armure pétrifiée la cellule emprisonne le microbe qu'elle n'a pu digérer.

Les modifications anatomiques dues à l'imprégnation par des sels calcaires ressemblent étroitement à celles qui résultent des dépôts physiologiques (ossification). Les sels apparaissent sous la forme de corpuscules de grandeur variable ou d'amas et de plaques calcaires. Au microscope, les grains donnent, à première vue, l'image de granulations de graisse; cependant, le contraste qu'un certain éclairage montre entre l'éclat de la partie centrale des corpuscules et l'obscurité de leurs contours laisse soupçonner leur nature calcaire, sans livrer beaucoup de prise à l'erreur. A la lumière directe, les grains paraissent blanchâtres, brillants. L'emploi des réactifs lève tous les doutes. Insolubles dans l'alcool, dans l'éther et dans les alcalis, *ils se dissolvent au contraire dans les acides, surtout dans l'acide chlorhydrique, avec dégagement de bulles gazeuses.* Il est évident que ce dernier phénomène est lié à la mise en liberté de l'acide carbonique et manquerait si celui-ci faisait défaut, comme, par exemple, dans les incrustations de phosphates calciques. L'acide sulfurique fait apparaître, au lieu des grains amorphes, les cristaux aciculés de sulfate de calcium et de gypse.

Débarrassée des sels calcaires qui l'infarcissaient, la trame organique des tissus se montre, au microscope, considérablement altérée et différente de sa structure normale. On constate que l'imprégnation ne consiste pas seulement dans le dépôt de sels calcaires dans les interstices du tissu, mais qu'une combinaison plus intime de la matière minérale avec la substance fondamentale organique a été réalisée. Celle-ci a subi la dégénérescence hyaline d'une manière plus ou moins complète. Sa coloration très intense, sous l'influence de l'hématoxyline et d'autres matières colorantes, traduit extérieurement les modifications qu'elle a subies. On peut reconnaître toutefois que la combinaison des corpuscules avec l'albumine du tissu n'est pas aussi intime que celle qui est réalisée dans le processus de la véritable ossification. Là, aucun grossissement ne permet de distinguer les uns des autres des grains isolés d'un corpuscule, tandis que les tissus calcifiés ne se dépouillent jamais de l'aspect mat, grenu et poussiéreux qui leur est particulier.

La calcification des tissus se reconnaît à la perte de leur élasticité, à leur rigidité, à la dureté que perçoit le doigt qui les presse (artères athéromateuses). Sur les radiographies, les régions calcifiées paraissent noires et donnent une silhouette nette, parce que les sels de calcium sont impénétrables aux rayons de Röntgen.

Les *conséquences* pathologiques de l'imprégnation calcaire sont importantes et consistent dans la diminution de la mobilité, de la contractilité et de l'élasticité, dans l'obscurcissement des parties normalement transparentes (cristallin), dans la fragilité et la friabilité des parois vasculaires, d'où découlent les conséquences les plus graves pour l'organisme (hémorragies, thromboses, etc.). La calcification peut cependant avoir parfois des effets indifférents et même utiles. Elle est la base de certains processus de guérison qui se passent au sein de produits inflammatoires contenant des parasites végétaux et animaux vivants (bactéries tubercul., trichine, grains d'actinomycose, etc.). La pétrification, en pareille occurrence, équivaut à un internement des parasites sous la pierre.

Dépôts uratiques.

Aux incrustations des tissus par des sels insolubles appartiennent les dépôts constitués par les urates acides, surtout par *l'urate de sodium*, et par *l'acide urique* lui-même. Cette lésion anatomique s'observe presque exclusivement dans une maladie de la nutrition qui est connue depuis des temps reculés sous le nom de *goutte*, parce qu'on croyait qu'elle était provoquée par l'écoulement goutte à goutte d'une humeur dans les articulations. Maintenant encore le terme de podagre (πoῦς, pied; ἄγρα, proie) désigne une des localisations morbides où le pied est devenu la proie de la maladie goutteuse.

Parmi les lésions de la goutte, la plus caractéristique est celle qu'on observe sur les articulations et qui a pour signature indélébile la présence d'urate de soude. Garrod a montré que, même chez les goutteux qui n'ont eu que de rares accès et dont les articulations étaient saines en apparence, les cartilages diarthrodiaux présentaient déjà des incrustations d'urate de soude. Quand on ouvre la jointure, le cartilage a perdu sa blancheur uniforme; il présente des taches en stries ou en plaques, dont la teinte mate rappelle l'apparence de dépôts de craie disposés sous la couche la plus superficielle du cartilage. Quand les dépôts uratiques sont devenus plus nombreux, ils font saillie à la superficie du cartilage sur laquelle ils dessinent des aspérités et provoquent des érosions. Dans les cas graves, le cartilage peut être détruit: les tissus périarticulaires incrustés de sels de soude circonscrivent une cavité remplie de bouillie crayeuse.

La goutte frappe de préférence les petites articulations et en particulier l'articulation métacarpo-phalangienne du gros orteil; elle atteint aussi fréquemment les petites jointures des os du carpe et du tarse entre eux et avec les phalanges. En général, les grandes jointures ne sont touchées qu'après les petites. C'est au centre du cartilage diarthrodial que commencent les dépôts crayeux; la périphérie ne présente des lésions que secondairement. Les points d'insertion ligamenteuse, et de préférence ceux qui donnent attache aux ligaments interarticulaires, sont envahis avant les autres régions de la jointure. Les masses crayeuses infarcissent les ligaments et les tendons périarticulaires sous la forme de petits nodules, ou sous celle de plaques et de bandes uratiques, suivant la disposition que nous avons constatée plus haut dans les phénomènes de pétrification par les carbonates ou les phosphates. Les urates se déposent plus rarement dans la synoviale, où ils imprègnent dès le début les appendices des franges synoviales. Cependant, la membrane continue à sécréter la synovie qui présente, dans les premières lésions de la goutte — et ceci a une certaine importance au point de vue de la pathogénie de la maladie —, ses qualités normales d'abondance, de transparence et d'alcalinité.

A côté de l'urate de soude, on trouve parfois des urates de chaux, de magnésie, du carbonate de chaux, de l'acide urique libre et de l'acide hippurique.

Sous l'influence des dépôts cristallins, le tissu conjonctif finit par s'enflammer; on voit apparaître les éléments du tissu de granulation, dont quelques-uns prennent l'aspect de cellules géantes, entourant les cristaux uratiques. Quand les phénomènes inflammatoires atteignent un certain degré d'intensité, ils contribuent à l'apparition des déformations articulaires. La surface diarthrodiale se détruit dans les parties centrales du cartilage, tandis qu'à la périphérie la prolifération des éléments du tissu aboutit à une néoformation cartilagineuse. Au niveau du rebord, à l'endroit où la synoviale tapisse encore la surface articulaire, une végétation abondante de cellules cartilagineuses se produit, tandis que la substance fondamentale devient cassante, fissurée, et prend l'apparence velvétique. Au centre de la surface articulaire cartilagineuse, où le revêtement synovial manque, les cellules en prolifération se vident dans l'intérieur de la jointure; il en résulte une atrophie et une usure du cartilage, qui peuvent aboutir à de véritables ulcérations mettant à nu le dépôt uratique et allant même jusqu'à la surface osseuse. C'est dans ces cas qu'on trouve dans la jointure une bouillie puriforme ou plâtreuse, colorée quelquefois par la présence d'une petite quantité de sang extravasé.

Ces lésions anatomiques des grandes arthrites goutteuses siègent de préférence dans les jointures du genou ou du cou-de-pied; elles ne sont pas sans analogie avec les altérations de l'arthrite déformante rhumatismale, mais, dans cette dernière, si les ecchondroses et les ulcérations cartilagineuses existent, les dépôts crayeux manquent.

Le mode *d'incrustation sodique* des cartilages a été décrit, dès 1863, par Charcot et Cornil. Les dépôts crayeux qui se dirigent plus ou moins profondément vers le tissu osseux commencent à apparaître dans l'épaisseur du cartilage diarthrodial, à une petite distance de la surface libre. L'examen du centre du dépôt donne l'impression d'une masse opaque indistincte, mais la périphérie laisse reconnaître nettement une accumulation de cristaux d'urate de soude en aiguilles dirigées en tous sens. L'acide acétique, agissant sur ces masses opaques, les dissout peu à peu.

Les dépôts caractéristiques que l'urate de soude détermine dans les tissus périarticulaires ou dans certains points des téguments prennent le nom de *tophus*. Ceux-ci peuvent se rencontrer au voisinage des articulations des mains et des pieds, dans les ligaments et tissus fibreux périarticulaires, dans les gaines tendineuses des fléchisseurs des doigts et des orteils, dans les bourses séreuses qui siègent au niveau des tubérosités osseuses préarticulaires. L'inflammation suppurative de ces bourses donne lieu à des écoulements de pus et de boue crayeuse. Les incrustations du tissu sous-cutané peuvent aboutir aux ulcérations de la peau. On trouve dans le pavillon de l'oreille de petits tophus (Scudamore, Cruveilhier, Garrod, Charcot) qui ont pour le clinicien une valeur diagnostique importante. Ces tophus se dissolvent sous l'action de l'acide chlorhydrique faible, sans produire d'effervescence; traités par l'acide acétique, ils se dissolvent également et laissent apparaître les caractères microscopiques de l'acide urique (prismes rhomboïdaux). Enfin ils donnent la réaction de la murexide (dérivé de l'acide urique), lorsque la solution d'un tophus dans l'acide nitrique est concentrée par chauffage et additionnée de quelques gouttes d'ammoniaque liquide.

La *goutte frappe fréquemment le rein*. Elle y provoque l'apparition du type le plus pur de la néphrite interstitielle; elle peut aussi y marquer son empreinte par la présence de cristaux d'acide urique ou de dépôts d'urate de soude. Lorsque l'acide urique infarcit le rein sous la forme de sable jaune ou brun, on le trouve surtout dans les voies d'excrétion (tubes droits, papilles); il se montre encore, sous l'aspect de concrétions muriformes, dans les calices et les bassinets (rein graveleux). Quand l'infiltration est constituée par l'urate de soude, on voit, limitées à la région des pyramides, des stries blanchâtres, parallèles aux tubes urinifères, contenues dans l'intérieur des tubes (Charcot et Cornil) ou dans le tissu conjonctif péritubulaire (Garrod, Rendu et Bouley). Parfois enfin, d'après Ebstein, l'urate de soude peut se déposer en divers points du parenchyme rénal, quand ceux-ci ont subi une sorte de nécrose, aboutissant à la résorption du tissu et à la formation d'une lacune où s'emmagasine le dépôt sodique.

Le *cœur des goutteux* présente assez fréquemment les lésions de la myocardite scléreuse, mais les infiltrations d'urate sur les valvules aortique et mitrale sont aussi rares que les plaques calcaires de l'athérome y sont fréquentes. La même observation s'applique à la présence de l'urate de soude dans les parois artérielles et veineuses des goutteux. On a découvert encore de l'urate de soude dans les tubes bronchiques (Bence Jones), dans les cartilages et ligaments du larynx (Garrod, Virchow), dans le mucus bronchique (Gigot-Suard), dans les villosités intestinales (Hayem), dans le liquide céphalo-rachidien (Cornil), à la face externe de la dure-mère spinale (Ollivier), dans le névrilème des nerfs périphériques (Schröder van der Kolk). On a même signalé la présence de dépôts d'urates dans la verge (D. Duckworth, Spencer, Smith, etc.).

Lorsque la goutte est héréditaire, elle se manifeste assez souvent dans l'enfance sous des formes larvées, épistaxis à répétition, céphalées, névralgies, crises de dyspepsie, dermatoses, prurit, sécheresse de la gorge, bronchites sibilantes tenaces, etc. Bien des fils de goutteux sont sujets à des troubles morbides divers, d'une mobilité qui déroute le diagnostic médical, jusqu'au jour où l'éclat d'un accès de goutte franche vient l'éclairer. Au nombre des manifestations pathologiques qui constituent souvent un prélude des attaques de goutte, il faut citer l'irritabilité du caractère, l'incapacité relative de travail, la défaillance de la mémoire et de l'attention, l'apparition d'un état vertigineux habituel, capable de revêtir parfois les allures du grand vertige labyrinthique avec les sifflements d'oreilles, l'angoisse, les vomissements, la chute, etc. L'asthme, la colique néphrétique, les crises de gastralgie, peuvent encore être les accidents prémonitoires de la podagre. L'*accès de goutte aiguë* a été décrit par Sydenham avec une précision et un art remarquables; le lecteur français pourra en prendre connaissance dans la traduction si parfaite de Lasègue.

Dans la *goutte chronique*, les accès n'ont plus le caractère de phlegmasie franche; ils se rapprochent, s'écourtent dans leur durée : la douleur articulaire est sourde et la fluxion inflammatoire fait place à un œdème blafard, persistant, sous lequel se font activement les dépôts d'urates. Mais alors reparaissent les accidents qui s'étaient montrés dans les périodes prémonitoires de la maladie : l'œil, l'oreille sont plus ou moins touchés; l'artérite et surtout la phlébite goutteuse sont fréquentes; la dégénérescence scléreuse ou graisseuse du cœur mène aux congestions hémoptoïques, à l'apoplexie du poumon; la néphrite interstitielle conduit à l'urémie, l'artérite à l'angine de poitrine, aux gangrènes sèches. Parfois les lésions articulaires ne sont pas constituées par les seules incrustations d'urates; on peut voir survenir, à côté des tophus, les proliférations ostéophytiques de la véritable arthrite sèche déformante. Aussi, quels que soient les types cliniques sous lesquels évolue la goutte, qu'elle frappe plus particulièrement les articulations, les reins, les muscles, le système nerveux ou le tube digestif, elle a une tendance si marquée à abréger la vie, que les Compagnies d'assurances anglaises exigent pour les goutteux des primes plus élevées que pour les autres personnes (Garrod).

On sait aujourd'hui comment se gagne la goutte, si on ignore le mécanisme pathogénique par lequel elle s'exerce. Le rôle que joue l'intempérance a été reconnu chez tous les peuples et dans tous les climats. Les provinces où l'alimentation est trop copieuse, trop animalisée, où l'on consomme de l'alcool avec excès, en Angleterre, en France, en Hollande, en Allemagne, sont encore ou ont été les terres classiques de la goutte. Aussi la maladie est-elle plus fréquente dans le sexe masculin. L'excès de recettes, surtout de certaines recettes, et le défaut de dépenses organiques (sédentarité, etc.) représentent des facteurs de premier ordre dans l'étiologie de la goutte. Il faut faire cependant une place à part à l'hérédité. Celle-ci s'exerce parfois avec tant de puissance, surtout quand elle provient du père, que des individus peuvent difficilement y échapper, même en se prémunissant avec soin contre tout excès. Chez les ascendants des goutteux, on trouve la podagre presque dans la moitié des cas.

Depuis des temps reculés on avait attribué la goutte à la viciation des humeurs, et les accidents articulaires à la pénétration, dans la jointure, d'une humeur peccante dont le tophus représentait le produit de solidification. La découverte de l'urate de soude dans ces concrétions (Fourcroy et Wollaston), celle de l'acide urique dans l'urine, fournirent à cette idée une base chimique, et bientôt toutes les hypothèses sur la nature de la goutte pâlirent devant la théorie uricémique de cette maladie, théorie dont Garrod fut le promoteur (1861). Pendant l'accès de goutte, affirmait ce savant, il y avait diminution de l'acide urique dans l'urine et augmentation de cet acide dans le sang, par le fait d'une imperméabilité rénale qui s'exagérait, d'une façon paroxystique, avant les crises. La présence de l'acide urique en *quantité anormale* était le fait constant et caractéristique de l'altération du sang chez les goutteux. Cette accumulation, Garrod la démontrait par un très petit nombre d'analyses directes du sang et surtout par le fameux procédé du fil. Il recueillait sur des bouts de fil des cristaux d'acide urique déplacé du sérum sanguin des goutteux par l'addition à ce sérum de quelques gouttes d'acide acétique : l'excès d'urate dans le sang amenait sa précipitation dans les jointures. Toute la conception de la théorie de Garrod repose donc sur ces trois faits : uricémie, diminution de l'acide urique dans l'urine, dépôt d'urates dans certains tissus. Si l'existence de ces trois faits est bien démontrée, et si la goutte est *la seule maladie* où ils se trouvent réunis et concordants, on ne pourra méconnaître que la théorie de Garrod représente un édifice solidement construit, qui défie la critique.

Avant d'en arriver aux critiques des auteurs qui attaquent la théorie de Garrod en visant sa base même, par la négation de la présence de l'urate de soude en excès dans le sang, citons les expériences qui peuvent être considérées comme des points d'appui de la doctrine anglaise. Likhatcheff, pratiquant chez les poules la ligature des uretères, a provoqué la précipitation d'urate de soude dans des tissus normaux, et dans ces tissus le sel sodique se dépose sans produire une altération bien manifeste. Déjà Zalesski, Chronczevski, Colosanti, liant les uretères chez les oiseaux et les serpents, avaient vu s'accumuler dans les fentes du tissu conjonctif des cristaux d'urate de soude. En répétant la même opération, Ebstein a produit chez la poule un processus morbide très analogue à celui de la goutte humaine : en divers points, il a fait apparaître des foyers de nécrose où se déposaient des grains et des cristaux d'urate de soude, provoquant plus tard dans le tissu conjonctif circonvoisin une réaction franchement inflammatoire. Il n'est même point nécessaire, pour obtenir des nodosités uratiques, d'avoir recours à la ligature de l'uretère, qui arrête la fonction éliminatrice du rein. L'injection sous-cutanée de chromate de potasse aboutit au même résultat et provoque la formation, dans le foie, les reins, les cartilages et d'autres parties du corps, de foyers de nécrose qui s'infiltrent d'urates (EBSTEIN).

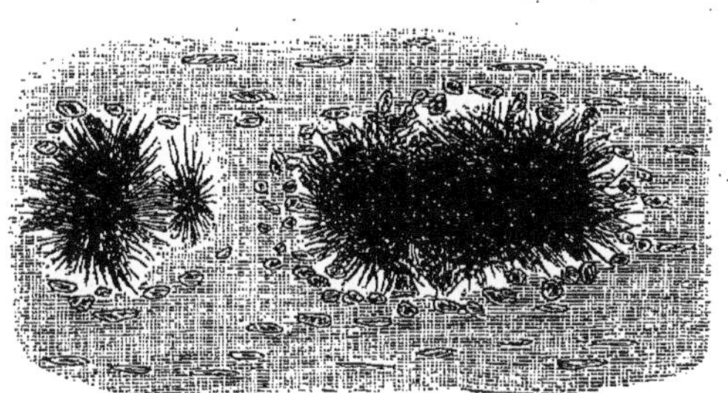

Fig. 144. — Coupe d'un tophus siégeant dans un ligament. Foyer de tissu nécrosé infarci d'aiguilles d'urate de soude (D'après EBSTEIN).

En Angleterre, les médecins restent, avec quelques variantes, fidèles à la doctrine de GARROD. ARTHUR LUFF considère que la teneur alcaline du sang ou la présence d'acides organiques dans ce liquide n'accroissent ni ne diminuent sensiblement la solubilité du biurate de soude et de l'acide urique. Le point capital de la production de la goutte est, d'après lui, une lésion fonctionnelle ou organique du rein, portant sur les tubes contournés et entravant l'excrétion de l'acide urique. Or, comme cet acide urique n'existe pas dans le sang à l'état normal, qu'il ne se forme que dans le rein, un défaut de fonction d'excrétion rénale le fait s'accumuler dans le sang des goutteux, sous forme de quadriurate, et se déposer dans les tissus, où il agit comme corps étranger. Une alimentation végétale empêche la décomposition du quadriurate en biurate de soude et accroît la solubilité de ce dernier sel, laquelle est au contraire diminuée par l'usage d'une alimentation carnée. Nous voyons donc apparaître ici une théorie rénale de la goutte, qu'il est intéressant de placer à côté de la théorie rénale d'une autre maladie, dont certaines formes pathologiques sont parentes de la goutte, le diabète.

Pour établir solidement la théorie de GARROD, il faudrait que l'uricémie fût un caractère constant et une condition indispensable de la goutte. Or, des constatations multiples démontrent que, dans la goutte invétérée, on ne peut parfois déceler, ni par le procédé du fil (RENDU), ni par des analyses chimiques précises (POTAIN), la présence de l'acide urique dans le sang. On connaît, d'autre part, des états morbides où le sang renferme une très notable quantité d'acide urique, supérieure certainement à celle qu'on trouve dans la goutte, sans que jamais on n'observe de précipitation dans les tissus. Au lieu du chiffre normal de cinquante à soixante centigrammes d'acide urique dans l'urine par 24 heures, BARTELS a constaté, dans un cas de leucémie, le chiffre de 4gr,20, sans qu'il y ait eu le moindre dépôt d'urate dans l'économie. Si même la constatation de GARROD, que l'excrétion de l'acide urique urinaire est diminuée à la veille de l'attaque de goutte, était confirmée, on ne pourrait y voir une preuve absolue de la solidité de sa théorie. SALOMON d'un côté, VON JAKSCH de l'autre, ont découvert dans le sang de malades atteints de pneumonie ou d'anémies graves la présence d'acide urique. Bien plus, EBSTEIN, PFEIFFER et VOGEL, MAGNUS LEVY, etc., ont fait à ce point de vue des recherches chez un grand nombre de malades divers et ont abouti à ce résultat, qu'il n'y a presque aucune différence entre le sang et l'urine des goutteux et ceux des gens bien portants. Chez les malades frappés de goutte chronique on trouve même dans l'urine plus d'acide urique que chez les personnes en bonne santé (LECORCHÉ).

On voit qu'un des principaux arguments de GARROD perd de sa force et que beaucoup d'observations permettent de conclure que la quantité d'acide urique éliminée par les urines n'est pas, chez le goutteux, notablement inférieure à la normale. Les objections à la théorie de l'auteur anglais se résument, comme l'a dit RENDU, dans les arguments suivants :

1° L'excès d'acide urique dans le sang peut se présenter en dehors de la goutte ;

2° L'uricémie n'existe pas chez tous les goutteux ;

3° Il n'est pas démontré qu'il y ait toujours, dans les intervalles ou au commencement des accès, une diminution de l'acide urique éliminé.

Il existe cependant dans la goutte quelque chose qui amène la précipitation de l'acide urique et qui n'est pas sous la dépendance exclusive de la quantité pondérable de cet élément dans le sang.

On admet généralement qu'il y a formation et précipitation d'urate acide de soude et d'acide urique aux dépens de l'urate neutre de potasse et de soude qui circule dans la lymphe et le sang. Mais comment et pourquoi se fait cette précipitation? La théorie de la nutrition retardante admet que les humeurs des goutteux, ayant subi une diminution de leur alcalinité, sont devenues inaptes à dissoudre l'acide urique et à le maintenir en solution. BENEKE considère comme une preuve indirecte de cette hyperacidité la triple constatation suivante : tendance à la précipitation de l'acide urique et des urates, oxalurie, excès de phosphates terreux. Nous avons vu qu'à l'argumentation de BENEKE et à ses preuves indirectes viennent s'opposer d'une part les résultats des analyses directes faites en grand nombre par KLEMPERER, qui a trouvé l'acidité du sang des goutteux exprimée en acide carbonique plus faible qu'à l'état normal, et d'autre part ceux obtenus par MAGNUS LÉVY (Congrès de Wiesbaden, 1898) qui affirme de nouveau d'une façon absolue que, dans les nombreuses analyses du sang des goutteux qu'il a faites, il n'a trouvé pendant l'accès ni augmentation du chiffre de l'acide urique, ni abaissement du taux de l'alcalinité du sang. De ces constatations il faut rapprocher celles de RENDU et de POTAIN, que nous avons citées plus haut.

Parmi les partisans de la théorie étiologique de la goutte par excès absolu d'acide urique dans le sang s'est rangé LECORCHÉ. Il a constaté que, chez les jeunes goutteux, dans la période floride de la maladie, l'urée, loin d'être diminuée, est au contraire augmentée ; cette observation lui fait rejeter la théorie pathogénique de la goutte par l'hypothèse de l'existence d'une nutrition générale paresseuse. Il admet, au contraire, que l'uricémie est due à la production exagérée d'acide urique, à l'accélération de la nutrition.

La plupart des théories pathogéniques que nous venons de passer en revue, auxquelles on pourrait joindre celles d'ÉMILE PFEIFFER, de RIEHL, de LIKHATCHEFF, admettent que *la cause de la goutte réside dans l'uricémie*, c'est-à-dire dans une lésion générale des plasmas ; elles fournissent d'ailleurs de cette uricémie des explications diverses et parfaitement opposées. Il y a cependant dans l'origine de l'accès de goutte des circonstances que la clinique a depuis longtemps mises en lumière et que les premiers théoriciens n'avaient pas fait entrer dans leur doctrine : c'est le rôle d'une lésion locale, d'un traumatisme articulaire, d'un refroidissement, dans la création d'une arthrite goutteuse. C'est précisément de cet adjuvat local dont se sont préoccupés des travaux plus récents. Dans ses expériences (1897), MORDHORST a constaté que l'acide urique circule dans l'économie à l'état de globules d'urate de soude d'une extrême petitesse, et il suppose que l'accès aigu de goutte est dû à un état momentanément neutre ou même acide de certains tissus, qui précipitent en masse les globules d'urates. NOORDEN, KLEMPERER défendent aussi l'hypothèse d'une lésion primitive des régions. Déjà l'opinion d'EBSTEIN avait été longtemps accréditée, qui admettait que, dans la production des tophus, la première lésion en date consistait dans une altération dégénérative locale, une nécrose des tissus. Il est vrai que les affirmations d'EBSTEIN ont été battues en brèche par les observations de MORDHORST et surtout de RIEHL, qui ont démontré qu'à la périphérie des tophus, les incrustations d'urate sodique se trouvaient dans un tissu tout à fait normal, parfois dans la lumière de vaisseaux lymphatiques à endothélium intact, et même à l'intérieur de cellules géantes. Il faut, pour se rendre compte de ces localisations, éviter l'erreur de technique d'Ebstein, qui utilisait pour ses préparations des matières colorantes à réaction alcaline, lesquelles dissolvent les fins cristaux siégeant à la périphérie, et ne laissent visible que la région centrale, en partie nécrosée par suite de l'accumulation des urates.

S'il n'y a pas une nécrose préalable, comme le voulait Ebstein, en quoi consiste donc cette prédisposition morbide des tissus, qui aboutit à la précipitation des urates ? Se fait-il en ces points une formation d'acides organiques ? Ces régions subissent-elles l'action d'un ferment spécial ? (substance arthritique de Klemperer.) Déjà cette idée se fait jour dans la science ; « il est possible que l'acide urique, sans être la cause de la maladie, sans représenter le substratum de l'intoxication diathésique, soit une sorte de scorie qui témoigne de la viciation de la nutrition. L'acide urique conserverait dès lors une grande valeur au point de vue diagnostique, mais n'aurait plus qu'une importance secondaire au point de vue pathogénique. On peut légitimement se demander si ce ne sont pas des toxines, indéterminées, qui sont la cause de la maladie. Ces toxines se produiraient le plus souvent en même temps que l'acide urique et les urates, *parallèlement.* Cette hypothèse a le mérite de permettre une explication satisfaisante des faits relevés; malheureusement, ce n'est qu'une hypothèse » (Proust et Mathieu).

Quelle que soit l'opinion que l'on puisse émettre sur la pathogénie de la goutte, au sujet de laquelle la lumière n'est pas faite, l'expérience clinique a fourni des données certaines sur deux points : l'influence de l'alimentation dans la production de cette maladie et les relations qu'affecte la goutte avec une série d'autres états morbides, qui coexistent ou qui alternent, dans certaines familles. Il faut, chez les candidats à la goutte, modérer et doser les aliments, non seulement l'usage des albuminoïdes, mais celui de la graisse, des hydrates de carbone, des alcools, des vins généreux. Il faut aussi les mettre à l'abri de certaines intoxications (le saturnisme). La sobriété, la vie régulière, l'absence de tout surmenage intellectuel, sont les conditions les meilleures pour permettre aux prédisposés d'échapper à la goutte.

Parmi les substances albuminoïdes nuisibles aux goutteux se placent en toute première ligne les matières riches en nucléine. Déjà l'observation clinique avait signalé le danger de certaines sources d'alimentation : les expériences récentes de Weintraub, d'Horbaczewzki ont montré que l'absorption de substances riches en nucléine (thymus de veau, viande, foie, reins de veau) fait apparaître dans le sang une grande quantité d'acide urique, tandis que cet acide fait défaut, comme on le sait, dans le sang des gens bien portants. Ces faits, ainsi que l'observation de Kühnau sur l'augmentation du taux de l'acide urique dans les urines, en cas de leucocytose, rendent très plausible l'hypothèse d'Horbaczewski, Minkowsky, etc., que *la majeure partie de l'acide urique provient de la nucléine.*

Mais le vice de l'alimentation n'est pas tout dans la production de la goutte; ne devient pas goutteux qui veut. Il est sans doute des individus qui, sans prédisposition ancestrale, arrivent à la goutte sous l'influence de fatigues intellectuelles, d'alimentation plantureuse, et, devenus goutteux, transmettent à leurs fils une prédisposition particulière qui aboutit à créer, soit la goutte, soit des états morbides qu'on peut considérer comme les *équivalents* de cette maladie. La communauté d'origine du groupe des maladies diathésiques est connue depuis fort longtemps, non seulement par les médecins, mais même par les littérateurs : « tu as la gravelle et j'ai la goutte, nous avons épousé les deux sœurs » est une phrase célèbre. A notre époque, les travaux de beaucoup d'observateurs sont venus affirmer ces relations (Bazin, N. Gueneau de Mussy, Senac, Fauconneau-Dufresnes, Villemin, Beneke, Bouchard, Seegen, Rendu, Lancereaux, Le Gendre, Franz Glénard, etc.). Ils ont démontré : les uns que la goutte, le rhumatisme chronique, le diabète, l'obésité, la lithiase biliaire, la migraine, l'asthme, se présentaient dans les mêmes familles, d'une manière alternative ou successive, avec un degré de fréquence véritablement frappant; les autres que les maladies neuro-arthritiques dont nous venons de parler formaient une branche de la famille névropathique, à côté des affections mentales, des névroses et des lésions cérébro-spinales.

En résumé, la caractéristique biologique de la prédisposition qui donne naissance à la goutte reste encore à découvrir. En ce qui concerne la précipitation des urates, on peut expérimentalement, chez des animaux sains, en entravant la fonction des reins, provoquer des dépôts dans le tissu conjonctif normal; mais, chez les goutteux, la formation des dépôts ne s'accompagne pas seulement de l'augmentation du taux de l'acide urique dans les humeurs; elle exige aussi l'intervention d'une certaine prédisposition locale des tissus.

APPENDICE

FORMATION DES CONCRÉTIONS ET DES CALCULS

Les dépôts d'origine endogène qui se montrent dans les tissus vivants ou morts peuvent aussi se produire au sein des liquides et dans les cavités naturelles qui les contiennent. Les amas de sels insolubles ainsi formés sont désignés sous le nom de *concrétions* et de *calculs*. Ils s'accumulent dans la vessie et la vésicule biliaire, les bassinets, la prostate, dans la lumière des canaux excréteurs des glandes et même dans la cavité intestinale. On les désigne d'après leur composition chimique (*calculs d'urates, d'oxalates, de phosphates*, etc.) ou d'après le nom de la cavité qui leur donne asile (*calculs biliaires, vésicaux, rhinolithes, otolithes, néphrolithes, bronchiolithes, phlébolithes, artériolithes*, etc.).

La composition chimique des calculs varie avec celle des liquides où ils se sont formés et dont les parties les moins solubles entrent d'ordinaire dans leur constitution (urine, bile, sécrétions canaliculaires). Dans la vésicule biliaire, par exemple, les concrétions ont pour élément constitutif principal la cholestérine, additionnée de pigments et de sels biliaires. Dans les bassinets et la vessie, les calculs se composent d'acide urique et d'urates, ou de phosphate et de carbonate de chaux, ou d'acide oxalique, ou, plus rarement, de cystine et de xanthine, etc.; dans les conduits des glandes salivaires et d'autres glandes, dans les vaisseaux, ils sont formés principalement par du carbonate de chaux. Rarement une seule substance entre dans leur constitution : d'ordinaire, au dépôt salin qui prédomine dans la structure de tel ou tel calcul viennent se joindre d'autres matières en petite quantité.

Les calculs les plus communs tirent leur origine des parties composantes de l'*urine* et de la *bile*, et ce sont précisément les calculs urinaires qui acquièrent les dimensions les plus grandes.

Deux causes principales contribuent à la formation des calculs : la faible solubilité dans l'eau de quelques-unes des substances sécrétées ou excrétées, d'une part, et, d'autre part, une modification des conditions qui maintiennent leur solubilité à l'état normal. On peut subdiviser ces causes dans les propositions suivantes :

1° *Obstacle à l'écoulement des liquides renfermés dans les cavités et les conduits*, et par conséquent stase;

2° *Présence, dans le liquide, de substances étrangères* et en général de particules organiques (cellules desquamées, grumeaux de mucus, caillots de fibrine, amas de bactéries, de parasites morts, etc.) qui constituent un centre autour duquel se déposent les sels insolubles ;

3° *Viciation de la composition du liquide qui entraîne la précipitation des sels insolubles.* Le rôle pathogénique des bactéries occupe ici une place prépondérante.

Dans la formation des calculs, surtout des concrétions uratiques et calcaires, les recherches d'EBSTEIN (1884) ont montré la nécessité de la présence d'une substance étrangère et d'une base organique au centre des amas de sels précipités, et l'impossibilité d'assimiler la formation des calculs aux cristallisations des minéraux dans une solution mère. FOURCROY et VAUQUELIN, puis CARTER, avaient, il est vrai, signalé l'existence de cette base organique dans les concrétions, mais la technique microscopique D'EBSTEIN a fait voir que les calculs, quels qu'ils fussent (oxaliques, phosphatiques, carbonatés, cholestériniques, uratiques, etc.), même les plus minimes, laissaient, après dissolution du sel, une base albuminoïde ayant à peu près les dimensions du calcul dissous. La forme radiée des concrétions résulte de la disposition des cristaux et s'efface par leur dissolution; au contraire, la structure concentrique est sous la dépendance des dépôts successifs de la base organique et n'est pas influencée par la disparition de la matière minérale. Cette base organique n'est point toujours disposée en couches concentriques ; elle peut se distribuer d'une façon irrégulière, circonscrivant des fentes et des cavités. Tandis que les rayons prédominent dans les calculs carbonatés, phosphatiques, uratiques purs, la disposition concentrique est plus fréquente dans les concrétions mixtes d'urates et de carbonates ou de phosphates tribasiques. Seuls les calculs formés de *cystine* seraient dépourvus de base organique. La matière organisée, formée de mucus, de leucocytes et de caillots albumineux, se retrouve encore au centre des calculs expérimentaux qui apparaissent chez les animaux soumis à l'absorption d'oxamide (EBSTEIN et NICOLAÏER, TUFFIER).

Les concrétions calcaires se trouvent à l'état physiologique dans les petites masses concentriques, incrustées de carbonate et de phosphate de chaux, qui siègent dans les plexus choroïdes et dans la glande pinéale. Leur base organique est formée de couches superposées de matière albuminoïde en dégénérescence colloïde et hyaline, provenant de l'endothélium des vaisseaux sanguins. Cette base, qui forme le centre du calcul, devient facilement appréciable après la dissolution des sels calcaires qui l'entourent. Parfois les grains de sable rappellent tellement les formes considérées comme des sporozaires dans les cellules cancéreuses, que certains auteurs, obnubilés par la théorie parasitaire et cherchant des coccidies dans tout tissu pathologique, n'ont pas hésité à les appeler des parasites calcifiés.

Les incrustations calcaires des *corpuscules amylacés* qu'on trouve dans les ventricules cérébraux ou dans la prostate se rapportent au même type de concrétion.

Calculs biliaires. — La doctrine qui attribue les maladies diathésiques au ralentissement de la nutrition interprétait les causes de formation des calculs biliaires, il y a quelques années, de la façon suivante. La nutrition paresseuse fait apparaître dans les humeurs des acides organiques en excès, dont la présence a pour résultat la dissolution de la chaux des éléments anatomiques. Cette chaux, se montrant en proportion notable dans un milieu chargé de cholestérine, amène la précipitation de celle-ci, parce qu'elle décompose les éléments qui assurent sa solubilité, c'est-à-dire les sels biliaires, dont elle prend les acides pour former des cholates insolubles. Enfin, quand la cholestérine s'accumule en excès dans une humeur, elle y fait un précipité, malgré la réunion des autres conditions favorables à sa dissolution. — Ces arguments très ingénieux n'ont pas été l'objet d'une démonstration directe. Comment, si la théorie était exacte, les calculs biliaires ne se montreraient-ils pas à foison dans l'ostéomalacie où, par suite de la déminéralisation, les sels de chaux encombrent les humeurs? Les expériences de Jaukau, Thomas, Kausch ont montré que la teneur de la bile en cholestérine était indépendante de la quantité de cette substance circulant dans le sang; que ni le mode d'alimentation, ni même l'introduction de cholestérine sous la peau ne modifiaient la dose de cholestérine en dissolution dans la bile — ceci, soit dit en passant, éveille le scepticisme au sujet de l'interprétation du régime alimentaire classique imposé aux lithiasiques biliaires. — Il en serait de même de la chaux biliaire, indépendante de la quantité de chaux introduite par l'alimentation. La cause essentielle, constatée par des procédés microscopiques et chimiques, résiderait, d'après Naunyn, dans l'altération et la desquamation des cellules épithéliales de la muqueuse des voies biliaires. De telle sorte que la lithiase biliaire, considérée il y a quelques années comme un des prototypes des maladies par ralentissement de la nutrition, ne serait en réalité qu'une maladie d'origine locale.

Déjà l'acidité de la bile contenue dans la vésicule des calculeux avait été constatée ; Meckel attribuait même cette acidité à la fermentation du mucus altéré et prononçait le nom de catarrhe lithogène. Les découvertes bactériologiques allaient donner à cette théorie la démonstration qui lui manquait. En 1886, Galippe avait émis l'opinion — audacieuse pour l'époque — que les concrétions de toute nature rencontrées dans l'organisme, et en particulier les calculs biliaires, étaient dues à l'action de microbes dont la présence était constatée à leur centre. On reconnut bientôt la fréquence des angiocholites et des cholécystites microbiennes (Dupré). Naunyn exposa au Congrès de Wiesbaden (1891) la théorie de la lithiase biliaire d'origine infectieuse, qui se résumait pour lui dans les trois conditions pathogéniques: stase, infection, inflammation de la muqueuse. La base sur laquelle cette doctrine allait reposer solidement fut fournie par les auteurs français. Gilbert et Dominici mirent en évidence la fertilité des calculs jeunes, la présence, au sein de calculs plus anciens, de formes bacillaires, tantôt vivantes et tantôt mortes, la stérilité absolue du centre des calculs très âgés. Hanot et Létienne signalèrent pour la première fois la présence de bacilles typhiques au sein d'un calcul. On sait que la fièvre typhoïde est fréquente dans les antécédents des calculeux et que Chantemesse et Widal ont signalé, dans la dothiénentérie humaine et dans l'infection typhique expérimentale, la pénétration du bacille d'Eberth dans le contenu de la vésicule. Dans le cours de la fièvre typhoïde, il suffit parfois de quelques semaines pour que deux ou trois calculs du volume d'une petite noisette se forment dans la vésicule. L'un de nous (Chantemesse) a pu récemment observer un fait de cette nature, où les calculs renfermaient du bacille typhique vivant, à l'état de pureté.

Gilbert et L. Fournier ont constaté que, dans la majorité des cas de cholélithiase, on peut mettre en évidence par la coloration et la culture la présence du coli-bacille dans l'intérieur des calculs. De nouvelles expériences communiquées par ces auteurs à la Société de biologie (30 octobre 1897) ont montré les étapes de la formation de la lithiase biliaire consécutive à l'injection du bacille d'Eberth dans la vésicule. Plus récemment, Mignot a obtenu des résultats analogues (Soc. de chirurgie, 23 février 1898). Vingt-trois fois sur soixante-dix cas il a trouvé dans les concrétions biliaires le coli-bacille vivant. Introduisant dans la vésicule une culture pure et peu virulente de cette bactérie, il a pu provoquer la formation de calculs qui, par leur aspect et leur structure, présentaient les analogies les plus étroites avec les calculs spontanés.

Les microbes introduits dans la vésicule constituent des corps étrangers, mais l'énergie de leur action réside dans les effets de leurs produits solubles. Ce sont les toxines qui altèrent l'épithélium, modifient ses sécrétions, provoquent sa desquamation. On conçoit qu'une cause toxique quelconque agissant sur l'économie tout entière puisse amener une altération de cet épithélium vésiculaire et aboutir à la formation d'un centre calculaire.

La cause essentielle de la lithiase biliaire est donc locale; elle tire son origine de l'infection ou de l'intoxication; mais là encore, comme dans la réalisation de tous les processus infectieux, interviennent des causes secondes qui jouent un rôle très important. Ces causes secondes favorisent la stase dans la vésicule biliaire; ce sont : l'usage du corset — trois fois plus souvent que l'homme la femme est atteinte de lithiase, — la sédentarité, la vie dans un air confiné où les mouvements sont peu développés, le peu d'ampleur des contractions diaphragmatiques, la grossesse, l'alimentation trop copieuse qui trouble les fonctions digestives et facilite par ce moyen l'infection des voies biliaires, et enfin la vieillesse — il n'est pour ainsi dire pas de vieille femme, à la Salpêtrière, à l'autopsie de laquelle on ne trouve des calculs biliaires (Cruveilhier, Charcot). Une des raisons consiste dans l'affaiblissement et l'atrophie des muscles lisses des parois des voies biliaires (Charcot) qui laissent la voie plus facilement ouverte aux infections ascendantes.

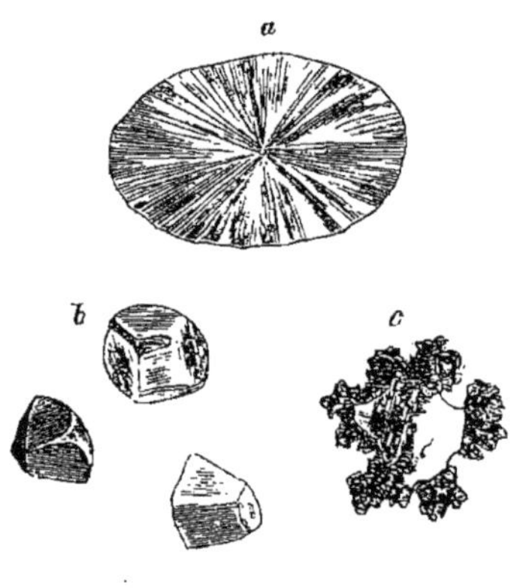

Fig. 145.
Calculs biliaires.

Les calculs contenus dans la vésicule peuvent être solitaires ou extrêmement nombreux (plus de 7 000). Uniques, ils sont ovoïdes ou sphériques, pouvant atteindre le volume d'un œuf de poule; multiples, ils présentent des angles et des facettes qui résultent de leurs pressions réciproques (Charcot) et non point de leurs frottements, car sur les côtés des facettes on trouve le même nombre de couches, plus fines, il est vrai, que dans les parties qui ne sont pas taillées (fig. 145). Leur surface est tantôt lisse et tantôt rugueuse, comme mamelonnée. Plus souvent opaques que translucides, ils présentent des teintes de coloration qui varient du blanc au noir, en passant par le brun et le vert. Sur un plan méridien du calcul, on distingue l'écorce stratifiée en couches concentriques et sous l'écorce la partie moyenne qui d'ordinaire offre une apparence cristalline, radiée, blanche. Le centre ou noyau est constitué, en général, par une substance organique (le plus souvent mucus, cellules épithéliales, parasites), imprégnée de matières colorantes, bilirubine ou biliverdine, combinées à de la chaux. La partie centrale contient parfois des germes vivants ou morts, un parasite, un lombric, un distome, un corps étranger, etc. Les calculs formés de cholestérine sont souvent uniques, volumineux, n'ont de substance organique qu'au centre et présentent à la cassure une structure radiée et un aspect cristallin blanc jaunâtre (*a*, fig. 145). Les concrétions pigmentaires sont en général petites, multiples, à facettes; leur coloration est fauve ou noirâtre (*b*, *c*, fig. 145). Les calculs de composition mixte sont formés à la fois de couches claires et de couches foncées.

L'histoire étiologique de la lithiase biliaire comporte des faits certains et d'autres sur lesquels la lumière n'est pas faite. La grande majorité des calculs récents laisse reconnaître au centre la présence de microbes vivants, hôtes habituels de la cavité intestinale; dans les calculs anciens, ces germes ne vivent plus, mais on trouve encore leurs traces; sur des animaux sains et jeunes on peut, en infectant les voies biliaires, précisément avec les microbes rencontrés dans les calculs humains, provoquer l'apparition de la lithiase. Tels sont les faits certains qu'aucune théorie ne peut renverser. Le point obscur est celui de l'invocation d'un trouble nutritif préalable, caractérisé d'une manière précise, soit par la paresse de la nutrition, soit par un trouble fonctionnel du foie, et rendant, chez certaines personnes, le mucus biliaire plus *déposant* que chez d'autres (Hanot). Toutes les théories anciennes se résument au fond dans ce dernier argument.

Il est à remarquer toutefois que la bile renfermée dans la vésicule n'est pas la même que celle qui s'écoule des gros canaux biliaires. Sa couleur est différente, parce qu'elle est chargée d'oxydase que lui ont apportée les globules blancs émigrés de la tunique muqueuse de la vésicule et tombés dans sa cavité. Ces leucocytes et l'oxydase qu'ils charrient doivent jouer un rôle important dans les actes de défense de la vésicule contre les infections ascendantes. Il n'est pas impossible qu'une diminution de leur nombre, de leur activité, de leur charge en oxydase, modifie les conditions de résistance de la vésicule et, par ce moyen, rattache l'état de la muqueuse vésiculaire à celui de la nutrition générale.

Les calculs urinaires se rencontrent dans toute l'étendue des voies d'excrétion de l'urine; on les trouve sous la forme de sable ou de calculs de dimensions variables. Les cellules épithéliales qui tapissent les canalicules urinaires peuvent être incrustées d'acide urique et transformées en corps sphériques (*sphérolithes* d'Ebstein). Sable et concrétions se forment aux dépens des substances qui entrent dans la constitution normale des urines ou que l'on n'y rencontre qu'exceptionnellement (*pepsine*, *indigo*).

La fréquence des calculs urinaires s'explique par ce fait que, pour assurer la solubilité de certains sels de l'urine, des conditions instables par elles-mêmes, telles que l'acidité, la température, etc., ne doivent pas subir de modifications importantes. Aussi, même à l'état normal, voit-on l'acide urique se précipiter facilement dans l'urine, dès que celle-ci se refroidit.

L'exagération de l'acidité urinaire favorise la précipitation de l'acide urique, de l'urate acide de soude et de l'acide oxalique sous forme d'oxalate de chaux; tandis

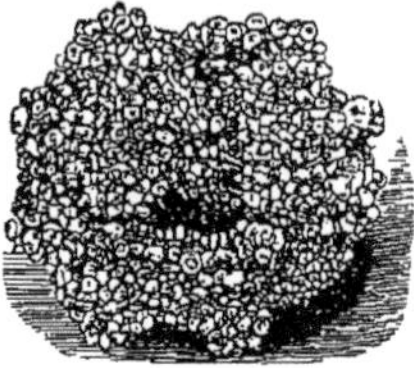

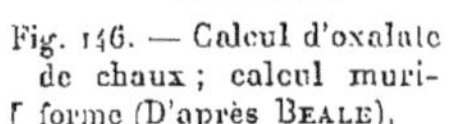

Fig. 146. — Calcul d'oxalate de chaux; calcul muriforme (D'après BEALE).

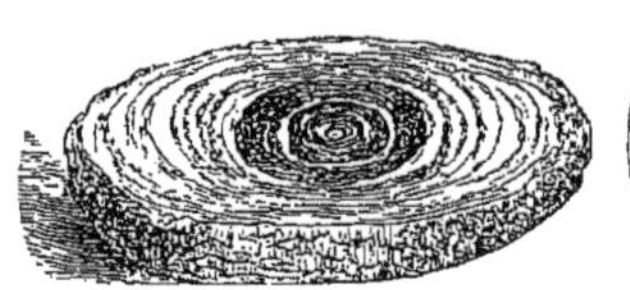

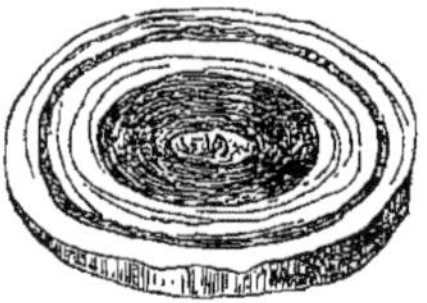

Fig. 147. — Calculs urinaires uro-phosphatiques. La partie centrale est formée d'urate de soude et la périphérie de phosphate ammoniaco-magnésien.

que *la diminution de son acidité*, et surtout sa *fermentation alcaline* (ammoniacale), résultat de la décomposition de l'urée, aboutit à la précipitation du phosphate basique de soude, du phosphate ammoniaco-magnésien et de l'urate d'ammoniaque. Si l'urine ne contient pas de base organique, il se forme du sable urinaire; dans le cas contraire, les sels précipités incrustent cette base et donnent naissance, par ce procédé, à des concrétions et des calculs. Dans les premières portions des canalicules urinaires la fermentation ammoniacale d'origine microbienne ne pénètre que très rarement; aussi le sable urinaire et les concrétions qui se forment à ce niveau

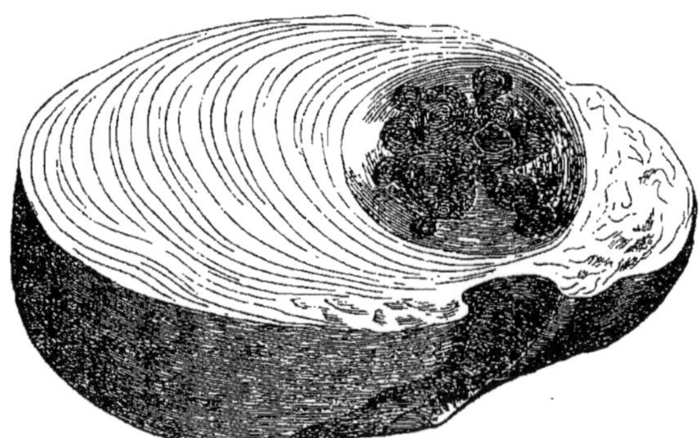

Fig. 148. — Calcul vésical. Le centre renferme de l'oxalate de chaux et la périphérie des phosphates tribasiques. Grandeur naturelle (D'après RINDFLEISCH).

ne se composent-ils presque exclusivement que d'acide urique, d'urate acide de soude et d'oxalate de chaux. Les calculs phosphatiques qu'on trouve dans les bassinets doivent au contraire leur origine à la fermentation alcaline propagée de la vessie vers le bassinet.

En dehors de l'état catarrhal de la muqueuse des voies urinaires, la formation des concrétions urinaires est favorisée par la concentration excessive de certaines urines pathologiques, par les évacuations vésicales insuffisamment renouvelées et, d'une manière générale, par des troubles de la nutrition se traduisant par une élimination excessive d'acides urique et oxalique ou de phosphate de chaux.

Il est facile de comprendre que l'alimentation joue dans ces métamorphoses nutritives anormales un rôle important à titre de cause prédisposante.

Les calculs qui ne comprennent dans leur constitution qu'un seul des éléments salins de l'urine sont rares : le plus souvent une de ces substances prédomine, mais d'autres viennent s'y ajouter et former autour d'elle des couches nouvelles. L'aspect extérieur, la couleur, la configuration, la consistance de ces calculs examinés sur une tranche de section ou de cassure varient selon la composition.

On peut classer les calculs en diverses catégories.

Les *urates* sont formés d'acide urique et d'urate de soude; leur consistance est ferme, leur volume peu considérable et leur couleur jaune-orange ou fauve. La surface mise à nu par une cassure offre un aspect cristallin dans les petits calculs, amorphe dans les plus volumineux ; elle montre parfois des couches concentriques, alternativement foncées et claires. Les concrétions d'acide urique pur sont petites et de couleur fauve-orangée. Les calculs d'urate de soude pur sont rares; on les trouve d'ordinaire accompagnés d'oxalate de chaux et de phosphate ammoniaco-magnésien, sels qui constituent les couches superficielles du calcul (fig. 147).

Les *oxalates* sont les plus résistants; leur couleur est fauve foncée; ils sont mamelonnés et rappellent l'aspect d'une mûre (fig. 146). Quand ils s'unissent aux urates, c'est à la périphérie du calcul que se trouve ce dernier sel. Les dépôts d'oxalates se rencontrent de préférence chez les individus soumis à l'excès, au régime végétarien, d'où l'expression de « *lithiase des pauvres* » qui sert parfois à désigner l'état morbide caractérisé par la présence de ces calculs.

Les calculs *phosphatiques* renferment le plus souvent le phosphate basique de chaux, le phosphate ammoniaco-magnésien et, parfois, une certaine quantité de carbonate de chaux. Blancs ou gris, ils siègent dans la vessie, où ils peuvent acquérir un gros volume. Les calculs de phosphate ammoniaco-magnésien sont friables et présentent une structure grossièrement cristalline. Les concrétions mixtes, dans la composition desquelles entrent à la fois les phosphates et les urates, ne sont point rares : on distingue le dépôt d'urate cristallisé au sein de la masse amorphe du phosphate. Si la réaction du liquide urinaire est alternativement acide et alcaline, il se dépose sur les concrétions déjà formées des couches successives d'urate et de phosphate ammonio-magnésien, de sorte que sur les stratifications est inscrite l'histoire de la formation du calcul.

Les concrétions de *cystine* sont rares; petites, molles, de couleur jaune cireuse, on les trouve dans les canaux de la substance médullaire du rein et dans la vessie. Leurs modes de production sont obscurs : on les voit survenir de préférence dans certaines maladies du foie ; elles sont l'apanage de la jeunesse et de l'âge adulte. Elles se rattachent à un trouble de la nutrition dénoncé par l'élimination excessive de cystine par les urines.

Les concrétions formées de *xanthine*, *d'indigo*, sont très rares.

Il faut enfin signaler l'*infarctus uratique et bilirubinique des nouveau-nés* (VIRCHOW, NEUMANN); il se montre sous forme de bandelettes orangées ou fauves dans la région des pyramides et des tubes collecteurs. On trouve dans la composition de ces infarctus l'urate d'ammoniaque et l'acide urique et, en cas d'*ictère des nouveau-nés*, des pigments biliaires. La fréquence de ces concrétions chez le nouveau-né peut s'exprimer par le chiffre d'environ 53 p. 100. On les rencontre dans les dix à quinze premiers jours après la naissance; ils se montrent parfois pendant la vie intra-utérine. L'infarctus uratique est une production pathologique et constitue la manifestation de l'élimination excessive d'urates qui commence, chez certains enfants, dès les premiers jours de la vie; expression d'un état goutteux congénital, il frappe parfois plusieurs enfants de la même famille.

Les concrétions des conduits excréteurs des glandes, les otolithes, les rhinolithes, les ptyolithes (fig. 149), sont composés principalement de carbonate basique de chaux et se forment d'ordinaire au voisinage de corps étrangers, de particules détachées de la muqueuse, de caillots de fibrine ou de sang, de colonies de bactéries mortes, de champignons, de moisissures, etc. L'obstacle à l'écoulement du produit de sécrétion très riche en mucus et les états inflammatoires des membranes prédisposent à la formation de ces calculs, qui reproduisent souvent la forme des cavités qui les logent.

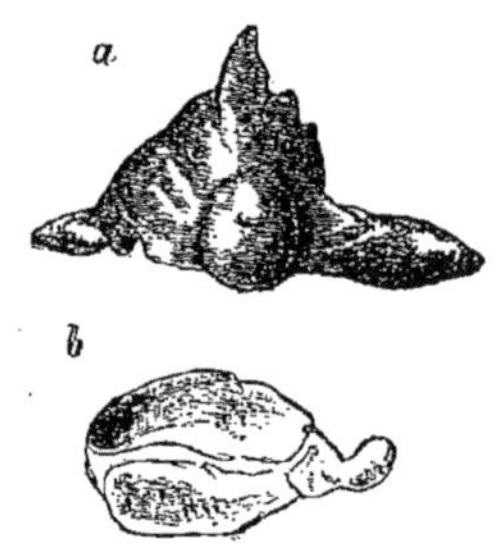

Fig. 149. — Rhinolithes.

a, rhinolithe pesant 2 gr. 20; — *b*, ptyolithe du canal de Wharton (D'après ROHRER).

Des concrétions calcaires ou broncholithes peuvent se former, soit dans les grosses bronches, soit dans les petits canalicules, soit exceptionnellement dans les cavités alvéolo-bronchiques très dilatées. Leur nombre est restreint: il n'existe d'ordinaire qu'une concrétion, quelquefois deux ou trois; elles sont beaucoup plus nombreuses quand elles siègent dans une cavité anormale, comme une caverne. Elles présentent souvent des arborescences, des embranchements, comme les calculs rénaux, mais leur forme n'a pas un caractère de fixité absolue. Leur volume varie de la dimension d'un grain de millet à celle d'une amande; leur poids est très variable, parce qu'elles sont denses ou poreuses. Leur texture montre tantôt des stratifications concentriques, tantôt des inégalités portant sur la constitution du centre et sur celle de la périphérie. Quelquefois, en effet, le centre est liquide et d'apparence purulente, ou bien il est formé par un corps étranger autour duquel se sont déposées des couches concentriques ou des granulations homogènes, comme il arrive dans la formation des calculs vésicaux. La constitution chimique de ces calculs comprend en majeure partie du phosphate, puis du carbonate de chaux, quelquefois du carbonate de magnésie, des chlorures et sulfates alcalins et de la matière organique. BERNHEIM a signalé chez certains goutteux l'élimination, par les crachats, de concrétions calculeuses d'acide urique.

Au point de vue des symptômes provoqués par l'existence de ces calculs, on constate une certaine analogie entre eux et ceux qui découlent de la présence de concrétions urinaires ou biliaires. Les crises broncholithiques ne laissent pas que de rappeler les coliques hépatiques ou néphrétiques. Si l'expulsion d'un broncholithe est parfois facile, elle est en revanche souvent douloureuse, constrictive, accompagnée d'une toux quinteuse et tout à coup entrecoupée d'une sensation de déchirement au larynx, suivie immédiatement de l'expulsion d'un corps dur. L'expectoration accomplie, la colique bronchique est terminée.

Quelle est l'origine des productions calculeuses de l'appareil broncho-pulmonaire ? Les causes doivent en être multiples. Il en est une cependant qui, encore peu connue, joue certainement un rôle important dans la formation des calculs, surtout de ceux qui surgissent au sein des cavités pulmonaires et bronchiques. Cette cause est l'intervention d'agents microbiens qui fut, à propos de la formation d'autres calculs, mise en lumière par Galippe (1886).

Les calculs intestinaux (*coprolithes, entérolithes*) se rencontrent surtout chez le cheval. Ils présentent dans leur partie centrale des vestiges d'aliments cellulosiques noyés dans du mucus; dans leur constitution entrent le phosphore ou le carbonate de chaux, le phosphate ammoniaco-magnésien, la silice.

Chez l'homme, la lithiase intestinale, représentée par du sable ou des grains, n'est pas absolument rare. Les calculs (analyses de Méhu, Berlioz, Richard, Robert) ont toujours été trouvés, dans ces cas, formés d'une base organique de nature stercorale et d'un élément inorganique représenté par les sels de chaux et de magnésie, avec des traces de silice et de chlorures. Il se différencient facilement des calculs et du sable biliaires par l'absence de cholestérine.

La lithiase intestinale a fait l'objet d'une remarquable étude clinique de Dieulafoy, qui a montré ses rapports étroits avec l'entéro-colite pseudo-membraneuse. Souvent les malades qui souffrent d'une lithiase intestinale ont eu, longtemps ou peu de temps auparavant, des selles plus ou moins glaireuses, même sanguinolentes, contenant des membranes rubanées. Parfois, la lithiase intestinale paraît se rattacher manifestement à un trouble de la nutrition proche parent de la diathèse goutteuse (Dieulafoy, Fontet).

Les manifestations cliniques de la migration du sable intestinal varient suivant la sensibilité des individus : elles sont insignifiantes chez certains; chez d'autres, elles se traduisent par des crises douloureuses dont l'intensité rappelle celle des coliques hépatiques ou appendiculaires. Ces crises, assez vives quelquefois pour arracher des plaintes aux malades, sont suivies de l'expulsion de matières fécales, tantôt dures et marronnées, tantôt diarrhéiques, auxquelles sont souvent associés des glaires, des membranes, du sable, du gravier ou des calculs.

Les symptômes de la lithiase intestinale doivent être soigneusement distingués de ceux que fait naître l'appendicite, et cela d'autant mieux

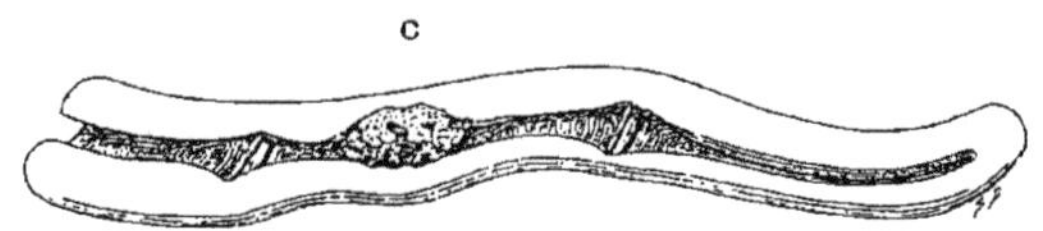

Fig. 150. — Oblitération de l'appendice par un calcul C (D'après DIEULAFOY).

que les coliques appendiculaires d'origine calculeuse ne sont point rares. Ces dernières peuvent aboutir aux mêmes accidents que ceux de l'appendicite infectieuse non calculeuse, la perforation, l'infection péritonéale, etc. La figure ci-jointe, que nous empruntons à DIEULAFOY, montre les lésions de l'appendice et la morphologie des calculs appendiculaires.

Dépôts exogènes.

Calculs d'origine médicamenteuse. — Des poudres insolubles, prises en excès à titre de médicaments, peuvent se réunir en amas et former des concrétions et des calculs intestinaux. On a décrit, dans cet ordre de faits, des *calculs saloliques*; on connait aussi quelques cas de *calculs de laque* observés chez des menuisiers qui, pendant très longtemps, avaient ingéré de la laque utilisée dans le vernissage des meubles.

Les substances alimentaires ou médicamenteuses introduites dans le tube digestif, ou charriées dans les voies respiratoires par l'air atmosphérique, qui résistent à la dissolution exercée par les sucs de l'organisme, donnent naissance à des dépôts d'origine exogène. Elles appartiennent au règne organique ou inorganique.

Nous ne nous occuperons ici que des particules inanimées, réservant l'étude des parasites pour une autre partie de cet ouvrage. Si petites que soient les particules, il est une condition anatomique indispensable à leur pénétration dans les tissus, c'est leur accès dans les fentes intertissulaires, c'est-à-dire dans les plus fines radicules lymphatiques. La facilité d'accès n'est pas égale dans tous les tissus, en raison des différences de structure et de la défense plus ou moins parfaite assurée aux origines des lymphatiques par le revêtement épithélial qui les sépare du milieu extérieur.

Les alvéoles pulmonaires constituent la voie d'accès la plus facile; après eux vient la muqueuse gastro-intestinale qui, protégée par une mince couche d'épithélium, offre en apparence la perméabilité la plus grande. Il faut remarquer cependant que la facilité d'accès rencontrée par les particules étrangères qui tentent de pénétrer dans les interstices des tissus est compensée, dans ces régions, par l'ample développement des appareils préposés à la défense organique. La preuve en est fournie, sur les surfaces des voies respiratoires et intestinales, par la présence des cils vibratiles et des amas de tissu adénoïde riches en leucocytes. Toute la sous-muqueuse des voies respiratoires et digestives est parsemée de ces amas réunis en quantités variables (follicules lymphatiques). La leucocytose, même normale, est déjà l'expression d'une défense naturelle permanente de l'organisme contre la pénétration des particules étrangères. C'est à E. Metchnikoff et à son École qu'appartient l'honneur d'avoir découvert et mis en lumière ce mode de défense exercé par les cellules dérivées du mésoderme et par les leucocytes migrateurs qui englobent, absorbent et détruisent les éléments étrangers capables d'être digérés (*phagocytose*).

Pénétration de corps étrangers à travers les voies respiratoires. — Par ces voies peuvent pénétrer des poussières qui chargent l'atmosphère; les dépôts intra-pulmonaires qu'elles constituent sont connus sous le nom de *pneumonoconiose* (ὁ πνεύμων, poumon ; κόνις, poussière ; κονιάω, je remplis de poussière). Suivant la nature des poussières, il existe diverses variétés de pneumonoconiose : l'*anthracose* (poussière de charbon de terre), la *sidérose* (poussière de fer ou d'autre métal), la *chalycose* (poussière de pierre), la *lyssinose* (poussière de coton), la *tabacose*, etc.

A l'état physiologique, des particules pulvérulentes pénètrent constamment dans les poumons (anthracose physiologique), ce dont témoigne la couleur même de l'organe chez les adultes, comparée à la couleur du poumon chez le nouveau-né. La pigmentation normale du parenchyme pulmonaire est due à la poussière de charbon, à la suie contenue dans l'air atmosphérique, etc.; elle s'accentue avec l'âge et elle est en rapport intime avec les professions qui exigent le séjour dans une atmosphère surchargée de ces éléments.

Depuis la naissance, le poids des cendres des poumons ne cesse de s'élever, et, vers l'âge de 40 à 50 ans, il peut atteindre le chiffre de 4 à 5 p. 100, tandis que, chez le nouveau-né, il ne dépasse pas 0,50 à 1 p. 100

et, chez les jeunes enfants, 2 p. 100 (Küssmaul, Riegel, Zenker, A. Voksrenssensky, etc.). La poussière de charbon, sous forme de suie, est si répandue dans l'atmosphère, que la quantité contenue dans le poumon (sauf de rares exceptions) peut servir de mesure à la pneumonoconiose dite physiologique.

Celle-ci n'est cependant pas exclusivement sous la dépendance des poussières charbonneuses, mais aussi des particules de pierre, de sable et de silice. Ce dernier élément manque dans les cendres du poumon du nouveau-né; il n'y apparaît que plus tard, et, à l'âge de 50 à 60 ans, sa proportion dans le résidu de cendre peut atteindre 16 à 18 p. 100 et même 45 p. 100 (cas de Meinel).

Les mœurs enfantines (jeux par terre, jeux sur le sable, etc.) introduisent dans les poumons plus de combinaisons silicatées que de charbon; dans le jeune âge, la proportion de ces deux substances est l'inverse de celle qui s'observe ultérieurement chez l'adulte.

Chez les hommes vivant de la vie civilisée, il n'est pas de poumon entièrement exempt de poussières; il faut donc réserver le nom de *pneumonoconiose pathologique aux seules infiltrations pulmonaires qui s'accompagnent de modifications anatomiques permanentes du tissu et d'une diminution plus ou moins grande de la capacité respiratoire*. Ainsi comprise, une telle lésion n'est pas fréquente, malgré la surcharge de l'atmosphère des grandes villes en particules de toutes sortes.

Cette rareté relative s'explique par l'effet de l'expectoration qui élimine beaucoup de corps étrangers et par la protection que confèrent au parenchyme les mouvements des cils de l'épithélium bronchique. L'inspiration de force modérée ne parvient pas à faire pénétrer jusque dans les alvéoles pulmonaires la majeure partie des poussières contenues dans l'air inhalé; celles-ci sont arrêtées et se déposent sur la muqueuse du larynx, des bronches, grandes et moyennes. De là elles sont rejetées au dehors avec la salive; ou bien, absorbées par les cellules mésodermiques et par les leucocytes, elles sont en majeure partie expectorées sous la forme de cellules à poussières. Il est bien évident que l'intégrité du fonctionnement des cils vibratiles contribue puissamment à l'agglomération en amas de mucus des fines particules isolées et facilite leur rejet.

Chez les bronchitiques et chez les fumeurs, l'activité et le pouvoir des cils vibratiles sont affaiblis.

Pour que la pneumonoconiose pathologique, accompagnée de lésions permanentes du tissu pulmonaire, s'installe, il faut que la surcharge poussiéreuse de l'atmosphère soit plus copieuse qu'elle ne l'est communément dans l'air des villes; il faut que le séjour dans une atmosphère spéciale soit prolongé et qu'en même temps *les inspirations soient larges et profondes.* On trouve ces conditions réunies dans des ateliers mal construits, dans les galeries des mines de charbon, dans certaines usines et fabriques, où l'atmosphère charrie des particules minérales, charbonneuses, métalliques, etc., et dans lesquels les ouvriers passent parfois de longues années.

Parvenues dans les alvéoles, comment les poussières pénètrent-elles dans l'épaisseur du tissu pulmonaire et quel est leur sort ultérieur? Des recherches expérimentales nombreuses ont montré que l'invasion des corps étrangers se faisait à travers les fentes qui séparent les unes des autres les cellules endothéliales de revêtement alvéolaire. Ces fentes peuvent être considérées comme l'origine des vaisseaux lymphatiques pulmonaires. En effet, quelques minutes après l'inspiration de poussières charbonneuses, les grains noirs se reconnaissent dans les fentes lymphatiques des parois alvéolaires; de là, ils sont transportés par le courant vers les lymphatiques sous-pleuraux et péribronchiques. La migration s'effectue sous l'influence de plusieurs forces : l'une, purement mécanique, c'est la pression de l'atmosphère aidée par la distension rythmique inspiratoire des alvéoles pulmonaires, agissant sur le contenu des fentes et des vaisseaux lymphatiques à la façon d'une pompe aspirante; l'autre, force biologique, c'est l'intervention des leucocytes qui s'emparent des particules étrangères et les transportent dans les ganglions trachéo-bronchiques. Le rôle le plus important dans cette migration revient aux courants lymphatiques qui circulent dans les fentes étroites des tissus. La vitesse de pénétration dépend de l'intensité des mouvements respiratoires; peu de temps suffit pour que les particules étrangères aient gagné les ganglions lymphatiques péribronchiques. Les expériences sur les animaux ont démontré que les parcelles de charbon ou de sable, injectées dans la trachée ou les alvéoles, sont déjà parvenues, au bout de quelques minutes, dans les ganglions (A. Voskressensky). Le mécanisme de ce transport si rapide n'est pas encore suffisamment établi.

Dans les régions où la réaction inflammatoire du tissu conjonctif interalvéolaire a limité l'amplitude des excursions du poumon, les particules, les corps étrangers charriés par l'air, s'entassent dans les parois des alvéoles et n'avancent que très lentement. Dans les foyers inflammatoires anciens, dans les régions dont l'amplitude respiratoire est affaiblie pour une cause quelconque, les poussières s'accumulent avec moins d'abondance que dans les zones largement ventilées. Cette constatation a été faite depuis longtemps par les anatomo-pathologistes et confirmée par les expérimentateurs (Korn, Fleiner, Arnold, Carrieu, etc.). On conçoit, en effet, que, dans un parenchyme pulmonaire dont certaines portions fonctionnent mal, les régions saines jouent un rôle en quelque sorte vicariant et attirent avec énergie l'air inhalé et les corps étrangers qu'il porte en suspension.

Parvenues dans les fentes intertissulaires, les poussières sont transportées par le courant lymphatique, aidé des mouvements respiratoires, et se déposent d'une part *dans les ganglions et amas lymphatiques sous-pleuraux*, où elles dessinent, par leur pigmentation, ces figures irrégulièrement losangiques qui tapissent la surface externe des poumons, et, d'autre part, *dans les ganglions lymphatiques péribronchiques*. Les grains de charbon s'accumulent en abondance dans ces derniers organes. Ils se logent principalement dans les sinus lymphatiques des couches corticales et médullaires, et ce n'est qu'à la suite des apports nouveaux et successifs que les particules finissent par atteindre l'intérieur des follicules, le tissu conjonctif capsulaire et péricapsulaire, et se répandre enfin dans tout le ganglion, ne laissant libres que quelques follicules. Une fois infarci de particules étrangères insolubles, le ganglion ne peut les éliminer par la voie du courant lymphatique, puisque le canal excréteur est complètement oblitéré; il les garde donc en dépôt. Sous leur influence, se développe parfois une inflammation du tissu conjonctif périganglionnaire qui aboutit à créer des adhérences des glandes aux organes voisins, veines et artères. Par ces nouveaux rapports anatomiques, les poussières qui surchargent le ganglion peuvent pénétrer dans le système circulatoire général; aussi les rencontre-t-on parfois dans le foie, dans la rate et dans les ganglions du mésentère. Il faut reconnaître, cependant, que les étapes de cette migration ne sont pas parfaitement connues. Weigert a observé plusieurs fois qu'au point d'adhérence du ganglion pigmenté à la veine (azygos, petite azygos) ou à l'artère, existait une destruction de la paroi vasculaire et une pénétration directe du contenu ganglionnaire dans la lumière du vaisseau. C'est là, vraisemblablement, la voie principale de transport des particules de poussière qui vont se répandre du poumon dans les autres organes de l'économie. Parfois la migration suit un autre chemin : le transport se fait, par exemple, de la plèvre pulmonaire à la plèvre costale, dans les points où la présence de particules étrangères a provoqué la formation d'adhérences. Parvenues dans les vaisseaux lymphatiques de la plèvre costale, il est bien évident que les poussières peuvent s'insinuer plus loin, dans les ganglions lymphatiques les plus proches.

Les altérations provoquées dans le parenchyme pulmonaire par la présence de corps étrangers pulvérulents dépendent de la nature de ces corps et surtout de leur quantité. Les particules organiques sont plus nocives que les poussières minérales et métalliques, car les premières, en se décomposant dans le tissu, y provoquent une forte irritation. D'une manière générale, la réaction est en rapport avec le volume et surtout avec la forme des corps étrangers, car les particules pointues, anguleuses, font naître une réaction particulièrement intense dans le tissu pulmonaire.

Très développée, la pneumonoconiose s'accompagne d'altérations pathologiques importantes et par conséquent de troubles graves de la fonction respiratoire. Les lésions consistent dans la prolifération inflammatoire du tissu conjonctif péri-alvéolaire, péri-vasculaire, péri-bronchique, qui comprime et vide les ramifications vasculaires et les vésicules du poumon. C'est l'inflammation interstitielle désignée sous le nom de *cirrhose pulmonaire*. Lorsqu'elle est constituée, des zones étendues du tissu restent privées d'air, denses, et absolument inaptes à la fonction de l'hématose. La lésion peut acquérir un degré d'étendue tel, qu'elle semble au premier abord incompatible avec la conservation de la vie : la respiration n'est plus effectuée que grâce à de petites régions du tissu pulmonaire restées intactes au milieu de la sclérose. Les conséquences de cette restriction du champ respiratoire se traduisent par l'affaiblissement de la nutrition générale, l'anoxémie, l'anémie, et, en fin de compte, par la cachexie générale qui aboutit à la mort.

Il semble que la pneumonoconiose charbonneuse, ou l'anthracose, provoque les altérations pathologiques les moins graves. Le dommage exercé par la présence de ces poussières n'est pas seulement direct; elles agissent encore en ce sens qu'elles préparent le terrain, pour la pénétration et la culture des bactéries de l'air atmosphérique, et qu'elles facilitent l'*infection* de l'organisme. Sous l'influence de l'entassement de ces minuscules corps étrangers, l'épithélium des bronchioles et des vésicules pulmonaires desquame, les bactéries de l'air pénètrent sans difficulté dans les fentes lymphatiques sous-jacentes. Ces germes provoquent l'hyperémie, l'infiltration leucocytaire et le catarrhe des petites bronches.

La ventilation de ces régions est alors diminuée; elles se trouvent sous le coup d'une stase veineuse, et les bactéries spécifiques (le plus souvent les staphylocoques et les streptocoques) charriées par l'air dans ces régions altérées trouvent les conditions favorables à leur multiplication et à leur pénétration dans les fentes lymphatiques. Des expériences nombreuses, celles de Buchner entre autres, ont montré que l'infection pulmonaire par inhalation de microbes était favorisée par l'addition de poussières inertes, talc, etc., à l'air infectieux. Il faut remarquer cependant que les observations cliniques n'ont pas établi d'une façon certaine que l'anthracose fût une condition favorisant l'infection tuberculeuse du poumon.

Dépôts dans le canal intestinal. Argyrose. — Les substances ingérées sous la forme pulvérulente peuvent être absorbées à travers les tuniques intestinales. Le fait a été mis hors de doute par les expériences de Mme Vassilieva Kleimann, faites avec l'encre de Chine et le carmin. L'existence de cette particularité était d'ailleurs admise par les auteurs qui avaient eu l'occasion d'observer la formation de dépôts de sels métalliques insolubles dans les tissus, chez des individus traités par le nitrate d'argent ou soumis à l'absorption d'une grande quantité de sels de fer. La présence de grains d'argent, qu'on ne trouve que dans la muqueuse du duodénum, dans le mésentère et dans les follicules lymphatiques de l'intestin, et leur absence en d'autres régions, permettent d'adopter l'opinion de Riemer, à savoir qu'une partie de l'argent est réduite dans le chyme et se résorbe, non sous la forme d'albuminate d'argent, mais sous celle d'une poudre argentine très fine. Le problème ne peut être cependant considéré comme résolu, de savoir si l'argent pénètre dans l'intimité des tissus sous la forme d'une solution ou dans l'état d'une poudre réduite; peut-être les deux processus interviennent-ils. Parvenu dans le système lymphatique et sanguin, l'argent se dépose dans les tissus, sous l'aspect de très fines granulations, et, probablement, ne s'élimine plus de l'organisme. Le métal, venu de la cavité intestinale à l'état de grains déjà constitués, se présente sous la même apparence dans les tissus. S'il a été résorbé à l'état de solution d'albuminate ou de peptonate d'argent, il est graduellement réduit de ses combinaisons dans le système circulatoire et il se dépose peu à peu dans les parois vasculaires, sur les fibres et dans le tissu conjonctif et élastique. Kryssinsky a montré que l'introduction, à dose thérapeutique, de petites quantités d'argent dans l'estomac, ne durât-elle que deux ou trois jours, suffit pour provoquer la formation d'un dépôt argentique dans les tissus. Incolores au début de leur précipitation, ces dépôts attendent l'action de l'hydrogène sulfuré pour devenir noirs et perceptibles au microscope. Après l'emploi prolongé des préparations d'argent, au cours de l'intoxication chronique, la masse des grains argentiques est assez considérable pour donner naissance à la coloration caractéristique gris-acier des tissus et surtout du tégument externe (argyrose).

Observée en 1770 par Weidel, à la suite de l'emploi prolongé du nitrate d'argent, l'argyrose a fait l'objet de beaucoup de recherches anatomo-pathologiques et expérimentales. La bibliographie concernant cette question est très étendue (MORGAGNI, TROUSSEAU, BOUCHARDAT, KRAHMER, VELPEAU, BOGOSLOVSKY, FROMANN, LELUT, WEICHSELBAUM, RIEMER, JACOBI, DITRICH, KRISSINSKY, KAHLDEN, JAHN, KOBERT, etc.). Malgré cette abondance de documents, on est loin encore d'être fixé sur la composition des grains noirs qui saupoudrent les tissus, en cas d'argyrose. Les uns (RIEMER, JACOBI, etc.) voient dans ces grains des composés d'argent métallique, solubles dans le cyanure de potassium et dans l'acide azotique; les autres (FROMMAN, KRISSINSKY, VERSMANN) les déclarent formés par une combinaison organique particulière, insoluble dans l'acide azotique fort, mais se dissimulant, après l'application de cet acide, sous l'aspect blanc d'un albuminate d'argent. Pour obtenir la transformation de ces grains en nitrate d'argent, il serait nécessaire de calciner le tissu qui les porte, avant de faire agir l'acide azotique.

Si la composition chimique de ces grains noirs reste encore inconnue, on est fixé au moins sur les régions où s'effectue leur dépôt. L'opinion presque unanime des auteurs aboutit à cette conclusion : *les grains d'argent ne pénètrent pas dans les cellules, mais se déposent dans la substance intercellulaire et sur les formations conjonctives*, c'est-à-dire dans les parois vasculaires, sur les membranes des lobules et des conduits glandulaires, etc.

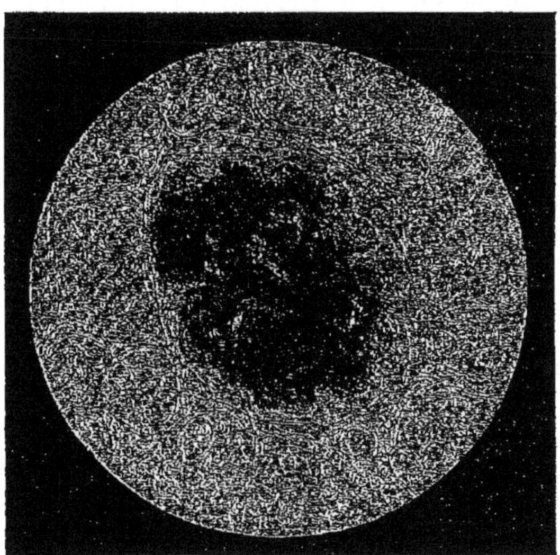

Fig. 151. — Argyrose rénale. Le glomérule est tout entier noirci et parsemé de très fines granulations. Les mêmes granulations se retrouvent dans la membrane propre des capillaires et dans les parois vasculaires. Gross. 250 diam. (Cas de PODWYSSOTSKY).

KRISSINSKY est le seul auteur qui ait signalé la présence de dépôts d'argent dans les éléments cellulaires de la moelle des os, et récemment KAHLDEN a dit aussi avoir trouvé des grains d'argent dans les cellules conjonctives, même autour du noyau. Ces faits sont en tout cas exceptionnels.

Dans *l'argyrose rénale* le glomérule paraît entièrement noir, couvert de très fines granulations. Des grains semblables se montrent dans la membrane propre des capillaires et dans les parois vasculaires.

Le dépôt de granulations d'argent se fait d'abord dans les parois vasculaires, sur le ciment intercellulaire qui relie les unes aux autres les cellules endothéliales, puis dans la membrane propre des capillaires; il n'apparaît que plus tard le long des fibres et des membranes élastiques et conjonctives. Parfois, on peut reconnaître sur la face interne des ramifications de la veine porte la présence de grains d'argent qui dessinent les lignes du ciment interendothélial, comme on le voit après l'application de la méthode histologique où le nitrate d'argent est injecté dans le système vasculaire.

Dans les degrés avancés de l'imprégnation argentique, la quantité de métal est si considérable, que les régions atteintes revêtent une couleur tout à fait noire : par exemple, les glomérules de MALPIGHI (fig. 151). Leur calcination fournit des lingots d'argent pur. La lumière ne joue aucun rôle dans le noircissement des organes atteints d'argyrose; les grains noirs se rencontrent dans les parties exposées aux rayons lumineux et tout aussi bien dans les parenchymes internes.

Le dépôt métallique se produit partout, excepté dans la cornée, le cristallin, le corps vitré et le système nerveux central, où les grains d'argent s'arrêtent dans les méninges et dans les plexus choroïdes des ventricules cérébraux. On rencontre aussi des traces à peine appréciables d'argent dans la substance fondamentale des cartilages et des os. Le métal se dépose d'ordinaire, par ordre de fréquence décroissante, dans les organes suivants : *dans la peau* (membrane basilaire, fibres conjonctives et élastiques voisines de la couche de MALPIGHI); *dans les reins* (glomérules, parois vasculaires, canalicules de la substance limitante); *dans le corps thyroïde*, *dans la muqueuse de l'intestin grêle*, *dans le foie* (branches de la veine porte et veines centrales); *dans les glandes sébacées, sudoripares et autres* (membranes propres), ainsi que *dans les ganglions lymphatiques*, *dans la rate*, *dans la muqueuse du voile du palais*, etc. Nous avons vu l'imprégnation se faire jusque *dans le muscle cardiaque*. La pigmentation cutanée commence au niveau des dernières phalanges des doigts, qu'elle imprègne de taches isolées; une fois constituée, elle persiste, indélébile.

L'argyrose typique, qui aboutit à la coloration ardoisée de la peau, n'est susceptible de se développer qu'après une absorption d'argent par le canal intestinal, pendant plusieurs mois. La dose introduite doit être très considérable et atteindre le chiffre de 85 centigrammes à 1 gramme 15 centigrammes. Les conditions individuelles jouent sans doute un rôle important, car la résorption de l'argent dans le tube digestif dépend de l'abondance et de la composition des matières alimentaires qui parcourent les voies digestives, au moment de l'introduction du médicament. Les phénomènes argyrosiques ne se montrent, chez les diverses espèces animales, ni avec la même rapidité, ni avec la même intensité. Chez le cobaye, la souris blanche, l'argent ne se dépose que dans les organes internes et jamais dans la peau.

Il est bien évident que la résorption de ce métal est soumise à l'intervention de facteurs multiples, parmi lesquels entrent en ligne de compte l'action propre de la muqueuse intestinale et l'état variable sous lequel pénètre cette substance dans l'intimité de l'organisme, albuminate ou granulations d'argent réduit. On a cité des cas où la plus grande partie du métal était fixée dans les reins, dans la zone médullaire exclusivement, tandis qu'il était impossible d'en déceler aucune trace dans la couche corticale, ni dans les glomérules (cas de KAHLDEN).

Les altérations provoquées dans l'organisme par l'intoxication argentique sont assez considérables. Elles consistent dans l'hyperhémie veineuse, dans les hémorragies frappant la muqueuse de la trachée et de l'estomac, de la moelle épinière, dans l'œdème du poumon et du cerveau; enfin, dans la dégénérescence des cellules nerveuses de la moelle (TCHIGE) et dans diverses modifications dégénératives des globules rouges (BOGOSLOVSKY, etc.). L'action thérapeutique des préparations d'argent contre certaines maladies nerveuses a été utilisée depuis longtemps par l'École de la Salpêtrière.

Dans quelle mesure ces altérations dépendent-elles du dépôt de l'argent en lui-même? La question n'est pas résolue. En effet, on ne peut nier qu'un nombre considérable de grains d'argent, d'un poids spécifique élevé, puisse exercer une action nocive purement mécanique sur les parois vasculaires et provoquer une dégénérescence de leur tunique musculaire, une diminution de l'élasticité, etc., avec toutes les fâcheuses conséquences circulatoires qui en découlent. Une fois réduit, aux dépens de l'albuminate qui l'a apporté, l'argent ne peut plus exercer sur les tissus une action chimique quelconque. Transformé en métal insoluble, il persiste dans les éléments sans modification et se conserve jusqu'à la mort, car de faibles quantités de grains argentiques restent sans influence sur la nutrition des tissus.

Les dépôts cutanés, se faisant de dehors en dedans, ne peuvent avoir lieu que lorsque l'épiderme a perdu son intégrité et laissé à découvert l'origine des vaisseaux lymphatiques. Pendant la friction énergique de la peau avec des substances pulvérulentes, ces dernières ne pénètrent que dans les canaux excréteurs des glandes sébacées et dans les glandes mêmes, si l'épiderme n'est pas détruit. Les poudres indifférentes et insolubles dans les sucs de l'organisme ne peuvent s'enfoncer au delà. Mais, lorsque ces substances sont imprégnées de microbes ou qu'elles peuvent, avec les albumines et les graisses, constituer des combinaisons solubles, leur pénétration est plus profonde le long des fentes lymphatiques périglandulaires. Elles provoquent alors dans les tissus l'apparition d'altérations morbides.

Aux pigmentations pathologiques de cet ordre appartiennent le *tatouage* et l'*argyrose locale.*

Le *tatouage* est le résultat de la pénétration, par friction, de poudres de diverses couleurs, à travers les piqûres faites préalablement à la peau; son étude intéresse l'ethnographie et la médecine légale plus que la pathologie. On trouve cependant dans la littérature des cas de tatouage qui ont donné lieu à l'inoculation de maladies virulentes (syphilis).

Les grains de poudres colorées, introduits de cette façon à travers les piqûres de la peau (cinnabre, encre de Chine, oxyde de fer), pénètrent dans les fentes lymphatiques sous-épithéliales et dans les vaisseaux. Ils s'y arrêtent, ou cheminent avec le courant lymphatique vers les ganglions les plus proches qui les fixent définitivement, car ces particules pigmentaires ne pénètrent jamais dans le système de la circulation générale.

L'*argyrose locale*, occasionnée par le badigeonnage de la peau et des muqueuses avec le crayon de nitrate d'argent, ou par l'application de compresses trempées dans la solution de ce sel, est connue depuis l'entrée de ce médicament dans la pratique médicale. Les badigeonnages, même rares, avec le nitrate d'argent font apparaître une pigmentation brun noirâtre, limitée aux couches les plus superficielles de l'épithélium, lequel disparaît par la desquamation.

Lorsqu'une médication externe de cette nature est prolongée pendant plusieurs mois, le tissu conjonctif se colore et la pigmentation reste indélébile.

Le métal forme d'abord, avec les albumines de la sueur ou des plasmas du tissu cellulaire sous-cutané, un albuminate soluble qui, réduit dans les fentes du tissu, laisse un dépôt de fines granulations sur les fibres conjonctives. Les grains, qui infarcissent les régions soumises aux badigeonnages, peuvent émigrer et transformer une pigmentation locale en une argyrose généralisée.

Des faits de ce genre ont été publiés par Wedensky, Tolmatcheff, Wilks et d'autres auteurs. Il est à remarquer que l'argyrose générale, occasionnée par le badigeonnage des muqueuses et des plaies avec le nitrate d'argent, exige, pour se développer, une dose de sel métallique inférieure à celle qui produit la lésion quand on utilise la voie digestive. Dans le cas de Tolmatcheff, les phénomènes de l'argyrose généralisée se sont montrés à la suite de badigeonnages pratiqués pendant quelques mois sur une plaie bourgeonnante, avec une quantité de nitrate d'argent qui n'avait pas dépassé quarante centigrammes.

Récemment, quelques auteurs (Lewin, Blachsko, Schubert, etc.) ont décrit une nouvelle forme d'*argyrose locale de la face palmaire des mains chez les ouvriers qui fabriquent des objets en argent.* Sur les doigts apparaissent des taches violettes et brun noirâtres, indélébiles; sous l'épiderme, dans la zone limitante voisine de la membrane basale, dans les papilles, dans le tissu cellulaire sous-cutané et sur les fibres élastiques, se déposent de nombreuses et fines granulations d'argent. Leur apparition dans ces points est évidemment le résultat de la réduction d'un albuminate soluble, lequel a pris naissance par le fait d'une combinaison de l'albumine de la lymphe sous-cutanée avec les particules d'argent introduites à travers les fentes et les égratignures de l'épiderme. Les grains d'argent extrêmement ténus ont une tendance particulière à s'attacher aux fibrilles élastiques du tissu cellulaire sous-cutané; ils dessinent de la sorte de fins réseaux de couleur noire. L'imprégnation des fibrilles élastiques se produit aussi quand on injecte dans le tissu cellulaire sous-cutané d'un animal une solution de nitrate, à la condition toutefois que le tissu soit vivant et sain; s'il est nécrosé, les fibres élastiques ont perdu leur pouvoir d'élection à l'égard du métal.

Particules introduites dans le système circulatoire. — La connaissance des pigmentations exogènes est liée à l'étude du sort des substances pulvérulentes, colorées ou non colorées, introduites dans le système sanguin. Insolubles dans ce liquide, ces corps étrangers subissent les lois de l'embolie, c'est-à-dire qu'ils sont transportés par le courant et qu'ils oblitèrent les fins capillaires de l'organisme, où ils s'arrêtent (poumons, glandes lymphatiques, etc.). La libération du sang est cependant un phénomène rapide. Une partie des petits grains, échappée au calibre des capillaires étroits, est englobée par des leucocytes, par les cellules endothéliales (cellules étoilées du foie, cellules de la rate et des vaisseaux lymphatiques). D'après les expériences de Ponfick, de Hoffmann, de Cornil et Ranvier, de Langerhans, de Grebel, etc., les particules d'encre de Chine, de cinnabre, d'indigo, de carmin et autres substances pulvérulentes sont englobées, dans un laps de temps qui varie d'un quart à une demi-heure après l'injection, par des leucocytes et par l'endothélium des capillaires de la moelle des os, du foie, de la rate, etc.; au bout de quatre à cinq heures, le sang est débarrassé des corps étrangers introduits. Les leucocytes, qui sont chargés d'un trop grand nombre de ces particules, sont arrêtés dans la rate, les ganglions lymphatiques : là, ils sont détruits, et la proie qu'ils avaient saisie se dépose dans les tissus, où elle séjourne quelquefois pendant très longtemps.

Une autre partie des grains de la matière introduite dans le sang abandonne le courant, sort des capillaires, entre les cellules endothéliales, et se retrouve dans les fentes des tissus, englobée par certaines cellules du tissu conjonctif. Parfois aussi les particules sont charriées par le courant lymphatique vers la surface de la muqueuse de l'intestin, organe puissant d'excrétion, vers les voies respiratoires et les amygdales; ou encore, enfermées dans le protoplasme des leucocytes, elles sont éliminées du système circulatoire par les reins.

Parmi les éléments endothéliaux, les cellules des capillaires hépatiques possèdent au plus haut degré le pouvoir d'englober les particules étrangères dont le sang est chargé. Il n'est donc pas étonnant que, deux heures à peine écoulées après la pénétration intra-vasculaire de poussière d'encre de Chine ou d'une autre substance pulvérulente, ces cellules soient entièrement farcies de ces grains et présentent avec une netteté parfaite, sous le microscope, leurs prolongements protoplasmiques étoilés. On retrouve, dans cet examen, une image analogue à celle que fournissent les mêmes cellules étoilées quand elles se sont gorgées des gouttelettes graisseuses nageant dans le sang. En dernier lieu, les particules insolubles qui n'ont été éliminées de l'organisme ni par les reins, ni par le canal intestinal, ni par les voies respiratoires, qui n'ont pas été détruites par les capsules surrénales (pigments), restent pour toujours dans les ganglions lymphatiques qu'elles pigmentent; on peut parfois les retrouver dans ces organes, plusieurs années après leur pénétration.

INDEX BIBLIOGRAPHIQUE

Dépôts endogènes. — R. Virchow : Virch. Arch., Bd. 8, 9, 20, 44, 50. — Grohe : *Ibid.*, Bd. 13. — Dohrn : *Ibid.*, Bd. 21. (Lithopédion). — Mme Kachevarova-Roudneva : *Ibid.*, Bd. 27. (Lithop.) — Leopold : *Arch. f. gynecologie*, Bd. 18. (Lithop.) — Skvortzoff : *Jour. de méd. milit. russe*, 1874 (psammome). — Zaïkovsky : Virch. Arch., Bd. 37. — Cornil et Ranvier : *Manuel d'histologie pathologique.* — Garrod : *Die Natur und Behandl. d. Gicht*, 1861, Würtzburg. — Litten : Virch. Arch., Bd. 66, 83 et Zeitschr. f. klinische Med., Bd. 1. — Charcot : *Maladies du foie.* — Wieger : Virch. Arch., Bd. 78. — Gravitz et Israel : *Ibid.*, Bd. 77 (imprégnation calcaire). — Werra : *Ibid.*, Bd. 88. — Charcot et Cornil : Soc. de biolog., 1863. — Gueneau de Mussy : Arch. de médec., 1864. — Leroy-d'Etiolles : *Traité pratique de la gravelle*, 1863. — Rayer : *Traité des maladies du rein.* — Durand-Fardel : *Traité des maladies chroniques*, 1865. — Zaliessky : *Ueb. d. urämisch. Process*, Tübingen, 1865. — Barth et Besnier : *Art. voies biliaires.* Dict. encycl., 1868. — Fernet : *Diathèse urique*, 1869. — Trousseau : Clinique médic. — Chrzgonczevsky : Virch. Arch., Bd. 36, 1866. — Gigot-Suard : *L'herpétisme*, 1870. — Bouloumié : *De la goutte*, 1875. — Salomon : *Verbreit. und Entsteh. d. Harnsäure.* (Zeitschr. f. phys. Chem., 1878; Charité Ann., 1880, Bd. V). — Cantani : *Pathologie d. Stoffwechselkr.*, 1880. — Pavlinoff : *Ibid.*, Bd. 62, 1875. — L. Neyman : *Travaux de l'Université de Varsovie*, 1882. — Lecorché : *Traité de la goutte*, 1884. — Lancereaux : *Atlas d'Anatomie pathologique*, Paris. — Talamon : *De la calcification.* Revue de médecine, 1877. — Ebstein : *Die Natur und Behand. d. Gicht*, Wiesbad., 1882. — Hallopeau : Pathologie générale, 1898. — A. Huber : *Zeitschr. f. klin. Medicin* Bd. 14, 1888. — Galippe : *Bulletin de la Soc. de Biologie*, 1886. — Huchard : Union médic., 1883. — Brodeur : Thèse, Paris, 1886. — Kaufmann : *Die Sublimatintoxication*, Berlin, 1888. — Schuchardt : Virch. Arch., Bd. 114, 1888 *in* (Reiskörperbildung). — Roose : *Die Gicht und ihre Beziehung zu d. Krankh. Leber und d. Nieren*, Wien, 1887. — Dupré : *Bulletin Soc. anat.*, 1888. — Kaufmann : Virch. Arch., Bd. 117, 1889 (rapports des dépôts calcaires et de la mortification). — LE DENTU : *Affections chirurgicales du rein*, 1889. — KLEBS : *Allgem. Path.*, Bd. II, 1889. — TUFFIER : *Études expérimentales sur la chirurgie du rein*, 1889. — ABELES : Med. Jahrb., 1887. — BOUCHARD : *Maladies par ralentissement de la nutrition*, Paris, édition 1890. — RENDU : *Art. goutte.* (Dict. encyclopédique). — B. NAUNYN : *Klinik der Cholelithiasis*, 1890. — CHARCOT : *Goutte et rhumatisme* in *Œuvres complètes.* (Lecrosnier et Babé, Paris, 1890.) — GUYON : *Leçons cliniques*, 1890-1891. — DYCE-DUCKWORTH : *Treatise on Gout*, London, 1890. — LEGUEU : *Ann. génito-urinaires*, 1891. — E. PFEIFFER : *Die Gicht*, Wiesb., 1891. *Ibid.*, Berlin, Kl. Woch., 1892. — MARBOUX : *La goutte chez la femme.* (Gaz. de gynécol., 1892.) — LEMOINE et JOIRÉ : *La goutte saturnine.* (Gaz. méd., 1892.) — EBSTEIN und SPRAGUE : *Analyse gicht. Tophi.*, Virch. Arch., Bd. 125. — C. v. NORDEN : *Lehrb. d. Path. d. Stoffwechsels*, Berlin, 1893. — F. HOFFMANN : *Lehrb. d. Constitutions-Krankheiten*, Stuttgart, 1893. — HANOT : *Rapports de l'intestin et du foie en pathologie.* (Congrès de Bordeaux, 1895.) — RÜDEL : *Resorption und Ausscheidung d. Kalkes.* (Arch. f. exp. Path., 1893, Bd. 33). — J. REY : *Ibid.*, 1895, Bd. 35, *Ausscheidung und Resorption des Kalkes* (le sel de chaux injecté sous la peau peut s'éliminer par l'intestin). — DIEULAFOY : *Manuel de pathologie interne.* — BOULOUMIÉ : *Céphalalgies et migraines goutteuses.* (Bullet. méd. des Vosges, 1895.) — MARBOUX : *De l'hématurie goutteuse.* (Lyon médical, 1895.) — LABATUT, JOURDANET et PORTE : *Traitement des manifestations artérielles de la goutte et du rhumatisme par l'introduct. électrolyt. du lithium.* (Dauphiné méd., Grenoble, 1895.) — KLEMPERER : *Recherches sur la goutte.* (Médec. mod., Paris, 1895.) — JACCOUD : *Un cas de goutte abarticul. survenant chez un urémique.* (France méd., 1895.) — KOLISCH : *Nature et trait. de la goutte.* (Bull. méd., Paris, 1895.) — TOUSSAINT : *Les théories pathogéniques de la goutte.* (Gaz. des hôpit., 1896.) — GARNIER : *La diathèse uriq. et la goutte.* Rev. méd. de l'Est, Nancy, 1896.) — ŒTTINGER : *Thérapeut. du rhumat. et de la goutte.* (Paris, Doin, 1896.) — A. LIKHATCHEFF: *Exp. Unt. üb. Folgen der Ureterunterbind. bei Hühnern.* (Beiträge Ziegl., 1896, Bd. 20). — HESS und SCHMOLL : *Bezieh. d. Eiweis- und Paranucleinsubstanzen zur Alloxurkörperausscheidung im Harn.* (Arch. f. Path. und Pharm., 1896, Bd. 37). — W. EPSTEIN und NICOLAIER : *Ausscheidung d. Harnsäure durch die Niere.* (Virch. Arch., 1896, Bd. 143). — DIEULAFOY : *Étude sur l'appendicite*, Presse méd., 1896, n 21. — F. UMBER : *Einflus nucleinhaltig. Nahrung auf die Harnsäuerbild.* — KLEMPERER : *Untersuch. über Gicht*, 1896. — G. KLEMPERER : *Unters. über Gicht und harnsäure Nierenconcretionen*, Berlin, 1896. — A. CHAUFFARD : *Revue de médecine*, février, 1897. — CORNILLON : *Influence du traumatisme sur l'apparition de la goutte*, 1897 (Progrès médical). — DIEULAFOY : *Lithiase intestinale*, Presse méd., 1897, n° 20. — C. MORDHORST : *Zur Entstehung der Uratablagerung bei Gicht.* (Virch. Arch., 1897, Bd. 148.) — RICHARDIÈRE : *Art. goutte.* (Traité de médecine et de thérapeutique, 1897.) — A. RITTER : *Ueb. Beding. für die Entstehung harnsaurer Sedimente.* (Zeitschr. f. Biol. 1897, Bd. 35.) — ARTHUR LUFF : *Pathology of gout.* (Brit. med. J., avril, 1897.) — G. RIEHL : *Zur Enst. d. Gicht.* (Wien. klin. Wochen., 1897, n° 34.) — NOBECOURT : *Rapport de l'intoxic. saturn. et de la goutte.* (Sem. méd., février 1897.) — VERMEL : *Infarctus rénal chez le nouveau-né.* (Arch. de Podwyssotsky, 1898, t. V.) — LE GENDRE : *Traité de méd.*, 1898 et *Soc. de hôp.*, mai 1898. — ARMSTRONG : *Trait. de la goutte par le régime carné exclusif et l'inj. d'eau chaude.* (Sem. méd., Paris, 1897.) — CORNILLON : *Infl. du trait. sur l'appar. de la goutte.* (Pr. méd., 1897.) — GELLÉ : *Contrib. à l'étude des affect. auricul. dans la goutte.* (Soc. d'otol., Paris, 1897.) — CHEVALLIER : *Contrib. à l'étude de la goutte saturnine.* (Thèse, Paris, 1897.) — OUDIN et BARTHELÉMY : *Note sur l'application de la méthode Röntgen au diagn. différ. de la goutte et du rhumat. chroniq.* (Soc. médic. des hôpit., Paris, 1897.) — PRIEUR : *La diathèse urique et la goutte.* (Tribune méd., 1897.) — PRUVOST : *Observations pouvant servir à éclairer la pathog. des phléb. goutteuses.* (France méd., 1897.) — TEISSIER : *Du rhumatisme goutteux.* (Cong. pour l'avancement des sciences.) (Session de St-Étienne, 1897, Paris, 1898.) — CRITZMAN : *La théorie rénale de la goutte.* (Arch. des sc. méd. de Bucarest, Paris, 1898.) — LEMOINE : *Trait. de la goutte.* (Rev. internat. de méd. et de chirurg., Paris, 1898.) — PERRAUDEAU : *Essai sur l'action thérap. du carbonate de lithine et de l'eau lithinée dans la diathèse goutteuse.* (Thèse, Paris, 1898.) — LE CLERC : *De l'angine goutteuse.* (Normandie méd., Rouen, 1898.) — MESNARD : *Quelques manifestat. de la goutte sur le syst. nerveux.* (An. de la polycl. de Paris, 1898.) — JOCQS : *Troubles oculaires dans le rhumatisme, la goutte, le diabète.* (Clermont, 1899.) — DESNOS : *Hématuries chez les goutteux.* (Associat. franç. d'urolog. Session 1899, Paris.) — VAN HELMONT ; *De la goutte ou podagre.* (Traduct. inéd. avec introduct. et commentaire par le Dr Y. Patezon.) (Gaz. des Eaux, Paris, 1900.) — RIBBERT : *Zur Kenntniss d. Niereninfarcte.* (Virch. Arch., 1899, Bd. 155.) FREUDWEILER : *Wesen d. Geichtknoten.* (Deut. Arch. f. Klin. Med., 1899, Bd. 63.) — E. SCHREIBER : *Ueb. Entstehung der Harnsänre infarcte* (Zeit. f. Klin. Med. 1899, Bd. 38.) — A. LÉVY : *Gicht.* (*Ibidem*, Bd. 36.) — KIONKA : *Künstliche Erzengung d. Gicht* (Berl. Klin. Woch., 1900, n° 1). (*Premier cas de production expér. de la goutte.*)

Calculs. — R. VIRCHOW : *Ges. Abhandl.* — HODDAN : *Der Harhsäureinfarct.*, 1855, Breslau. — STENDENER : *Zur Kenntn. d. Sandgeschwülste.* (Virch. Arch., Bd. 50.) — BEALE : *De l'urine, des dépôts urinaires et calcaires*, Paris, 1865. — MÜNCHMEYER : *Ueb. Myositis ossificans progressiva.* (Zeit. f. rat. Med., 1869.) — CARTER : *The microscop. structure of urinary calculs*, London, 1873. — SOBOROFF : *Centralb. f. d. med. Wis.*, 1872. — ASSMUTH : *Deutsch. Arch. f. klin. Med.*, Bd. 20, 1877. — BECKMANN : Virch. Arch., Bd. 15. — A. KRÜCHE : *Ueber Structure und Entstehung d. Harnsteine.* Diss., 1879, Iena. — CHARCOT : *Maladies du foie.* — ZAHN : Virch. Arch., Bd. 62. — N. STOUDENTZKY : *Deutsch. Zeit. f. Chirurgie*, Bd. 7, 1877. — CANTANI : *Path. d. Stoffwechselkr*, Berlin, 1880. BOUCHARD : *Maladies par ralentissement de la nutrition*, 1880. — R. ULTZMANN : *Die Harconcretionen d. Menschen*, Wien, 1882. — NOËL GUENEAU DE MUSSY : *Clinique médicale.* — W. EBSTEIN : *Die Natur u. Behandl. d. Harnsteine*, 1884, Wiesbaden. — A. TRINIDATZKY : *La structure et l'origine des corps sablonneux.* Thèse, St-Pétersb., 1883. — ZEMBLINOFF. Thèse de St-Pétersb., 1882. — KNÖLLER : *Mittheil. von Bruns.*, Tübingen, 1883. — C. POSNER : *Zeitschr. f. kl. Med.*, Bd. 9, 1885 ; Bd. 16, 1889. — EBSTEIN und NICOLAIER : *Ueb. experim. Erzeug. v. Harnsteinen.* (Verh. d. VIII Congres f. inner. Med. 1889.) Wiesbaden, 1897. — HARZ : *Deutsch. Zeit. f. Tiermed.*, Bd. 1 (les calculs intestinaux chez les chevaux). — TUFFIER : *Études expérimentales sur la chirurgie du rein*, 1889. — RINDFLEISCH : *Histologie pathologique*, 1889. — A. DOKHMANN : Comptes rendus du IIIe Congrès des médecins russes, 1889. — MARCHAND : *Allg. Med. Centr. Zeit.*, 1889. — FÜRBRINGER : *Nephrolithiase.* (Deutsch. med. Wochenschr., 1890, n° 7.) — LEVI : *Ueber d. Bau und Entsch. der Concretion. u. Psammomen d. Dura Mater.* Dis., Freiburg, 1890. — ROHRER : *Wien. klin. Wochenschr.*, 1890, n° 2 (rhinolithe et ptyolithe). — L. SYLITCH : *Les calculs et les corps étranges des fosses nasales*, Moscou, 1890. — LÉTIENNE : Thèse de Paris, 1891. — LEGUEU : Thèse de Paris, 1891. — POULAILLON : *Les pierres des poumons*, Paris, 1891. — NAUNYN : *Klinik. d. Cholelithiasis*, Leipzig, 1892. — RIEDEL : *Ueber die Gallensteinkrankheit*, Berlin, 1892. — M. ROTH : *Ueb. Cholelithyasis*, 1892. — P. ERNST : *Ueb. Psammome.* (Beitr. Ziegler, 1892, Bd. VI.) — SOUDAKEVITCH : *Que sont les corps sablonneux*, Vratch, 1892. — A. ROBIN : *Traitement de la phosphaturie.* (Traité de thérapeutique appliquée, 1895.) — PLICQUE : *Les causes et le trait. hygiénique de la lithiase biliaire.* (Gaz. des hôpit., 1895.) — HAYEM : *Sur un cas d'évacuation de calculs biliaires par la voie stomacale.* (Soc. des hôpitaux, 1895.) — GALLIARD : *De l'obstruct. pyloriq. par calculs biliaires.* (Presse méd., 1895.) — GALLIARD : *Diagnostic des fistules cholécysto-intestinales dans la lithiase biliaire.* (Sem. méd., 1895.) — GALLIARD : *Des vomissements de calculs biliaires.* (Méd. mod., 1895.) — GALLIARD : *Les complications thoraciq. de la lithiase biliaire.* (Médec. mod., 1895.) — SIREDEY : *Coliques hépatiq.; phénomènes d'obstruction sans obstacle mécaniq. au cours des matières.* (Soc. des hôpit., 1895.) — GUBB : *A case of hepatic colic cured by the ingestion of oliveoil.* (British med. journ., 1895.) — FERGUSSON : *Calculs biliaires.* (Rev. de thérap., 1895.) — HANOT et LETIENNE : *Note sur diverses variétés de lithiase biliaire.* (Soc. de biol., 1895.) — TEALE : *Calculs biliaires enclavés dans le canal cholédoq.* (Bullet. méd., 1895.) — LETIENNE : *Calculs pariétaux de la vésicule biliaire.* (Gaz. des hôpit., 1895.) — LETIENNE et JOURDAN : *Note sur un cas de cholécystite calculeuse.* (Gaz. hebd., Paris, 1899.) — SOUVILLE : *Cholécystite d'origine calculeuse et péricholécystite.* (Thèse, Paris, 1895.) — GALLIARD : *L'atrophie de la vésicule dans la lithiase biliaire.* (Méd. mod., 1895.) — LEQUEU : *Des calculs de la portion prostatique de l'urèthre.* (Ann. des maladies des organes génito-urinaires, Paris, 1895.) — DUCOURNAU : *Calculs uréthraux du chien.* (Journ. de méd. vétér. et zootechniq., Lyon, 1895.) — HAUSHALTER : *Petite fille atteinte de cystite et de pyéloné-*

phrite calcul. liées à des anomalies des organ. urinaires. (Soc. de méd. de Nancy, 1895.) — LOUMEAU : *Calcul vésical de l'enfance.* (Ann. de la polyclinique de Bordeaux, 1895.) — HEALTH : *La pierre dans la vessie.* (Union méd., Montréal, 1895.) — LEQUEU : *De l'anurie calculeuse.* (An. des malad. des org. génito-urin., 1895.) — DAUDOIS : *Une observation de calcul vésical enkysté.* (Rev. de thérap., Paris, 1895.) — DAUDOIS : *Contribution au traitem. des calculs du rein.* (Acad. roy. de méd. de Belgique, 1895.) — COULON : *Lithiase rénale chez un enfant de trois ans ayant fait son apparition à la suite d'une scarlatine.* (Médec. infant., Paris, 1895.) — BOVET : *Lithiase rénale acquise chez un enfant de 18 mois.* (Journ. de méd., Paris, 1895.) — MONTAGNON : *Calcul salivaire du canal de Wharton.* (Loire méd., Saint-Étienne, 1895.) — GALIPPE et LETIENNE : *Note sur un calcul pulmonaire.* (Soc. de biol., Paris, 1895.) — GRADENIGO : *Sur un cas de rhinolithe.* (Ann. des maladies de l'oreille et du larynx, Paris, 1895.) — POLO : *Rhinolithe phosphatique.* (Gaz. médic. de Nantes, 1895.) — RIPAULT : *Un cas de rhinolithe.* (An. des malad. de l'oreille et du larynx, 1895.) — GILBERT et FOURNIER : *Du rôle des microbes dans la genèse des calculs biliaires.* (Gaz. hebd., Paris, 1896.) — FOUQUET : *Un calcul biliaire contenant de l'acide stéariq.* (Journ. de pharmac. et de chim., Paris, 1896.) — JUMON : *Des progrès réalisés dans la connaissance de la lithiase biliaire.* (France méd., 1896.) — CHAPPET : *Calcul du cholédoque.* (Lyon, médic.. 1896.) — DURANTE : *Poche calculeuse du canal cystique.* (Soc. anat., Paris, 1896.) — GRIFFON : *Calc. enclavé dans l'ampoule de Vater.* (Presse méd., 1896.) — DONNADIEU : *Diagnost. et trait. de l'anurie calculeuse.* (Gaz. des hôpit., 1896.) — PAULIN : *La maladie de la pierre dans les anciens duchés de Lorraine et de Bar.* (Rev. méd. de l'Est, Nancy, 1896.) — HENDRIX : *Des calculs de la vessie dans l'enfance.* (An. de la polycl. de Paris, 1896.) — JEANNEL : *Des calculs vésicaux chez les enfants.* (Cliniq. de la Faculté de méd. de Toulouse, 1896.) — GARNIER : *Calcul rénal phosphatiq. provoqué chez un uratique par l'abus des eaux alcalines.* (Rev. méd. de l'Est, Nancy, 1896.) — DE LABAUBIE : *Étude cliniq. sur les concrétions communes du rein.* (Rev. des malad. de la nutrition, Paris, 1896.) — MAC. COUNELL : *Néphrolithiasis.* (Canada méd. record., Montréal, 1896.) — LALLEMAND : *Observat. de calculs saliv. de la glande sous-maxil.* (Loire méd., Saint-Étienne, 1896.) — NOVÉ-JOSSERAND : *Calculs saliv. de la glande sous-maxil.* (Rev. méd., Lyon, 1896.) — GRAILLE : *Étude sur les calc. salivaires du canal de Wharthon.* (Paris, Steinteil, 1896.) — LAVOINE : *Calcul du canal de Warthon.* (Gaz. médec. de Picardie, Amiens, 1896.) — SCHEPPEGRELL : *Étiolog., sympt. et trait. des rhinolithes.* (Revue internation. de rhinol., otolog. et laryng., Paris, 1896.) — S. MEYER : *Struktur, Vorkommen und Entstehung d. Sandkörner.* (Virch. Arch., 1896, Bd. 143.) — DAIBER : *Microscopie der Harnsedimente*, Wiesb., 1896. — L. FOURNIER : *Origine microbienne de la lithiase biliaire* (Atlas) Paris, 1896. — DIEULAFOY : *La lithiase intestinale et la gravelle de l'intestin.* (La Presse méd., 1897, n° 20.) — MORNER : *Fall von multipl. Darmsteine beim Menschen.* (Zeit. f. physiol. Chem., 1897, Bd. 22.) — S. SCHOUYÉNINOFF : *Kalkablager. in d. querg. Muskeln in Operationswund.* (Zeit. f. Heilk., 1897, Bd. 18.) — MONPROFIT : *Obstruction du pylore par un calcul biliaire.* (Soc. anat., 1897.) — GILBERT et FOURNIER : *Lithiase biliaire expériment.* (Soc. de biolog., 1897.) — GILBERT et FOURNIER : *Photograph. des calc. bil. par les rayons X.* (Soc. de biol., 1897.) — ROUX et NATTAN-LARRIER : *Lithiase totale des voies biliaires.* (Soc. anat., 1897.) — CORNILLON : *Des rapports de la lithiase biliaire avec les fonctions utérines.* (Gaz. de gynécol., Paris, 1897.) — CHAUFFARD : *Valeur cliniq. de l'infect. comme cause de lithiase biliaire.* (Rev. de méd., 1897.) — COUTURIER : *Étude anatomo-path. et cliniq. de l'obstr. calcul. du choléd.* (Gaz. hebd., 1897.) — DIEULAFOY : *Lithiase intestin.* (Acad. de méd. 1897.) — MATHIEU : *Sable intestinal en dehors de l'entérite muco-membr.* (Soc. des hôpit., 1897.) — HUE : *Calcul de l'appendice.* (Normand. méd., Rouen, 1897.) — BUQUET et GASCARD : *Applicat. des rayons de Röntgen à l'analys. des calculs.* (Presse méd., 1897.) — GIGEL : *Un cas de calcul de l'urèthre.* (Rev. méd. de la Suisse romande, Genève, 1897.) — LE CLERC : *Calculs vésicaux.* (Cliniq. Brux., 1897.) — BOURNEVILLE : *Calcul salivaire.* (Prog. méd., Paris, 1897.) — POTTIEZ ; *Contribut. à l'étude des calculs salivaires.* (Acad. roy. de médec. de Belgique, Brux., 1897.) — SOLÉ : *Six calculs du canal de Sténon chez un enfant de 13 ans.* (Presse méd., Belgique, Brux., 1897.) — FAIVRE : *Deux calculs de la glande sublinguale.* (Poitou méd., 1897.) — MAGNIN : *Des accidents de la lithiase biliaire.* (Paris, Vigot, 1898.) — GILBERT et FOURNIER : *Pathogénie de la lithiase biliaire.* (Presse méd., 1898.) — GAUTIER : *Le fiel de bœuf dans le trai-*

tement de la lithiase biliaire. (Sem. méd., 1898.) — GAILLARD : *Étranglement intestinal par un entérolithe*. (Poitou, médic., 1898.) — BULCKE : *Calculs multiples développés dans une poche sous-uréthrale*. (Soc. de méd. de Gand, 1898.) — D. HANSEMANN : *Beitrag zus Entstch. d. Gallensteine*. (Virch., Arch., 1898, Bd. 154.) — CUILLEMIN : *Étude sur la cholécystite calculeuse*. (Thèse, Paris, 1899.) — HALIPRÉ : *Calculs d'origine intestinale*. (Normand. méd., Rouen, 1900.) — ALBARRAN : *Radiographie des calculs du rein*. (4e session. Assoc. franç. d'urologie, Paris, 1900.)

Dépôts exogènes. Pneumonoconiose. — RAMAZZINI : *De morb. artif.*, Bataviæ, 1713. — CHARCOT : *De la pneumonie chronique*. Thèse agrégation, 1860. — TRAUBE : *Deutsche klin.*, 1860 u. 1866. — JACCOUD : *Clinique médic.*, Paris, 1867. — VIRCHOW : *Ueber Lungen schwarz*. (Virch. Arch., Bd. 35.) — SOLTMANN D. Arch. kl. Med., 1866, Bd. 2. — LEWIN : *Die Inhalation-Therapie*, 1863. — ZENKER : *Deutsch. Arch. f. klin. Med.*, 1867, Bd. 2. — *Ibid.* : *Tagblatt d. 40 Versam. d. Naturforsch.*, 1865. (Tabacosis.) — KUSSMAUL : *Deutsch. Arch. f. klin. Med.*, 1867 (premières analyses quantitatives de l'acide silicique dans les poumons humains). — KOSCHLAKOFF : Virch. Arch., Bd. 35, 1866. — KNAUFF : *Ibid.*, Bd. 37. — SLAVIANSKY : *Ibid.*, Bd. 48, 1869. — SYKORSKY : *Centralb. d. med. Wiss.*, 1870. — MEINEL : *Chalicosis pulmonum*, Erlangen, Diss., 1869. — MICHEL : *Staubinhalation*, Diss., Bonn, 1872. — INS : *Arch. f. exper. Path.*, 1876, Bd. 5. (Premières recherches expérimentales sur la pneumonoconiose silicieuse.) — *Ibid.* : Virch. Arch., Bd. 73, 1878. — CHARCOT : *Pneumonies chroniques*. Leçons résumées par Balzer. (Revue de médec., 1878.) — HIRT : *Krankh d. Arbeit*. Bd. I, 1871, Breslau. — RUPPERT : Virch. Arch., Bd. 72, 1878. — GOUGUENHEIM : *Bullet. de la Soc. anat.*, 1878. — PROUST : *Arch. génér. de med.*, 1876. — MERKEL D. : *Arch. f. kl. Med.*, 1869, Bd. 8. — MERKEL D. : *Ibid.*, Bd., 1872. — *Ibid.* : *Handbuch d. Hygiene v. Pettenkof. und Ziems.*, 1882. — BALZER : *Pneumonies chroniques in Dict. de Jaccoud*, t. 28, 1880. — WEIGERT : *Fortschr. d. Med.*, 1883, no 14. — VARGOUNINE : *Les affections pulmonaires chez les chiens provoquées par les expectorations des phtisiques et par d'autres substances organiques*. Thèse, St-Pétersbourg, 1883. — J. ARNOLD : *Untersuch. über Staubinhal. und Staubmetastase*, Leipzig, 1884 (bibliographie étendue.) — FLEINER : Virch. Arch., Bd. 112, 1888. — CARRIEU : *Arch. d. phys. norm. et path.*, 1888, no 6. — LIEBERMEISTER : *Deutsche med. Wochenschr.*, 1888, no 28. — Mme VASSILIEVA-KLEIMANN : *Arch. f. exper. Path.*, 1888, Bd. 27. — SCHLODTMANN : *Zur Staubinhal.* (Cent. f. allg. Path., 1895.) — OBERTHÜR : *Étude méd. sur les ouvriers des houillères* ; anthracose et tuberculose, Rennes, 1897. — TH. THOOREL : *Specksteinlunge* (Beitr. Ziegler, 1896, XX.) — ISEMBERG : *De l'hygiène du houilleur et des maladies qui lui sont propres*. (Thèse, Montpellier, 1896.) — LEMAISTRE : *Sclérose pulmonaire (chalico-anthracose) de nos ouvriers en porcelaine. Son influence sur la tubercul. Son histologie. Inhalations de kaolin*. (Limousin méd., Limoges, 1896.) — LANCEREAUX : *Rapport sur un mémoire de M. le Dr Lemaistre, intitulé : Sclérose pulmonaire des ouvriers en porcelaine*. (Gaz. des hôpit., Paris, 1896.) — CHARLIER : *Sclérose pulmonaire des porcelainiers*. (Journal d'hygiène, Paris, 1896.) — CLAISSE et JOSUÉ : *Rech. exp. sur les pneumonoconioses*. (Arch. d. méd. exper., 1897, vol. XI.) — DESCHAMPS : *Accès d'asthme provoqués par l'épluchage*. (Arch. génér. de méd. 1897.) — A. VOSKRESSENSKY : *Recherches sur les combinaisons de l'acide silicique dans les poumons et dans les ganglions des bronchiques* (Vratch, 1898). — RAJAONAK : *Contribution à l'étude des pneumonoconioses*. (Paris, 1898.) — THOUVENET et DELEZINIER : *Pneumonoconiose, chalicose et anthracose*. (Limousin méd., Limoges, 1898.) — GIRAUDEAU : *Traitement des scléroses pulmonaires et des pneumonoconioses. Traité de thérapeutique appliquée de Robin*. (Paris, Rueff, 1899.)

Argyrose. — BUTINI : *De usu interno præparat. Argenti*. Diss., Moupel, 1815. — TROUSSEAU : Gaz. des hôpit., 1844. — VELPEAU : *Rapport sur les expérienc. sur les conjonctives avec la solution concentrée de nitrate d'argent*. (Bullet. acad. méd., 1843.) — KRAMER : *Das Silber als Arzneimittel betrachtet*, Halle, 1845. — R. VIRCHOW : *Cellular-pathologie*, 1858. — FROMANN : Virch. Arch., 1859, Bd. 17. — DEVERGIE : *Médec. légale, théorique et pratique*. (Paris, 1852.) — RECKLINGHAUSEN : *Die Lymphgefässe und ihre Beziehung z. Bindegewebe*, Berlin, 1862. — TARDIEU : *Dict. d'hygiène publiq*. (Paris, 1862.) — HUET : *J. de l'anat. et* *de phys.*, 1873. — RIEMER : *Arch. d. Heilkunde*, 1875, Bd. 16. — J. NEUMANN : Med. Jahrbüch., 1877. — WEICHSELBAUM : Allg. Wiener med. Zeit., 1878. — KRISSINSKY : Vratch, 1886. Thèse, Dorpat, 1887. — LEVIN : Berl. klin. Wochen., 1886. — BLASCHKO : *Monatshefte f. pract. Derm.*, 1886, n° 5. — *Ibid.* : *Arch. f. mikr. Anat.*, Bd. 27, 1886. — M. TOLMATCHEFF : Vratch, 1887. — WEDENSKY : *Ibid.*, 1886, p. 397. — C. v. KAHLDEN : *Ablag. d. Sielb. in den Nieren.* (Beiträge Ziegler, 1894, Bd. XV.) — I. JAHN : *Ueb. Argyrie. Ibidem.* — KOBERT : *Argyrie und Siderose.* (Arch. f. Dermat., 1894, Bd. 25.) — ONODI : *Argyrose.* (Revue de laryngol., Paris, 1894.) — L. SCHUBERT : *Argyrie bei Glasperlenversilbern.* (Zeit. f. Heilkunde, Bd. 16.) — F. CRUSIUS : *Ueb. Argyrie*, München, 1895. — BIDLOT : *L'argyrose. Scalpel.* (Liège, 1899.)

Corps étrangers du sang. — REITZ : *Wien. Sitzungsber.*, 1868. — PONFICK : Virch. Arch., Bd. 48, 1869. — F. HOFFMANN : *Ibid.*, Bd. 42. — HOFFMANN und LANGERHANS : *Ibid.*, Bd. 48. — ORTH : *Ibid.*, Bd. 56, 1872. — STRAVINSKY : *Les travaux de l'Université de Varsovie*, 1874. — RÜTIMAYER : *Arch. f. exper. Path.*, Bd. 14, 1881. — PETERS : *Deut. Arch. f. klin. Med.*, 1883, Bd. 32. — W. SIEBEL : Virch. Arch., Bd. 104, 1884. (Voir aussi la bibliographie de la mélanémie et celle de l'embolie.) — P. LENGEMANN : *Ueb. die Schicksale verlagerter und embol. Gewebsteile.* (Wiesbaden, 1897.)

CHAPITRE IX

NÉCROSE. MORTIFICATION. GANGRÈNE

La nécrose est une mort locale des tissus. Dans les régions frappées de nécrose, la circulation et la respiration sont arrêtées, l'assimilation et la désassimilation ont pris fin, la sensibilité et la motilité sont abolies. C'est une mortification partielle, qui ne diffère essentiellement de celle qu'on observe dans la mort de l'individu que par sa localisation et sa limitation même. La gangrène septique est quelque chose de plus : les parties mortifiées sont ici envahies par des microbes; la lésion anatomique est une nécrose compliquée de putréfaction.

A l'état physiologique, le processus de la mortification ne s'exerce que dans des limites restreintes, dans les cas d'usure, de desquamation des cellules ; on l'observe au niveau de l'*épiderme*, *dans l'épithélium de la muqueuse intestinale et de la trachée* et *dans les éléments cellulaires du liquide sanguin*. Les cellules des autres tissus ne périssent pas entièrement pendant le processus vital; seules, certaines régions du protoplasme subissent la destruction et l'usure, sans que l'individualité cellulaire soit compromise.

La nécrose pathologique prend naissance quand les conditions de la nutrition et de la mise en jeu de l'irritabilité cellulaire sont profondément perturbées; aussi n'est-elle souvent que la conséquence et l'aboutissant final de plusieurs formes anatomiques *de dégénérescence des tissus*. Dans la nécrose qui se développe lentement, ce sont les éléments cellulaires les plus délicats, les plus spécialisés par leurs fonctions, qui succombent les premiers; les formes cellulaires plus résistantes, et en particulier les éléments conjonctifs, continuent à vivre.

Le phénomène de la mortification lente du tissu, alors qu'il participe, quoique faiblement, aux échanges qui constituent les actes essentiels de la vie, a été désigné par Virchow sous le nom de *nécrobiose*, tandis que l'expression de *nécrose* était réservée à la désignation des lésions caractérisées par l'interruption rapide de la vie, non seulement dans quelques cellules, mais dans tous les éléments d'une portion déterminée de tissu ou d'organe.

On n'a pu s'en tenir à la signification stricte de cette terminologie. Pour lui obéir, il faudrait n'attribuer le nom de nécrose qu'à une catégorie très restreinte d'altérations, dans lesquelles la mortification sous le coup d'agents chimiques et physiques se produit presque instantanément (température très élevée ou très basse, acides minéraux concentrés, bases puissantes, etc.), tandis que la plus grande partie des cas de mortification qu'on rencontre en pathologie devrait ressortir à la classe des *processus nécrobiotiques*.

Il est plus logique de renoncer à l'expression de nécrobiose et de s'en tenir aux mots suffisamment explicites de *nécrose immédiate et totale* d'une partie du tissu et de *nécrose partielle et médiate*.

Étiologie.

Tous les agents extérieurs qui détruisent rapidement les tissus, toutes les conditions provocatrices des atrophies et des dégénérescences, peuvent occasionner la gangrène, pourvu que l'intensité et la durée de leur action soient suffisantes.

On peut ranger en trois classes les éléments pathogéniques de la

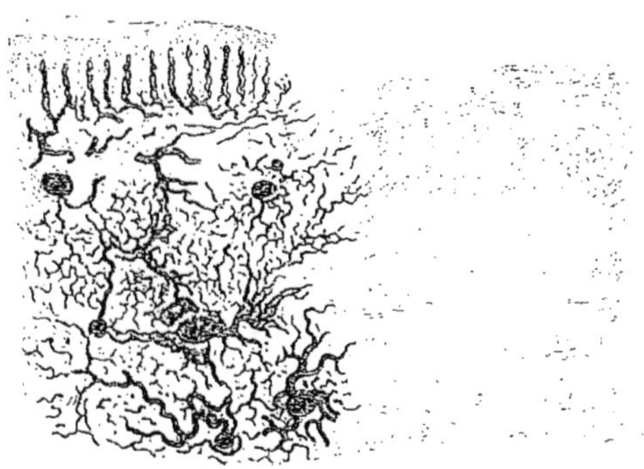

Fig. 152. — Nécrose de la peau.
A droite, les vaisseaux de la région nécrosée ne se sont pas laissé pénétrer par le liquide de l'injection. A gauche, le liquide injecté a rempli les vaisseaux de la peau saine.

mort du protoplasme : 1° *les troubles circulatoires* ; 2° *les actions chimiques* ; 3° *les influences mécaniques et physiques*.

On a également décrit des nécroses par troubles de l'innervation et des gangrènes par infections bactériennes. Nous nous expliquerons plus loin sur ce point.

1° *Mortification par troubles circulatoires*. — Le sang artériel apporte aux cellules les albumines, les hydrates de carbone, les graisses, substances dont elles peuvent supporter la privation pendant un certain temps; il leur apporte aussi un élément dont la présence est indispensable à chaque instant, *l'oxygène, l'excitant par excellence de la vie du protoplasme,* l'oxygène sans lequel s'effondre immédiatement la charpente d'atomes qui constitue la molécule albuminoïde vivante.

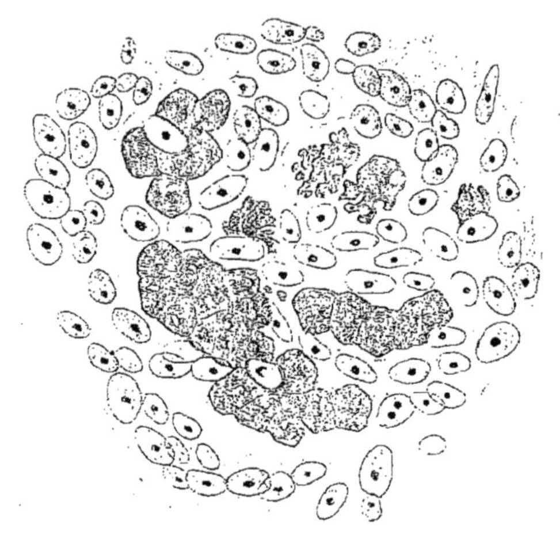

Fig. 153. — Cellules géantes englobant des parcelles de tissu mortifié (zone de démarcation dans la figure 156).

Le protoplasme vivant a constamment soif d'oxygène, et cet appétit se fait sentir d'autant plus impérieux dans les tissus, qu'ils ont subi un degré plus marqué de différenciation. Le système nerveux central et le système nerveux du cœur ne peuvent supporter la moindre privation d'oxygène sans laisser fléchir leur activité.

La diminution de l'apport de sang artériel *par rétrécissement de l'artère afférente* provoque ordinairement des altérations atrophiques dans les parties correspondantes et des dégénérescences capables d'aboutir progressivement à la nécrose des éléments du tissu.

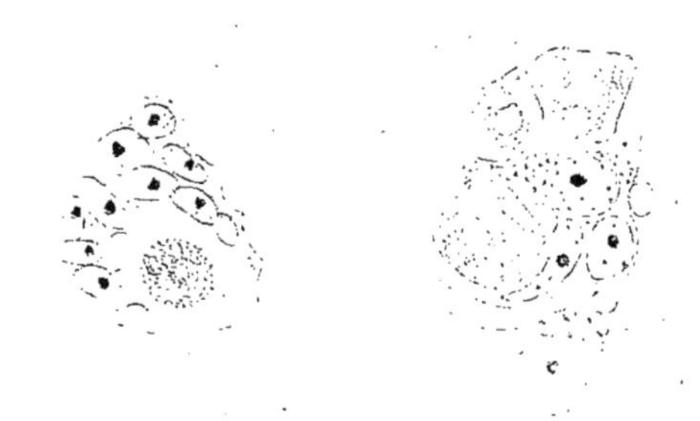

Fig. 154. — Cellule géante englobant des parcelles de tissu mortifié (zone de démarcation de la figure 156).

Fig. 155. — Cellule géante englobant des parcelles de tissu mortifié (zone de démarcation de la figure 156).

L'obstruction d'une artère terminale par rétrécissement du calibre ou présence d'un caillot, l'arrêt de la circulation dans un segment du tissu, peuvent avoir pour conséquence la nécrose rapide. Celle-ci peut donc faire suite à *la thrombose, à l'embolie, à la ligature d'une artère*, et, d'une manière générale, à *toutes les altérations des parois artérielles* (*artério-sclérose, athéromasie*) *qui provoquent le rétrécissement et l'oblitération plus ou moins complète du calibre des vaisseaux.* C'est la nécrose anémique. Sur ces tissus en voie de mortification se greffent une infiltration sanguine, dans le cas d'un *infarctus hémorragique*, une infection spécifique, dans le cas d'embolie bactérienne.

Pour que la nécrose se produise dans le tissu, siège de l'infarctus sanguin, il faut que toute circulation directe ou collatérale soit absolument interrompue. Qu'une voie anastomotique suffisante et une fonction

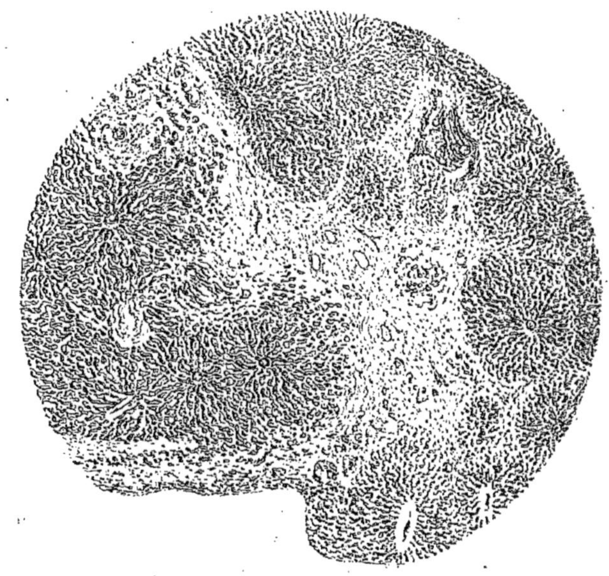

Fig. 156. — Foyer de nécrose hépatique, examiné 7 jours après une injection d'alcool dans la veine porte. Entre les parties mortifiées (vertes) et le tissu normal (rouge) existe une zone de démarcation dans laquelle les macrophages et les cellules géantes provenant de l'endothélium des vaisseaux résorbent le tissu nécrosé. (Coloration par le carmin boraté et l'indigo-carmin. Gross. 60 diam.)

cardiaque normale persistent, et l'oblitération d'une artère, même terminale, n'entraînera pas la mortification *complète* du tissu. Seuls les éléments cellulaires, nerveux, glandulaires, musculaires, les plus besogneux d'oxygène, périront dans le désastre : les cellules et les fibres conjonctives conserveront leur vie.

L'imminence de la nécrose par défaut de sang artériel est donc plus ou moins rapide, suivant la nature des tissus et des divers éléments qui en supportent la privation. Les cellules du système nerveux central succombent les premières, dix à vingt minutes après l'interruption du courant sanguin; viennent ensuite les cellules glandulaires des reins, du foie et d'autres glandes. L'épithélium des muqueuses et les fibres musculaires sont plus résistants, et plus encore l'épiderme cutané. Dans les cellules et les fibres conjonctives, la vie persiste douze heures et plus après la suppression de l'afflux du sang artériel.

La frêle résistance à l'égard de la privation d'oxygène est la rançon de la haute différenciation cellulaire anatomique et physiologique. Les lésions de l'infarctus hémorragique à ses divers stades, depuis la coloration rouge jusqu'à la coloration blanche, constituent un excellent matériel d'étude pour saisir sur le fait le degré de la sensibilité des divers éléments des tissus à la privation de la circulation sanguine.

La *gangrène sèche*, dite encore *gangrène sénile*, *gangrène spontanée*, résultat d'un arrêt de la circulation, est due à l'oblitération ou à l'obstruction des troncs artériels, c'est-à-dire *à l'anémie locale,* car ici les tissus sont pauvres de sang et d'eau.

L'arrêt circulatoire n'est pas toujours la conséquence d'une lésion portant sur les artères; il peut être occasionné par un obstacle à l'écoulement du sang veineux, faire suite à une *hyperhémie veineuse* (thrombose veineuse, compression d'une grosse veine par une tumeur, etc.). La mortification du tissu reconnaît dans ce cas des causes multiples : l'intoxication des cellules par le produit des métamorphoses nutritives, la présence en excès de l'acide carbonique, la privation de sang artériel. La lésion anatomique se présente donc sous des apparences différentes de celles de la gangrène sèche, anémique, car le tissu nécrosé *est ici riche en sang* (veineux) et *en eau*, et le processus nécrotique est désigné sous le nom de *gangrène humide*. Nous reviendrons plus loin sur les particularités de ces deux formes de nécrose.

La mortification par troubles circulatoires peut encore avoir sa source dans *la stase sanguine* des vaisseaux capillaires, stase occasionnée par des embolies graisseuses ou bactériennes oblitérantes, par la compression mécanique d'une région du corps, voire même par des modifications physiques du sang.

2° *Mortification par agents chimiques.* — Ceux-ci se divisent en deux groupes : les caustiques, qui, par leurs affinités chimiques, détruisent les parties vivantes avec lesquelles ils sont mis en contact, et les toxiques, qui, par leurs combinaisons avec les éléments anatomiques ou le milieu qui les baigne, abolissent la vie cellulaire.

Les caustiques détruisent la matière albuminoïde en produisant une mortification *par coagulation* (escarres sèches) ou *par liquéfaction* (escarres molles). Parmi les caustiques coagulants, il faut citer les sels métalliques (nitrate d'argent, chlorure de zinc, etc.), qui font périr instantanément les cellules, sans modifier beaucoup leurs formes, au point qu'on a pu utiliser ces sels dans la technique histologique; les acides sulfurique, chlorhydrique, azotique, chromique, dont la puissance de pénétration est très grande, malgré les combinaisons qu'ils contractent avec les sérosités alcalines du voisinage et qui provoquent, à cause même de ces combinaisons, des escarres étendues et profondes. L'acide nitrique produit des escarres jaunes (réaction xantho-protéique des matières albuminoïdes), l'acide sulfurique des escarres noires (mise en liberté du carbone des cellules, altération de l'hémoglobine du sang). Les caustiques liquéfiants sont en majeure partie fournis par des bases : la potasse, la soude, la chaux, l'ammoniaque. Ils font naître des escarres molles, lesquelles laissent après leur chute les vaisseaux béants, capables de fournir de graves hémorragies; ils agissent en déshydratant les tissus et en formant avec la matière grasse des savons solubles.

L'action nécrosante des toxiques ne s'exerce sur les tissus qu'après la pénétration dans le sang des poisons, apportés de l'extérieur, ou formés de toute pièce dans l'organisme; ainsi agissent les poisons de la vie cellulaire, entre autres le sucre accumulé, etc. (nécrose de coagulation des tubes contournés du rein).

Les substances toxiques en circulation dans le sang ne provoquent pas la nécrose dans toutes les régions de l'économie : leur action se manifeste avec une intensité plus marquée sur les éléments cellulaires les plus sensibles (cerveau), sur les organes qui ont servi de porte d'entrée au poison, ou dans lesquels ce dernier s'est accumulé, soit pour y être détruit, soit pour y être éliminé. Les lésions du foie et du rein sont très manifestes dans l'empoisonnement par le phosphore, l'arsenic, le sublimé, la cantharidine, l'acide chromique, certaines toxines microbiennes, etc.

Les lésions histologiques expérimentales du foie, dans l'empoisonnement phosphoré, ont été étudiées par Cornil et Brault. L'un de nous (Podwyssotsky) a constaté qu'après l'injection sous-cutanée, chez le cobaye, de cinq milligrammes d'arsenic, on reconnaissait dans le foie, 7, 10, 24 heures plus tard, l'existence de foyers de mortification de couleur blanc jaunâtre, du volume d'un grain de chènevis à celui d'un pois. Les autres organes ne présentaient nulle part de phénomènes de nécrose, si ce n'est dans la lumière des vaisseaux où l'on trouvait un certain nombre de globules rouges morts.

Ces foyers nécrotiques du foie montrent avec une évidence toute particulière l'inégale vulnérabilité des divers éléments cellulaires vis-à-vis des substances chimiques nocives circulant dans le sang. En effet, tandis que les cellules hépatiques sont complètement détruites et ne trahissent aucun signe de vie, l'épithélium des canaux biliaires qui traversent les foyers de mortification reste absolument intact Kniagévetzky a décrit, en 1896, des altérations semblables dues à l'action du phosphore. Le chloroforme et les essences peuvent être cités à titre d'exemple de l'action nécrosante élective de certains poisons sur des éléments particuliers des tissus. En effet, injectés dans une artère, ils provoquent la mort, la rigidité des muscles irrigués par ce vaisseau, tandis que l'endothélium et les parois des ramifications vasculaires conservent leur intégrité. Dans l'empoisonnement par le sublimé, l'action élective du poison est non moins certaine. On connaît depuis longtemps la nécrose des épithéliums des tubes contournés et les gangrènes de la muqueuse du gros intestin provoquées par le sel mercurique (TARNIER, KOSCHNITZKY, CHAUFFARD).

Parmi les substances toxiques agissant sur le protoplasma à doses très minimes, il en est qui, n'étant ni liquéfiantes, ni coagulantes, tuent les cellules sans provoquer d'altérations morphologiques très marquées : tels sont les poisons protoplasmiques, au nombre desquels se rangent les alcaloïdes et les toxines microbiennes. Les cellules nerveuses sont particulièrement sensibles à ces poisons. Les travaux récents ont pénétré quelque peu les détails des fines altérations cellulaires provoquées par ces agents. Quelques-uns de ces poisons, précisément *les poisons sanguins*, entraînent la dissociation de l'hémoglobine, la dissolution, et par conséquent la destruction des globules rouges. A ce groupe de substances toxiques se rapportent le chlorate de potasse, la substance active de certains champignons frais ($C_{12}H_{20}O_7$), la toluilendiamine, les acides biliaires, l'acide pyrogallique, la pyridine, etc.

L'action nécrosante de certains *poisons sur le protoplasme cellulaire* est intimement liée à *la structure des molécules albuminoïdes mortes et vivantes*. D'après LOEW, une molécule de l'albumine vivante et active se distingue par la présence simultanée du groupe aldéhyde et du groupe amide. Grâce à leur situation contiguë, ces deux groupes sont très instables et peuvent, sous l'influence de causes extérieures quelquefois très minimes, se modifier et réaliser des formes plus stables, résultats d'une condensation intra-moléculaire. Par conséquent, tous les corps chimiques qui entrent facilement en combinaison avec les groupes aldéhyde et amide et qui pourront donner des combinaisons stables seront des poisons très violents de la cellule vivante.

Ainsi, l'acide cyanhydrique, l'hydrotylamine, l'hydrasine seront, à dose minime, des toxiques puissants de l'organisme animal. Par exemple, il suffit de 0,50 de sulfate d'hydrasine pour faire périr le lapin en une heure et demie (BUCHNER).

Les recherches de TCHOUGAEFF sur les antiseptiques confirment la thèse principale de LOEW, puisqu'elles établissent que c'est à la présence du groupe aldéhyde dans une combinaison organique quelconque qu'est liée la toxicité du composé chimique vis-à-vis du protoplasme vivant. Ainsi, pour le formol, son pouvoir toxique paraît résider dans la seule présence d'un aldéhyde dans sa molécule.

3° *Mortification par influences mécaniques et physiques.* — Parmi les agents physiques qui provoquent la nécrose, il en est qui agissent mécaniquement : tels sont les contusions, les broiements, les arrachements violents réduisant en bouillie les éléments anatomiques. Aussi observe-t-on la gangrène dans les plaies contuses produites par des projectiles de guerre lancés à une grande vitesse. Au cours d'une explosion de dynamite ou de fulminate de mercure, des corps étrangers très fragiles, des morceaux de carton, peuvent être projetés avec une vitesse telle qu'ils pénètrent dans les os et amènent la gangrène. La compression violente et prolongée exercée par la tête du fœtus, dans certains accouchements laborieux, est parfois suffisante pour provoquer la mortification de la vulve, du vagin et même du col de l'utérus.

La *lumière* est un agent puissant de suractivité nutritive. Son influence est surtout marquée sur les organismes inférieurs (microbes) qu'elle tue rapidement. Chez les êtres plus élevés en organisation, la lumière est moins toxique. Cependant, elle peut jouer un rôle de mortification, surtout par ses rayons chimiques, quand elle frappe avec un certain degré d'intensité la peau de l'homme sain et surtout celle d'individus atteints d'une maladie du système nerveux central ou périphérique (pellagre, paralysie ascendante des aliénés simulant le Beriberi). On voit alors apparaître des érythèmes cutanés, accompagnés de soulèvement épidermique et même de véritables escarres.

L'application des rayons cathodiques de Rœntgen a produit parfois des éruptions érythémateuses et même des escarres qui ont pu provoquer des récriminations médico-légales.

L'action de l'*électricité* est très variable suivant les cas. Le couteau galvanique, rougi par le courant de la pile et mis au contact des tissus, les détruit par la chaleur qu'il dégage. Les phénomènes électrolytiques que produit le courant dans l'organisme, comme dans les solutions salines, entraînent des effets chimiques (les acides se portant au pôle positif, tandis que les bases vont au pôle négatif) ; aussi les escarres ont-elles des caractères particuliers : escarres sèches, escarres humides. Si l'on supprime ces effets chimiques, en utilisant des courants dont les ondes se font alternativement en sens inverse — courants alternatifs, courants sinusoïdaux — on peut observer l'action électrique parfaitement pure. Cette action n'est pas nécrosante : du moins l'effet produit sur la structure moléculaire des cellules n'est-il pas appréciable par l'histologie actuelle. Quand l'organisme est soumis à l'action d'une onde électrique (coup de foudre), il peut se produire des lésions des centres nerveux, un ébranlement moléculaire et surtout des hémorragies qui entraînent la mort plus ou moins rapide. Parfois les paralysies produites par la fulguration peuvent être simplement rangées dans la catégorie des phénomènes hystériques.

Les courants continus, en dehors de leurs phénomènes électrolytiques, n'agissent qu'au moment de la fermeture ou de la rupture du courant.

S'ils sont très énergiques, fournis par exemple par les dynamos employées dans l'industrie, ils peuvent, au moment de la rupture du courant, produire des phénomènes de self-induction aboutissant à la sidération de l'individu. Il s'agit ici d'un choc nerveux différant de la fulguration, car ce dernier phénomène s'accompagne moins souvent d'hémorragies dans les centres nerveux, et les patients en état de mort apparente peuvent être souvent rappelés à la vie par la respiration artificielle suffisamment prolongée. Ces accidents de sidération ne s'observent en général que chez les individus dont les mains *humides* saisissent le fil conducteur. Quand les mains du patient sont *sèches* et offrent une grande résistance au passage du courant, il se produit d'ordinaire une simple brûlure, avec des phénomènes de nécrose plus ou moins profonde.

Avec les courants alternatifs sinusoïdaux, les effets électrolytiques sont supprimés : aussi, avec un potentiel faible et une fréquence basse, le passage du courant à travers le corps humain ne donne lieu à aucun effet appréciable. Quand le potentiel est plus fort et la fréquence portée à quelques centaines par seconde, la mort peut être le résultat du passage du courant. En Amérique, l'électrocution a été pratiquée plusieurs fois avec des courants d'intensité de 1 500 à 2 000 volts et une fréquence d'environ 300 par seconde. Chose curieuse, signalée par d'ARSONVAL, l'accroissement, portant à la fois sur le potentiel et sur la fréquence, arrive à rendre le courant parfaitement inoffensif. A partir de 5 000 excitations par seconde, les effets diminuent ; ils sont totalement supprimés quand la fréquence atteint plusieurs centaines de millions. La raison de cette si curieuse innocuité nous est inconnue. Le courant a-t-il perdu sa force de pénétration et glisse-t-il à la surface du corps ? Le système nerveux devient-il insensible aux vibrations électriques trop fréquentes, comme la rétine l'est aux vibrations lumineuses trop renouvelées à la seconde ? Ce ne sont là que des hypothèses émises par d'ARSONVAL.

Le *froid* et la *chaleur* sont les agents physiques qui occasionnent le plus fréquemment la mort du protoplasma. Il faut compter ici, non seulement avec le *degré thermique*, mais encore avec sa *durée*, surtout quand il s'agit de températures qui se rapprochent des limites où la vie est encore possible. Dans les oscillations trop éloignées de ces limites, dans celles où la température atteint un degré excessif, au-dessus ou au-dessous de 0°, la durée n'a aucune importance : la mort cellulaire fait suite immédiatement à l'intervention de la cause pathogène. Pour les températures qui ne provoquent pas la mort immédiate des cellules, la *rapidité des oscillations thermiques*, les *transitions* brusques et répétées du froid à la chaleur, ou inversement, jouent au contraire un rôle de premier ordre dans la détermination du processus de nécrose cellulaire. La puissance de mortification des oscillations thermiques brusques s'exerce même sur les bactéries qui sont capables de supporter sans périr un froid intense d'une seule tenue. Le bacille typhique peut vivre dans la glace pendant des mois ; il succombe rapidement si on soumet le bloc de glace qui le renferme à des alternatives de dégel et de congélation (CHANTEMESSE et WIDAL, PRUDDEN, JANOWSKY).

Des poissons qui vivent dans l'eau à 28° succombent quand on les fait passer sans transition dans de l'eau à 12°, et réciproquement (P. BERT).

Il est impossible de déterminer une limite thermique constante dont les écarts en deçà et au delà provoquent la mort du protoplasme. Les chiffres qu'on pourrait indiquer d'une manière générale n'ont aucune précision, parce que, dans le jugement à porter, il ne faut pas tenir compte seulement de la durée d'action de la température, mais aussi de l'espèce et du genre de l'animal mis en expérience. *Les animaux à sang froid supportent des températures beaucoup plus basses que les animaux à sang chaud*, et, parmi ces derniers, les hibernants sont bien plus résistants que les autres aux abaissements thermiques. Inversement, les animaux à sang froid ne peuvent subir les températures élevées dans lesquelles vivent encore les animaux à sang chaud : les oiseaux sont plus résistants que les mammifères aux élévations thermiques.

Comme limite supérieure s'appliquant au règne animal dans son entier, la température de 48° à 50° C, température effective, c'est-à-dire communiquée au protoplasme, peut être considérée comme le terme au-dessus duquel la mort arrivera fatalement, plus ou moins vite.

La température de 70°, qui coagule les matières albuminoïdes, est mortelle pour les tissus organisés, excepté toutefois pour quelques bactéries et moisissures. Il est d'autres espèces thermophiles, que l'on rencontre dans les sources thermales chaudes, dont l'optimum de végétation est compris entre +70° et + 74° (MIQUEL, KEDZIOR, Mme TZIKLINSKAÏA). Les spores du bacillus subtilis supportent des températures qui dépassent largement 100°.

Chez l'homme, la température *centrale*, s'abaissant à 24°, à 20°, est la limite inférieure qui, une fois dépassée, ne permet plus à la vie de se maintenir.

Les hibernants (marmotte, etc.) pendant l'hiver continuent à vivre avec une température (du sang) de + 2° (KHORVAT). Les animaux à sang froid peuvent tolérer des températures encore plus basses. Certaines régions du corps et certains tissus même, chez l'homme, supportent sans périr des abaissements de courte durée au-dessous de zéro.

Les recherches de Khorvat ont établi que l'abaissement artificiel de la température des muscles de la grenouille pouvait atteindre — 4° sans que le muscle ait perdu (après le dégel) ses propriétés anciennes de contractilité. Au-dessous de cette température, à — 5°, la mort du muscle ne peut être évitée.

Chez l'homme, la limite de la vitalité des tissus refroidis s'approche de la température de zéro, bien que la congélation de courte durée n'entraîne pas, après le dégel, la nécrose tout entière, car le tissu conjonctif continue à vivre. Les abaissements thermiques allant jusqu'à — 15°, — 20° C sont absolument mortels pour tous les tissus de l'homme et des animaux, n'eussent-ils qu'une durée très courte (Soboroff, Khorvat, Akvileff, Ansiaux, etc.). Les bactéries et les végétaux, en général, constituent encore ici une exception. La vie est conservée, chez certaines plantes, à l'état latent, même à la température de — 30° (par exemple, les branches des arbres dans les pays polaires, plusieurs bactéries, etc.). La moelle de l'animal rabique peut être congelée à — 40° sans perdre sa virulence. Raoul Pictet a soumis impunément des bactéries à des températures de — 100°, — 200° C.

L'application du froid intense sur la peau, pourvu qu'elle ne soit pas de longue durée, n'est pas suivie de phénomènes réactionnels intenses; elle provoque momentanément l'insensibilité cutanée, phénomène qui a été utilisé en thérapeutique (mélange de glace et de sel marin, vaporisations de chlorure de méthyle, etc.). Après une réfrigération de courte durée, la peau rougit, se congestionne, et sa sensibilité s'exagère. Quand l'action du froid sur le tégument cutané est plus intense et surtout plus prolongée, il peut en résulter une nécrose de la peau. Si la mortification n'est pas complète et rapide, on voit apparaître les gelures. Celles-ci se présentent avec des degrés divers d'intensité, depuis le simple érythème avec rubéfaction, jusqu'à l'ulcération du derme et l'escarre plus ou moins profonde, pouvant désorganiser les parties découvertes ou insuffisamment protégées, le lobule du nez, le pavillon de l'oreille, les doigts et les orteils.

Les expériences de Cohnheim sur l'oreille réfrigérée du lapin ont permis de saisir les différentes étapes des lésions anatomiques provoquées par l'application du froid; ces lésions sont d'autant plus profondes que ce dernier a été plus intense. La congélation de l'eau contenue dans les fentes intertissulaires et dans la constitution même des éléments cellulaires entraîne une modification plus ou moins profonde de la charpente moléculaire de l'albumine. Si l'on met certains tissus pendant quelques minutes à une température de — 2°, — 5°, — 7° C, on provoque, après le dégel, l'apparition de la dégénérescence hyaline du tissu conjonctif, de la tuméfaction trouble et de la dégénérescence granuleuse des éléments cellulaires, et des coagulations hyalines dans les capillaires. Quand la réfrigération a été très intense, il se fait une coagulation du sang et de la lymphe, les hématies se désagrègent et se transforment en détritus qui obstruent les vaisseaux. Au moment de la réaction, le sang qui revient en abondance ne peut pénétrer dans les canaux sanguins obstrués ni aller nourrir les parties vouées désormais à la nécrose : le plasma transsude et produit de l'œdème.

Le passage rapide d'une température inférieure à 0° à une température élevée est particulièrement dangereux pour la vitalité des tissus. Les parties congelées, réchauffées trop rapidement, se tuméfient; une sérosité abondante vient les distendre ; la peau, soulevée par des gaz, se sphacèle rapidement. Au contraire, un réchauffement lent peut se terminer par l'apparition de phénomènes inflammatoires passagers, par la dégénérescence et la nécrose partielle de quelques cellules. Ces faits sont de connaissance vulgaire dans les pays septentrionaux, où le peuple traite les gelures par des frictions de neige. La cause de ce phénomène réside probablement dans le danger de la mise en liberté trop rapide, au contact des éléments cellulaires, d'une certaine quantité d'eau distillée, laquelle résulte de la fonte brusque de cristaux microscopiques formés par le fait de la congélation de l'eau saline des éléments et des plasmas.

C'est cette eau distillée, toxique, comme on le sait, pour les tissus, qui, abondamment mise en liberté par un réchauffement brusque, est la cause probable de la mortification cellulaire, laquelle fait défaut quand le réchauffement est progressif et lent.

La cause de la nécrose des tissus sous l'influence de la chaleur est due à la coagulation du protoplasma et quelquefois à sa carbonisation même. Quand la structure atomique d'une molécule albuminoïde a été trop profondément bouleversée par la coagulation, la vie ne peut se poursuivre. Au-dessous de la température nécessairement mortelle, le chauffage des tissus ne provoque pas tout d'un coup la mort des éléments : d'abord il entraîne l'apparition de phénomènes dégénératifs divers, tels que la tuméfaction trouble, la dégénérescence hyaline, la nécrose partielle de certaines cellules, etc. Localement, la chaleur provoque des brûlures par rayonnement ou par contact direct. La gravité de ces lésions dépend plus encore de leur étendue que de leur profondeur. On observe, suivant le degré de la brûlure locale, l'érythème simple, l'apparition de phlyctènes, la destruction de la couche épidermique ou du derme tout entier. A un degré plus avancé, on a affaire à une mortification des parties molles, sur une profondeur plus ou moins grande, et même à la carbonisation de tout un membre. Les brûlures produites par l'inhalation de gaz surchauffés sont particulièrement dangereuses, à cause de leur étendue et des lésions qu'elles provoquent dans les muqueuses. L'un de nous (Chantemesse) a constaté, à l'autopsie de personnes qui avaient péri dans l'incendie du théâtre de l'Opéra-Comique à Paris (1886), pour avoir inhalé de l'air surchauffé, une coagulation du sang, non seulement dans les capillaires du poumon, mais encore dans les troncs des artères pulmonaire et aorte. Ces gros vaisseaux, remplis de sang coagulé, rappelaient étroitement l'apparence du boudin grillé.

Nous venons de passer en revue les trois causes principales, troubles circulatoires, actions chimiques, influences mécaniques et physiques, qui provoquent la nécrose des tissus. On fait encore intervenir, pour expliquer l'origine de la mortification et de la gangrène des éléments, l'*influence du système nerveux* et celle *des microbes*. A vrai dire, ces dernières conditions étiologiques, pour puissantes qu'elles soient, entrent elles-mêmes dans le cadre des causes précédemment signalées. Ce n'est pas, par exemple, les microbes en tant que corps étrangers qui produisent la gangrène, mais bien les produits solubles qu'ils sécrètent, c'est-à-dire les substances chimiques. Pour le système nerveux, la gangrène des orteils, provoquée chez le cobaye par la section du sciatique (Brown-Séquard), ne se produit plus si on protège la patte contre l'action des germes extérieurs : les escarres consécutives à des lésions nerveuses se rattachent ainsi de très près à des troubles circulatoires provoqués par influence vaso-motrice.

Cependant, si, à un point de vue théorique, on peut rattacher aux trois ordres de causes que nous avons signalés en premier lieu les gangrènes d'origine neuropathique et microbienne, ces dernières ont des allures cliniques et une physionomie si spéciales qu'elles méritent une étude particulière.

Il n'est pas rare de voir survenir des gangrènes à marche rapide dans les affections du système nerveux central et en particulier dans les myélites aiguës. Dans les cas d'hémorragie et de ramollissement du cerveau, des escarres se développent rapidement du côté paralysé. Les altérations du système nerveux provoquent des troubles trophiques, et surtout des modifications de la vaso-motricité qui influencent la vigueur des éléments et les empêchent de résister à l'invasion des agents microbiens. La gangrène symétrique des extrémités décrite par MAURICE RAYNAUD, qui survient surtout chez les neuropathes, est précédée de phénomènes d'asphyxie locale (algidité, cyanose) qui dépendent de la vaso-constriction des petits vaisseaux.

Parmi les phénomènes de gangrène qu'on peut d'une façon médiate rattacher aux troubles du système nerveux, il faut citer la gangrène des membres, dans la *raphanie* provoquée par l'ergot de seigle, quelques cas de mal perforant plantaire, le décubitus aigu des paraplégiques et hémiplégiques, etc., les gangrènes de portions entières de membres dans les maladies des nerfs sensitifs (lèpre anesthésique), la gangrène sénile des doigts et des membres, la gangrène dans les maladies constitutionnelles générales, le diabète par exemple, et enfin même les gangrènes partielles des doigts et des régions cutanées chez les hystériques (*gangrènes hystériques*). Tous ces cas peuvent être rattachés, dans leur mécanisme pathogénique, *aux troubles vaso-moteurs* (spasme ou paralysie), ou *aux altérations dégénératives et inflammatoires* des parois artérielles et veineuses (*artério-sclérose, endartérites oblitérantes, thromboses*), *à l'affaiblissement de la défense naturelle de l'organisme* contre les influences nocives extérieures, par suite de la perte de la sensibilité (BROWN-SÉQUARD, MAURICE RAYNAUD, CHARCOT, KOPP, DOUTRELEPONT, BAYET, SINGER, QUINQUAUD, JOSEPH, KRESKE, HALLOPEAU, MEUNIER, etc.).

Il est bien certain que les gangrènes dites neuropathiques ne peuvent être attribuées à une altération des nerfs trophiques dont l'existence n'est d'ailleurs pas démontrée. Anatomiquement on constate, en pareil cas, dans les ganglions nerveux, dans la moelle, dans le cerveau, des altérations dégénératives, de la sclérose, et d'ordinaire des lésions d'artérite oblitérante, de sorte que la mortification est d'origine ischémique et angio-sclérotique.

La symétrie dans l'apparition des phénomènes gangreneux n'implique pas toujours une origine neuropathique. D'un membre atteint de nécrose thrombosique peut se détacher un caillot qui va oblitérer l'artère principale d'un autre membre : la gangrène se développe symétriquement, sans qu'on puisse invoquer l'influence du système nerveux (cas de WIDAL et NOBÉCOURT, 1898).

Les gangrènes, si fréquentes au cours *des maladies infectieuses*, ne sont pas provoquées par *la présence des microbes eux-mêmes*, mais par les produits chimiques sécrétés par eux (toxines et alcaloïdes) ou encore par les troubles de la circulation locale consécutifs à l'obstruction microbienne des vaisseaux (embolies bactériennes, etc.). Le foie, où les embolies parasitaires se rencontrent le plus souvent et qui emmagasine avec une affinité particulière les toxines en circulation dans le sang, présente souvent des foyers de nécrose au cours des maladies toxi-infectieuses.

A l'étudier de près, l'étiologie de la gangrène soit microbienne, soit neuropathique, montre d'ordinaire l'intervention simultanée de plusieurs conditions nocives. Chacune d'elles, prise en particulier, ne provoque que l'apparition de l'une quelconque des différentes formes de dégénérescence; seule, leur association, la combinaison de leurs efforts, aboutit à la création de la gangrène. L'expérience de Samuel est classique. Provoquons l'anémie de l'oreille d'un lapin par ligature d'une des carotides : une certaine quantité de sang lui sera amenée par les anastomoses collatérales et l'oreille continuera à vivre. Opérons alors, sur l'oreille anémiée et sur l'oreille normale, une friction avec de l'huile de croton : la gangrène sèche se développera au bout d'une dizaine de jours sur l'oreille anémiée, tandis que l'oreille, du côté où la carotide est libre, ne présentera qu'une simple inflammation.

Un remarquable exemple de la mortification due à l'action simultanée exercée par les toxines bactériennes et par la privation du sang artériel se montre dans la *désagrégation caséeuse* des granulomes infectieux et surtout *du tubercule*. L'absence de capillaires dans le tubercule et l'imprégnation par la toxine tuberculeuse des jeunes cellules qui constituent la granulation, tels sont les deux facteurs essentiels de la mortification du tissu tuberculeux et de sa transformation en une masse sèche, vitreuse, puis caséeuse.

Dans la réalisation du processus gangreneux et *du processus nécrobiotique pur*, une part importante revient aux conditions qui favorisent ou qui restreignent l'action de la cause pathogène essentielle. Au nombre de ces conditions, il faut placer tout d'abord *l'état du système nerveux*, envisagé au point de vue surtout de sa vaso-motricité, et *l'état physiologique du tissu* sur lequel s'exerce l'influence pathogène. Suivant la vigueur de l'organe lésé, suivant son pouvoir de réaction contre des agents nuisibles venus de l'extérieur, l'application d'une même cause pathogène fait apparaître tantôt une simple dégénérescence et une inflammation passagère, tantôt la mortification et la gangrène. C'est la force vitale du tissu qui décide de l'évolution : la preuve en est dans l'action variable exercée par le froid sur l'homme, suivant qu'il se trouve à l'état de veille ou de sommeil, qu'il est, ou non, intoxiqué par l'alcool, etc.

Les influences nocives exercent leur pouvoir, d'une manière inégale, chez l'enfant, chez l'adulte, chez le vieillard. L'expression classique, *senectus ipsa mors*, contient une grande part de vérité. Tout arrêt de la circulation locale (oblitération de capillaires, compression d'une artère afférente), toute anémie locale, qui, dans l'organisme jeune, n'aboutit pas à la gangrène, est redevable de ce résultat aux faciles vicariances de la jeunesse. La compression de certaines régions du corps disparaît sans laisser de traces chez l'adulte, ou n'en laisse que d'insignifiantes ; tandis que, chez le vieillard, l'intervention d'un facteur pathogène de même intensité provoque des altérations destructives et gangreneuses.

A ce point de vue, *la première enfance* présente beaucoup d'analogie avec la *vieillesse.* Il suffit de se rappeler avec quelle facilité se produit la mortification de la peau tendre des enfants, sous l'influence de températures et de substances chimiques qui, chez l'adulte, ne feraient que provoquer l'hyperhémie et l'inflammation. L'impressionnabilité extrême des tissus de l'enfance, due peut-être à l'insuffisante discipline des actes de la défense naturelle, rend compte de la mortalité considérable qui frappe cet âge.

Indépendamment de l'âge, une série *d'états morbides* sont capables d'affaiblir pour un moment, même chez l'adulte, la force vitale des tissus ; ils jouent le rôle de causes prédisposantes dans l'étiologie de la gangrène. Au nombre de ces causes entrent les états anémiques et hydrémiques, le ralentissement de la nutrition, les troubles de la circulation, les maladies générales et les vices de la nutrition (diabète, goutte, maladies infectieuses aiguës, surtout la fièvre typhoïde, la diphtérie, la scarlatine, etc.). Dans tous ces états morbides, les foyers de gangrène surgissent facilement sous l'influence d'agents mécaniques, thermiques et chimiques, lesquels, dans un organisme résistant, ne provoqueraient que des altérations dégénératives passagères. Les escarres chez les patients qui font un long séjour au lit, la mortification de la peau chez les diabétiques sous l'influence d'une simple égratignure, les gangrènes profondes de la région sacrée chez les typhiques, tous ces phénomènes peuvent servir d'exemples démonstratifs.

Pour importantes que soient les causes prédisposantes, leurs effets ne sont manifestes que lorsqu'elles s'associent à un facteur nocif, fût-il de médiocre intensité. Quand, au contraire, la cause pathogène essentielle comporte un grand pouvoir de nocuité, *les conditions dites prédisposantes sont reléguées au second plan, et la gangrène survient, inévitable et rapide, indépendante de l'âge et de l'état de l'organisme qu'elle frappe.*

Formes de la gangrène.

La gangrène se présente, au point de vue clinique, sous deux formes principales, reliées par une série d'intermédiaires : la *gangrène sèche*, caractérisée par des phénomènes de coagulation, d'épaississement et de dessiccation du tissu, et la *gangrène humide*, où prédominent les actes de ramollissement et de colliquation.

1° *Gangrène sèche ou nécrose de coagulation.* — Les modifications anatomiques qui constituent cette lésion peuvent s'observer même à l'état physiologique, par exemple dans l'extrémité du cordon ombilical qui, après ligature et section, est encore adhérente à l'ombilic de l'enfant. La production de cette gangrène exige la réalisation de deux conditions : la possibilité pour le tissu de perdre l'eau qu'il renferme et la suppression de l'apport de sang artériel. Aussi s'observe-t-elle plus communément vers les téguments externes, aux doigts, aux orteils, aux membres entiers, partout où un obstacle à l'accès du sang peut être facilement constitué, à la suite des lésions artérielles athéromateuses des vieillards, à la suite de l'obstruction vasculaire due aux spasmes (ergotinisme, raphanie) ou à des obstacles mécaniques (ligatures d'une artère, infarctus). D'autre part, la gangrène sèche peut être encore provoquée par l'application sur les cellules des acides minéraux, des sels de métaux lourds, de l'alcool, de certains alcaloïdes ou de toxines (diphtérie, etc.).

Dans cette variété de nécrose, la partie mortifiée conserve sa forme primitive; elle apparaît rude, sèche, ratatinée, dure au toucher. Sa couleur est le plus souvent d'un noir foncé, rappelant, comme l'a remarqué Morgagni, l'aspect d'une momie (momification). A l'examen microscopique, on constate que le volume des cellules et des fibres du tissu momifié est très diminué et que les éléments sont rapprochés les uns des autres. Ainsi, les fentes intertissulaires ont en partie disparu ; le calibre des capillaires et des veines est effacé; leurs parois sont accolées l'une à l'autre, excepté dans les grandes veines, où l'on distingue çà et là des thrombus secs et hyalins.

Douze à vingt-cinq heures après le début de la gangrène, les noyaux ne sont plus visibles, c'est-à-dire qu'ils ne se colorent plus par les réactifs. Une injection faite dans l'artère principale ne pénètre plus dans les vaisseaux de la partie frappée de gangrène, tandis qu'elle remplit toutes les ramifications vasculaires du tissu normal voisin de la partie malade. L'image obtenue devient très nette et caractéristique (fig. 152).

La structure microscopique, dans une semblable lésion, se conserve parfois avec une netteté remarquable, surtout lorsque la dessiccation a été réalisée assez rapidement pour que les tissus soient restés à l'abri des phénomènes de la putréfaction. Dans ces cas, le tissu ainsi modifié peut persister pendant des centaines et des milliers d'années, sans subir d'altérations. Sur des préparations de momies égyptiennes nous avons pu reconnaître facilement la striation musculaire, la structure du cartilage hyalin dont quelques capsules renfermaient encore les noyaux ridés des cellules cartilagineuses. On distinguait même çà et là, dans l'intérieur des noyaux, des amas de nucléo-chromatine parfaitement colorables.

La gangrène sèche peut atteindre des éléments cellulaires isolés ainsi que des régions entières du tissu. *Trois conditions* sont indispensables à sa production (Weigert) : le tissu capable de subir la gangrène sèche doit contenir une substance pouvant se coaguler ; il doit recevoir du liquide plasmatique infiltré des tissus voisins ; il doit enfin être dépourvu de substances peptonisantes, qui arrêtent la coagulation.

La nécrose de coagulation, le gonflement trouble et la dégénérescence granuleuse reconnaissent un point de départ commun, qui est le processus de coagulation du protoplasme. Lorsque les interstices renferment un exsudat séreux riche en fibrine, celle-ci peut se déposer non seulement dans les fentes, mais même dans les corps de quelques-unes des cellules. On se trouve alors en présence de la lésion que les anciens auteurs (O. Weber, Rindfleisch, E. Wagner) avaient désignée sous le nom de *dégénérescence fibrineuse*, admettant que la fibrine provenait des cellules mortes. Le fait s'observe, par exemple, au fond des ulcérations diphtériques, dans les membranes diphtériques, dans l'épithélium des pustules varioliques, etc.

La disparition des noyaux cellulaires est un signe *microscopique* constant de la gangrène sèche, en ce sens que la substance nucléaire (chromatine, nucléine) est en quelque sorte dissoute et qu'il est impossible de la colorer. Pour que cette disparition s'effectue, *il faut que le tissu gangrené reste au sein de l'organisme et qu'il puisse subir l'imbibition des sucs plasmatiques*. Au moment de la mort de la cellule, son noyau se colore encore ; ce n'est que dix, quinze, vingt-quatre heures, quelquefois quinze jours plus tard, que les noyaux disparaissent, et plus vite, semble-t-il, dans la nécrose de coagulation que dans les autres formes de mortification. Le tissu mort, pris sur le cadavre, peut, longtemps avant le début de la putréfaction, conserver intacte la colorabilité des noyaux cellulaires. Mais il suffit d'insérer ce tissu dans la cavité abdominale d'un animal et de le soumettre à l'action du plasma sanguin, pour que les noyaux disparaissent rapidement, d'abord à la périphérie et ensuite dans tout le fragment (Kraus, Goldmann, etc.). Soumis à cette épreuve, les noyaux des cellules hépatiques se montrent plus fragiles que ceux de l'épithélium rénal.

Dans les cellules mortes, la nucléo-chromatine a une stabilité si faible, que le contact d'une solution saline, voisine de la composition du sérum sanguin, suffit pour la faire disparaître. Ainsi, l'immersion dans une éprouvette contenant de l'eau salée, d'un fragment de tissu arraché d'un corps vivant amène en peu de temps la dissolution des noyaux (ARNHEIM). Soumise à l'action de certains agents qui détruisent le protoplasme (*toxines cholériques*, *diphtériques*, *tuberculeuses*, *pesteuses*, *typhiques*, — *phosphore*, *arsenic*, etc.), la substance nucléo-chromatique du noyau disparaît vite, parfois quelques heures après la mort de la cellule. Il est évident que certaines bactéries élaborent des sécrétions qui, à l'instar d'autres substances chimiques, favorisent l'action kariolytique du plasma des tissus sur les noyaux morts.

L'étude *des fines altérations morphologiques du protoplasme cellulaire* est indispensable pour la compréhension des processus survenant dans la cellule après sa mort. Les recherches faites à ce sujet par ZOJA, ISRAËL, DANNEHL, etc., ont démontré que les granulations d'ALTMANN se conservent intactes, en cas de gangrène sèche, pendant dix-huit à vingt-quatre heures; chez les animaux à sang froid, elles peuvent même persister pendant deux et trois jours. Chez les animaux à sang chaud, elles s'effacent entièrement, et les granulations ne peuvent plus être colorées au bout de quarante-huit heures. Pendant leur disparition graduelle, quelques-unes se fusionnent, ce qui permet de supposer qu'elles sont semi-liquides.

La vitrification du protoplasme des cellules glandulaires nécrosées, sous l'influence de diverses toxines ou d'une anoxhémie brusque (*nécrose anémique*) est due à la fusion des granulations et à la constitution d'une masse albuminoïde unique.

Dans *la mortification et la disparition du noyau cellulaire* on distingue des types anatomiques différents.

La mort violente et très rapide de la cellule, quelle qu'en soit la cause, s'accompagne d'ordinaire de désagrégation des noyaux en fragments irréguliers nucléo-chromatiques. On pourrait désigner ce processus sous le nom de *Kariorhexis* (καριον ῥῆξις — rupture). Pendant la destruction du corps de la cellule, ces amas peuvent nager librement dans le sang et dans la lymphe. Ils disparaissent progressivement du foyer de mortification, absorbés qu'ils sont par les cellules conjonctives et par les globules blancs du sang, ou encore dissous dans le plasma du tissu.

La mort lente de la cellule et du noyau (*processus nécrobiotique*) s'accompagne de la fonte progressive de la substance nucléo-chromatique en un amas de particules rondes, brillantes, huileuses. Ce processus, désigné sous le nom de *chromatolyse* (FLEMMING) ou *kariolyse* (λυω — je dissous), s'observe très souvent dans des dégénérescences et gangrènes soit physiologiques, soit pathologiques. La mort des globules blancs du sang, des cellules de la membrane granuleuse, lorsque les follicules de GRAAF mûrissent; la mortification cellulaire, dans la dégénérescence kératique, colloïde et muqueuse; celle qui survient

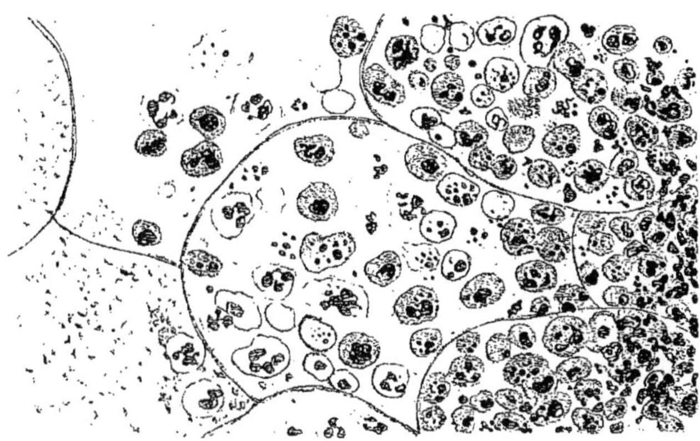

Fig. 157. — Coupe d'un fragment de moelle de sureau laissé pendant 4 jours sous la peau d'un lapin. La périphérie de ce fragment est infiltrée de leucocytes. Beaucoup de ces derniers éléments présentent des signes de chromatolyse et de karyolyse (Gross. 750 diam. Fixation dans le liquide de Flemming; coloration par l'éosine et la thionine).

au niveau d'un infarctus hémorragique, dans les néoformations inflammatoires; et, d'une manière générale, tous les cas de destruction non rapide de la cellule, entraînent la mort du noyau (fig. 157, 158, 159, 160),

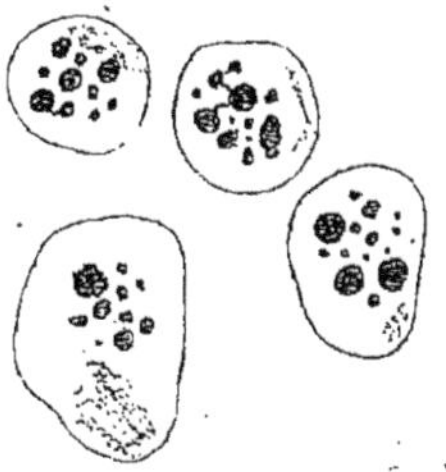

Fig. 158. — Chromatolyse des leucocytes dans un foyer de nécrose.

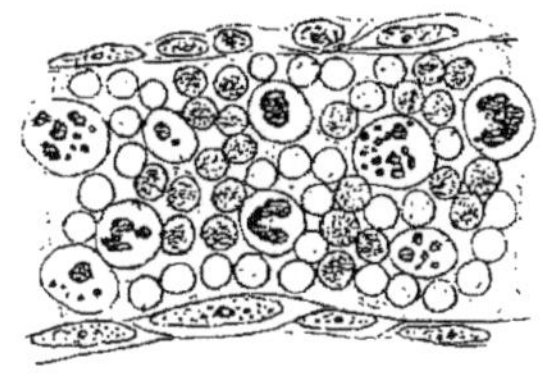

Fig. 159. — Chromatolyse des leucocytes dans une veinule.

suivant le type de la *chromatolyse.* Il se produit une transformation chimique de la nucléine en une matière huileuse, car les grains isolés de cette nouvelle substance ne sont ni anguleux, ni irréguliers, mais conservent l'aspect de gouttes liquides. Ces grains se distinguent d'abord en dedans de la membrane du noyau, et ce n'est qu'après la mort de ce dernier qu'ils pénètrent librement dans le protoplasme cellulaire. Pendant la fonte ou la destruction de la cellule, ces grains nagent dans le liquide du tissu ou dans le sang. Lorsque les fentes intertissulaires du foyer gangreneux renferment des filaments de fibrine, les grains en question s'attachent à eux et y restent jusqu'à ce qu'ils soient dissous ou résorbés par les cellules vivantes (fig. 161).

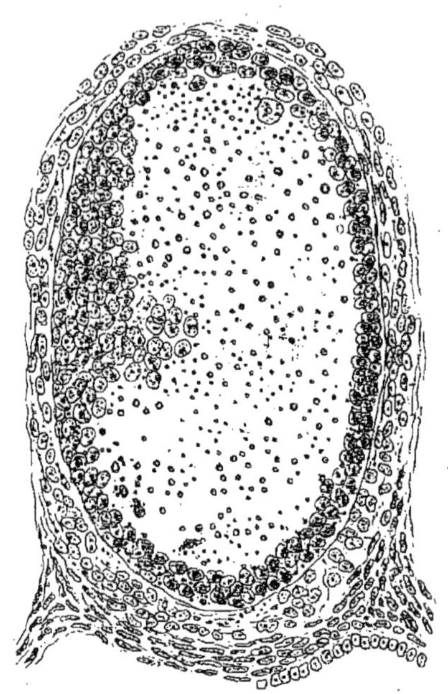

Fig. 160. — Vésicule de Graaf (lapin). Chromatolyse des cellules de la membrane granuleuse.

Entre les deux types extrêmes de destruction du noyau il existe toute une série de stades intermédiaires, comme on peut facilement s'en convaincre en examinant sous le microscope un foyer quelconque de gangrène. Pour étudier les processus de kariolyse, il suffit d'introduire sous la peau d'un lapin un morceau de moelle de sureau. Deux ou trois jours plus tard, on le durcit et on étudie les coupes au microscope : les alvéoles du fragment de sureau sont remplis de leucocytes en état de mortification graduelle et de désagrégation kariolytique (fig. 157).

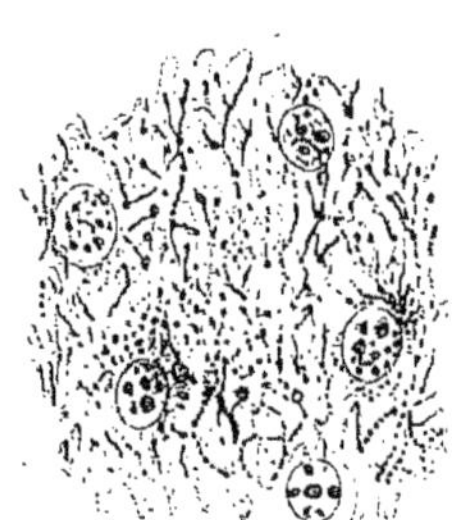

Fig. 161. — Réseau fibrineux dans un foyer de nécrose. Les leucocytes sont en état de karyolyse; des grains de chromatine sont dispersés dans les mailles de la fibrine et adhèrent à ses filaments.

C'est encore suivant le type de la destruction *kariolytique* que se fait la mort lente du noyau des organismes unicellulaires, les *sporozoaires* et les *bactéries*. En ce qui concerne les bactéries, entièrement composées d'une substance nucléinique, l'altération correspondante est décrite sous le non de *plasmolyse* (FISCHER) et s'observe dans les cultures de bactéries en milieu qui leur est peu favorable, par exemple les milieux salins et acidulés. Les cellules, dont le noyau se désagrège suivant ce type anatomique, affectent une ressemblance si grande avec l'image que l'on observe dans quelques stades du développement des coccidies, qu'une confusion a été quelquefois commise. L'erreur est d'autant plus facile que la dégénérescence des sporozoaires peut aussi se produire suivant le type kariolytique. A plusieurs reprises déjà, les amas globulaires formés aux dépens des cellules mortes ont été pris pour des sporozoaires, tandis que les grains de chromatine étaient considérés comme les spores, filles du parasite hypothétique (fig. 162).

Le degré le plus avancé des altérations régressives qui s'observent dans la nécrose de coagulation, et d'une manière générale dans la gangrène sèche, est représenté par la *dégénérescence caséeuse* des éléments du tissu nécrosé. Ceux-ci se transforment en une masse albuminoïde pauvre en eau, friable et grenue, rappelant par son aspect extérieur le fromage. La dégénérescence caséeuse peut se produire dans toute région mortifiée, antérieurement riche en éléments cellulaires et pauvre en vaisseaux. Aussi frappe-t-elle souvent les bourgeons peu vasculaires du tissu de granulation, bourgeons qui surgissent au cours de la phtisie et de la syphilis et qu'on nomme *les granulomes tuberculeux et syphilitiques* (*tubercules, gommes*); elle atteint aussi les ganglions lymphatiques envahis par la tuberculose. Voilà pourquoi le *tubercule* qui a subi la dégénérescence caséeuse complète, ne renferme plus ni éléments cellulaires, ni noyaux. Dans cette masse caséeuse on ne distingue que de tout petits grains de nucléo-chromatine régulièrement disséminés. Les seuls indices de vie qu'on trouve quelquefois dans l'amas désagrégé sont fournis par la présence des bactéries tuberculeuses. Ces dernières témoignent que le produit caséeux ne peut être considéré comme un élément dépourvu de caractère offensif.

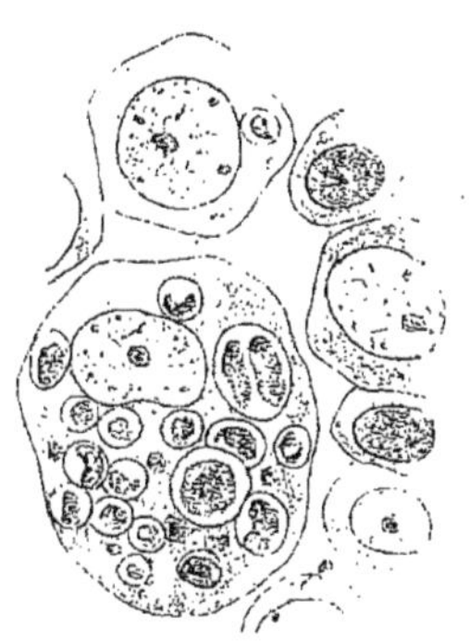

Fig. 162. — Grosse cellule d'une tumeur sarcomateuse ayant englobé dans son protoplasme des fragments de tissu en voie de nécrose et des corpuscules rappelant l'image de parasites.

Les étapes qui mènent du granulome encore vivant au granulome en désagrégation caséeuse sont séparées par une série *de stades intermédiaires*. On trouve quelquefois dans les tubercules en voie de transformation caséeuse des restes de cellules déjà mortes, mais non encore désagrégées, des amas de substance nucléo-chromatique, des fibres du tissu conjonctif, etc. Les parties centrales du tubercule étant les plus éloignées des vaisseaux nutritifs subissent les premières la caséification, tandis que la vie cellulaire persiste encore dans les zones périphériques.

La présence de certaines bactéries et de leurs produits de sécrétion dans les tissus dont les cellules sont en train de mourir ou sont déjà mortes, joue, semble-t-il, un grand rôle *dans la production de la transfor-*

mation caséeuse. Pour subir cette dégénérescence si spéciale, il ne suffit pas qu'une portion quelconque du corps soit frappée de gangrène sèche ; il faut encore que le tissu soit privé de vaisseaux et riche en éléments jeunes développés sous l'influence d'un agent parasitaire. La caséification peut, nous l'avons vu, atteindre les cellules d'un parenchyme, par exemple un fragment de foie qui, après avoir subi la nécrose anémique, est resté dans la cavité abdominale. Ajoutons toutefois que la nécrose d'un tissu n'est pas toujours suivie de caséification et que celle-ci fait défaut, par exemple, dans les foyers de nécrose hépatique d'origine arsenicale, phosphorée, alcoolique, etc. Elle manque aussi dans les granulomes infectieux de la *lèpre*, de *l'actinomycose*, etc. Le concours de certaines substances chimiques et de conditions physiologiques déterminées est donc indispensable pour que les cadavres des cellules se transforment en une masse finement granuleuse, d'aspect caséeux.

Pendant leur séjour dans l'organisme, les masses caséeuses peuvent subir l'infiltration calcaire (tubercules) ou bien le ramollissement puriforme et l'envahissement par des leucocytes, lorsque ceux-ci ont été attirés par la présence de bactéries venues de l'air.

2° *Gangrène humide ou colliquative.* — Elle naît sous l'influence de la plupart des causes qui provoquent la gangrène sèche, mais ici l'*évaporation de l'eau est empêchée et le tissu mort reste imbibé de liquide.* Aussi, dans la plupart des cas, faut-il exclure des causes qui engendrent la gangrène humide l'oblitération d'une artère afférente, l'action d'une température élevée carbonisant les tissus, celle des acides minéraux et des sels qui les déshydratent. Cependant, dans certaines conditions, la gangrène sèche provoquée par ces dernières causes peut se transformer, dans son évolution ultérieure, en une gangrène humide.

Il faut distinguer de la gangrène septique, dans laquelle les bactéries interviennent puissamment, le simple ramollissement aseptique du tissu nécrosé. Celui-ci s'observe dans la mortification des organes et des parties du corps pauvres en tissu conjonctif, en général peu denses et situés profondément. Son siège de prédilection est le cerveau, à la suite de l'oblitération d'une artère terminale ; dans ce cas, une masse semi-liquide, pâteuse, apparaît, formée de graisse, de pigment sanguin, de lécithine, d'eau et d'autres produits de la désagrégation du tissu cérébral. Peu à peu, les substances solides se résorbent et l'ancien foyer de mortification se transforme en un kyste rempli d'un liquide transparent. On peut encore considérer comme entrant dans la classe du ramollissement aseptique certaines transformations des *thrombus*, les altérations anatomiques qui se montrent pendant les premiers jours dans *les brûlures* de la peau ou à la suite de l'application des vésicatoires. L'épithélium s'imbibe de sérosité qui s'accumule sous forme de phlyctènes : dans le liquide de ces dernières on distingue les cadavres des cellules épithéliales et une petite quantité de leucocytes morts. Au ramollissement aseptique appartiennent aussi les *foyers de mortification du tissu adipeux* de l'épiploon et de la peau de l'abdomen, qu'on rencontre quelquefois chez des personnes très affaiblies, atteintes d'obésité. Dans ces foyers adipeux de mortification les cellules se désagrègent en amas de granulations graisseuses. *La nécrose est ici d'origine anémique* ; elle se développe dans le tissu adipeux mal irrigué, quand le cœur est affaibli et que les vaisseaux présentent des altérations dégénératives et inflammatoires.

Dans les organes parenchymateux les foyers de ramollissement aseptique se rencontrent de préférence *dans le pancréas* et *dans le tissu adipeux qui l'entoure*. Depuis que Balzer a signalé pour la première fois la présence de foyers nécrotiques dans le pancréas, on les a observés plusieurs fois. Bruckmayer a réuni, en 1896, tous les cas, assez nombreux, de nécrose des tissus adipeux et pancréatique. La production de ces feyers pancréatiques fait suite quelquefois à une hémorragie dans le parenchyme même de la glande, hémorragie provoquée par une lésion athéromateuse ou scléreuse des vaisseaux (Stieda). L'hémorragie amène la formation *d'un kyste* logé ordinairement dans la tête du pancréas. La rupture d'un des conduits situés dans l'épaisseur de l'organe, rupture provoquée par un processus quelconque, peut donner lieu à l'écoulement du suc pancréatique dans la substance même de l'organe et dans le tissu adipeux qui l'entoure. Il en résulte l'auto-digestion d'une certaine partie du pancréas, avec formation d'une zone nécrotique. Langerhans, Hildebrandt, Jung, etc., ont donné de ces faits une confirmation expérimentale. L'injection dans le tissu adipeux péripancréatique d'une émulsion de pancréas (trypsine) provoque la formation de foyers de nécrose.

La constatation de foyers nécrotiques multiples dans les lobules adipeux de l'épiploon n'est pas une découverte rare (Benda).

Le terme *Ignis sancti Antonii* remonte aux premiers siècles de notre ère. C'est un des noms usités à cette époque et au moyen âge, comme celui de *pestis igniaria*, *ignis persicus*, pour désigner les diverses formes de la gangrène et surtout la gangrène provoquée par l'absorption d'ergot de seigle. Il est probable que cette dénomination découle de la croyance populaire en la guérison de malades atteints de gangrène des doigts due à l'ergotisme, guérison attribuée à l'action des reliques de saint Antoine le Grand (251-356 après J.-C.).

La gangrène humide septique, connue sous le nom de *sphacèle* (ὁ σφάκελος, inflammation accompagnée de gangrène, de σφάζω, tuer), *gangrène nosocomiale* (ἡ νοσοκομία, pourriture d'hôpital), *Ignis sancti Antonii hospitalis*, n'est que le processus de la décomposition septique du tissu mortifié lié encore à l'organisme vivant.

Pour que la gangrène humide septique soit créée, il faut que les bactéries charriées par le sang ou par l'air atmosphérique pénètrent dans la région nécrosée. Les germes qui se multiplient dans le tissu mortifié provoquent des phénomènes de putréfaction, comme ils le feraient dans toute autre substance morte, exposée à l'air et non encore desséchée. La condition indispensable au développement de ce processus est la présence *dans la région nécrosée d'une certaine humidité, grâce à laquelle les bactéries septiques peuvent se cultiver et se multiplier dans les fentes intertissulaires.* Voilà pourquoi, au niveau des téguments extérieurs, le sphacèle ne frappe que les régions qui ont subi préalablement la gangrène humide. La partie mortifiée et gorgée de liquide perd par place son revêtement et par conséquent sa protection épithéliale ; elle devient accessible aux germes atmosphériques qui pénètrent, prolifèrent en abondance et provoquent des décompositions accompagnées de dégagement gazeux, connues sous le nom de « *putréfaction* ». *La gangrène putride* peut se rencontrer non seulement sur les téguments extérieurs, mais aussi dans les organes profonds, tout le long du tube digestif, dans le poumon, et enfin dans les parenchymes qui n'ont pas de communication avec l'air extérieur. Dans tous ces cas, la putréfaction peut s'ajouter à la nécrose anémique, à la seule condition que des agents microbiens venus de l'air ou du milieu ambiant puissent arriver au contact de la région morte.

Pasteur a démontré que ni les tissus vivants de l'animal *sain*, qui ne sont pas en contact immédiat ou médiat avec l'air atmosphérique, ni le sang, ni la lymphe ne renfermaient de microbes. La putréfaction d'une région quelconque de l'organisme vivant est donc attribuable à deux causes : d'une part, la mortification du tissu ou au moins l'affaiblissement intense de sa vitalité, et, d'autre part, la pénétration dans cette région de bactéries de diverses espèces. L'injection d'une petite quantité de bactéries pyogènes dans le sang d'un animal parfaitement sain ne fait apparaître aucun foyer de putréfaction ; les microbes sont rapidement détruits. Il suffit cependant de provoquer, dans un point quelconque de l'organisme, une nécrose locale et d'injecter ensuite les bactéries septiques, ou même, sans produire d'abord une mortification, de faire pénétrer d'un seul coup une grande dose de bactéries pyogènes, avec les substances chimiques nécrosantes contenues dans leur milieu de culture, pour que le tableau change, que des parties se nécrosent et deviennent des foyers de multiplication microbienne et de putréfaction. Celle-ci débute d'ordinaire dans les régions où s'accumulent en abondance le sang et l'eau.

Il n'existe pas de germe spécifique qui tienne sous sa dépendance exclusive la décomposition putride. Le *bacterium termo* de COHN, qui a eu la réputation d'être l'agent particulier de cette altération, n'existe même pas en tant qu'espèce ; il ne représente qu'un stade d'évolution d'une autre bactérie du genre *proteus* (HAUSER), qui détermine souvent la putréfaction des matières organiques. En dehors des microbes du genre *proteus*, beaucoup d'autres germes provoquent la putréfaction, et la plupart d'entre eux sont des *bâtonnets* (*bacille saprogène, bacille fétide, bacille fluorescent, colibacille putride, bacille pyogène, bacille butyrique*, etc., etc.). Les microbes anaérobies, le *bacille de l'œdème malin*, du *charbon symptomatique*, le *bacillus liquefaciens magnus* et *spinosus*, etc., etc., produisent, d'après KERRY, WENCKI, LÜDDERITZ, la putréfaction. Parmi les bactéries sphériques, il faut mentionner principalement le *micrococcus albus fœtidus liquefaciens*. Aux microbes qui déterminent la décomposition putride des parties déjà mortifiées, mais non encore détachées du tissu sain, il faut ajouter la bactérie signalée autrefois par LE DANTEC et décrite par VINCENT, en 1896, pendant l'expédition de Madagascar. Dépourvue d'action sur les tissus sains, cette bactérie provoque l'apparition de la pourriture d'hôpital dans les tissus préalablement affaiblis.

Dans tout liquide putride on trouve, sous le microscope, un grand nombre de bactéries différentes. *La bactérie la plus fréquente et la plus répandue dans la putréfaction des cadavres est le bacterium fluorescens liquefaciens.* Rarement les bactéries putrides se développent dans les régions riches en oxygène ; dans la majorité des cas, les microbes de putréfaction sont des espèces anaérobies. D'après les récentes recherches de BIENSTOCK (1899), c'est le *bacillus putrificus coli* qui serait la cause la plus fréquente de la putréfaction.

La putréfaction de la fibrine ne semble pouvoir être produite, d'après cet auteur, que par l'action de germes anaérobies. Cette idée ancienne de PASTEUR, contestée par l'école allemande de FLÜGGE, a reçu un appui des expériences de BIENSTOCK. Les germes aérobies, mélangés avec les bacilles anaérobies de la putréfaction (par exemple avec le bacillus putrificus de BIENSTOCK), agissent comme des antagonistes et empêchent la putréfaction, laquelle s'effectue beaucoup mieux dans un milieu peuplé uniquement d'anaérobies. Ces faits ont une grande importance et donnent la clef d'une série de processus intestinaux. Nous partageons les idées de BIENSTOCK attribuant la restriction de la putréfaction intestinale à l'influence des bacilles aérobies de l'intestin (colibacille, bacillus aerogenes lactis) sur les bacilles de la putréfaction plutôt qu'à l'action antiputride (encore problématique) de la bile.

En 1898, VEILLON et ZUBER ont perfectionné un procédé d'isolement des microbes strictement anaérobies, qui leur a permis de reconnaître le rôle joué, dans certains processus gangreneux, par des germes (bacillus ramosus, bacillus serpens) que l'on rencontre fréquemment dans les otites putrides et dans les foyers gangreneux métastatiques du cervelet, du poumon, etc., développés consécutivement à ces otites.

Quelques-unes des bactéries putrides déterminent la formation d'une grande quantité de gaz : tel est le vibrion septique de PASTEUR (bacille de l'œdème malin des Allemands), le bacille du charbon symptomatique découvert par ARLOING, CORNEVIN et THOMAS (Rauschbrand des Allemands), etc. La faculté que possèdent quelques bactéries putrides de décomposer la matière organique est variable suivant qu'elles agissent en présence ou à l'abri de l'oxygène : par exemple, le bacille saprogène I de ROSENBACH, en présence de l'oxygène, produit rapidement une putréfaction intense avec élimination de gaz fétides, et, en l'absence d'oxygène, il détermine au contraire une décomposition lente et inodore.

Le nom de *proteus*, donné par HAUSER à une bactérie, doit être considéré comme un nom générique, s'appliquant à plusieurs espèces, parmi lesquelles le proteus vulgaris, le proteus mirabilis, etc. Ces bactéries sont extrêmement polymorphes, c'est-à-dire qu'elles sont tantôt longues, en bâtonnets, tantôt courtes, tantôt filiformes, tantôt spiralées, suivant le milieu où elles poussent. On peut obtenir des cultures du genre *proteus* un virus très actif qui, à faible dose, fait périr les animaux avec les symptômes d'une intoxication septique.

Le *noma*, terme employé pour désigner la mortification progressive des joues, présente une variété particulière de gangrène. BABES et BAMBILOVICI pensent avoir réussi à isoler le microbe du noma, qu'ils décrivent comme une bactérie longue et très mince. Injecté sous la peau de la joue du lapin, ce microbe amène la mortification. GUIZETTI a dernièrement confirmé cette observation (1896).

Putréfaction. — *On nomme putréfaction toute décomposition des matières organiques mortes, déterminée par les bactéries et accompagnée de la formation de gaz putrides.* Les hypothèses sur l'origine vitaliste de la putréfaction remontent à des temps reculés ; elles ont fait l'objet de controverses entre les savants (l'abbé KIRCHER, NEEDHAM, SPALLANZANI, etc.) ; vers le milieu de ce siècle, la question de la génération spontanée et celle du panspermisme furent soumises régulièrement à l'étude par la méthode expérimentale. SCHWANN (1835), SCHULTZE (1836) montrèrent que, sur une infusion putrescible de viande bouillie, on pouvait faire arriver de l'air, sans produire la putréfaction, à la condition que cet air ait été préalablement chauffé (SCHWANN) ou qu'il ait barboté dans l'acide sulfurique (SCHULTZE). On objectait à ces expériences que l'air n'était plus de l'air, puisqu'il avait été modifié. En 1854, SCHRÖDER et DUSCH évitèrent l'objection en assurant l'aération du flacon à l'aide d'un courant d'air qui traversait simplement de l'ouate de coton, tassée à l'intérieur du tube. Ces expériences démontraient qu'en arrêtant des germes hypothétiques, on empêchait la putréfaction, mais elles n'établissaient pas, directement et d'une manière évidente, que c'étaient ces germes qui engendraient la vie. PASTEUR résolut définitivement le problème. Faisant bouillir une infusion putrescible dans un ballon à col très allongé et sinueux, il laissa librement pénétrer dans le ballon refroidi le courant d'air extérieur qui, cheminant avec lenteur, déposa sur les sinuosités du col toutes ses poussières, inertes et organisées. L'air arrivait au contact de l'infusion, pur de tout germe, et la putréfaction ne se produisait pas. Il suffisait ensuite d'incliner le ballon pour que l'infusion vînt mouiller le tube sinueux et y recueillir des germes; peu de temps après, la putréfaction éclatait dans le liquide du ballon (1857-1860).

Dans la *putréfaction des substances albuminoïdes*, une série de corps *solides et gazeux* prennent naissance, qui peuvent être répartis en cinq groupes :

a) Les *acides et amines de la série grasse* (acides formique, acétique propionique, oléique, valérianique, lactique, succinique, palmitique, leucines et corps analogues, etc.);

b) Les *dérivés de la série aromatique* (indol, scatol, phénol, crésol, tyrosine, pyrocatechine, hydroquinone, et autres);

c) Les *produits gazeux* (CO^2, SH^2, H, Az, CH^4, PH^3, AzH^3) et l'eau ;

d) Les *bases organiques* particulières, connues sous le nom collectif de *ptomaïnes*, qui méritent, à cause de leur action sur l'organisme, d'être appelées *toxines putrides*;

e) Les *peptones*, les *ferments* et les albumines toxiques qu'on a désignées sous le nom de *toxalbumines*.

Dans chaque substance en putréfaction on trouve en quantité plus ou moins grande les groupes sus-indiqués. Suivant le degré de la putréfaction, sa durée, sa nature, la présence, l'excès ou le défaut d'air, la quantité de ces substances varie notablement : à un moment donné, quelques-unes d'entre elles se développent en abondance, d'autres font défaut.

Les *ptomaïnes* et les *ferments* ont une grande importance pour la pathologie, parce que leur action sur l'organisme est franchement nocive; aussi ces deux groupes méritent-ils une attention particulière.

Ptomaïnes. — La toxicité des éléments et des substances en voie de décomposition était connue dans l'antiquité. Les premières recherches expérimentales sur ce sujet et l'étude de quelques produits de la putréfaction, notamment de l'ammoniaque, ont commencé à la fin du siècle dernier (SEUBERT), et elles ont été surtout entreprises au commencement de ce siècle par GASPARD (1808). Les tentatives pour isoler les diverses substances contenues dans les matières organiques en voie de décomposition et pour déterminer leur nature n'ont commencé qu'au milieu du siècle. A ces recherches sont associés les noms de PANUM, de HEMMER, de SCHWENNINGER, de SCHMITZ, de DE RAISON, etc. PANUM (1856) a trouvé que la toxine septique qui se produit dans les premiers temps de la putréfaction est la plus active. HEMMER, le premier, et après lui d'autres auteurs (DUPRÉ, BENCE JONES) ont comparé l'action des toxines chimiques de la putréfaction à l'action des alcaloïdes végétaux.

BERGMANN et SCHMIEDEBERG ont réussi à extraire de la levure pétrifiée une des toxines septiques, sous forme *d'un sulfate cristallisé* qu'ils ont appelé *sepsine* (σήπω). DUPRÉ et BENCE JONES avaient déjà constaté en 1866, dans le cadavre humain, la présence d'un corps d'apparence alcaloïdique, analogue à la quinine, qu'ils ont nommé pour cette raison quinoïdine ; l'année précédente, MARQUARDT avait signalé dans le cadavre humain l'existence d'une substance toxique, rappelant la coniine. Enfin, en 1869, ZUELZER et SONNENSCHEIN ont découvert dans les cadavres macérés un corps chimique, dont l'action se rapprochait beaucoup de celle de l'atropine et de l'hyosciamine.

Les observations que nous venons de citer, et qui ont à nos yeux aujourd'hui une réelle valeur, n'avaient pas, à l'époque de leur publication, attiré l'attention comme elles auraient dû le faire. Depuis la célèbre découverte de la morphine par SERTUERNER (1817), tous les alcaloïdes successivement obtenus avaient été, sans exception, extraits des plantes ; les végétaux paraissaient donc seuls aptes à produire des corps basiques. La première mention de la formation *constante* d'alcaloïdes au cours de la fermentation bactérienne des substances albuminoïdes fut insérée dans le *Traité de chimie appliquée à la physiologie* de ARMAND GAUTIER, paru en octobre 1873.

Pendant que ces recherches se poursuivaient à Paris, FRANÇOIS SELMI, professeur de médecine légale à Bologne, retirait, en 1870 et en 1871, des *viscères d'un homme qu'on croyait avoir été empoisonné* un alcaloïde qu'il ne parvint à identifier avec aucun de ceux qui étaient alors connus.

SELMI, ayant pu retirer du pain et de la farine une petite quantité de principes alcaloïdiques, pensa d'abord que les matières végétales introduites durant la vie avaient apporté avec elles ces substances basiques, et ce n'est qu'en 1874, après la publication si décisive de GAUTIER, que SELMI, reprenant ses expériences, en grand, sur des cadavres exhumés, annonça définitivement qu'il se produit durant la putréfaction de véritables alcaloïdes organiques analogues aux alcaloïdes végétaux. Des objections s'élevèrent contre les observations de SELMI ; on émit l'hypothèse que les alcaloïdes qu'il avait extraits des cadavres et de divers aliments provenaient des matières végétales restées dans le tube digestif, ou avaient été introduits sous forme de médicaments pendant la vie. En 1877, SELMI annonça qu'il avait obtenu deux alcaloïdes, l'un fixe et l'autre volatil, en soumettant à la putréfaction de l'*albumine pure* mise à l'abri de l'air. Il n'est que juste de mentionner que, dès 1872, A. Gautier, en soumettant de la fibrine du sang bien lavée ou de l'albumine d'œuf coagulée, pure de toute matière végétale ou extractive, à l'action des bactéries, avait obtenu des alcaloïdes fixes et volatils à sels cristallisables.

Selmi a nommé les alcaloïdes qu'il a retirés du cadavre, par la méthode d'Otto Stas, ptomaïnes (τὸ πτῶμα = cadavre), et il a consacré à leur étude les dix dernières années de sa vie.

Depuis les travaux de Gautier et Selmi, on a publié une série de recherches sur les substances chimiques formées pendant la putréfaction, substances auxquelles appartient une action nocive sur l'organisme.

En 1876, Nencki a retiré des produits de la digestion de la gélatine par le pancréas une base huileuse, la première ptomaïne qui ait été isolée à l'état de pureté, et qui, en combinaison avec le platine, donne de belles aiguilles de sel cristallisé. L'analyse de cet alcaloïde répond à celle de la collidine ($C^8H^{11}Az$).

A l'aide d'une méthode qu'il a instituée, A. Gautier, en collaboration avec Étard, a retiré de la fermentation bactérienne du scombre et de la viande de cheval la parvoline ($C^9H^{13}Az$) et l'hydrocollidine ($C^8H^{13}Az$).

Plus tard furent poursuivies les recherches de Kobert, de Guareschi et Mosso, de Pouchet, de Bocklisch. L'étude la plus complète sur ce sujet appartient à Brieger, qui, à partir de 1883, a exposé, dans une série de travaux, la théorie des alcaloïdes cadavériques. Cet auteur a trouvé un nouveau procédé d'extraction des ptomaïnes et a obtenu à l'état de pureté, aux dépens de diverses matières végétales et animales, plusieurs substances semblables aux alcaloïdes, dont il a déterminé la formule chimique.

En dehors des matières en putréfaction et des cultures des bactéries saprophytes inoffensives, Brieger a extrait de certaines cultures de bactéries pathogènes (bactéries de la fièvre typhoïde, du tétanos) quelques bases semblables aux alcaloïdes. En ce qui concerne le bacille d'Eberth, le fait a été confirmé par Chantemesse.

Parmi les substances qui naissent au sein des matières albuminoïdes, sous l'influence de l'activité vitale des bactéries, il en est qui ne sont pas toxiques; Brieger a proposé d'introduire dans la science le terme de *toxine* pour désigner celles des ptomaïnes, et d'une manière générale tous les produits de la vie microbienne, qui exercent une action toxique sur l'organisme vivant.

Les ptomaïnes extraites par Brieger des cadavres en putréfaction, de la chair et des albumines putréfiées, sont les suivantes :

Choline	$C^5H^{15}AzO^2$
Neuridine	$C^5H^{14}Az^2$
Putrescine	$C_4H_{12}Az_2$
Cadaverine	$C_5H_{14}Az_2$
Saprine	$C^5H^{12}Az^2$
Trimethylamine	$(CH^3)^3Az$
Mydaléine	?
Midine	$C^8H^{11}AzO$
Midotoxine	$C^6H^{13}AzO^2$

Toutes ces substances ne se produisent pas simultanément pendant la putréfaction : les premiers jours, la lécithine des tissus en voie de décomposition donne naissance à la *choline* et à la *neuridine*, bases peu ou point toxiques, puis à la *neurine*, qui possède au contraire un haut degré de toxicité.

A partir du septième jour après le début de la putréfaction, la choline disparaît, puis la neuridine, et il se forme de la *trimethylamine*, ainsi que deux autres produits non toxiques, la *cadaverine* et la *putrescine*. Du quinzième au vingtième jour, apparaît, à côté d'une grande quantité de cadaverine et de saprine, une ptomaïne des plus toxiques, la *mydaléine*, qui s'était déjà manifestée, à l'état de traces, dès le septième jour, dans les produits de la décomposition. Enfin, Brieger a isolé d'un cadavre humain putréfié depuis 4 mois, indépendamment d'une grande quantité de cadaverine et de putrescine, deux ptomaïnes nouvelles : la *midine* et la *midotoxine*.

En dehors des ptomaïnes que nous venons de signaler, ptomaïnes qui ont reçu des dénominations fixes et dont la composition chimique est déjà connue, on a trouvé encore beaucoup d'autres bases analogues aux alcaloïdes, comme par exemple les ptomaïnes des poissons (Anrep), les ptomaïnes de la farine de seigle (Pöl), les ptomaïnes du fromage ou la *tirotoxine* (Vaughan), la ptomaïne de la fibrine putréfiée ou la *peptotoxine* (Brieger), une ptomaïne non dénommée, qu'on obtient dans la putréfaction de la viande et qui bout à 284° C. Pour en finir avec l'énumération des ptomaïnes de la putréfaction, il faut citer encore la *gadinine* que Bocklisch a retirée des cadavres de perches putréfiées, etc., etc.

Récemment, Kianitzine en Russie et Vassale en Italie ont extrait des organes d'animaux atteints de brûlures étendues de la peau une nouvelle ptomaïne. Il est probable qu'à l'action de cet alcaloïde doivent être rattachés les phénomènes que l'on observe après les brûlures de la peau, tels que l'abaissement de la température, la diminution de l'activité du cœur, les troubles de la respiration, les diarrhées, les convulsions, etc. On ne sait encore quel rapport précis existe entre la formation de cette ptomaïne et les processus de la putréfaction des régions mortifiées par la brûlure.

Les substances depuis longtemps connues qui se forment au cours de la putréfaction, la méthylamine, la diméthylamine, l'éthylamine, la diéthylamine, la triéthylamine, l'éthylènediamine, ainsi que les acides amidés, glycocolle, leucine et tyrosine, peuvent aussi être considérés comme des ptomaïnes.

La plupart des ptomaïnes ne sont autre chose que des *diamines de la série grasse* ou des dérivés de la série aromatique; elles sont toutes des bases, présentent une réaction alcaline et se combinent avec les acides pour former des sels cristallisés. Avec les sels de platine et d'or elles donnent naissance à des produits cristallisés. Les ptomaïnes sont pour la plupart des substances très peu stables, sujettes à se décomposer, et c'est pour cette raison que quelques-unes d'entre elles n'ont pu encore être isolées. La quantité des ptomaïnes dans les matières en voie de putréfaction est très minime, ce qui explique la difficulté de leur extraction et de leur analyse. Corps très oxydables, ces substances constituent des réducteurs énergiques, qui réduisent à froid l'acide chromique, les sels d'or, d'argent, etc.

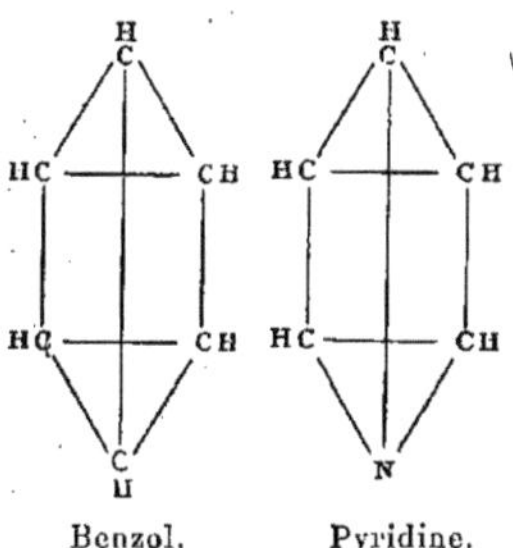

Benzol. Pyridine.

Quelques-unes de ces bases affectent un certain lien de parenté avec une substance extraite des produits de la distillation du bois et qu'on nomme pyridine. D'après Pictet, la constitution de la pyridine se rapprocherait de celle du benzol, comme l'indique le schéma ci-contre.

On voit que la différence réside dans le remplacement d'un groupe CH du benzol par N dans la pyridine. Dans ces deux corps le C tétravalent a trois valences satisfaites par ses combinaisons avec les valences issues des autres C, comme l'indiquent les traits intérieurs des figures, et la quatrième est satisfaite par H monovalent. Mais cet H peut être remplacé par d'autres atomes ou d'autres groupes d'atomes et il peut en résulter, par addition ou substitution, une énorme quantité de dérivés. Les valences libres dans la base pyridine sont satisfaisantes par l'addition d'un seul atome d'hydrogène dans le corps alcaloïdique qu'on nomme la pipéridine. On peut aussi constater la formation de la méthylpipéridine par la substitution d'un groupe méthylique à un H de la pipéridine, ou l'apparition, par un procédé analogue de substitution, de la diméthylpipéridine, ou de l'éthylpipéridine, etc. Toutes ces substances de composition chimique différente constituent un groupe possesseur d'une tête commune, et leur communauté, qui se traduit dans leurs caractères chimiques, se laisse encore reconnaître dans leurs propriétés physiologiques.

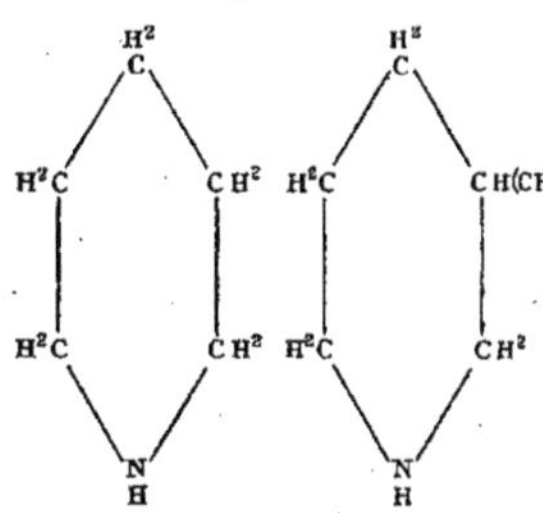

Pipéridine. Méthylpipéridine.

Il est possible qu'on arrive à former par la synthèse chimique les ptomaïnes de la série de la pyridine, comme on a créé un grand nombre des membres de la série du benzol.

On peut diviser les ptomaïnes en deux grands groupes : *a*) ptomaïnes *liquides* (volatiles, non oxygénées); *b*) ptomaïnes *solides*, dont quelques-unes peuvent être cristallisées et contenir de l'oxygène. Les ptomaïnes liquides se distinguent par leur odeur pénétrante; elles sont le plus souvent solubles dans l'éther sulfurique, et quelques-unes d'entre elles dans l'alcool amylique et le chloroforme. Les ptomaïnes solides sont pour la plupart solubles dans l'eau et très peu solubles ou insolubles dans l'alcool et le chloroforme.

On a proposé divers procédés d'extraction des ptomaïnes. Les deux principaux sont celui du chimiste belge Stas, modifié et perfectionné par A. Gautier, et celui de Brieger.

Cette dernière méthode est la suivante. On conserve pendant quelques jours la viande putréfiée dans de l'eau légèrement acidulée, on fait bouillir cette infusion, on concentre le liquide filtré jusqu'à consistance sirupeuse, on traite alors par l'alcool à 96° et l'on précipite cette solution alcoolique, soit par une solution alcoolique chaude d'acétate neutre de plomb, soit d'emblée par la solution alcoolique saturée de sublimé. Le précipité qui se forme dans la première solution du sirop dans l'alcool contient les ptomaïnes solides insolubles dans l'eau (neuridine et autres); en précipitant de nouveau la solution par le sublimé, on obtient des combinaisons doubles des ptomaïnes et de mercure, qui se décomposent ensuite par l'hydrogène sulfuré, etc.

Comme le fait remarquer A. Gautier, l'une et l'autre de ces deux méthodes de Brieger prêtent le flanc à la critique. Le sous-acétate de plomb précipite une petite proportion de bases qu'il est presque impossible de retrouver dans le volumineux amas plombique qui se sépare, et le chlorure de mercure, même en solution alcoolique, est bien loin de précipiter toutes les ptomaïnes.

Peptones, ferments, toxalbumines. — Le fait que quelques bactéries septiques et autres sécrètent des ferments solubles, appelés diastases, enzymes, et que ceux-ci déterminent la transformation de la peptone et de l'amidon, est connu depuis longtemps; la liquéfaction de la gélatine sous l'influence de quelques bactéries le démontre. Ces enzymes peuvent, par divers procédés, être séparés des bactéries qui les ont engendrés. Comme les ferments sécrétés par les cellules des végétaux supérieurs et des animaux, ils témoignent d'une action peptonisante sur les substances albuminoïdes et collogènes. Ainsi, Hufner a retiré de la viande putréfiée à l'aide d'un extrait glycérique un ferment particulier, qui possède à la fois des propriétés tryptiques et diastasiques.

Quant aux *toxalbumines*, Brieger et C. Frankel ont décrit sous ce nom des substances albuminoïdes particulières, à action toxique, qui se rapprochent, par leur composition chimique, de l'albumose et de la peptone, et qui sont sécrétées par les bactéries, aussi bien dans l'organisme animal que dans les milieux nutritifs artificiels.

Les hypothèses émises par BRIEGER et C. FRÄNKEL sur la nature des toxalbumines sont loin d'avoir été consolidées par les recherches ultérieures. La toxalbumine isolée par BRIEGER et FRÄNKEL des cultures du bacille diphtérique, produit soi-disant pur, s'est trouvé cinquante fois moins active que la toxine isolée par ROUX et YERSIN et que ces auteurs avaient considérée comme une diastase encore très impure. On a vu bientôt que les toxalbumines étaient constituées, non par un produit albumineux, mais simplement par la précipitation de la substance active ou toxine, qui adhérait aux précipités obtenus aux dépens de cultures riches en albumine. BRIEGER, lui-même, a constaté récemment, en utilisant le chlorure de zinc pour précipiter la toxine des cultures de diphtérie, que ce poison ne possédait aucun des caractères de la matière albuminoïde.

Ceci dit sur la nature de ces substances dites toxalbumines, nous signalerons que BAGINSKY et STADTHAGEN ont extrait de la viande putréfiée, sous l'influence d'une bactérie isolée du contenu intestinal, un corps toxique qu'ils ont nommé toxalbumine. Des produits toxiques analogues sont retirés des cultures du bacille qu'on trouve dans certaines viandes altérées, microbe que VAN ERMENGEM a isolé dernièrement (1897) et qu'il a nommé *Bacillus botulinus*. La toxine du botulisme, même à très faible dose, produit des paralysies musculaires et des troubles cardiaques profonds. Elle entraîne la dégénérescence graisseuse disséminée des muscles, la chromatolyse des cellules nerveuses des cornes antérieures de la moelle, la dilatation des pupilles, etc. : un cinquième de milligramme de la culture filtrée de cette bactérie suffit pour tuer un lapin.

Dans le processus de la putréfaction prennent naissance une série de produits dont quelques-uns sont toxiques et les autres dépourvus de nocivité ; il faut donc considérer que le *terme de toxine septique ou putride ne désigne pas une seule substance, mais qu'il se rapporte collectivement à tous les produits de la décomposition putride doués d'un pouvoir toxique quelconque sur l'organisme*. Les propriétés et l'énergie de la toxine septique peuvent être très différentes, suivant les conditions dans lesquelles la décomposition putride s'est poursuivie et suivant la nature des produits qui ont pris naissance. La durée seule de la décomposition joue un rôle important dans la production de substances toxiques actives ; mais d'autres conditions interviennent encore puissamment, et parmi elles il faut citer la *lumière*, la *présence* ou l'*absence d'oxygène*, la *température*, etc., etc.

La question de savoir à quel point les propriétés de la toxine septique varient, suivant que la putréfaction se fait avec ou sans accès d'air, a été abordée par KOSSOROTOFF, qui a prouvé que la putréfaction à l'abri de l'air donne naissance à des ptomaïnes douées d'un pouvoir d'excitation manifeste sur le système nerveux central, tandis que la *putréfaction au contact de l'air* amène la formation des substances *pyrétogènes*. D'après les observations de KIANITZINE, les ptomaïnes formées en présence de l'air sont moins stables et moins toxiques que celles qui prennent naissance à l'abri de l'air; en revanche, au contact de l'oxygène, la quantité produite est plus grande. La température la plus favorable au développement des ptomaïnes semble être celle de 16 à 18° C; aux températures plus élevées ou plus basses, la formation des ptomaïnes est entravée.

De toutes les ptomaïnes de la putréfaction la *mydaléine*, la *neurine* et la *midotoxine* possèdent le plus fort pouvoir toxique.

Les phénomènes de la putréfaction prennent naissance sous l'influence d'actes chimiques dont la nature n'est pas connue dans tous ses détails. L'*hydratation*, l'*oxydation* et la *synthèse* sont les plus importants d'entre eux. Le fait que les éléments constitutifs de la toxine septique ne s'obtiennent pas seulement par voie de décomposition des matières organiques, mais sont fabriqués de toute pièce, *synthétiquement*, par l'activité vitale des microbes, a été établi par les expériences où la putréfaction s'est développée dans les *solutions salines* contenant du tartrate d'ammoniaque, du phosphate de potasse, du sulfate de magnésie et du chlorure de calcium (solution de NÄGELI), ou encore du sucre candi, du tartrate d'ammoniaque et du phosphate de potasse (solution de PASTEUR). Ces liquides putréfiés renferment une toxine composée de plusieurs substances chimiques, analogues à celles qui prennent naissance dans la putréfaction des albumines et qui provoquent dans l'organisme vivant les phénomènes caractéristiques d'intoxication.

Les *symptômes* de la gangrène putride ont des caractères tellement particuliers, qu'on ne peut les méconnaître. Cependant, suivant l'étendue, la forme et la cause de la gangrène, il y a dans l'évolution clinique des phénomènes la plus grande diversité : certaines gangrènes sont facilement curables, d'autres emportent le malade en quelques jours.

Quand une région va se gangrener, elle pâlit et prend une teinte livide, due à la stase du sang dans les capillaires; des taches rougeâtres ou grisâtres apparaissent çà et là, et, tandis que la coloration générale se fonce de plus en plus, les veines s'accusent à la surface par des traînées rouge sombre. La douleur existe le plus souvent et se traduit par des sensations de brûlure, de fourmillements ou d'élancements, qui arrachent des cris au malade; alors que cette sensibilité profonde s'éveille, le patient est incapable de percevoir les piqûres ou les incisions superficielles. Les douleurs ne cessent que lorsque la mortification est complète et que les éléments nerveux sont détruits. La motilité disparaît dans les muscles mortifiés, et les mouvements qu'on peut constater dans les orteils ou les doigts, en cas de gangrène des pieds ou des mains, ne sont que des mouvements transmis par les masses musculaires, restées saines, des avant-bras et des mollets. Dans les régions gangrenées, que l'oblitération vasculaire soit primitive (embolie, thrombose) ou secondaire, remontant, de proche en proche, des capillaires vers les gros vaisseaux, la cessation des pulsations artérielles est constante. Aussi la chaleur propre de la région tend de plus en plus à s'abaisser. On a cependant observé des faits où la température locale s'élevait au moins pendant un certain temps; l'une des causes de ce phénomène peut être rapprochée des observations de Schottelius, de Karlinski, etc., qui ont constaté que la température de cadavres ayant succombé à des maladies infectieuses, enfouis, s'élevait au-dessus de celle du sol environnant.

La région qui subit la putréfaction est toujours tuméfiée et répand une odeur putride pénétrante; la peau se soulève par places et forme des phlyctènes dont la déchirure laisse écouler un liquide fétide, trouble, rouge brunâtre, connu sous le nom d'ichor (ὁ ἰχώρ — liquide sanguinolent, suc d'une plaie). Le tissu musculaire est désagrégé en une multitude de fragments troubles, jaunâtres.

Sous le *microscope*, on observe au début de la putréfaction une tuméfaction trouble des éléments cellulaires et ensuite les différentes phases de leur désagrégation; seuls les os et les fibres élastiques résistent à la décomposition. A côté des éléments désagrégés de la matière albuminoïde encore reconnaissables, on trouve toujours, en quantité plus ou moins grande, suivant les tissus, des gouttes de graisse qui transforment quelquefois le liquide ichoreux en une véritable émulsion; on y distingue aussi des cristaux de margarine, de cholestérine, de leucine, de phosphate tribasique, de carbonate de chaux, de chlorure de sodium, et enfin une multitude de bactéries affectant principalement la forme de bâtonnets; beaucoup d'entre elles se meuvent avec rapidité. Tous les microbes dont on constate la présence dans les tissus putréfiés ne possèdent pas une action putride spécifique; tel est le cas pour la plupart des germes apportés accidentellement par l'air, pour quelques infusoires, comme par exemple le cercomonas, le monas lens, etc., que l'on trouve, au début de la putréfaction, dans le foyer gangreneux, et qui disparaissent lors de l'évolution ultérieure du processus.

La bibliographie de la question de la septicémie est très étendue, puisque l'étude expérimentale en remonte à plus de cent ans. Le célèbre physiologiste Albert Haller avait déjà signalé, dans ses *Elementa physiologiæ corporis humani* (1756), que l'injection intraveineuse d'eau putréfiée possédait une action nocive et pouvait entraîner la mort. Au point de vue historique, on distingue trois périodes dans cette étude :

La première, depuis HALLER, commence à la fin du siècle dernier et finit au milieu de ce siècle. Elle est caractérisée par la mise au jour d'hypothèses, d'indications indirectes touchant la pathogénie des accidents qui sont attribués à la pénétration dans l'organisme des substances chimiques, produits de la putréfaction. Parmi les travaux publiés à cette époque, il faut citer ceux d'ADAM SEYBERT (1798), de SPALLANZANI, de GASPARD (1809 et 1822), de MAGENDIE (1823), de LEURET (1823), de SEDILLOT (1849), de VIRCHOW (1848), de STICH (1852).

La seconde période débute par la découverte classique de PANUM, en 1856, et va jusqu'après 1870, c'est-à-dire jusqu'à la publication de BERGMANN. La science établit directement que la cause des accidents produits par la pénétration dans l'économie de matières putréfiées est liée à la présence d'une substance chimique. Les premiers faits démonstratifs ont été fournis par PANUM et publiés d'abord en danois (1856), puis en allemand (1874). Dans une série d'expériences, PANUM a établi solidement les bases de la théorie de l'intoxication septique et tiré de ses recherches les conclusions suivantes : *a*) la puissance d'un liquide septique augmente au cours de la putréfaction jusqu'à un certain maximun, puis elle diminue ; *b*) l'action toxique d'un liquide septique se conserve, même après une filtration répétée qui élimine les germes vivants ; *c*) le résultat de l'injection d'un liquide septique survient immédiatement, sans être précédé d'une période d'incubation; *d*) le pouvoir toxique se conserve même après l'ébullition répétée. Comme l'ont démontré les expériences de GOLOUBEFF (1870), l'action septique du liquide ne disparait qu'après le maintien prolongé du liquide septique à la température de 140° C.

Parmi les autres travaux intéressants de cette période, il faut noter les recherches de HEMMER, de BENCE JONES, de DAVAINE, de COZE et FELTZ, de V. MANASSEIN, de RAVITSCH, etc. En faveur de l'hypothèse qui attribue les phénomènes à l'intoxication et non à l'infection par les substances putrides, plaidaient avec éloquence les expériences de DAVAINE ; elles ont établi qu'on ne pouvait transmettre à un animal sain la maladie d'un animal provoquée par l'injection d'une substance putride.

La *troisième période*, qui débute après 1870, avec les travaux de BERGMANN, de ZUELZER et SONNENSCHEIN, et qui dure jusqu'à nos jours, se distingue par les efforts tentés pour isoler du liquide septique les substances chimiques qu'on supposait s'y trouver et pour déterminer leur nature. Les découvertes de la sepsine, des ptomaïnes, des toxalbumines, etc., sont de date récente.

Les principales publications parues dans cette direction scientifique sont : *en Italie*, celles de SELMI, GUARESCHI et MOSSO ; *en France*, celles de GAUTIER, BROUARDEL et BOUTMY, ÉTARD, POUCHET, BOUCHARD, ROUX et YERSIN, CHARRIN, CHANTEMESSE, ROGER, VINCENT ; *en Belgique*, VAN ERMENGEM ; *en Allemagne*, HUSEMANN, KOBERT, BOCKLISCH, SALKOWSKY, ERHENBERG et surtout BRIEGER ; *en Russie*, DRAGENDORFF, NENCKI, ANREP, POEL, OBOLONSKI, L. POPOFF, KOSSOROTOFF, KIANITZINE. Quelques résultats importants ressortent de cette série de recherches. C'est, d'une part, la démonstration de la formation d'une substance septique dans les solutions salines putréfiées et qui, originellement, ne contenaient pas de matière albuminoïde (L. POPOFF, BERGMANN, VEH, ANDERS, KOSSOROTOFF), et, d'autre part, l'étude rigoureuse et l'isolement des microbes (proteus vulgaris, mirabilis, b. botulinus, b. nosocomialis, etc., etc.) qui déterminent la putréfaction et font apparaître dans le liquide putréfié la toxine septique (HAUSER, VAN ERMENGEM, VINCENT, etc.).

Les bactéries septiques sont pour la plupart des microbes nécrophites ne vivant qu'aux dépens de substances mortes ; quelques-unes d'entre elles sont facultativement parasitaires, mais leur pouvoir pathogène est d'ordinaire limité. Elles sont rapidement détruites par la résistance d'un organisme sain ; elles prospèrent au contraire et deviennent envahissantes lorsque, pour une cause quelconque (intoxication par une substance chimique, variations excessives de la température, défaut de sang artériel, etc.), la résistance organique a fléchi. Les expériences de VINCENT, avec son bacillus nosocomialis, montrent combien de conditions entrent en jeu dans l'évolution d'une gangrène septique.

Évolution.

La gangrène présente une évolution variable suivant la cause qui lui a donné naissance et aussi suivant l'existence ou l'absence de conditions purement locales. Quand la gangrène fait suite à une oblitération thrombosique ou embolique des artères, à la mortification par des caustiques très avides d'eau, à l'empoisonnement par le seigle ergoté, etc., c'est-à-dire à des circonstances qui conservent la perméabilité des veines pendant un certain temps, elle se limite rapidement, le tissu se dessèche et revêt l'aspect d'une momification égyptienne (gangrène sénile).

Les choses se passent tout autrement dans les gangrènes humides putrides : les tissus se ramollissent, deviennent diffluents, laissent échapper des liquides d'une horrible fétidité ; la mortification se poursuit de proche en proche. Dans certaines formes de gangrène, par exemple celle qui est due au vibrion septique de Pasteur, la rapidité de la putréfaction est telle, qu'une grande quantité de gaz fétides soulèvent la peau, sous laquelle le doigt perçoit la crépitation caractéristique de l'emphysème et le stéthoscope le bruit d'un bouillonnement dans les tissus. Quand la gangrène s'arrête, une fois les escarres détachées et la sanie ichoreuse éliminée, il reste un ulcère noirâtre anfractueux, dans lequel on trouve des muscles, des lambeaux de tissus fibreux, des ramifications vasculaires et nerveuses et même des os nécrosés. L'élimination des escarres peut entraîner des hémorragies, lorsque la thrombose des vaisseaux du tissu péri-gangreneux n'est pas complète, et des perforations d'un organe, par exemple de l'intestin dans la fièvre typhoïde, dans la dysenterie, etc.

Lorsque la mortification a arrêté ses progrès et que la lésion s'est limitée, on voit survenir, dans les tissus restés sains, autour des parties gangrenées, des modifications importantes.

Une cellule morte, une région nécrosée, se comportent, à l'égard du tissu vivant environnant, comme des corps étrangers. Substances albuminoïdes, elles constituent une excellente matière nutritive pour les cellules vivantes qui les entourent. En vertu du principe de la lutte des différentes parties entre elles, lutte qui est l'essence même de l'activité de tout organisme pluricellulaire, la *réaction du tissu vivant contre les cellules mortes n'est qu'un processus d'utilisation des substances nutritives que ces dernières renferment.* Ce qui se passe à la limite des parties mortes et vivantes n'est que la mise en œuvre de ce phénomène. L'alimentation surabondante des régions vivantes, voisines de la lésion, a pour résultat leur accroissement excessif et, en fin de compte, le remplacement de la substance morte par des éléments vivants néoformés. A la limite du mort et du vif se forme peu à peu une *zone de réaction inflammatoire*, connue sous le nom de *zone de séparation ou de démarcation.* Si le foyer de mortification est petit, constitué par quelques cellules et non infecté, la ligne de démarcation fait défaut; au contraire, s'il a de grandes dimensions, elle devient très large. La présence de *bactéries* dans le foyer de gangrène détermine l'augmentation des dimensions de la région limitante, ce qui s'observe surtout avec les bactéries *pyogènes et septiques.* Dans la zone de séparation se déroulent des actes qui traduisent la *réaction du tissu vivant* contre la substance morte. C'est d'abord un processus inflammatoire, c'est-à-dire une hyperémie locale, une exsudation et une émigration plus ou moins considérable de cellules, la multiplication des éléments du parenchyme, surtout de l'endothélium des capillaires et d'une manière générale de tous les éléments du tissu conjonctif; enfin, dans quelques cas, on constate la formation, aux dépens de ces derniers, de *cellules géantes* autour des cellules mortes. Ces énormes formations embryonnaires possèdent un pouvoir *phagocytaire* et détruisent peu à peu le protoplasma des cellules mortes. La prolifération des éléments conjonctifs jeunes forme avec les leucocytes venus par diapédèse la substance qu'on nomme *tissu de granulation;* celui-ci est *une formation passagère, instable, état transitoire entre la nécrose et le tissu conjonctif fixe ou la cicatrice.*

La destruction des régions mortifiées par les cellules géantes mérite, au point de vue biologique général, une attention particulière. Elle s'exerce grâce à la sécrétion, dans le protoplasma de ces cellules, d'un ferment protéolytique spécial, analogue à la trypsine. On observe une série de stades successifs de la liquéfaction et de la disparition des masses cellulaires privées de vie, dans le sein du protoplasma des cellules géantes. Les observations les plus démonstratives à ce sujet sont fournies par l'étude des lésions expérimentales de mortification provoquées, au sein du parenchyme hépatique, par l'injection d'alcool dans la veine porte (PODWYSSOTSKY).

L'examen de la ligne de *démarcation entre le tissu hépatique nécrosé et le tissu intact* (foie de chien auquel on a injecté par la veine porte 3 centimètres cubes d'alcool à 40 p. 100), pratiqué le quatrième ou le cinquième jour, laisse reconnaître la présence d'une énorme quantité de cellules géantes de diverses dimensions, qui entourent de petits amas de cellules hépatiques frappées de nécrose de coagulation. L'aspect et le volume de ces amas ne sont pas uniformes. Certains d'entre eux, englobés par les cellules géantes, sont formés par des éléments hépatiques nécrosés, ayant une couleur mate comme vitrifiée, à contours nettement marqués, éléments tout à fait semblables à ceux qui forment le foyer tout entier; d'autres, au contraire, sont un peu moins compacts, raréfiés, à contours inégaux, déchiquetés, quelquefois peu reconnaissables; enfin, on observe des cellules géantes, dans lesquelles, à la place d'amas, on ne trouve qu'une cavité remplie de nombreuses granulations ayant la même coloration que celle des amas. Au fur et à mesure que le tissu mortifié se désagrège et disparaît, la cavité qu'il a occupée dans la cellule géante diminue progressivement, en même temps que le protoplasme de cette dernière augmente de volume. Dans les cellules géantes qui ne possèdent pas un grand nombre de noyaux, les cellules hépatiques mortifiées ont encore l'aspect d'amas pleins, nettement contournés; au contraire, dans les grandes formes géantes, les cellules hépatiques mortifiées ont souvent perdu leurs contours; elles sont déchiquetées et transformées en un détritus granuleux, lequel peu à peu fond et disparaît.

Les *cellules géantes* qui se forment dans la zone de démarcation naissent généralement de l'endothélium des capillaires et des éléments conjonctifs du stroma. Elles n'apparaissent que si le corps étranger possède une certaine fermeté; on les voit dans les tissus et organes, autour de particules étrangères ayant pris naissance dans l'organisme lui-même, ou introduites du dehors (bactéries, soie, fils, poils, etc.). L'absorption par ces cellules de la matière capable d'être solubilisée est un des exemples de la digestion des parcelles solides par les éléments du mésoderme, digestion découverte par METCHNIKOFF et nommée par lui « phagocytose » (φάγνυμι, je dévore). Le terme « *phagocytose* » ne désigne que le *processus* de digestion intracellulaire, sans spécifier la nature vivante ou morte du corps englobé par la cellule. Pour une terminologie plus exacte, l'un de nous (PODWYSSOTSKY) a proposé les termes suivants : « *biophagisme* », quand il s'agit d'englobement d'un corps encore vivant, et « *nécrophagisme* », pour les substances mortes. Selon la nature de ces corps, on peut parler d'*ostéophage*, de *myophage*, d'*hépatophage*, de *neurophage*, etc.

Les cellules géantes, avons-nous dit, n'ont pas une origine banale. Il faut des irritations d'une nature et d'une intensité déterminées pour que les cellules mésodermiques se transforment en cellules géantes.

Certaines substances chimiques (iode, iodoforme, toxines des microbes de la suppuration, du charbon, etc.) s'opposent à leur formation, dès qu'elles imprègnent un foyer de mortification. En revanche, leur apparition est singulièrement facilitée par la présence d'éléments d'une densité et d'une solidité particulières (cellules ayant subi la nécrose de coagulation ou la dégénérescence amyloïde, fragments d'os mortifiés, fibres élastiques, corps étrangers, microbes de la lèpre et de la tuberculose, etc.). Leur formation semble directement proportionnelle à la résistance que présentent les éléments morts contre la destruction par les cellules du mésoderme. Les cellules géantes, qui sont des phagocytes énergiques, témoignent donc avec la plus grande netteté du pouvoir plastique dont est doué le protoplasma vivant et de sa faculté d'adaptation, pour atteindre un but utile à l'organisme tout entier ou à une de ses parties. Le but est la dissolution d'une substance solide étrangère à l'organisme; la cellule géante concentre dans l'unité d'un corps cellulaire toute la somme de ferment que les nombreuses cellules qui la composent sont capables de sécréter. Les noyaux, représentants de l'individualité cellulaire, se divisent, tandis que le protoplasma reste sans division, de sorte que les noyaux sont réunis dans une masse protoplasmique commune. Quand la résorption du corps étranger est achevée, la présence des cellules géantes est superflue; elles disparaissent peu à peu, en subissant quelques-unes la dégénérescence graisseuse et la désagrégation, tandis que les autres se fasciculent et se transforment en fibres conjonctives.

La zone de démarcation sépare le mort du vif. Si la région nécrosée est capable de se dissoudre dans les sucs de l'organisme, elle est dévorée tout entière, résorbée et remplacée par du tissu conjonctif. Sa place est occupée par une *cicatrice*. Quand la partie mortifiée est trop volumineuse, qu'elle s'étend, par exemple, sur un membre entier, un doigt, etc., seules les portions voisines de la ligne de séparation subissent la résorption : à la place de la zone de séparation apparaît une cicatrice dans laquelle les vaisseaux s'effacent peu à peu, et la presque totalité de la région nécrosée se détache de l'organisme sans hémorragie et tombe (mutilation).

En l'absence des *bactéries pyogènes* dans le foyer de mortification, cette séparation se fait sans suppuration. Dans le cas contraire, une *inflammation putride* apparaît dans la ligne de démarcation et le pus s'accumule en quantité plus ou moins grande entre la partie vivante et celle qui est nécrosée. Lorsque cette dernière est située profondément, le pus se fraie peu à peu un passage vers l'extérieur et amène la formation de *trajets fistuleux purulents* (*fistula*, tube, conduit), c'est-à-dire de conduits tubulaires anormaux, tapissés d'un tissu de granulations qui font communiquer les parties profondes avec la surface de la peau ou des muqueuses; la voie ainsi tracée permet l'élimination, par le pus, des fragments de la région nécrosée. Quand le tissu mortifié est de consistance trop dure (os, etc.) pour être résorbé, il se forme dans la zone qui l'entoure une enveloppe conjonctive qui revêt les caractères du tissu cicatriciel ou même une capsule osseuse. Les fragments de l'os nécrosé, ou le *séquestre*, (*sequestrare*, séparer) ainsi incarcérés, peuvent rester toute la vie sans subir de modifications ultérieures; il en est de même de certains corps étrangers aseptiques (grains de plomb, balles, etc.).

La gangrène se présente parfois sous des formes assez caractérisées pour que la dénomination sous laquelle on range les types cliniques permette sans trop d'erreur d'en prédire l'évolution et la gravité. La gangrène traumatique arrive à la suite de chocs considérables, de broiements par des engrenages. La peau qui recouvre la région vouée à la mortification peut être intacte en apparence, ne présenter qu'une légère teinte bleuâtre, mais le froid et l'insensibilité se montrent (stupeur des tissus blessés). Bientôt les traînées veineuses, les phlyctènes annoncent que la gangrène est réalisée. Les douleurs, les fusées gangreneuses, la prostration, font prévoir la gangrène humide septique mortelle à brève échéance. Parfois la marche de l'affection est encore plus rapide, et le malade est emporté en quelques heures (gangrène foudroyante, gangrène gazeuse, pyohémie putride (MAISONNEUVE), érysipèle bronzé (VELPEAU), emphysème gangreneux (CHASSAIGNAC), œdème aigu purulent (PIROGOFF). La marche rapide des accidents est due, non au traumatisme en lui-même, mais au développement de certains microbes, surtout du vibrion septique de PASTEUR, microbe anaérobie dont les spores sont répandues avec une extrême profusion dans la nature. Il faut signaler immédiatement que la gangrène traumatique n'affecte pas toujours une marche envahissante; elle peut se limiter, donner lieu à une escarre plus ou moins étendue, qui se sépare par le procédé ordinaire.

La *gangrène sénile* ou *gangrène spontanée des extrémités* frappe plus particulièrement les membres inférieurs. Produite par une embolie, plus souvent par une thrombose d'origine athéromateuse (DUPUYTREN-CRUVEILHIER), elle débute d'ordinaire par une tache brune siégeant sur un orteil, au voisinage de la matrice de l'ongle, et s'accompagnant d'une insensibilité plus ou moins complète de la peau. On constate dès le début que les battements de l'artère principale du membre ont beaucoup diminué de force; plus tard, la mortification gagne du terrain, pendant que se poursuit la momification des parties atteintes. Quand la gangrène s'est limitée, le sillon d'élimination apparaît, se creuse, et, par le mécanisme indiqué plus haut, amène la chute de l'escarre. La marche est donc très lente, à moins que ne surviennent, à un certain moment, des phénomènes de gangrène humide et le développement d'une infection septico-pyohémique.

Les *maladies infectieuses donnent souvent lieu à des gangrènes* (fièvre typhoïde, typhus, infection puerpérale, érysipèle, dysenterie, choléra, fièvres éruptives, etc., etc.). Ces gangrènes reconnaissent des origines diverses, compressions, décubitus, embolies, thromboses, mais elles sont surtout la conséquence du faible degré de résistance des tissus. Quand le corps est vigoureux, la réaction provoquée par un agent microbien se traduit par de la suppuration; quand l'organisme est affaibli et incapable d'une réaction suffisante, la gangrène se développe. Les expériences de Vincent sur son *bacillus nosocomialis* ont bien montré l'importance, dans les procès de mortification septique, de toutes les causes qui diminuent la résistance du tissu. Les gangrènes si fréquentes chez les diabétiques reconnaissent une influence analogue. Le staphylocoque, agent de suppuration, détermine de la gangrène quand on introduit en même temps que lui du sucre dans l'organisme des animaux (Bujwid).

La *gangrène symétrique des extrémités*, décrite par Maurice Raynaud, est le résultat d'une anémie locale avec stase du sang veineux dans les capillaires, anémie due aux contractions des muscles vasculaires. La sensibilité des régions atteintes disparaît, en même temps que des douleurs très vives se manifestent. Les doigts deviennent noirs et à leur extrémité se forme une petite phlyctène qui crève, laissant le derme à nu. Le spasme vasculaire ayant cessé, il ne reste qu'une petite ulcération qui se termine par une cicatrice plus ou moins visible. La gangrène siège symétriquement aux pieds, aux mains, aux oreilles, au nez. Elle peut se manifester sous forme d'attaques périodiques pendant un certain nombre d'années. Récemment, Widal et Nobecourt (1898) ont signalé un cas intéressant de gangrène symétrique des deux jambes, consécutive à la présence d'une seule embolie arrêtée dans l'iliaque primitive gauche : le caillot s'était prolongé en aval et en amont du caillot embolique.

La gangrène qui envahit *les muqueuses* se présente sous des formes cliniques un peu spéciales. Au niveau de la bouche, elle survient quelquefois au déclin des maladies infectieuses, surtout de la rougeole. On la désigne sous le nom de *noma*. Nous avons signalé plus haut le bacille que Babes a trouvé dans ces cas. La gangrène frappe encore le *larynx*, surtout dans le cours de la fièvre typhoïde. Dans le poumon, elle se présente avec un cortège de symptômes très variables. La bronchite fétide, *gangrène curable des bronches* (Lasègue), se caractérise par l'odeur de l'haleine, mais l'état général du malade reste bon et la lésion superficielle guérit assez facilement sous l'influence d'un traitement approprié. Dans cette forme, comme dans la *gangrène parenchymateuse du poumon*, on trouve diverses espèces microbiennes et en particulier des microbes pyogènes. Une mention spéciale doit être réservée à cette forme de pneumonie gangreneuse consécutive à l'existence d'une otite de même nature. Les exemples de cette variété de gangrène commencent à devenir nombreux dans la science (Rist, L. Dupuy). Certains malades, qui présentaient, depuis de longues années et sans dommage apparent pour leur santé, une suppuration de l'oreille moyenne, éprouvent à un moment donné des douleurs particulièrement violentes dans un côté de la tête ; puis se développent des symptômes nerveux graves, caractérisés par un état semi-comateux, du nystagmus, de la raideur de la nuque, parfois, mais non toujours, une haleine fétide. A l'autopsie, on constate l'existence d'une otite gangreneuse qui a amené une thrombose du sinus voisin, un ou plusieurs abcès fétides du cervelet et des noyaux de gangrène pulmonaire. Dans ces divers foyers, on trouve des germes anaérobies et en particulier le *bacillus ramosus* de Veillon et Zuber.

Après la mort, et même encore pendant l'agonie, dans certains organes (la peau, les organes génitaux, la rate, etc.), et principalement dans le foie, on rencontre parfois une décomposition, avec production de gaz non putride ; ce n'est pas une putréfaction proprement dite. Les organes deviennent emphysémateux. On a isolé plusieurs espèces de bâtonnets qui produisent cette décomposition des tissus. Le plus souvent ces bactéries s'introduisent dans le foie par la voie intestinale.

La *pleurésie gangreneuse* n'est point rare. Elle est le résultat de la culture de plusieurs germes, parmi lesquels des anaérobies, qui provoquent dans certains cas des réactions non fébriles et même hypothermiques (Rendu).

On a observé parfois, et en particulier dans le cours de la fièvre typhoïde, des *gangrènes foudroyantes de la verge*, qui peuvent détruire l'organe en quelques jours.

L'évolution de la gangrène est donc très variable, suivant son étendue, suivant la forme qu'elle revêt et surtout suivant la cause qui lui a donné naissance. Elle peut se terminer, à *n'envisager que le processus local*, soit par la séparation complète de la partie nécrosée, soit par la substitution à celle-ci d'une cicatrice conjonctive, soit encore par la création d'une cavité kystique (dans le tissu cérébral), soit enfin par la néoformation d'un tissu morphologiquement et fonctionnellement semblable à celui de la partie disparue (régénération).

Les *phénomènes généraux* qui peuvent survenir dans le cours de la gangrène sont : l'intoxication septique, la septicémie, ou, plus exactement, la saprémie et l'infection putride (*septico-pyohémie*). Ce dernier accident pathologique est le plus fréquent. Des microbes pyogènes (staphylocoques, streptocoques), pénétrant dans le tissu en voie de putréfaction et exposé à l'air, envahissent le sang en cheminant le long des lymphatiques. Ce ne sont pas seulement les microbes qui pénètrent l'organisme, mais aussi les substances toxiques. Si l'on fait, à l'exemple de Küssmaul, une injection d'iodure de potassium dans la patte d'un animal chez lequel on a provoqué expérimentalement une gangrène par thrombose artérielle, on voit apparaître, quelques heures plus tard, la réaction de l'iode dans l'urine.

Lorsque la zone de démarcation qui sépare la partie vivante de la partie morte s'est constituée, elle apporte, par ses éléments phagocytaires, un obstacle assez efficace à la pénétration des bactéries dans le sang. La protection qu'elle fournit trouve encore sa source dans la thrombose des vaisseaux de cette zone. Si, par l'évolution du mal, les caillots de fibrine se dissolvent, l'obstacle est levé et l'intoxication saprémique se poursuit.

Expérimentalement, l'infection septicémique est facile à produire, et quelques types sont devenus classiques : telle est la septicémie des souris provoquée par l'inoculation de sang putréfié, la septicémie des lapins, celle de Davaine et celle de Gaffky-Koch, la septicémie de Pasteur (vibrion septique, bacille de la gangrène gazeuse), les diverses septicémies signalées par Coze et Feltz, etc.

Le tableau clinique de l'ichorémie ou *saprémie, c'est-à-dire de l'intoxication purement septique*, se caractérise par la rapidité de l'apparition des symptômes de la maladie et par la prédominance des phénomènes généraux observés dans les fonctions du système nerveux central. Dans les cas d'ichorémie fébrile, la température s'élève quelques minutes après la pénétration du poison et atteint rapidement le chiffre de 40 — 41° C. Dans les formes graves, la mort survient au bout de quelques heures. La dose est le facteur essentiel de la gravité de l'inoculation.

Il n'existe pas cependant de tableau symptomatique fixe et constant de l'intoxication septique, car le mot toxine septique est un terme collectif qui comprend une multitude de produits chimiques ; aussi l'aspect des accidents morbides peut-il être très varié, suivant la prédominance de telle ou telle substance vénéneuse. Parfois ce sont les phénomènes d'excitation du système nerveux central qui occupent le premier plan, parfois les symptômes de prostration dominent. L'hyperthermie peut être excessive ou nulle (voir, plus loin, le chapitre *Fièvre*).

Le *traitement* de la gangrène est prophylactique et curatif. Cette lésion peut être prévenue souvent par l'application de mesures qui sauvegardent l'intégrité des tissus, qui évitent la compression prolongée, qui éloignent les impuretés, les microbes septiques, etc. L'injection du sérum antivenimeux de A. CALMETTE est très efficace pour prévenir les gangrènes à la suite des morsures de serpents. Il est probable qu'on obtiendra aussi dans l'avenir un sérum antitoxique contre la toxi-infection du vibrion septique (gangrène gazeuse foudroyante). On a déjà un procédé prophylactique excellent contre la gangrène du charbon bactéridien (PASTEUR, CHAMBERLAND et ROUX), contre la gangrène du charbon symptomatique (ARLOING, CORNEVIN et THOMAS, etc.).

Lorsqu'on ne peut éviter la mortification d'une région, il faut s'efforcer de la faire évoluer dans le mode aseptique et pour cela protéger le foyer contre le développement des bactéries septiques charriées par le milieu extérieur. La condition principale de cette protection réside dans la propreté absolue, l'emploi de substances antiseptiques, en particulier l'imbibition du tissu nécrosé par l'huile de créosote (BOUCHARD), et enfin l'intervention chirurgicale opportune. La partie mortifiée, placée dans des conditions aseptiques ou antiseptiques, ne subit pas la putréfaction; elle se résorbe, se transforme en une masse caséeuse ou se sépare enfin du reste de l'organisme (mutilation).

INDEX BIBLIOGRAPHIQUE

On trouvera la bibliographie des travaux parus avant 1883 dans la Pathologie générale de la nutrition de RECKLINGHAUSEN. Parmi les publications intéressantes, signalons : DELPECH et DUBREUIL : *Sur l'artérite et la gangr. momifique.* (Mém. d. hôp., 1829.) — VIRCHOW : Virch. Arch., Bd. I, 1847. — DEMME : *Ueb. d. Veränderung d. Gewebe bei Brand*, Frankf., 1857. — BLESSIG : Virch. Arch., Bd. 16, 1857 (nécrose anémique du rein.) — CHARCOT : *Journ. de la physiolog.*, 1859. — M. RAYNAUD : Thèse, Paris, 1862. — E. WAGNER : *Arch. f. Heilkunde*, 1866. — PASTEUR : *Recherches sur la putréfaction* (comptes rendus, 1863). — O. WEBER : *Handb. f. allg. Chir.*, Bd. I, 1865. — KUSSMAUL : Virch. Arch., Bd. I. — SAMUEL : *Ibid.*, Bd. 48. — JACCOUD : *Pathol. interne*, 1869. — CHAUVEAU : *Nécrobiose et gangrène.* (Bul. de l'Ac. de méd., 1873, vol. II.) — CORNIL et RANVIER : *Manuel d'histologie pathologie.* — GREPVEN : *Gangrène dans les fractures.* Thèse, Paris, 1870. — SOBOROFF : *Journal de Roudneff*, russe, 1870. — KHORVAT : *Sur la réfrigération de la grenouille.* Thèse russe, 1874. — RAYNAUD : *Nouvelles recherches sur la nature et le traitement de l'asphyxie locale des extrémités.* (Arch. génér. de méd., 1874.) — HEUBNER : *Die luetische*

Erkrank. d. Hirnarterien, Leipzig, 1874. — ROBIN : *Humeurs normales et morbides*, 1874. — FRIEDLÄNDER : *Endarteritis obliterans*. (Centr. f. med. Wiss., 1878.) — WIENIWARTER : *Arch. f. kl. Chir.*, 1878 (premier cas d'examen microscopique de la gangrène spontanée). — AKVILEFF : *Travaux de l'Université de Varsovie*, 1878. (Sur la congélation.) — LITTEN : *Zeitsch. f. klin. Medec.*, 1881, Bd. I. — STOUDENSKY : *Klin. Gaz. Botkina*, russe, 1882. (Deuxième cas de mortification angio-sclérotique.) — WEIGERT : Virch. Arch., Bd. 77 u. Deut. medec. Woch., 1885 (nécrose de coagulation). — COHNHEIM : *Ueb. d. embolog. Proces. u. allg. Path.*, 1882. — BALSER : Virch. Arch., 1882, Bd. 90. — CHIARI : Prag. med. Woch., 1883 (Ces deux travaux sur la nécrose du tissu adipeux). — VALLAT : Virch. Arch., 1882 (nécrose caséeuse). — W. FLEMMING : *Arch. f. Anat. u. Phys.*, 1885. (Chromatolyse.) — P. EHRLICH : *Sauerstoffbedürfniss*, Berlin, 1885. — PFITZNER : *Path. anat. d. Zellkernes*. (Virch. Arch., 1886, Bd. 103.) — FR. KRAUS : *Arch. f. exp. Path. u. Pharm.*, 1886, Bd. 22. — A. SEIDEL : *Ueb. Necrosen u. ihre Heilung*, Münch., Diss., 1887. — O. HARTIG : *Epithelnecrose bei Diabetikern*, Würzb., Diss., 1887. — GOLDMANN : *Fortsch. d. Med.*, 1888, Bd. VI. — KRIEGE : Virch. Arch., Bd. 116, 1889. (Modifications de la peau dans les gelures.) — A. KOURLOFF D. : *Arch. f. klin. Med.*, 1889 (bact. tuberculeuses dans les tubercules caséeux). — SOUDAKEVITSCH : *Mediz. Obozrénié*, russe, 1888, n° 21. (Elastophages.) — TCHETVEROUKHINE : *Les altérations du noyau cellulaire au cours de la fièvre typhoïde*. Thèse de St-Pétersbourg, 1889. — L. SIEPEN : *Resorpt. von fremden Körp. aus d. Unterhautzellgewebe*. Diss., Bonn, 1890. — K. MUES : *Idem*, 1890. — L. KREUZBERG : *Resorption von Zinnaber*, Bonn, 1892. — SALZER : *Eineilung v. Fremdkörpern*, Wien, 1890. — ARNHEIM : *Coagulationsnecrose und Kernschwund*. (Virch. Arch., Bd. 120, 1890.) — N. VOLKOVITCH : *Forme particulière de lésion des vaisseaux des extrémités comme cause de leur gangrène spontanée*. (Khirourguitschesky Vestnik, russe, 1890.) — ISRAEL : *Die anaemische Necrose d. Nierenepithel*. (Virch. Arch., Bd. 123, 1891.) — LANGERHANS : *Fettgewebenecrosen*. (Virch. Arch., 1890, Bd. 122) ; *Exper. Erzeugung von Fettnecrosen*. (Festschrift f. R. Virchow, 1891.) — HAMMER : *Das Verhalt von Kerntheilungs-figur in d. menschl. Leiche*. Diss., Berlin, 1891. — P. DANNEHL : *Cadaver. Veränder. d. Altmansch. Granula*. Diss., Berlin, 1892. — WEISS : *Deut. Zeitsch. f. Chir.*, 1894, Bd. 210. (Gangrène angiosclérotique.) — HILDEBRANDT : *Cent. f. Chir.*, 1895 (nécrose expérimentale du tissu adipeux). — A. VOLOCHINE : *Lésions syphilitiques du système vasculaire*. Thèse russe, 1894. — BAILEY : *Trait. de la gangrène sénile*. (St-Barth. hôpit. reports, 1895.) — FRANCOUPOLO : *La gangrène locale du pied par congélation*. Thèse, Paris, 1895. — JEANNEL : *Note sur deux cas de gangrène*. (Arch. méd. de Toulouse, 1895.) — NIMIER : *Gangrène des membres inférieurs*. (Soc. anat., Paris, 1895.) — K. PAVLINOFF : *La vie et l'évolution comme condition nécessaire de la maladie et de la mort graduelle de l'organisme*, Moscou, 1896. — M. VERWORN : *Der Körnige Zerfall*. (Arch. f. d. ges. Phys., 1896, Bd. 63.) — BRUCKMAYER : *Multiple Fettgewebenecrose im Pancreas und in der Nachbarschaft desselb*. Diss., Frieb., 1896. — CHIARI : *Agonale Autodigestion d. Pancreas, etc.* (Zeit. f. Heilkunde, 1896, Bd. 17.) — M. KANDARATSKY : *Mortific. par suite de l'oblit. des vaisseaux*. (Lietop. rous. chir., russe, 1896.) — FORESTIER : *De la gangrène par artério-sclérose*. Thèse, Paris, 1896. — COURMONT : *De la gangrène*. (Province méd., Lyon, 1896.) — DORION : *Sur un cas de nécrose tardive après brûlure*. Thèse, Paris, 1896. — MORTON : *Trois cas de gangrène spontanée*. (J. of mental science, 1896.) — SZCZYPIORSKI : *Anesthésie au chlorure d'éthyle avec application de la bande d'Esmarch, suivie de gangrène*. (Gazette médicale des hôpitaux, Paris, 1896.) — G. REYT : *Les gangrènes d'origine veineuse*. Thèse de Paris, 1897. — I. HLAVA : *Hémorragie, inflammation et gangrène du pancréas*. (Bullet. Internat. de l'Acad. des sciences de Bohême, 1897.) — O. ISRAEL : *Ueb. den Tod d. Zellen*. (Berl. klin. Woch., 1897, n° 89.) — L. TCHOUGAÏEFF : *Action des poisons toxines sur les microorganismes*. (Arch. de PODWYSSOTSKY, 1897, t. IV.) — A. PRZESMYZKI : *Ueb. die Intravitale Färbung d. Kerns und d. Protoplasma*. (Biol. Zentr., 1897, n° 9.) — P. LENGEMAN : *Schicksale verlagerter u. embol. Gewebstheile in Thier. Körper*, Wiesbaden, 1897. — F. DRESSEL : *Ueb. Fettgewebenecrose d. Pancreas*. Diss., Giessen, 1897. — CAMESCASSE : *Gangrènes dites spontanées. L'acide salicylique contre l'élément douleur*. (Soc. de thérap., Paris, 1897.) — MUNK : *Sur la gangrène spontanée*. (Congrès de Moscou, 1897.) — LEJARS : *Des gangrènes consécutives à l'attrition sous-cutanée des grosses artères*. (Soc. de biol., 1897.) — APERT :

Sur un cas de gangr. sèche du membre infér. (B. méd., Paris, 1897.) — V. BABES : *Einfl. versch. Infectionen auf d. Nervenzellen des Rückenmarks.* (Berl. kl. Woch., 1898, n° 1-3.) — BERT : *Sur un cas de gangrène de la peau consécutive à l'application d'une vessie de glace.* (Lyon méd., 1898.) — WIDAL et NOBECOURT : *Gangrène symétrique paradoxale.* (Soc. des hôpit., 1898.) — STRUTHERS : *Gangrène traumatique aiguë.* (Dominion med. Montly and Ontario medic. journ., 1898.) — WEGBECKER : *Des gangrènes périphériques par embolies au cours des pleurésies avec épanchement.* Thèse, Paris, 1899. — REBOUL : *De la gangrène dans les fract. des membres.* (Associat. pour l'avancement des sciences, Nantes, 1898.) — HUGUENIN : *Concours médic.* (Paris, 1899.) — CAPITAN : *Traitement des gangrènes périphériques.* (Traité de thérap. appliquée de Robin, 1899.)

Gangrènes d'origine nerveuse. — ZAMBACO : *De la gangrène spontanée produite par la perturbation nerveuse*, Paris, 1857. — RAYNAUD : *De l'asphyxie locale et de la gangr. symet. des extrém.*, Paris, 1862. — CHARCOT : *Arch. de Phys.*, I, 1868. — FRIEDLÄNDER : *Ueb. Arteritis obliter.* (Centr. f. med. Wiss., 1876.) — WINIWARTER : *Arch. f. klin. Chir.*, 1879, Bd. 23. — DEJERINE et LELOIR : *Arch. de Phys.*, 1881. — PITRES et VAILLARD : *Contr. à l'étude des gangr. massives des membres sup. d'origine nerveuse.* (Arch. de Phys., 1885, n° 1.) — KOPP : *Die Trophoneurose d. Haut*, Wien, 1886 (littérat. de la gangrène trophoneurotique). — HOCHENEGG : *Sym. Gangraen und locale Asphyxie*, Wien, 1886. — PRIOLEAU : *Retréc. général des artères*, Paris, 1887. — VIVILLE : *Contrib. à l'étude des gangrènes des pieds d'origine nerveuse.* Thèse, Paris, 1888. — ROSSIGNOL : *De la gangr. sym. d. extrémités chez les enfants*, Paris, 1888. — RIEDEL : *Endarteritis circumscripta.* (Centr. f. Chir., 1888.) — ZOEGE VON MANTEUFFEL : *Ueb. angioscler. Gangr.* (Arch. f. klin. Chir., Bd. 434.) A. HEYDENREICH : *De la gangrène par endartérite oblitérante.* (Sem. méd., 1892.) — A. WIEDEMANN : *Entstehung und Behandl. d. Gangr. d. Extrem.* (Beiträge z. kl. Chir., 1892, Bd. 9.) — N. OUCHINSKY : *Wirkung d. Kälte auf versch. Gewebe.* (Ziegler's Beiträge, 1892, Bd. XI.) — DEHIO : *Petersb. med. Woch.*, 1892. — DUTIL et LAMY : *Contrib. à l'étude de l'artérite oblit. progres. et des névrites d'origine vasculaire.* (Arch. de méd. exp., 1893, n° 1.) — E. WEISS : *Ueb. spont. Gangr. d. Extremit. u. ihre Abhängigkeit von Gefässerkrank.*, Dorpat, Diss., 1893. — SINGER : *Ueb. Spontangangraen bei Hysterie.* (Wien. med. Presse, 1893.) — BAYET : *Gangr. dissem. de la peau.* (An. de Dermat, 1894, t. V.) — PONS : *Un cas de gangrène sénile d'origine névropathique.* (Languedoc médic., Toulouse, 1894.) — LOTINE : *Gangr. spontan. de l'extrém. inf.* (Klin. Gaz., Botkina, 1895.) — DEFRANCE : *Étiologie et pathogénie des gangr. sym.*, Paris, Thèse, 1895. — KRECKE : *Ueb. Selbstschädigung des Hysterischen.* (Münch. med. Woch., 1895.) — M. JOSEPH : *Multiple Neurotische Hautgangraen.* (Arch. f. Dermat., 1895, Bd. 31.) — BAYET : *Gangrène cutanée d'origine hystérique.* (Bullet. Soc. roy. des sc. méd. et natur., Bruxelles, 1896.) — VEUILLOT : *Un cas de gangrène cutanée d'origine hystérique.* (Nouvelle icon. de la Salpêtrière, 1895.) — A. BRAULT : *Artérit. et scléroses*, Paris, 1896. — FUCHS : *Die Raynaud'sche Krankh. u. Sclerodactylie.* (Wien. klin. Woch., 1896. — HINTNER : *Ueb. ein Fall v. multipler Hautgangrän.* (Arch. f. Dermat. von PICK, 1897, Bd. 38.) — D. V. GRIGORIEFF : *Un cas de gangr. sym.* (Klin. Gaz. Botkina, 1897.) — JUSTUS : *Gangrène hystérique.* (Montsch. f. prakt. Dermat., 1892, n° 2.) — SIMMONDS : *Zur Aetiologie d. Fettgewebes necrose.* (Münch. med. Woch., 1898, n° 6.) — CHANTEMESSE et RAMOND : *Paralysie ascendante chez les aliénés simulant le Beri-beri.* (An. Institut Pasteur, 1898.) — CESTAN : *Lésions médullaires et névritiques dans un cas de gangrène sénile par artérite progressive oblitérante.* (Bullet. soc. anat. de Paris, 1898.) — DUCOS : *Contribution à l'étude des gangrènes névropathiques.* (Toulouse, impr. Saint-Cyprien, 1899.)

Gangrènes toxiques. Sublimé. — ZAÏKOVSKY : Virch. Arch., 1866, Bd. 37. — ROSENBACH : *Zeit. f. rat. Med.*, Bd. 33. — HEILBORN : *Arch. f. exp. Path. u. Pharm.*, 1878, Bd. 8. — E. FRÄNKEL : Virch. Arch., Bd. 99, 1885. — MERING : *Arch. f. exp. Path. u. Pharm.*, 1886, Bd. 13. — KAUFMANN : *Die Sublimat-Intoxication*, Breslau, 1888 ; aussi Virch. Arch., Bd. 117, 1889. — NEUBERGER : Ziegl. Beitr., Bd. 6, 1889 et Arch. f. exp. Path. u. Pharm., 1890, Bd. 27. — LECŒUVRE : *De la gangrène phéniquée.* Thèse, Lille, 1895.

— AIMÉE : *De la gangrène phéniquée.* Thèse, Paris, 1895. — S. KOCHNITZKY : *Modifications gangreneuses des intestins dans l'intoxication par le sublimé.* Thèse de St-Pétersbourg, 1896. (Les injections hypodermiques de petites doses de sublimé déterminent des altérations nécrosiques dans les intestins et dans les reins.) — AUDRY : *Gangrène disséminée de la peau d'origine iodo-potassique.* (Journal des mal. cutanées et syphilit., Paris, 1898.) — S. TOMACHEVITCH : *Altérations consécutives aux injections des préparations mercurielles.* Thèse, St-Pétersbourg, 1896. — WALRAVENS : *Sur la gangrène sèche provoquée par les pansements phéniqués.* (Cliniq., Bruxelles XIII, 1899.)

Phosphore et arsenic. — VIRCHOW : Virch. Arch., Bd. 31, 1864. — WEGNER : *Ibid.*, Bd. 55. — KREYSSIG : *Ibid.*, Bd. 102. — PISTORIUS : *Arch. f. exp. Path. u. Pharm.*, 1883, Bd. 16. — L. POPOFF : Virch. Arch., Bd. 93. — KRÖNIG : *Ibid.*, Bd. 110. — CORNIL et BRUAULT : *Journ. d'an. et de phys.*, 1882. — POPOFF : *Myélite aiguë d'origine toxique.* Thèse de St-Pétersbourg, 1882. — AUFRECHT : *Path. Mittheilung,* Heft II, 1883. — STOLNIKOFF : *Arch. f. Anat. u. Phys.*, Supplementband, 1887. — PALTAUF : Wien. kl. Woch., 1888. — V. PODWYSSOTSKY : Wratch, 1888. — LANGHANS : *Deut. Zeit. f. Chir.*, 1885, Bd. 22. (Bismuth.) — OUZEMBLO : *Altérations pathol. dans l'empoison. par le phosphore.* Thèse de St-Pétersbourg, 1892. — A. KNIAJEVETZKY : *Altérations du foie et des muscles, à la suite des injections intramusculaires de phosphore.* Thèse, St-Pétersbourg, 1896. — STEINHAUS : *Veränd. d. Netzhaut bei Phosphorvergift.* (Beitr. Ziegler, Bd. XXII, 1897.) — AUFRECHT : *Lebercirrhose u. Phosphor.* (D. Arch. f. kl. Med., 1897, Bd. 38.) — G. BROUARDEL : *Étude sur l'arsenicisme.* Thèse, Paris, 1897.

Acide chromique. — GERGENS : *Arch. f. exp. Path. u. Pharm.*, Bd. 6. — KABIERSKE : *Die Chromniere.* Diss., Breslau, 1880. — WEIGERT : Virch. Arch., 1878, Bd. 72. — W. PYE : *Fortschrift d. Med.*, Bd. 3.

Iode, plomb et cuivre. — BILLARD : *Jour. de malad. cutan.*, 1897, septembre. — Ch. AUDRY : *Ibid.*, 1898, février. — HEUBEL : *Pathogenie d. chr. Bleivergift.*, Berlin, 1871. — A. MEYER : Virch. Arch., Bd. 90. — OELLER : *Zur. path. Anat. v. Bleilähmung,* München, 1883. — MONAKOW : *Arch. f. Phys.*, Bd. 10. — L. POPOFF : Virch. Arch., Bd. 103, 1883. — I. GAYLER : *Zur Histologie d. Schrumpfniere nach. chr. Bleivergift.* Diss., Tübingen, 1887. — COEN et AJUTOLO : Beitr. Ziegler, 1888, Bd. 3. — E. ZAKHAROFF : *Altérations anatomo-patholog. dans l'empoisonnement par les sels de cuivre.* Thèse, St-Pétersbourg, 1896. — RYBAKOFF : *Modifications du système nerveux central causées par les paralysies saturnines.* (Arch. de Podwyssotsky, 1899, vol. VII, fasc. 5.)

Alcool. — STRAUSS et BLOCQ : *Arch. de Phys.*, 1887, n° 7. — ACKERMANN : Virch. Arch., Bd. 114, 1889. — HARTIG : *Histolog. Verhalten der Leberzellen bei d. Alcoolcirrhose.* Diss., Halle, 1889. — V. PODWYSSOTSKY : Wratch, 1889. — V. AFANASSIEFF : Mediz. Obozrénie, russe, 1889 et Ziegler's Beitr., 1890, Bd. 8. — HANOT et GILBERT : *Cirrhose alcoolique.* (Sem. méd., 1890.) — A. MARTINOVITCH : *Intoxication chronique des animaux par l'alcool amylique et l'huile empyreumatique* (Fuselöl). Thèse, St-Pétersbourg, 1896. — F. RIMOVITCH : *Pathologie de l'emblyopie alcoolique.* Thèse, St-Pétersbourg, 1896.

Substances organiques. — MARCHAND : Virch. Arch., Bd. 77 u. Arch. f. exp. Path., Bd. 22 (chlorate de potasse). — MERING : *Das chlorsaure Kali,* Berlin, 1885. — STOKVIS : *Arch. f. exp. Path.*, Bd. 21 (sel de Berthollet). — LEBEDEFF : Virch. Arch., Bd. 91 (sel de Berthollet). — V. AFANASSIEFF : *Altérations path. dans l'empoisonnement par le sel de Berthollet* (chlorate de potasse). Thèse, St-Pétersbourg, 1885. — CAHN : *Arch. f. exp. Path.*, Bd. 24 (sel de Berthollet). — I. KOLINSKY : *Action de la naphtaline sur l'œil,* Varsovie, Thèse de 1889. — P. BOTCHAROFF : *Cause de la mort par le chloroforme.* Thèse de Kieff, 1893. — F. VINOGRADOFF : *Raphanie étude anatomo-pathologique,* Wratch, 1895. — A. GRIGORIEFF : *Path. Anat. d. chron. Mutterkorn-Vergift.* (Beitr. Ziegler's, 1895, Bd. 23.) — VERKHOVSKY : *Zur path. Anat. d. Abrinvergift.* (*Ibidem*). — P. MODESTOFF : *Altérations* *de la rétine dans l'intoxic. par la nicotine*. Thèse de St-Pétersbourg, 1896. — S. KOBILIANSKY : *Intoxication par la mélange sulfophéniqué*. Thèse de St-Pétersbourg, 1896. — I. NARBEKOFF : *Altérations anatomo-pathol. dans l'intoxication par le sulfonal* (tum. trouble, foyers de nécrose, etc.). Thèse de St-Pétersbourg, 1897. — CHOUÏENINOFF : *Veränd. d. Haut u. Schleimh. nach. Aetzung mit Trichloressigsäure*. (Beitr., Ziegler's, 1898, Bd. 21.) — A. KHOKHLIAKOFF : *Altération de la rétine dans l'urémie aiguë*. Thèse de St-Pétersbourg, 1897. — A. MAYNKOVSKY : *Altérations des cellules nerveuses dans l'intoxication par le morphine*. (Arch. Podwyssotsky, 1898, t. VI.)

Putréfaction, septicémie et ptomaïnes. — A. HALLER : *Elementa physiologiæ*. Editio II, t. III, 1777. — SEIBERT : *Ueb. die Fäulnisse im Blute am lebend. thierischen Körper*, Berlin, 1798. — GASPARD : Journ. de phys. de Magendie, 1822, vol. II. — MAGENDIE : Journ. de phys., 1823, vol. III. — FRANZ SCHULZE : *Poggend. Annal.*, Bd. 39, 1836. — THEODOR SCHWANN : *Berichte über d. vers. Naturf. in Iena*, 1836 ; *Poggend. Annal.*, 1837, Bd. 41 ; Mikr. Unters., Berlin, 1859. — CAGNIARD LATOUR : *Ann. de chim. et phys.*, 1836. — HELMHOLTZ : *Arch. f. An. u. Phys. v. Johann Muller*, 1843. — SEDILLOT : *De l'infection purulente ou pyhémie*, Paris, 1849. — R. VIRCHOW : *Medic. Reformen*, 1848, n° 15 ; Gesam. Abhandl., 1862. — STICH : Charité Ann., 1852, Bd. III. — J. LIEBIG : *Die org. Chem.*, Braunschweig, 1840. — H. SCHRÖDER u. TH. DUSCH : *Ann. de Chem. u. Pharm.*, Bd. 89, 1854, Bd. 109, 1859, Bd. 117, 1861. — V. BROECK : *Ibid.*, Bd. 115, 1860. — PANUM : Bibl. f. Laeger, 1856, VIII ; Virch. Arch., Bd. 25, 1862 ; Bd. 60, 1874. — L. PASTEUR : Compt. rend. de l'Acad. des sciences, 1857 (vol. 45) ; 1858 (v. 46-47) ; 1859 (vol. 48) ; *Annal. de Chim. et de Phys.*, vol. 58, 1860 ; Annal. des sciences nat., v. 16, 1861 ; 1864, 64, 1862. — DAVAINE : Compt. rend., 1864, 1866. ; l'œuvre de DAVAINE, 1889. — WEBER : *Exper. Stud. über Pyæmie, Septikæmie u. Fieber*. (Deut. kl. Jahrg., 1861, 1865.) — BILROTH : Langenb. Arch., 1865, Bd. VI. — W. RAISON : *Exper. Beitr. zu Kenntnisse d. Putrid. Intoxication*. Diss., 1866, Dorpat. — M. HEMMER : *Exp. Stud. üb. d. Wirk. faulend. Stoffe*, München, 1866. — SCHWENNINGER : Dasselbe. *Ibidem*. — BENCE JONES und DUPRÉ : Zeitschr. f. Chem. u. Pharm., 1866. — A. SCHMIDT : *Unters. über d. Sepsin*. Diss., Dorp., 1869. — SCHMITZ : *Zur Lehre v. putrid. Gift*. Diss., Dorp., 1867. — WEIDENBAUM : *Exp. Stud. z. Isolir. d. putrid. Giftes*, Dorp. Diss., 1867. — COZE et FELTZ : *Rech. exp. sur la présence des infus. et l'état du sang dans les malad. infect.*, Strasbourg, 1866. — BERGMANN : *Das putride Gift u. die putr. Intoxicat.*, Dorpat, 1868 ; Deutsche Zeitschr. f. Chir., Bd. I, 1872. — V. PASCHOUTINE : Virch. Arch., Bd. 59, 1873. — ZUELZER und SONNENSCHEIN : Berl. kl. Woch., 1869. — P. GOLOUBEFF : *Expér. sur les injections de crachats et du liquide septique*. Thèse de St-Pétersbourg, 1870. — V. MANASSEIN : Arch. Botkin (russe), 1870, t. III. — RAVITCH : Voien.-Med. Journ. (russe), 1870 ; Zur Lehre d. putride Infection, Berlin, 1872. — SAMUEL : Arch. f. exp. Path., 1873. — H. BREHM : Diss., Dorpat, 1872. — A. GAUTIER : *Zeitschr. f. prakt. Chem.*, 1869 ; *Traité de chimie appl.*, 1872-1873. *Ptomaïnes et leucomaïnes*, 1866, Paris. *Les toxines microbiennes*, Paris, 1896. — BOGOSLOVSKY : *Arch. f. An. u. Phys.*, 1872. — HUEFNER : *Journ. f. prakt. Chemie*, 1875, Bd. 9. — KONDRATIEFF. Thèse, 1880, St-Pétersbourg. — L. POPOFF : Arch. Botkin, 1872, t. IV. — SELMI : Acad. d. Bologna, 1872 ; Ber. d. deutsch. Chem. Ges., 1873, 1875, 1876, 1878, 1879. — F. VEH : *Wirksamkeit filtrirter faulend. Flüssig*. Diss., 1875, Dorpat. — E. ANDERS : *Exp. Beitr. zu Kenntnisse d. causal. Mom. putr. Intoxicat.* Diss., 1876, Dorpat. — RIEMSCHNEIDER : *Ueb. d. Einfl. d. putrid. Intoxicat. auf d. Blutdruck*, 1874. Diss., Dorpat. — JANNERET : *Journ. f. prakt. Chemie*, 1877. — RAÏEVSKY : *Centralbl. f. med. Wissensch.*, 1875. — M. TRAUBE und GESCHEIDLEN : *Schles. Ges. f. Vaterl. Cultur.*, 1874. (Ueber Faulniss und Widerstand d. Lebenden Organism. gegen dieselbe.) — KOUKOL-IASNOPOLSKY : Pflügg. Arch., 1875, 1876, Bd. XII. — NENCKI : *Ueber d. Zersetz. d. Gelat. u. d. Eiweis bei d. Faulniss mit Pankreas*, Berlin, 1876. Journ. f. prakt. Chemie, 1878, 1879. — GUARECHI et MOSSO : *Ber. d. Deutsch. Chem. Ges.*, 1876 ; *Des ptomaïnes*, Turin, 1883. — HILLER : *Die Lehre v. d. Faulniss*, Berlin, 1879. — BROUARDEL et BOUTMY : *Annal. d'hygiène et de méd. lég.*, vol. IV, 1880, Arch. de Pharm., vol. 20, 1882. GAUTIER et ETARD : Compt. rend., 1882. — ALEXEÏEVSKY : *Sur la décomposition septique des albumines*. Thèse, St-Pétersbourg, 1883. — BOTCHAROFF : *Les métarphoses dans l'intoxica-*

tion septique. Thèse St-Pétersbourg, 1884. — GRÄBNER : *Beitr. z. Kenntnisse d. Ptomaine*. Diss., Dorpat, 1882. — A. PŒL : *Rech. chim. sur la putréfaction de la farine de seigle*, St-Pétersbourg, 1883. — ANREP et POEL : *Les ptomaïnes et leur importance dans la chimie légale*, St-Pétersb., 1884. — POEL : *Ber. d. deutsch. Chemie Gesellschaft*, 1883. — C. INGENKAMP : *Geschichtl. Entw. unserer Kenntnisse von Faulniss u. Gährung*, Bonn, Diss., 1885. — SALKOWSKY : *Zeitschr. f. phys. Chemie*, Bd. 8, 1885, Bd. 12, Bd. 55, 1888. — WORTMANN : *Ibid.*, 1882, Bd. IV. — BOCKLISCH : *Bericht d. Chem. Ges.*, 1885. — ROSENBACH : *Ueber Eiweissfäuln.* (D. Zeit. f. Chir., Bd. 16.) — MAAS : *Fäulnissalkaloïde.* (Fortschr. d. Med., Bd. I.) — OEFFINGER : *Die Ptomaine*, Wiesbad., 1885. (Revue générale.) — V. ANREP : Wratsch, 1883, 1885 ; Arch. Slaves de Biol., 1886 ; recueil de travaux. Fasc. I, 1886. — L. BRIEGER : Zeitschr. f. phys. Chem., Bd. II et IV, IX ; Ber. d. chem. Ges., 1883, Bd. 16. Zeitschr. f. kl. Med., Bd. III ; Ueb. Ptomaïne, Berlin, 1884-1886 ; Deut. med. Woch., 1887 ; Virch. Arch., Bd. 115, 1889. — VAUGHAN : *Zeit. f. phys. Chem.*, Bd. X, 1886. — L. HUGOUNENG : *Les alcaloïdes d'origine animale*, Paris, 1886. — A. EHRENBERG : *Zeitschr. f. phys. Chem.*, 1887, Bd. 71. — G. HAUSER : *Ueb. Fäulnissbacterien*, Leipzig, 1885. — FODOR : *Zeitschr. f. Hygiene*, 1886. — BITTER : *Arch. f. Hygiene*, 1886, Bd. 5. — N. OBOLONSKY : *Du venin de la tarentule*, Kharkow, 1887. — DEBIERRE : *Les maladies infect., microbes, ptomaïnes et leucomaïnes*, Paris, 1888. — STRASSMANN und STECKER : *Bacterien bei d. Leichenfäulniss.* (Zeitschr. f. Mediczinbeamte, Paris, 1888.) — KOSSOROTOFF : *Contribution à l'étude de la septicémie*. Thèse de St-Pétersb., 1888. — JAGODZINSKY : *Les ptomaïnes* (en russe). — THIÉRRY : *Alcaloïdes microbiens et physiologiques*, Paris, 1889. — ROSENBACH : *Der Hospitalbrand*, Stuttgart, 1888. (D. Chir.) — LIERMANN : *Bacter. Unt. über putr. Intoxication.* (Arch. f. exp. Path., 1890, Bd. 27.) — C. FERMI : *Arch. f. Hyg.*, Bd. 110, 1890 (Les sécrétions fermentatives des microbes). — BRIEGER u. C. FRÄNKEL : Berl. kl. Woch., 1890, n° 11-12. — BAGINSKY u. STADTHAGEN : *Ibid.*, n° 13. — POLIN et LABIT : *Microbes et ptomaïnes*, Paris, 1890. — BOUCHARD : *Leçons sur les autointoxications*, Paris, 1890. — SANFELICE : *Biol. et morphol. der batterii saprog. aerobi et anaerobi.* — KIANITZINE : *L'action de la température de l'air et de son état hygrométrique sur la formation des ptomaïnes.* (Wratsch, 1891.) — S. TROMBETTA : *Die Fäulnissbacterien d. Organe u. d. Blut. ganz gesund getödteter Thiere.* (Centr. f. Bacter. Bgr., Bd. X.) — HOFFA : *Beiträge z. Kenntniss d. Fäulnissbact.* (Münch. med. Woch., 1891.) — G. KARLINSKI : *Unters. über Temperatursteigerung in beerdigten Körpertheilen.* (Centr. f. Bact., 1891, Bd. IX.) — BECK : *Die Fäulnissbact. d. menschl. Leiche.* (Arbeit. Tübing. Institut., Bd. I, 1891.) — F. KUHN : *F. Morphol. Beitr. zur Leichenfäulniss.* (Arch. f. Hyg., 1891.) — OTTOLENGHI : *Fäulnissbact. im Blute des menschl. Leichnams.* (Vierteljahresschrift f. ger. Med., Bd. IV, 1892.) — WELCH et NUTALL : *The Johns Nopkins.* (Hosp. Bullet., 1892. *Gangrène gazeuse sans putréfaction.*) — KIANITZINE : *De la cause de la mort dans les brûlures étendues de la peau*, St-Pétersb., 1893. — ERNST : *Ueb. iro. garbild. Anaeroben und seine Beziehung zum menschl. Körper.* (Virch., Arch., 1893, vol. 133.) — DAEBEL : *Ueb. d. Bacillus d. Schammorgane.* (Centr. f. allg. Path., 1893, vol. VI.) — CHARRIN : *Poisons de l'organisme. Poisons de l'urine*, Paris, 1893. — VASSALE et SACCHI : *La Riforma med.* (Poisons qui se forment dans les brûlures cutanées.) — BABES et ZAMBILOVICI : *Recherches sur le noma.* (An. de l'Institut de Bukarest, 1892-93.) — MÉNÉREUL : *Gangrène gazeuse produite par le vibrion septique.* (An. de l'Institut Pasteur, 1895.) — METTLER : *Spontaneous gangrène following typhoïd. fever.* (N. Y. Med. journal., 1895.) — A. CALMETTE : *Divers mémoires sur le venin des serpents.* (Ann. Institut Pasteur.) — H. VINCENT : *Étiologie et lésions de la pourriture d'hôpital.* (An. Pasteur, 1896, n° 9.) — GUIZETTI : *Rich. bacter. sul Noma.* (Il Policlinica, 1896, n° 18.) — ARMAND GAUTIER : *Les toxines microbiennes et animales*, Paris, 1896. — — LAVISÉ : *Gangrène à marche rapide du membre supérieur.* (An. de la Soc. belge de chirurg., Bruxelles, 1896-1897.) — DURANTE et SIRON : *Infection à streptocoques. Lésions de nécrobiose cellulaire.* (Soc. obstétr. et gyn. de Paris, 1896.) — VAN ERMENGHEM : *Fleischvergift. mit Sympt. von Botulismus.* (Centr. f. Bacter., Bd. XIX, n° 12-13, 1897.) Zeit. f. Hyg., 1897, Bd. 26 ; Soc. de Biol., 13 février 1897 ; Arch. de Pharmaco-dynamie, 1897. — FOLET : *Gangrène gazeuse.* (Écho méd. du Nord, Lille, 1897.) — CAILLAUD : *Des gangrènes infectieuses disséminées de la peau chez les enfants.* (Rev. mens. des malad. de l'enf., Paris, 1897.) — TESTEVUIDE : *Traitement des gangrènes gazeuses dans les fractures compliquées*. Thèse, Paris, 1897. — VEILLON et ZUBER : *Culture des anaérobies*. (Arch. de médec. expér., 1898). — RENDU : *Pleurésies gangreneuses*. (Soc. méd. des hôpitaux, 1898.) — VANDERLINDEN : *Deux observations de gangrène sénile infectieuse des extrémités*. (Belgique méd., Gand, Haarlem, 1898.) — TUBBY : *Gangrène traumatique envahissante*. (Med. Pres. and. circul., Lond., 1898.) — CHAVIGNY : *Gangrène gazeuse subaiguë (forme nouvelle)*. (Presse méd., Paris, 1898.) — LECLAINCHE : *Sur la sérothérapie de la gangrène gazeuse*. (Arch. méd. de Toulouse, 1898.) — GUILLEMOT : *Sur un cas de gangrène gazeuse due à un microbe anaérobie différent du vibrion septique*. (Soc. de biol., 1898.) — MAURANGE : *Sphacélotoxine*. (Gaz. hebd. de méd., Paris, 1898.) — MUSCATELLO et GANGITANO : *Recherches sur la gangrène gazeuse*. (Riforma med., Naples, 1898.) — TESTEVIN : *Gangrène gazeuse*. (Dauphiné méd., Grenoble, 1898.) — K. BUDAY : *Zur Kenntnis d. abnormen postmortalen Gasbildung*. (Centr. f. Bacter., 1898, Bd. 27, n° 10.) — CHANTEMESSE : *Gangrènes de la fièvre typhoïde*. Traité de médecine, t. II, seconde édition, 1899. — L. DUPUY : *Sur une forme de septicémie gangreneuse d'origine otique*. Thèse, Paris, 1899. — GAUDY : *La nécrose hémorragique des toxémies et l'ulcère simple*. Thèse, Paris, 1899. — RATH : *Bactériologie de la gangrène*. (Centralbl. f. Bakteriol., n° 20, 1899.) — SUBERT : *De la pathogénie des gangrènes typhiques*. Thèse, Paris, 1899. — KVIATKOVSKI : *Gangrène gazeuse*. (Baln. gaz. Botkine, 1899.) — BIENSTOCK : *Recherches sur la putréfaction*. (Ann. Pasteur, 1899.) — P. RONA : *Verhalten d. elastich. Fasern in Riesenzellen*. (Beiträge Ziegler, 1900, Bd. 27.)

INDEX ALPHABÉTIQUE DES MATIÈRES

TABLE DES MATIÈRES

HISTOIRE NATURELLE DE LA MALADIE

NOSOLOGIE GÉNÉRALE

Dégénérescences avec coagulation du protoplasma.

Dégénérescences avec liquéfaction du protoplasma.

Dépôts endogènes.

Dépôts exogènes.

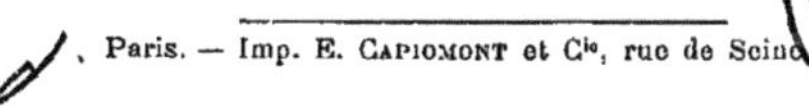

Paris. — Imp. E. CAPIOMONT et Cie, rue de Seine, 57.

Paris. — Imp. E. CAPIOMONT et Cie, rue de Seine, 57.

www.ingramcontent.com/pod-product-compliance
Ingram Content Group UK Ltd.
Pitfield, Milton Keynes, MK11 3LW, UK
UKHW020315200726
13857UKWH00001B/177